普通高等教育医学类系列教材

供临床、预防、基础、口腔、麻醉、影像、药学、检验、护理、法医等专业使用

医学细胞生物学

第2版

主　　审	罗深秋	

U0302976

主　　编　白晓春　邓　凡

副主编　陆　地　张文清

编　　者　（按姓氏笔画排序）

王　琦（苏州大学）	邓　凡（南方医科大学）
邓　宁（暨南大学）	白晓春（南方医科大学）
任立成（海南医学院）	刘　玲（新疆医科大学）
李　靖（广州医科大学）	杨翠兰（南方医科大学）
宋　军（福建医科大学）	宋千成（南方医科大学）
宋桂芹（川北医学院）	张文清（华南理工大学）
张华华（广东医科大学）	张咏莉（广东药科大学）
陆　地（昆明医科大学）	罗深秋（南方医科大学）
竺亚斌（宁波大学）	高殿帅（徐州医科大学）
唐　勇（暨南大学）	韩彦龙（牡丹江医学院）
熊　晔（徐州医科大学）	缪竞诚（苏州大学）
魏文祥（苏州大学）	

秘　　书　杨翠兰（南方医科大学）

科　学　出　版　社

北　京

内 容 简 介

本书共分为 16 章，其中包括绪论、细胞的概念和分子基础、医学细胞生物学研究方法、细胞膜、细胞连接与细胞外基质、细胞内膜系统及囊泡转运、线粒体、细胞骨架、细胞核、基因概述、细胞生长增殖与细胞周期、细胞信号转导、细胞分化、细胞衰老与死亡、干细胞、细胞工程。

本书可作为高等医药院校本科学生教材，也可作为相关教师备课的参考书。

图书在版编目（CIP）数据

医学细胞生物学/白晓春，邓凡主编. —2 版. —北京：科学出版社，2023.1

普通高等教育医学类系列教材

ISBN 978-7-03-073409-9

Ⅰ.①医… Ⅱ.①白…②邓… Ⅲ.①医学－细胞生物学－医学院校－教材 Ⅳ.① 329.2

中国版本图书馆 CIP 数据核字（2022）第 189511 号

责任编辑：王锞韫 胡治国/责任校对：宁辉彩
责任印制：赵 博/封面设计：陈 敬

科 学 出 版 社 出版
北京东黄城根北街 16 号
邮政编码：100717
http://www.sciencep.com

北京汇瑞嘉合文化发展有限公司 印刷
科学出版社发行 各地新华书店经销

*

2011 年 8 月第 一 版 开本：787×1092 1/16
2023 年 1 月第 二 版 印张：23
2023 年 1 月第二十三次印刷 字数：670 000
定价：118.00 元
（如有印装质量问题，我社负责调换）

前　言

本书第 1 版于 2011 年出版后，科学出版社根据使用单位反馈的信息，希望我们再版。于是，我们在 2020 年 6 月成立了第 2 版编辑委员会，开始了再版编写的各项工作。

本书的基本定位是高等医药院校的本科生教材；内容的编写以实用为主，即根据医学细胞生物学的学时数来考虑全书文字的总量，使教师在有限的学时范围内能讲完主要的内容；本科医学细胞生物学教学大纲规定的主要内容力求完整、准确、通俗地表达清楚，同时适当地介绍一些相关内容的最新进展动态，这些内容可不作为授课的必需内容，只作为有兴趣、对相关知识有拓展需求的学生自学之用；为了便于学生系统把握和复习各章节知识内容，在每章知识内容之后，专门设有思维导图和复习思考题，以加深学生对相关知识内容的巩固和理解。

根据上述共识，本书力求体现自身特色，并使编写的教材内容契合学生实际，为提高教学质量奠定基础。当然，这一良好的愿望能否实现，还有待实践的检验。

参加本书编写的是来自全国 16 所医科院校的专业教师，他（她）们中有些是参加了第 1 版编写的骨干，有些是新加入进来的中青年教师。无论是前者还是后者，都活跃在教学第一线，对医学细胞生物学专业内容理解深刻，教学经验丰富。特别是本书构思、编写等整个过程都受到了罗深秋教授的倾力指导，才使本书再版得以顺利完成。

本书编写的具体分工是：第一章 绪论（张文清，华南理工大学）；第二章 细胞的概念和分子基础（张咏莉，广东药科大学）；第三章 医学细胞生物学研究方法（张华华，广东医科大学）；第四章 细胞膜（竺亚斌，宁波大学；宋桂芹，川北医学院）；第五章 细胞连接与细胞外基质（高殿帅和熊晔，徐州医科大学）；第六章 细胞内膜系统及囊泡转运（邓凡，南方医科大学）；第七章 线粒体（李靖，广州医科大学）；第八章 细胞骨架（宋军，福建医科大学）；第九章 细胞核（杨翠兰和罗深秋，南方医科大学）；第十章 基因概述（魏文祥、缪竞诚和王琦，苏州大学）；第十一章 细胞生长增殖与细胞周期（邓宁和唐勇，暨南大学）；第十二章 细胞信号转导（刘玲，新疆医科大学）；第十三章 细胞分化（白晓春和宋千成，南方医科大学）；第十四章 细胞衰老与死亡（任立成，海南医学院）；第十五章 干细胞（韩彦龙，牡丹江医学院）；第十六章 细胞工程（杨翠兰，南方医科大学；陆地，昆明医科大学）。

本书编写工作的完成，是全体编写人员共同努力的结果。参加第 1 版编写的骨干教师，不仅热情地表示愿意承担再版所分配的工作，还积极地献计献策，推荐优秀的中青年教师参加，以培养壮大编写力量。这种认真负责的科学态度令人感动。科学出版社积极助力本书再版，使我们深受鼓舞。南方医科大学杨翠兰老师为本书做了大量的秘书工作，张月老师绘制和修改了部分图表，在此深表谢意。

限于能力和学科知识的不断更新，本书在知识体系安排和撰写中难免出现疏漏、不足，我们真诚地恳请同行专家、老师和同学批评指正。

白晓春　邓　凡

2021 年 6 月于广州

目　　录

第一章　绪　　论

自然界由有生命的物体和无生命的物质组成。生命（life）是指有机物和水等构成的一类具有稳定的物质和能量代谢现象、能回应刺激、能进行自我复制（繁殖）的半开放物质系统。生命个体通常都要经历出生、成长和死亡。生命种群则在一代代个体的更替中经过自然选择发生进化以适应环境。具有以上特征的个体均被视为生物（organism）。地球上现存的生物估计有 200 万～450 万种，已经灭绝的种类更多，估计至少也有 1500 万种。它们具有多种多样的形态结构，生活方式也变化多端。生物学（biology）是自然科学的一个门类，是研究生物的结构、功能、发生和发展的规律以及生物与周围环境的关系等的科学。生物学源自博物学，经历了实验生物学、分子生物学而进入了系统生物学时期。整个生物学就是两种主题的对应：一种是个体的多样性，另一种就是基本机制的稳定性。然而，无论是生命的起源、进化、终结，还是生物的种类、构成、发育，或者是生物学的两种主题，人类对其科学的认知，都是源于细胞（cell）的发现。正如著名的生物学家 E. B.Wilson 所言："所有生物学的答案最终都要到细胞中去寻找。因为所有生物体都是，或者曾经是，一个细胞。"而人类对细胞的认识，则依赖于生物技术和生物模型的应用。

第一节　细胞研究的历程——生物技术与生命科学

细胞的发现迄今已经有 300 多年的历史。从研究技术来看细胞生物学的发展可分为三个层次，即显微水平、超微水平和分子水平。从时间纵轴来看细胞生物学的历史大致可以划分为四个主要的阶段（表 1-1）。

第一阶段：普通光学显微镜的发明与细胞的发现。从 16 世纪后期到 19 世纪 30 年代，是细胞发现和细胞知识的积累阶段。通过对大量动植物的观察，人们逐渐意识到形形色色的生物都是由细胞构成的。总之，没有显微镜就不可能有细胞学诞生。

第二阶段：高分辨光学显微镜的发展与细胞学说的提出。从 19 世纪 30 年代到 20 世纪初期，随着高分辨光学显微镜的问世，细胞核、核仁、原生质、细胞分裂的相继发现以及细胞学说的形成，开辟了一个新的研究领域，在显微水平研究细胞的结构与功能是这一时期的主要特点。形态学、胚胎学和染色体知识的积累，使人们认识了细胞在生命活动中的重要作用。1893 年 Hertwig 的专著《细胞与组织》（*Die Zelle Und Die Gewebe*）出版，标志着细胞学的诞生。其后 1896 年哥伦比亚大学 Wilson 编著的 *The Cell in Development and Heredity*、1920 年墨尔本大学 Agar 编著的 *Cytology* 都是这一领域最早的教科书。

第三阶段：电子显微镜的发明与细胞超微结构的研究。从 20 世纪 30 年代到 70 年代，电子显微镜技术出现后，细胞学进入了第三大发展时期。这短短 40 年间人们不仅发现了细胞的各类超微结构，而且也认识了细胞膜、线粒体、叶绿体等不同细胞结构和细胞成分的功能，细胞学发展为细胞生物学。De Robertis 等 1924 年出版的《普通细胞学》（*General Cytology*）在 1965 年第 4 版时定名为《细胞生物学》（*Cell Biology*），这是最早的细胞生物学教材之一。

第四阶段：分子生物学技术的应用与细胞分子结构和功能的研究。从 20 世纪 70 年代基因重组技术的出现至今，细胞生物学与分子生物学的结合越来越紧密，细胞的分子结构及其在生命活动中的作用成为主要研究任务，基因调控、信号转导、肿瘤生物学、细胞分化和凋亡是当代研究的热点。

表 1-1 细胞生物学研究的历史阶段和重大事件

序号	年份	学者	贡献
第一阶段：普通光学显微镜的发明与细胞的发现			
1	1590	J. Janssen 和 Z. Janssen 父子（荷兰）	制作了第一台复式显微镜
2	1665	R. Hooke（英）	首次描述了植物细胞（木栓细胞），命名为 "cella"，并发表了《显微图谱》；描述了栎树皮细胞
3	1680	A. van Leeuwenhoek（荷兰）	制作 200 多台显微镜和 400 多个镜头，观察了许多动植物的活细胞如纤毛虫、精子、鲑鱼的红细胞及细菌等
4	1752	J. Dollond（英）	发明消色差显微镜
5	1802	C. F. Brisseau Mirbel（法）	认为植物的每一部分都有细胞存在
6	1809	J. B. Lamarck（法）	获得性遗传理论的创始人，认为只有具有细胞的机体，才有生命
7	1812	D. Brewster（苏格兰）	发明油浸物镜，改进了体视显微镜
8	1824	R. J. H. Dutrochet（法）	进一步描述了细胞
9	1827	K. E. V. Bear（德）	在蛙卵中发现细胞核
第二阶段：高分辨光学显微镜的发展与细胞学说的提出			
10	1832	C. J. Dumortier（比利时）	观察了藻类的细胞分裂，并认为细胞来源于原来存在的细胞
11	1834	V. Chevalier 和 C. Chevalier 父子（法）	发明了第一台商用消色差显微镜
12	1835	H. von Molh（德）	在兰科植物中发现细胞核。仔细观察了植物的细胞分裂，认为细胞分裂是在植物的根和芽尖中极易观察到的现象
13	1835	F. Dujardin（法）	观察动物活细胞时发现"肉样质"（sarcode）
14	1836	G. G. Valentin（法）	在结缔组织细胞核中发现了核仁
15	1838	M. J. Schleiden（德）	发表《植物发生论》，认为无论怎样复杂的植物都由形形色色的细胞构成
16	1838	T. Schwann（德）	提出了"细胞学说"（cell theory）这个术语；发表了关于动植物结构和生长一致性的显微研究，提出：有机体是由细胞构成的；细胞是构成有机体的基本单位
17	1839	J. E. Pukinye（捷克）	首次提出"protoplasm"（原生质）的概念，并用这一术语描述细胞物质，"Protoplast"为神学用语，指人类始祖亚当
18	1841	R. Remak（波兰）	发现鸡胚血细胞的直接分裂（无丝分裂）
19	1846	H. von Mohl（德）	研究植物原生质，发表了 "Identifies Protoplasm as the Substance of Cells"
20	1848	W. Hofmeister（德）	描绘了鸭跖草的花粉母细胞，明确体现出染色体，40 年后德国人 H. von Waldeyer 因这一结构可被碱性染料着色而将其定名为 "chromosome"
21	1855	R. Virchow（德）	提出："一切细胞来源于细胞""一切病理现象都是基于细胞的损伤"，完善了细胞学说的内容，揭示了细胞与疾病发生的关系
22	1861	M. Shultze（德）	认为动物细胞内的肉样质和植物细胞中的原生质具有同样的意义
23	1864	M. Schultze（德）	观察了植物的胞间连丝
24	1865	J. von Suchs（德）	发现叶绿体
25	1866	G. Mendel（奥地利）	发表了对豌豆的杂交试验结果，提出遗传的分离规律和自由组合规律
26	1869	F. Miescher（瑞士）	从脓细胞中分离出核酸
第三阶段：电子显微镜的发明与细胞超微结构的研究			
27	1876	O. Hertwig（德）	发现海胆的受精现象，其论文题目为 "Observe the Fertilization of a Sea Urchin Egg"
28	1879	W. Flemming（德）	观察了蝾螈细胞的有丝分裂，于 1882 年提出了 "mitosis" 这一术语
29	1882	E. Strasburger（德）	提出细胞质（cytoplasm）和核质（nucleoplasm）的概念

续表

序号	年份	学者	贡献
30	1883	E. van Beneden（比利时）	证明马蛔虫配子的染色体数目是体细胞的一半，并且在受精过程中卵子和精子贡献给合子的染色体数目相等
31	1883	E. van Beneden（比利时） T. Boveri（德）	发现中心体
32	1884	O. Hertwig（德） E. Strasburger（德）	提出细胞核控制遗传的论断
33	1886	A. Weismann（德）	提出种质论
34	1886	E. Abbe（德）	发明复消色差显微镜，并改进了油浸物镜，至此普通光学显微镜技术基本成熟
35	1887	A. Weismann（德）	主张行有性生殖的生物，染色体数要有周期性的减半与复原变化
36	1888	T. Boveri（德）	发现中心粒
37	1889	R. Altmann（德）	把核内含磷的酸性物质核素(nuclein)称为核酸。1890 年还描述了线粒体的染色方法，推测线粒体就像细胞的内共生物，并认为线粒体与能量代谢有关
38	1892	T. Boveri（德） O. Hertwig（德）	研究了减数分裂的本质，并描述了染色体联会现象
39	1896	E. B. Wilson（美）	发表题为 "The Cell in Development and Heredity" 的重要著作
40	1898	C. Golgi（意）	用银染法观察高尔基体
41	1898	C. Benda（德）	发现线粒体
42	1900	G. J. Mendel（奥地利）	在 34 年前（1866 年）发表的遗传法则被重新发现
43	1908	T. H. Morgan（美）	以黑腹果蝇为材料开始著名的遗传学实验，1910 年提出遗传的染色体理论，1919 年发表 "遗传的本质"（Physical Basis of Heredity），1926 年发表 "基因学说"（The Theory of the Gene）
44	1910	A. Kossel（德）	首先分离出腺嘌呤、胸腺嘧啶和组氨酸
45	1932	M. Knoll（德） E. A. F. Ruska（德）	发明电子显微镜。1940 年，美国、德国制造出分辨力为 0.2nm 的商品电镜
46	1932	F. Zernike（德）	成功设计了相差显微镜（phase contrast microscope）
47	1940	G. A. Kausche（德） H. Ruska（德）	发表了世界第一张叶绿体的电镜照片
48	1941	G. W. Beadle（美） E. L. Tatum（美）	提出一个基因一个酶的概念
49	1944	O. Avery（美） C. Macleod（美） M. McCarthy（美）	通过微生物转化实验证明 DNA 是遗传物质
50	1945	K. R. Porter（美） A. Claude（美） E. F. Fullam（美）	发现小鼠成纤维细胞中的内质网
51	1949	M. Bar（加拿大）	发现巴氏小体
52	1951	J. Bonner（美）	发现线粒体与细胞呼吸有关
53	1953	J. D. Watson（美） F. H. C. Crick（英）	提出 DNA 双螺旋模型
54	1955	C. De Duve（比利时）	发现溶酶体和过氧化物酶体
55	1955	V. Du Vigneaud（美）	人工合成多肽获诺贝尔奖
56	1956	蒋有兴（美籍华人）	利用徐道觉发明的低渗处理技术证实了人的 $2n$ 为 46 条，而不是 48 条

序号	年份	学者	贡献
57	1958	J. D. Robertson（英）	用超薄切片技术获得了清晰的细胞膜照片，显示暗 - 明 - 暗三层结构，提出三层式单位膜模型
58	1958	F. H. C. Crick（英）	提出 DNA→RNA→ 蛋白质遗传信息单向传递的"中心法则"
59	1960	E. Jacob（英） J. Monod（英）	提出操纵子学说，1965 年获诺贝尔奖
60	1961	P. Mitchell（英）	提出线粒体氧化磷酸化偶联的化学渗透学说，获 1978 年诺贝尔化学奖
61	1965	M. W. Nirenberg（美）	破译 DNA 遗传密码，获 1968 年诺贝尔生理学或医学奖

第四阶段：分子生物学技术的应用与细胞分子结构和功能的研究

序号	年份	学者	贡献
62	1970	Y. Stanier（美）	提出原核生物与真核生物新的分类概念
63	1970	L. Margulis（美）	创立真核生物进化的内共生学说
64	1970	D. Baltimore（美） R. Dulbecco（美） H. Temin（美）	由于发现在 RNA 肿瘤病毒中存在以 RNA 为模板、逆转录生成 DNA 的逆转录酶而共享 1975 年诺贝尔生理学或医学奖
65	1971	D. Nathans（美） H. O. Smith（美）	发展了核酸酶切技术
66	1971	E. W. Sutherland（美）	发现了环腺苷酸（cAMP），并提出了第二信使学说，获得 1971 年诺贝尔生理学或医学奖
67	1972	S. J. Singer（美） G. L. Nicolson（美）	创立生物膜的流动镶嵌模型
68	1973	S. Cohen（美） H. Boyer（美）	将外源基因拼接在质粒中，并在大肠杆菌中表达，从而揭开基因工程的序幕
69	1974	A. L. Olins（美） D. E. Olins（美）	在电子显微镜下观察到染色质纤维是由珠状颗粒串联而成
70	1974	R. D. Korberg（美）	提出染色质是由 6 个组蛋白构成的亚单位重复组成，将亚单位命名为核小体
71	1975	F. Sanger（英）	设计出 DNA 测序的双脱氧法，于 1980 年获诺贝尔化学奖。之前还由于测定了牛胰岛素的一级结构而获得 1958 年诺贝尔化学奖
72	1975	G. Milstein（英） G. Kohler（英）	发明了利用杂交瘤技术制作单克隆抗体，1984 年获诺贝尔生理学或医学奖
73	1976	K. Weber（德）	发现了细胞骨架中的 10nm 微丝
74	1976	E. Neher（德） B. Sakmann（德）	发现了细胞膜上的离子通道，1991 年获诺贝尔生理学或医学奖
75	1978-1988	B. Nüsslein-Volhard（德） E. Wieschaus（美）	阐明同源异构型基因在控制生物个体发育中的作用，1995 年获诺贝尔生理学或医学奖
76	1981	G. Binnig（瑞士） H. RoherI（瑞士）	发明了扫描隧道显微镜而与电子显微镜发明者 Ruska 同获 1996 年诺贝尔物理学奖
77	1982	S. B. Prusiner（美）	发现蛋白质因子朊粒（prion），更新了医学感染的概念，于 1997 年获诺贝尔生理学或医学奖
78	1983	K. B. Mullis（美）	发明了 PCR 仪，1987 年发表 "Specific Synthesis of DNA in Vitro via a Polymerase-catalyzed Chain Reaction"，于 1993 年获诺贝尔化学奖
79	1984	G. J. F. Kohler（德） C. Milstein（阿根廷） N. K. Jerne（丹麦）	由于发展了单克隆抗体技术，完善了极微量蛋白质的检测技术而分享了诺贝尔生理学或医学奖
80	1989	S. Altman（美） T. R. Cech（美）	由于发现了某些 RNA 具有酶的功能（称为核酶）而共享诺贝尔化学奖

续表

序号	年份	学者	贡献
81	1989	J. M. Bishop（美） H. E. Varmus（美）	由于发现正常细胞同样带有原癌基因而分享当年的诺贝尔生理学或医学奖
82	1994	A. G. Gilman（美） M. Rodbell（美）	由于在 G 蛋白发现过程中的贡献获得 1994 年诺贝尔生理学或医学奖
83	1995	C. Nüsslein-Volhar（德） E. F. Wieschaus（美） E. B. Lewis（美）	利用果蝇发现了胚胎早期形成的所有基因谱而获得诺贝尔生理学或医学奖
84	1997	I. Wilmut（英）	领导英国 Roslin 研究所的研究小组克隆多莉羊（Dolly），成为 20 世纪末的重大新闻
85	1997	K. Luger（美）	利用高分辨率 X 射线晶体分析技术显示核小体核心组蛋白八聚体的原子水平结构
86	1998	R. Furchgott（美）	由于在一氧化氮（NO）方面的研究获得了 1998 年度的诺贝尔奖
87	1999	G. Blobel（美）	因创立了细胞内蛋白质运输的信号学说，阐明内质网蛋白质合成的分子机制而获诺贝尔奖
88	2001	L .H. Hartwell（美） P. M. Nurse（英） R. T. Hunt（英）	因利用酵母发现细胞周期调控机制而获诺贝尔生理学或医学奖
89	2002	S. Brenner（英） H. R. Horvitz（美） J. E. Sulston（英）	因利用线虫在器官发育的遗传调控和细胞程序性死亡方面的研究获诺贝尔生理学或医学奖
90	2003	P. Agre（美） R. MacKinnon（美）	因对细胞膜水通道、离子通道结构和机制研究而获诺贝尔化学奖
91	2004	R. Axel（美） L. B. Buck（美）	因为在气味受体和嗅觉系统的研究中作出的贡献而一同分享了诺贝尔生理学或医学奖
92	2004	A. Ciechanover（以色列） A. Hershko（以色列） I. Rose（美）	因发现了泛素介导的蛋白质降解过程而获得诺贝尔化学奖
93	2006	R. D. Kornberg（美）	因在"真核转录的分子基础"研究领域所作出的贡献而独自获得诺贝尔化学奖
94	2006	A. Z. Fire（美） C. C. Mello（美）	因发现了核糖核酸（RNA）干扰机制而获得诺贝尔生理学或医学奖
95	2007	M. R. Capecchi（美） O. Smithies（美） M. J. Evans（英）	因在干细胞研究方面所出的贡献而获得诺贝尔生理学或医学奖
96	2008	O. Shimomura（美） M. Chalfie（美） 钱永健（华裔美籍）	因发现和发展绿色荧光蛋白（GFP）而获诺贝尔化学奖
97	2009	V.Ramakrishnan（英） T. A. Steitz（美） A. E. Yonath（以色列）	因对核糖体结构和功能的研究而获得诺贝尔化学奖
98	2009	E. H. Blackburn（美） C. W. Greider（美） J. W. Szostak（美）	发现端粒和端粒酶是保护染色体的机制，获诺贝尔生理学或医学奖
99	2010	R. G. Edwards（英）	因对试管授精领域的贡献（曾使 400 万人得以降生）获诺贝尔生理学或医学奖
100	2011	B. A. Beutler（美） J. A. Hoffmann（法） R. M. Steinman（美）	发现先天免疫机制激活、树突细胞及其在获得性免疫中的作用，获诺贝尔生理学或医学奖

续表

序号	年份	学者	贡献
101	2012	R. J. Lefkowitz（美） B. Kobilka（美）	发现 G 蛋白偶联受体，获诺贝尔化学奖
102	2012	J. B. Gurdon（英） S. Yamanaka（日）	发现成熟细胞可被重写成多功能细胞、细胞核重编程，获诺贝尔生理学或医学奖
103	2013	J. E. Rothman（美） R. W. Schekman（美） T. C. Südhof（德）	发现细胞囊泡运输与调节机制，获诺贝尔生理学或医学奖
104	2014	E. Betzig（美） S. W. Hell（罗马尼亚） W. E. Moerner（美）	发明超高分辨率荧光显微镜，获诺贝尔化学奖
105	2014	J. O. Keefe（美） May-Britt Moser（挪威） E. I. Moser（挪威）	发现构成大脑定位系统的细胞，获诺贝尔生理学或医学奖
106	2015	T. Lindahl（瑞典） P. Modrich（美） A. Sancar（土耳其）	发现 DNA 修复机制，获诺贝尔化学奖
107	2016	Jean-Pierre Sauvage（法） J. F. Stoddart（英） B. L. Feringa（荷）	因分子机器设计与合成领域的贡献，获诺贝尔化学奖
108	2016	Yoshinori Ohsumi（日）	发现细胞自噬的机制，获诺贝尔生理学或医学奖
109	2017	J. Dubochet（瑞士） J. Frank（德） R. Henderson（苏格兰）	发明了冷冻电子显微镜，可观察溶液中生物大分子的高分辨率结构，获诺贝尔化学奖
110	2018	F. H. Arnold（美） G. P. Smith（美） G. P. Winter（英）	发明酶的定向进化与肽类和抗体的噬菌体展示技术，获诺贝尔化学奖
111	2018	J. P. Allison（美） T. Honjo（日）	发现负性免疫调节治疗癌症的疗法，获诺贝尔生理学或医学奖
112	2019	W. G. Kaelin Jr（美） P. J. Ratcliffe（英） G. L. Semenza（美）	发现细胞如何感知和适应氧气供应，获诺贝尔生理学或医学奖
113	2020	E. Charpentier（法） J. A. Doudna（美）	发明基因编辑技术，获诺贝尔化学奖
114	2021	D. Julius（美） A. Patapoutian（美）	发现温度和触觉受体

第二节　细胞研究的模型——模式生物与细胞的生命意义

细胞研究的历程是一部生物技术发明带来细胞发现的历史，也是一部模式生物应用带来生命研究发展的历史。

一、模式生物

个体生命诞生自精卵结合形成合子，经过细胞的不断分裂、迁移、分化并发生巨大的形态变化，构建出未来身体的雏形。越是出生后形态复杂的生物，其发育中细胞间关系的变化也就越剧烈。虽然所有细胞都来自于同一个受精卵，但从发育早期开始，它们就走上了不同的分化道路。越到后期,要精确地说出每个特定位置上细胞的来历就越困难。发育过程从本质上讲是一部生命发展的细胞历史。成体中每个细胞都有一段自己独特的历史,总括起来就构成了个体生命。对复杂生物发育的解读往往千头万绪,纷繁复杂,难以把握,有时甚至无从下手。显然,选取恰当的切入点,找出各种复杂现象背后潜藏的共同规律就成为洞悉这部生命史的关键。

早在一百多年前人们就发现,如果把关注的焦点集中在相对简单的生物上则发育的难题就可以得到部分解答。因为这些生物的细胞数量和种类更少,胚胎在体外发育,变化也较容易观察。由于进化的原因,细胞生命在发育的基本模式方面具有相当大的同一性,所以利用位于生物复杂性阶梯较低级位置上的物种来研究发育共同规律是可能的,尤其是当在有不同发育特点的生物中发现共同形态发生和变化特征时,发育的普遍原理也就得以建立。对这些生物的研究能够帮助我们理解生命世界的一般规律,所以称它们为"模式生物"。一种模式生物应具备以下特点:①其生理特征能够代表生物界的某一大类群;②容易获得并易于在实验室内饲养、繁殖;③容易进行实验操作,特别是遗传学分析。于是,长久以来在进化支流的港湾中休憩的小生命——大肠杆菌、酵母菌、拟南芥、线虫、果蝇、海胆、斑马鱼、小鼠等获得了前所未有的青睐(图1-1)。

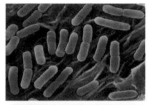

大肠杆菌(*Escherichia coli*)
—原核模式生物
—基因工程载体
—蛋白质;新陈代谢;基因调控;寻找新的抗生菌;细胞周期;信号转导等

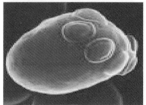

酿酒酵母(yeast, *Saccharomyces cerevisiae*)
—真核模式生物
—细胞周期和细胞分裂的调控
—蛋白质分泌和膜的起源;细胞骨架的功能;细胞分化;衰老;基因调控和染色体结构等

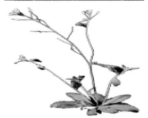

拟南芥(*Arabidopsis thaliana*)
—植物模式生物
—"植物中的果蝇"
—器官的发育和模式;细胞遗传学;农业应用;生理学;基因调控;免疫;传染性疾病等

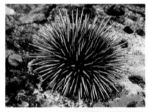

海胆(sea urchin)
—棘皮动物模式生物
—受精生物学:精卵表面分子的特异性识别;精子顶体反应;卵皮质反应等
—早期胚胎发育生物学:胚胎分裂;胚胎的发育调整等

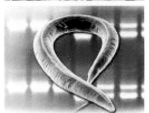

秀丽隐杆线虫(nematode, *Caenorhabditis elegans*)
—蠕虫模式生物
—细胞凋亡
—体节的形成:细胞系;神经系统的形成和功能;细胞增殖和癌基因、衰老、基因调控和染色体结构等

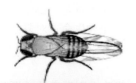

黑腹果蝇（fruit fly，*Drosophila melanogaster*）
—节肢动物模式生物
—现代遗传学
—体节的形成；分化细胞系的产生；神经系统、心脏、肌肉组织的形成；细胞凋亡；与行为有关的基因调控和细胞极化的调控等

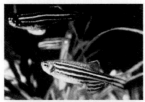

斑马鱼（zebrafish，*Danio rerio*）
—脊椎动物模式生物
—胚胎与器官发育：造血、神经、心血管、泌尿和消化等系统疾病相关的遗传筛选；高通量新药筛选；药物靶位的识别；结构-活性关系研究；环境毒理学试验和肿瘤模型建立；组织再生和细胞凋亡等

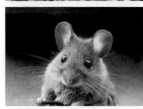

小鼠（mouse，*Mus musculus*）
—哺乳动物模式生物
—器官发育；哺乳动物免疫系统的功能；脑和神经系统的形成和功能；肿瘤和其他人类疾病模型；基因调控和遗传性疾病、传染性疾病等

图 1-1　细胞生物学研究常用的模式生物

二、细胞的共同属性

生命只是原始地球发展到一定时期的产物。30 多亿年以前，我们这个星球还是一片死寂荒漠。原始细胞（progenitor cell）的出现，标志着生物发展史上一次大的飞跃。从某种意义上来说，细胞处于由分子进化到人类的中间阶段。整个进化过程包括从分子到原始细胞、从原核细胞到真核细胞，以及从单细胞生物到多细胞机体三个发展阶段。

上述不同模式生物的细胞代表着生物进化过程中不同阶段的细胞特性。然而，地球上这些不同进阶的细胞均具有以下共同的属性。

（1）所有的细胞都以同样的线性化学密码（DNA）形式储存遗传信息。

（2）细胞通过依照模板的聚合作用复制遗传信息。

（3）所有的细胞都将其部分遗传信息转录成共同的中间体（RNA）。

（4）所有的细胞都将蛋白质用作催化剂。

（5）所有的细胞都以相同的方式将 RNA 翻译成蛋白质。作为蛋白质合成的机器——核糖体，毫无例外地存在于一切细胞内。

（6）对应一种蛋白质的遗传信息就是一个基因。

（7）生命需要自由能。

（8）所有的细胞都有着相同分子建造材料的生化工厂。

（9）所有的细胞表面均有由磷脂双分子层、镶嵌蛋白质及糖被构成的生物膜，即细胞膜（cell membrane），营养物质和废弃物必须通过细胞膜进出细胞。

（10）所有细胞的增殖都以一分为二的方式进行分裂。细胞都具有运动性，包括细胞自身的运动和细胞内部的物质运动。

三、细胞对生命体的意义

细胞学说的内容：一切生物都是由细胞组成的，所有细胞都有共同的基本结构，生物体通过细胞的活动反映其生命特征，细胞源于先前存在的细胞。

（一）细胞是生物的基本结构单位

一切生物都是由细胞构成的。从最小的变形虫和细菌到最大的鲸和红杉都是由细胞组成的。最简单的低等生物——单细胞生物仅由一个细胞组成，复杂的高等生物一般由数以万亿计的细胞组成。病毒是非细胞形态的有机体，但病毒不能独立生存，不是独立的生物体。从生命的层次上看，细胞是具有完整生命力的最简单的物质集合形式，即细胞是构成生物体的最基本的单位。细胞学说在生命多样性的背后首先找到了生命在构造上的共性。

（二）细胞是生物的基本功能单位

细胞是一个独立有序的、能够进行自我调控的结构与功能体系。每一个细胞都具有一整套完整的装置以满足自身代谢的需要。单细胞生物能够独立地进行全部的生命活动。在多细胞生物中，尽管每一个细胞的功能受到整体的协调与控制，但每一个细胞都是一个独立的、自我控制的、高度有序的代谢系统，有相对独立的生命活动。各种组织都是以细胞为基本单位来执行特定的功能。整个机体的新陈代谢活动都是以细胞为单位协调地进行的。只要具备合适的生存条件，每一个分离的细胞都可以在体外生长繁殖，表现出生命的特征，所以细胞是生命活动的基本功能单位。

（三）细胞是有机体生长发育的基本单位

新的细胞必须经过已存在的细胞的分裂而产生，每一个生命体都是从一个细胞（受精卵）生长发育而来的。不论是简单的单细胞生物还是复杂的多细胞生物，其生长和发育可以部分地通过细胞体积的增加来实现，但细胞体积不可能无限地增加，因此多细胞生物的生长主要是通过细胞分裂、细胞数量增加并伴随细胞分化来实现的。细胞是生物生长发育的基本实体。一个多细胞生物即使已经完成了组织的分化和个体的发育，即完全长大后，仍然需要细胞分裂。这种分裂生成的新细胞可用来替代不断衰老和死亡的细胞，维持细胞的新陈代谢或用于生物组织损伤的修复。细胞学说的建立首次科学地触及了生命运动的过程。细胞学说将细胞运动与生物发育和胚胎生长联系起来，是细胞的形成及生物生长发育的普遍原则。细胞学与胚胎学的研究结合起来，证明了在发育过程中细胞本身可以复制，这就是细胞分裂。卵和精子原本也是简单的细胞，胚胎发育过程就是细胞分裂分化的过程。病变细胞（如癌细胞）是由正常细胞变化来的，所以"细胞来自细胞"。

（四）细胞是生物体的完整遗传单位

在多细胞生物体中，尽管数目众多的各种细胞形态和功能各不相同，但它们都是由同一个受精卵分裂和分化而来的。每个生命体中的每一个细胞都具有这个生命体全部的遗传信息，因为在细胞的中心细胞核中存在着生命的本质——遗传信息。植物的生殖细胞和体细胞都具有遗传的全能性，单个细胞都可以在合适的条件下诱导发育为完整的植物个体。在高等动物体内，卵细胞无疑具有遗传的全能性，而体细胞也具有这一生命体的全部遗传信息，经过一定的操作，如运用细胞核移植的方法，也可以使单个体细胞表现出遗传上的全能性。所以，细胞是遗传的基本单位。

（五）细胞是最小的生命单位

细胞结构完整性的任何破坏都会导致细胞生命特征的丧失和细胞的死亡。例如，从细胞分离出的任何结构，即使是保存完好的细胞核或是含有遗传信息、具有相对独立性的线粒体和叶绿体，都不能在细胞外作为生命活动的单位而独立生存。细胞才是生命活动的最小单位，只有完整的细胞结构才能保证细胞具有生命的各种基本特征，使其能独立自主、协调有序地进行各种生命活动。

细胞学说不仅仅是生物体构成的学说，也是生物体繁殖和生长发育的学说，以及生命活动的学说。一切生物都由细胞构成，这些细胞又按照同样的规律形成和生长。面对多样的生命世界，细胞学说宣布：生命的共同基础是细胞，就像原子是化学现象的共同基础一样。19世纪人们开始把构成细胞的物质称为原生质，人们为在多样的自然物体和自然现象背后找到统一的、共同的物质而欣喜，因为每一次自然界本质和规律的发现都是对一种统一的、共同的物质的发现，都是科学的进步，当然，这也是科学的任务。

第三节 细胞生物学学科特征

一、细胞生物学的定义、研究内容和方式

细胞生物学（cell biology）是从细胞的显微、亚显微和分子三个层次上研究细胞的结构、功能

和各种生命活动规律的一门学科。细胞生物学由细胞学（cytology）发展而来，细胞学是关于细胞结构与功能（特别是染色体）的研究。细胞生物学的研究内容是以细胞为研究对象，把细胞的结构和功能结合起来，关注细胞间的相互关系，了解生物体的生长、发育、分化、繁殖、运动、遗传、变异、衰老和死亡等基本生命现象的机制和规律。细胞生物学的研究方式：一方面，从细胞的表型特征入手，探索隐藏在其背后的分子机制；另一方面，从基因或蛋白质等生物大分子入手，了解其对细胞功能或行为的影响。因此，细胞生物学也被称为细胞分子生物学或分子细胞生物学。

二、细胞生物学的学科分类及地位

按照《中华人民共和国国家标准学科分类与代码》（GB/T 13745—2009），细胞生物学属于生物学一级学科（学科代码 180）下的二级学科（180.21），其分支学科包括以下几个三级学科：细胞生物物理学（180.2110）、细胞结构与形态学（180.2120）、细胞生理学（180.2130）、细胞进化学（180.2140）、细胞免疫学（180.2150）、细胞病理学（180.2160）、细胞生物学其他学科（180.2199）。在我国基础学科发展规划中，细胞生物学、分子生物学、神经生物学和生态学并列为生命科学的四大基础学科。细胞生物学是运用近代物理学和化学的技术成就和分子生物学的方法、概念，在细胞水平上研究生命活动的科学，其核心问题是遗传与发育的问题。

三、细胞生物学的形成与发展趋势

20 世纪 50 年代以来，细胞生物学是在分子遗传学、分子生物学及亚显微水平的研究获得重大进展的共同推动下发展起来的。

（一）细胞结构知识的深入和整合

1939 年，第一台商品电子显微镜在德国西门子公司问世。电子显微镜与超薄切片技术的结合与运用，导致了细胞超微结构学的诞生。近几年超分辨率单分子荧光显微镜（2014 年诺贝尔化学奖）和冷冻电镜（2017 年诺贝尔化学奖）的研发使得人们能够从最微小的分子细节来研究活细胞以及对溶液中生物分子结构进行高分辨率测定。

（1）对细胞显微结构的重新认识：对细胞膜、线粒体、高尔基体、细胞核、核膜、核仁、染色质和染色体等结构进行了全新的描述。

（2）更多细胞器的发现：如内质网、核糖体、溶酶体、迁移体（migrasome）、核孔复合体、细胞骨架体系，以及多价生物大分子液液相分离（liquid-liquid phase separation，LLPS）产生的无膜细胞器等。

（3）多层面知识结构的整合：对线粒体、细胞膜、蛋白质和核酸从显微到亚显微结构的认识更加全面。

（二）细胞时空特性的认识

（1）细胞质中化学物质的区域化：酶的分布，DNA、RNA 的分布。

（2）细胞器存在的时空特性：细胞器种类、数量、时空分布。

（3）细胞器功能活动的时空特性：基因的复制、转录、蛋白质的合成等。

（4）细胞在个体中存在的时空特性：细胞的种类与组织、功能。

（三）细胞单位概念的深化

（1）细胞独立生存的潜能性："任何细胞都具备独立生存的潜能。"

（2）细胞中物质代谢体系的完整性：如中心法则。

（3）细胞基本生物学特性的相似性：如不同类型细胞的生命活动现象的相似性。

（四）细胞生物学研究的若干重大课题

（1）染色体 DNA 与蛋白质相互作用关系——主要是非组蛋白对基因组的作用。

（2）细胞增殖、分化、凋亡（程序性死亡）的相互关系及其调控。

（3）细胞信号转导的研究。

（4）细胞结构体系的装配。

（5）其他，如蛋白质合成、分选与跨膜定向运输，真核细胞的起源与进化等。

细胞是生命活动的基本单位，又是生命的缩影，它不仅体现了生命的多样性和统一性，更体现了生命的复杂性。显然，我们对细胞重大生命活动的认识必须建立在创新思维的基础上，着力探索它们彼此之间的关系，以及这些重大生命活动与解决人类所面临的诸多问题之间的关系。

第四节　医学细胞生物学的概念和研究内容

医学细胞生物学（medical cell biology）是以细胞生物学和分子生物学为基础，研究人体细胞生长、发育、分化、繁殖、运动、遗传、变异、衰老和死亡等生命活动规律以及采用细胞学技术研究疾病诊断、预防和治疗的一门学科。医学细胞生物学属于基础医学一级学科（学科代码310）下的二级学科（310.17）。细胞生物学是生命科学的重要支柱和核心学科之一，从微观水平反映生物体宏观生、老、病、死的基本生命活动规律，为生命科学的基础，其覆盖面非常广泛。

首先，基础医学各科，如组织学、胚胎学、生物化学、神经生物学、生理学、寄生虫学、微生物学、免疫学、药理学、病理解剖学及病理生理学等，都以细胞为研究基础，以细胞生物学为理论指导。随着科学技术的高度发展，各学科间的相互渗透、相互促进，细胞生物学的有关研究内容与成果必然渗透到这些医学基础学科的领域，细胞生物学的发展也就成为这些学科进一步发展的基础。

其次，细胞生物学也是临床医学的重要基础之一。细胞不仅是人体结构和功能的基本单位，也是人体疾病的基本单位，或者说，疾病的发生就是细胞的异常（表1-2）。有观点认为，医生给患

表 1-2　人类疾病的分子生物学和细胞生物学发病机制

细胞生物学内容	细胞异常类型	举例	发病分子机制
细胞膜	载体蛋白异常 离子通道异常 膜受体异常	胱氨酸尿症 囊性纤维化 家族性高胆固醇血症	胱氨酸载体蛋白缺陷 氯离子通道 CFTR 缺陷 低密度脂蛋白（LDL）受体缺陷
细胞连接和细胞外基质	细胞连接异常 细胞粘连异常 细胞外基质异常	大疱性类天疱疮 上皮癌 维生素 C 缺乏症	半桥粒自身免疫缺陷 上皮钙黏素缺陷 胶原纤维缺陷
内膜系统	溶酶体异常 过氧化物酶体异常	痛风 脑肝肾综合征	溶酶体酶外泄、自溶 过氧化物酶缺乏
线粒体	线粒体异常	线粒体脑肌病	线粒体 DNA 突变
细胞骨架	微管异常	阿尔茨海默病	微管聚集缺陷
细胞核	染色体异常	慢性粒细胞白血病	染色体易位导致造血调控基因的异常激活、扩增或丢失
遗传信息的表达与传递	遗传性疾病 表观遗传性疾病	遗传性地中海贫血 X 染色体连锁 α- 地中海贫血综合征	珠蛋白基因突变 ATRX 突变引起 DNA 甲基化异常
细胞的生长和增殖	细胞周期异常	肿瘤	细胞周期正负调节因子失衡
细胞信号转导	受体异常 G 蛋白异常 蛋白激酶异常	糖尿病 霍乱 X 染色体关联免疫不全症	胰岛素信号通路障碍 G 蛋白上 GTP 酶失活 B 淋巴细胞酪氨酸激酶缺陷
细胞分化	细胞分化异常	肿瘤	细胞分化调节机制障碍
细胞的衰老与死亡	细胞衰老异常	婴幼儿早衰症	编码核膜蛋白的基因突变
干细胞	造血干细胞异常	白血病、再生障碍性贫血	调控造血干细胞的基因突变
肿瘤细胞	癌干细胞	肿瘤	干细胞维持和分化机制紊乱

者治病，如果从细胞生物学角度来看，他们是在直接或间接地解决细胞的问题。医生的行为大致可以分为两类：一类是主动地剔除或损伤某些特定的细胞。例如，肿瘤的治疗就是通过手术、药物或射线等方法去除、杀死或抑制肿瘤细胞。另一类则是影响或调整某些细胞的生物学行为。例如，心血管疾病的治疗就是通过药物或其他方式调整心血管某一些细胞的功能活动，伤口的愈合实际上是细胞生长的结果。

最后，细胞生物学的研究发展已经成为医学科学高水平发展的一个新的高点。大量与医学前沿相关的课题如器官移植、恶性肿瘤防治、心血管疾病治疗、艾滋病的免疫细胞治疗、干细胞的组织损伤修复、脑脊髓损伤和退行性神经性疾病干细胞移植、生殖生育调控等都需要细胞水平上的深入研究才能得到根本性的解决。例如，癌细胞是机体内一类非正常增殖的细胞，它脱离了细胞增殖的接触抑制，无休止地进行分裂和恶性生长，出现去分化现象，到处转移和扩散，浸润周围组织，形成恶性肿瘤。如果我们从分子水平上阐明正常细胞的生长、分裂、分化和癌细胞的去分化机制，那么就有可能找到使癌细胞逆转为正常分化细胞的可能。

背景知识：谁首先发现了细胞 ——Robert Hooke 还是 Leeuwenhoek？

迄今为止，国内学术界大都认为英国学者 Robert Hooke（1635—1703）在 1665 年发现了细胞，这似乎已成定论。我国 1985 年中学《生物》教科书中就明确地写道："细胞是英国物理学家罗伯特·虎克于 1665 年发现的。"1996 年的中学《生物》教科书第一册中虽没有写得像 1985 年版那样明确，但仍认为：他（指 Hooke）给这些"小房间"取名叫作细胞。国内高等学校教材也大都肯定是 Hooke 首先发现的细胞。作者在《分子细胞生物学》一书中将 Hooke 在 1665 年发表的软木显微结构图中的小孔看作是细胞学史上的第一个细胞模式图。《中国大百科全书·生物学》分册的细胞学部分也肯定了"1665 年英国物理学家 R. 胡克发现细胞"。如果我们把这一问题认真加以核实的话，就会发现将 Hooke 看成是细胞的发现者是不恰当的。

1. Hooke 使用的"cell"一词无"细胞"含义　R. Hooke 是一位出色的物理学家，英国皇家学会的早期会员之一。他用自制的显微镜观察了多种物体。1665 年他发表了《显微图谱》（*Micrographia*），记载了对矿物、植物、动物标本的显微结构的观察结果。当时他是从物理学的角度进行观察的，其中最出色的观察是对软木薄片里密集排列着小孔的发现，他详细地描述了观察的结果。他推想这些小孔是为植物生长供应液体的通道。在 Hooke 生活的年代，英文"cell"一词的词意是"囚室"或"小室"，他在观察到软木的显微图像时把其中的小孔形象地称为"小室"（cell）或"小孔"（pore）。Hooke 对自己观察到的现象很兴奋，他在描述时说：我一看到这种现象就认为这是我的发现。因为它是我第一次看到的微小孔洞，也可能是历史上的第一次发现。这显然使我理解了软木为什么这么轻的原因。从 Hooke 的描述可以看出，他观察到的是软木的物理结构，而不是植物组织的细胞结构，因此 Hooke 在显微镜下看到的只是植物死的细胞壁及其围成的腔隙，并没看到原生质体，更谈不上完整的活细胞。

由此可见，Hooke 既没有看到真正的细胞，也没有用"cell"一词来指细胞。

1675 ~ 1679 年 M. Malpighi 也观察到植物的管结构是由小囊组成的，他所称的小囊相当于 Hooke 所说的小室，但其描述也未超过 Hooke 的水平。

2. 首先观察到细胞的是 Leeuwenhoek　与 Hooke 生活在同一时代的荷兰人 Antoni van Leeuwenhoek（1632—1723）在对生物的显微观察方面做出了巨大贡献。Leeuwenhoek 的出身、家境和学历远不及 Hooke，他在布店当过学徒，1671 年才开始他的科学技术生涯，这一年他已近 40 岁。可是他刻苦钻研，掌握了一手磨制优质透镜的绝技。最初他磨制透镜的目的是检验布匹的质量，后来他进一步把磨制的透镜装配成了显微镜，观察了许多物体。同时他又认真阅读了当时一些重要的生物学著作，为他进行生物标本的研究奠定了基础。他利用显微镜在液体标本中发现了许多微生物，并认为所观察到的能动的物体是小动物。1673 年（Hooke 发表 *Micrographia* 8 年后），他把所观察到的结果写信报告给了英国皇家学会，他的报告在学会中引起了轰动，因为这是第一次观察到了过去谁也没有看到过的微小生物。此后，他又陆续把观察到的结果不断向皇家学会报告，先后共写了 30 多封信。这些信实际上就是 Leeuwenhoek 的学术论文，报告了他的许多重大发现，如细菌、原生动物、轮虫和性细胞等。他还测量了一些细胞的大小，如红细胞为 7.2μm，细菌为 2 ~ 3μm。他认为能动的精子不是动物，而是精液中的正常成分。四十余年中，他观察了节肢动物、软体动物、鱼类、两栖类、鸟类和哺乳动物（包括人）的精子。他在研究动物和植物生殖活动方面也做出了突出贡献。由此可见，Leeuwenhoek 是一位名副其实的卓越的生物学家。他虽然没有使用"cell"一词，然而他确实首先观察到了完整的活细胞。由于 Leeuwenhoek 所报告的都是一些重大发现，英国皇家学会把他的信件全部由荷兰文译为英文，并汇编成了论文集，命名为 *Phiosophical Transaction*［《哲学汇报（1673—1724）》］。他所观察到的细菌、红细胞、精子都是游离的活细胞，因此人们把细胞的发现归功于 Leeuwenhoek，他是当之无愧的。鉴于 Leeuwenhoek 在生物学研究中做出的卓越贡献，1680 年他当选英国皇家学会会员，1699 年他获得了巴黎科学院通讯院士的荣誉称号。

3. 19 世纪初的学者才赋予"cell"以"细胞"的词义 Hooke 借用"cell"一词来描述他首先观察到的软木中的小室，围成这些小室的四壁则仅是植物细胞壁的残留物。那么，为什么许多学者会把 Hooke 称为细胞的发现者呢？我想不外乎是，在 100 多年后当学者们认识到原生质体时，又继续沿用了 Hooke 借用的"cell"一词来命名原生质体。庄孝德在"从胡克到细胞生物学"一文中写道："尽管胡克所看到的不是细胞本身而只是细胞的外壳——小室的四壁实际上是植物细胞的细胞壁，因为他首先描述了这样的构造，'cell'一词还是被沿用下来了，其主要原因可能是继胡克之后首先是植物学家对植物细胞进行观察，而植物细胞都是有细胞壁的，和胡克的叙述一致。"尽管如此，后人所沿用的"cell"一词与 Hooke 借用的"cell"一词是字同义不同，前者赋予了"cell"一词真正的细胞含义，而后者只是用"cell"一词指木栓中的具壁小室。因此，"cell"一词自 Hooke 在 *Micrographia* 一书中借用时及以后的 100 多年中不应译为细胞。

究竟是谁首先沿用"cell"一词来命名原生质体，无从查考。据记载，19 世纪初学者们才注意到植物组织的小室中的原生质体结构。植物解剖学家 C. B. Mirbel（1809）一反传统观念，认为植物各种组织中的细胞具有独立性。由此可见，随着科学的发展，到 19 世纪初学者才给"cell"一词添加上了细胞的含义并沿用下来，结果使后人误认为，细胞是 Hooke 发现的；Hooke 首先创用了"细胞"（cell）一词。早在 20 世纪 60 年代初，复旦大学遗传学研究室翻译了由 E. D. P. de Robertis 等著的第二版《普通细胞学》，译者为了纠正上述误解，就曾对"cell"一词的译法（细胞）做了注解："Hooke 当时所看到的细胞，只是一些死了的没有内容物的细胞壁和中间的空腔，因此看上去好像一个个小室（cell）一样。后来对细胞的概念逐渐发生了很大的转变，但 cell 一词则因习惯而沿用了下来，结果使它产生了一个新的意义，即所谓细胞。"其实在翻译 Hooke 所著的 *Micrographia* 原著的文字时，不应把"cell"译为细胞，而应译为"小室"。

R. Hooke 和 A. Leeuwenhoek 都是 17 世纪下半叶在学术上贡献卓著的学者。根据两位学者报道的研究结果来看，首先发现细胞的应当是 Leeuwenhoek，而 Hooke 的发现则对后人进一步研究生物体的细胞结构起了启迪作用。赋予"cell"一词以"细胞"含义的则应归功于 19 世纪初期的生物学家。

本章学习思维导图

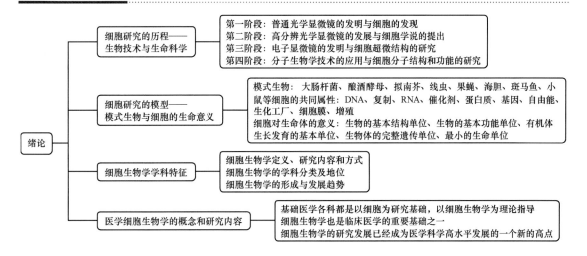

复习思考题

1. 结合生物技术，简述细胞研究的发展阶段。
2. 什么是模式生物？模式生物的基本要求是什么？
3. 细胞的共同属性有哪些？

（张文清）

第二章 细胞的概念和分子基础

地球上的生命形式千姿百态，已经命名的物种超过 200 万种。细胞是目前公认的所有生命体的基本组成单位。单个细胞可以形成简单生命体，多个细胞则构成形态多样的复杂生命体。细胞构成的生命体既具有显著的共性，如相似的化学组成、基本结构形式和代谢调控机制等，又表现出种类繁多、形态各异、功能多样等特征，得以形成多元的生物种群。目前已知有结构简单的原核细胞和复杂的真核细胞。细胞内的物质总称为原生质（protoplasm），其构成基础主要包括无机分子、有机小分子和有机大分子。本章主要介绍细胞的基本概念及分子基础，为进一步学习细胞的结构功能奠定基础。

众所周知，单细胞生物仅由一个细胞组成，如变形虫既是一个细胞又是一个完整的生物体。而多细胞生物构成的生物体，如人类，细胞是其结构与功能的基本单位。一个生物体所表现出的生命现象都是由细胞完成的。生命是物质运动的一种特殊形式，其基本特征是新陈代谢（metabolism）。有机体不断地和外环境进行着物质和能量的交换，同时在体内也不断地进行物质的分解、合成及能量的转换。在此基础上，有机体表现出自我更新、自我复制和自我调节，所有这些生命活动都是以细胞为基础。因此，研究生命科学必须从掌握细胞的基本知识入手。

第一节 细胞的概念

一、细胞的大小、形态

（一）细胞的形状

细胞的形状具有多样性，但每种细胞的形状一般是固定的。细胞形状的维持靠细胞骨架的作用和受相邻细胞或细胞外基质的制约，并与细胞生理功能有关。游离细胞（free cell）因游离于体液中受表面张力的支配而常呈球形或近似球形，如各种血细胞。但如果处于血管外的环境中，有些细胞则可由表面膜形成伪足，而使形态变得不规则，如白细胞。人的红细胞呈双凹的盘状，而且体积小，有利于通过毛细血管；增加了表面积，便于气体交换。固定组织的细胞形状受相邻细胞的制约，也与细胞的生理功能有关。例如，具有收缩功能的肌细胞多为柱形或梭形；起支持保护作用的上皮细胞多为扁平鳞状或紧密排列呈柱状；而具有感受刺激传导冲动功能的神经细胞则类似星芒形等（图 2-1）。

此外，细胞的形状也可随环境的改变而发生变化，如扁平上皮细胞在组织中为扁平状，而在离体的悬浮培养液中可成为球状。

（二）细胞的大小和计量单位

高等生物体不同细胞的大小差异很大，其直径大多为 10～100μm，一般需要借助显微镜才能看到。其中，支原体（mycoplasma）是最小的细胞，直径只有 0.1μm，细菌的直径一般也只有 1～2μm；但也有少数细胞的体积较大，如发育完善的鸵鸟卵细胞，直径可达 12cm，被认为是最大的动物细胞。长颈鹿

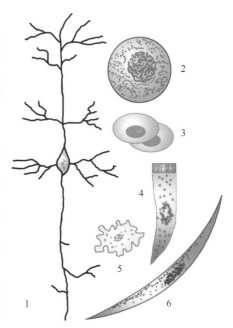

图 2-1 人体几种细胞的形状
1. 神经细胞；2. 卵细胞；3. 红细胞；4、5. 上皮细胞；6. 肌细胞

的神经细胞长达 3m 以上，而在人体细胞中最大的是卵细胞（直径 100μm），最小的是精子（头部只有 5μm），成熟的红细胞直径有 7～8μm，口腔上皮细胞直径有 80μm，个别的神经细胞突起长达 1m，但它的胞体直径却只有 20μm。细胞的大小与细胞的功能是相适应的。如神经细胞的胞体虽不大，但从胞体伸出的神经纤维可达若干厘米，这是与神经的传导功能相适应的；鸟类的卵细胞较大，则是因为胞质中含有大量的营养物质，以保证其胚胎发育。

生物体的机体大小及器官的大小与细胞的大小无相关性，而与其细胞的数目成正比，这种关系被称为细胞的体积守恒定律。也就是说，生物个体越大，细胞的数量就越多，而细胞的体积就同类细胞而言却相近。人体细胞的体积为 200～1500μm^3，根据平均个体体积估算，新生婴儿约有 2×10^{12} 个细胞，成人约有 6×10^{14} 个细胞。1 克肝或肾组织大约有 2.5 亿～3 亿个细胞。因为细胞总是要不断地通过它的表面与周围环境交换物质，而随着细胞生长，细胞表面积和细胞体积比会逐渐减少，所以根据细胞代谢活动的要求，细胞质的量不能无限增多，细胞体积也不能无限增大。

最初，人们只能在肉眼观察所及的范围内建立起早期的生物形态研究，但人的视力只能看到 0.1mm 以上的物质。光学显微镜出现以后，生物形态结构的研究出现了一个飞跃，推动了生命科学和医学科学的发展。但光学显微镜受分辨率的限制，一般只能观察到大于 0.1μm 的物质，如果要观察更小的物质，就无能为力了。20 世纪 30 年代，电子显微镜的出现突破了这一界限，使得对生物微细结构的研究推进到亚微水平，以后又陆续出现了超高压电子显微镜（ultrahigh voltage electron microscope）、扫描隧道显微镜（scanning tunnel microscope）及原子力显微镜（atomic force microscope）等，使人类对生命的认识从细胞及亚细胞水平，深入到分子甚至原子水平。目前以微米（μm）、纳米（nm）、埃（Å）等作为细胞的计量单位。其中，1 微米（μm）$=1 \times 10^3$ 纳米（nm）$= 1 \times 10^4$ 埃（Å），大于 0.2nm 者为超微结构水平，而小于 0.1nm 为原子结构水平。现今人类所观察到的部分常见细胞及细胞器大小见表 2-1。

表 2-1　人类所观察到的部分常见细胞及细胞器大小

观察范围	大小（直径）	细胞或细胞器
肉眼	3cm	鸡卵（"卵黄"）
肉眼、光镜	1mm	蛙卵、鱼卵
光镜、电镜	100μm	人卵
	10～100μm	典型的植物细胞
	10～30μm	典型的动物细胞
	2～10μm	叶绿体
	1～5μm	线粒体
	1μm	大肠杆菌
电镜	100nm	大的病毒 [如人类免疫缺陷病毒（HIV）、流感病毒]
	25nm	核糖体
	7～10nm	细胞膜（厚度）
	3nm	DNA 双螺旋（直径）
	1nm	氨基酸
	0.1nm	氢原子

二、原核细胞和真核细胞

细胞的大小、形态差别虽然很大，但根据细胞结构的复杂程度，可将生物细胞分为两大类，即原核细胞（prokaryotic cell）和真核细胞（eukaryotic cell）。

（一）原核细胞及其结构

原核细胞结构简单，仅由细胞膜包绕，细胞内原生质也少分化，没有核膜，遗传物质分散在细胞质中。许多原核细胞的另一特点是在细胞膜外，有一层坚韧的细胞壁（cell wall），细胞壁的主要成分是蛋白聚糖和糖脂。自然界中由原核细胞构成的生物，称为原核生物（prokaryote）。原核生物种类较少，约有 5000 多种，常见的有支原体、立克次体、细菌、放线菌、蓝绿藻等。

1. 支原体 支原体（mycoplasma）是目前已知的最小和最简单的细胞。它的直径仅为 0.1 ～ 0.3μm，结构极其简单，是介于病毒和细胞之间的单细胞生物，营寄生生活，无细胞壁，由磷脂和蛋白质构成细胞膜（质膜），形态多样。细胞质内有分散的环形双链 DNA 分子，无核膜包围，仅能指导约 400 种蛋白质的合成，核糖体是细胞内唯一的细胞器。支原体内除核酸和蛋白质外，还有多种酶类（图 2-2）。现已从动物及人体内分离出 30 多种支原体，它们可引起多种慢性疾病，如人的胸膜肺炎、尿道炎及某些关节炎等。

2. 细菌 细菌（bacteria）在自然界中广泛而大量地存在，与人类的关系也极为密切。细菌按外形不同可分为球菌、杆菌和螺旋菌；按功能不同可分为病原菌（肺炎链球菌、痢疾杆菌等）和非病原菌（大肠杆菌、固氮菌等）。

细菌是原核生物的典型代表（图 2-3），大小一般为 0.1μm×2μm×（1 ～ 5）μm。其最外面有一层薄而坚硬的细胞壁，可维持细菌的外形并且起保护作用。细胞壁里面有一层细胞膜，紧密地围绕在细胞质外面，由双层磷脂和蛋白质分子组成，控制小分子和离子通过，与细胞壁共同完成细胞内外物质的交换。细胞膜可内陷折叠形成间体（mesosome），与 DNA 的复制及细胞分裂有关。间体上有细胞色素，可能含有合成细胞壁所需的酶，因此，与细胞壁形成也有关。

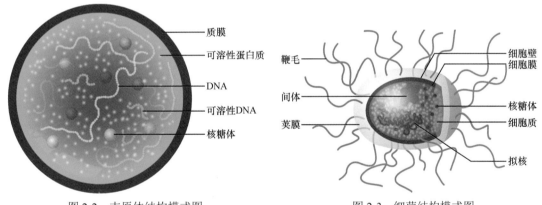

图 2-2 支原体结构模式图   图 2-3 细菌结构模式图

细菌的细胞质内有丰富的核糖体，但无其他细胞器，细菌中的 RNA 约有 90% 存在于核糖体中。细菌无核膜和核仁，只有一个核的区域，称为拟核（nucleoid）。在不到 1μm³ 的核质内，折叠着长 1200 ～ 1400μm 的 DNA 分子，呈环状，全部基因排列其上，无内含子，无重复序列，所含遗传信息可编码 2000 ～ 3000 种不同蛋白质。所以，拟核是细菌新陈代谢、生长、繁殖所必需的物质，与遗传变异有密切关系。细胞质内还含有拟核外 DNA，为小球状，称为质粒（plasmid）。

3. 古核生物 古核生物（archaea）又称古菌、古细菌（图 2-4）。古细菌体积小，直径 0.5 ～ 5μm，形状为杆状、球形、螺旋形、丝状，基因组大小为 2 ～ 4Mb，多数为嗜热、嗜酸、自养型。古细菌在细胞结构和代谢等多方面接近其他原核细胞，但在 DNA 和基因结构、核糖体特性、基因转录和翻译的过程及特性等方面反而非常接近真核细胞。比如，古细菌含丰富的组蛋白以及与真核细胞类似的核小体结构；基因含有重复序列；核糖体大小与真细菌一样，但特性却和真核细胞一样，具有链霉素和氯霉素抗性、对白喉毒素敏感，5S rRNA 无论从序列分析还是从二级结构来看都与真核细胞相似；翻译使用真核细胞的启动子和延伸因子；起始密码子编码甲硫氨酸，而非细菌的甲酰甲硫氨酸，且翻译过程需要真核细胞中的 TATA 框结合蛋白和起始因子ⅡB（TFⅡB）

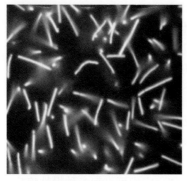

图 2-4 古细菌结构模式图

等。这些似乎都表明，古细菌在进化上与真核细胞比较接近，它们可能具有更近的共同祖先。

古细菌还具有一些与大多数细菌不同的其他特征：细胞壁不含肽聚糖，膜脂由甘油醚而不是甘油酯构成，古细菌鞭毛的成分和形成过程也与细菌不同。这些特征也许是对极端环境适应的结果。古细菌通常对其他生物无害，我们至今还不知道有哪些古细菌对人类有致病的能力。

（二）真核细胞及其结构

真核细胞是由原核细胞进化而来的。自然界中由真核细胞构成的生物，称为真核生物（eukaryote）。真核细胞进化程度高，其结构比原核细胞更为复杂，明显的特征是核物质被核膜包围起来，形成了典型的细胞核（cell nucleus）。在真核细胞中还出现了一些具有特定结构和功能的细胞器（organelle），是散布在细胞质内具有特定形态和功能的微结构或微器官。真核细胞中的细胞器主要有线粒体、内质网、中心体、叶绿体、高尔基体、核糖体、液泡等。它们组成了细胞的基本结构，使细胞完成正常的生理功能和生命活动。其中，中心体只存在于动物细胞和低等植物细胞，液泡只存在于植物细胞和低等动物细胞，叶绿体只存在于植物细胞。

在光镜下观察真核细胞的内部结构，可以将细胞分为细胞膜、细胞质（cytoplasm）和细胞核三部分。在电镜下观察真核细胞的结构，将细胞结构分为两大类：膜相结构（membranous structure）和非膜相结构（non-membranous structure）（图 2-5）。

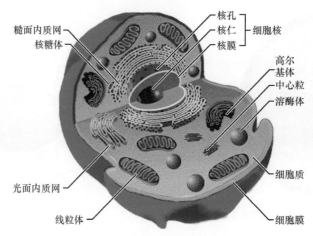

图 2-5 真核细胞超微结构模式图

1. 真核细胞的膜相结构 膜相结构包括细胞膜（质膜）和细胞内各种膜结构的细胞器，如内质网、高尔基体、线粒体、溶酶体、微体、核膜等。所有的膜相结构的膜都具有相似的基本结构形式，经高锰酸钾处理和环氧树脂包埋的标本，在电镜下观察均由三层结构所组成，即内外两层致密的深色带，厚度各为 2 ～ 2.5nm，中间夹一层疏松的浅色带，厚度为 3 ～ 5nm，三层结构的总厚度约为 7.5nm。一般将这三层结构形式作为一种单位，称为单位膜（unit membrane），又称生物膜（biomembrane）（图 2-6）。细胞内各种膜相结构的膜，并不是完全一致的，但整个细胞内膜相结构都是以单位膜为基础形成的，并以脂类和蛋白质为其主要成分。

膜相结构具有多方面的复杂功能，彼此独立又相互联系，协调地维持着细胞的生命活动过程。例如，细胞膜的主要功能是进行选择性的物质交换、能量与信息的传递、细胞识别、免疫、代谢的调节等；内质网与蛋白质、脂类和糖类的合成密切相关；高尔基体是细胞内重要的"加工厂"，对合成物进行加工、包装和运输；线粒体是细胞内生物氧化与产生能量的场所；溶酶体是细胞内的"消化系统"，消化分解大分子物质；核膜则将原生质分成细胞质与细胞核两大结构和功能区域，并把遗传物质集中于细胞核内，加强对遗传物质的保护。这些膜相结构彼此相关，如质膜与内质网有时相连，内质网与高尔基体相联系，内质网与核膜某些部位也是连通的。细胞内各种膜相细胞器实际上就是由膜结构将特定功能的酶系集中于一定的区域之内，形成若干专一的功能区，使之不会与其他酶系相混杂，因而可使各酶系有序地发挥高效的催化作用，这就是细胞内膜相结构的"区域化"作用（compartmentilization）。另外，膜相结构的产生也大大增加了膜的表面积。

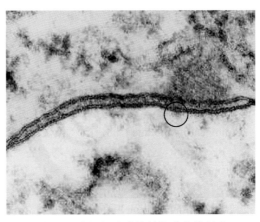

图 2-6　人红细胞膜的单位膜电镜照片

2. 真核细胞的非膜相结构　真核细胞内不具有膜包裹的结构统称为非膜相结构，包括颗粒状或纤维状结构，具体成员包括细胞的骨架系统、染色质、染色体、核糖体等。

三、原核细胞与真核细胞的区别

原核细胞与真核细胞的区别首先体现在细胞器的组成上。原核细胞唯一的细胞器为核糖体，而真核细胞比原核细胞进化程度高很多，结构也更为复杂。一般来讲，真核细胞包括植物细胞和动物细胞，其细胞器多种多样，各类细胞器分工合作，使细胞成为功能上的统一整体（图 2-7）。动物细胞与植物细胞在结构上的主要区别在于植物细胞具有质体（plastid），其中的叶绿体（chloroplast）是可以进行光合作用的细胞器。另外，植物细胞的细胞膜外有一层细胞壁（cell wall），相邻细胞间有胶状的物质起粘连作用，称为胞间层或中间层。同时，在两个相邻细胞间的细胞壁上有原生质丝相连，称为胞间连丝，但动物细胞不具备这些结构。

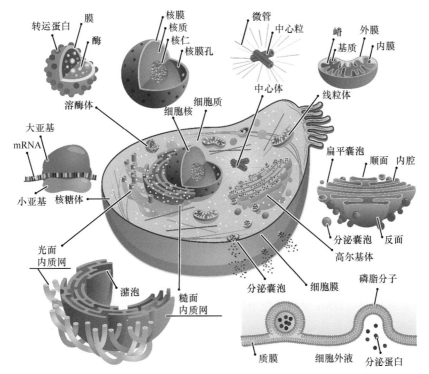

图 2-7　动物细胞的细胞器结构体系

　　真核细胞具备进化明确性和遗传稳定性，其细胞内部结构精密、分工明确、职能专一的各种细胞器可以在超微结构水平上划分为三大基本结构体系，包括：①以类脂分子和蛋白质分子为基础的生物膜系统；②以核酸（DNA 或 RNA）- 蛋白质为主要成分的遗传信息表达系统；③以特定的蛋白质分子构成的细胞骨架系统。这三大由不同细胞器所组成的结构及功能系统分别概述如下。

　　1. 生物膜系统　　在真核细胞内部所形成的各种独立而又密切关联的细胞器是以生物膜（biological membrane）的进一步分化为基础的。电镜下观察到的真核细胞各种细胞器的膜厚度通常为 8 ～ 10nm。各种细胞器的膜均具备一定共同功能，如包绕在细胞最外层的细胞膜又称质膜（plasma membrane），是信息与能量传递、物质交换的活动中枢，它将原生质分成"质"与"核"两大结构与功能区域。而在细胞质内，以膜的分化为基础又进一步形成了多种重要的细胞器，如线粒体（mitochondrion）是活细胞进行生物氧化和产生能量的主要场所；溶酶体（lysosome）是细胞内的消化系统；过氧化物酶体（peroxysome）是参与物质氧化和代谢的异质性细胞器；内质网（endoplasmic reticulum）是生物大分子和脂类物质合成的基地；高尔基体（Golgi body）是生物大分子加工、包装与运输的中介桥梁；叶绿体（chloroplast）则是植物细胞进行光合作用的基本场所。

　　2. 遗传信息表达系统　　又称颗粒纤维状结构系统，包括的细胞器有细胞核（nucleus）和核糖体（ribosome），电镜下主要呈现 DNA- 蛋白质或 RNA- 蛋白质形成的颗粒状或纤维状复合超微结构。染色质（chromatin）是由 DNA 与蛋白质构成。首先由 DNA 与组蛋白组装成染色质的基本单位——核小体，其直径约 10nm，然后核小体折叠盘绕、螺旋化形成染色质。在细胞分裂阶段，再进一步螺旋化形成染色体。核仁（nucleolus）分为纤维区与颗粒区两部分。纤维区包括大量直径为 5 ～ 10nm 的纤维，由纤维盘绕成直径为 90 ～ 180nm 的核仁纤维。纤维状结构主要成分是 rRNA- 蛋白质，是转录 rRNA 的模板。核仁纤维区也是装配核糖体大、小亚基的场所。核仁颗粒区由大量直径为 15 ～ 20nm 的颗粒组成。核糖体是由 rRNA 与蛋白质构成的颗粒状结构，直径为 15 ～ 25nm，是合成蛋白质最重要的细胞器。

　　3. 细胞骨架系统　　细胞骨架系统（cytoskeleton system）是由一系列特异性的结构蛋白分子装配而成的纤维网架系统，包括细胞质骨架、细胞核骨架与细胞膜骨架。其中，细胞质骨架主要由存在于细胞质中的三类成分——微管、微丝和中间丝组成，它们均与细胞的运动有关。微管（microtubule）属中空的圆筒状结构，直径为 18 ～ 25nm，主要功能是维持细胞形状，起固定支架作用，并对细胞内大分子及颗粒结构起运输作用，可构成中心体、纺锤体、纤毛及鞭毛等结构。微丝（microfilament）呈细小的纤丝状，是由球形肌动蛋白和肌球蛋白聚合而成的细丝结构，直径为 5 ～ 7nm，主要功能是参与细胞信号传递、细胞质的流动、肌肉的收缩、细胞变形运动等。中间丝直径约为 10nm，其粗细介于微管和微丝之间，又称为中间纤维。中间丝的蛋白质成分种类较多，其蛋白质成分的表达与细胞分化密切相关。中间丝与微管、微丝一起构成完整的骨架体系，对细胞起支撑作用，同时在胞内物质运输、固定细胞核形状、细胞内信息传递等过程中均起重要作用。总之，细胞骨架系统的主要作用是维持细胞形态、参与物质运输、信息传递及细胞运动等，同时为各种细胞器的定位和行使功能提供结构基础，从而确保细胞中各种生命活动在时间和空间上有序进行。

　　真核细胞除了与原核细胞在结构上存在较大差异外，在基因组组成上也有三个方面的特点：第一，含有更多量的 DNA，DNA 呈线状而不是环状；第二，个别细胞器，如线粒体，也含有 DNA；第三，DNA 转录与翻译是分开进行的。

　　原核细胞与真核细胞的其他区别见表 2-2。

表 2-2　原核细胞与真核细胞的比较

特征	原核细胞	真核细胞
细胞大小	较小（1～10μm）	较大（10～100μm）
细胞核	无核仁和核膜（拟核）	有核仁和核膜（真核）
细胞器	无（除核糖体外）	有各种细胞器
核糖体	70S（50S+30S）	80S（60S+40S）
染色体	只有一条 DNA，DNA 裸露，不与组蛋白和酸性蛋白结合	有 2 条以上 DNA，DNA 与组蛋白和酸性蛋白结合，有若干对染色体
内膜系统	简单	复杂
细胞骨架	无	有微管，微丝
细胞壁	主要组分为肽聚糖	主要组分为纤维素或无
转录和翻译	出现在同一时间和地点（细胞质中）	出现在不同时间和地点（转录在细胞核内，翻译在细胞质中）
转录与翻译后大分子的加工与修饰	无	有
细胞分裂	无丝分裂	有丝分裂和减数分裂

四、病毒及其与细胞的关系

病毒（virus）是迄今为止生物界发现的最小、结构最简单的生物。作为非细胞形态的生命体，病毒与细胞的区别主要表现在以下几个方面。第一，病毒很小，结构极其简单，无任何细胞内的结构。绝大多数病毒的大小仅为 20～200nm，必须在电子显微镜下才能观察清楚。第二，病毒主要是由一个核酸分子（DNA 或 RNA）与蛋白质组成的核酸 - 蛋白质复合体，其遗传物质的载体仅为 DNA 或 RNA，而所有细胞均含有 DNA 与 RNA，并通过双链 DNA 分子作为遗传物质的载体。通常含有 DNA 的病毒称为 DNA 病毒，含有 RNA 的病毒称为 RNA 病毒（图 2-8）。有的病毒结构更简单，仅由一个有感染性的 RNA 或蛋白质组成。仅由 RNA 组成的病毒称为类病毒（viroid），仅由蛋白质组成的病毒称为朊病毒（prion）。第三，病毒是以复制和装配的方式进行增殖的。病毒的增殖过程是在细胞这个生产病毒的"工厂"中进行的，首先合成大量的病毒核酸和各种病毒蛋白，然后装配成新的子代病毒。因此，一般把病毒的增殖称为复制，而细胞只能以分裂的方式增殖。第四，病毒具有彻底的寄生性。病毒虽然具有增殖与遗传这些生命活动的最基本特征，但只属于一类"不完全"的生命体，不能独立完成生命活动过程，必须依赖于宿主细胞结构、"原料"、能量与酶系统进行繁殖，因此，有人把病毒和细胞的关系称为分子水平上的寄生。

根据病毒寄生的宿主不同，可将病毒分为动物病毒、植物病毒和细菌病毒，其中细菌病毒又称为噬菌体（bacteriophage）。病毒在细胞中的增殖过程是由病毒表面的蛋白质与细胞表面特异性受体相互作用而发生特异性吸附开始，这是病毒感染宿主细胞的第一步，也是生物体产生抗病毒抗体得以抑制病毒感染的关键一步。动物病毒进入细胞的主要方式有两种，一种是靠细胞的"主动吞饮"作用来完成，如腺病毒。另一种是某些有囊膜的病毒，通过其与细胞质膜融合的方式进入细胞，如人类免疫缺

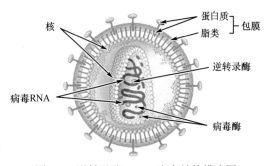

图 2-8　逆转录酶 -RNA 病毒结构模式图

陷病毒（human immunodeficiency virus，HIV），或者通过胞饮作用进入细胞，然后再与胞饮囊泡的膜融合进入细胞质中，如流感病毒等。植物病毒难以穿越坚厚的细胞壁，一般借助于昆虫进食过程侵染植物细胞。病毒进入细胞后，在细胞内蛋白水解酶的作用下释放出核酸。除逆转录病毒外，

RNA 病毒的核酸一般在细胞质内复制与转录。绝大多数 DNA 病毒的核酸是转移至细胞核内复制与转录。而最大的一类病毒如痘病毒（poxviruses）则是在细胞质内增殖。不同种类病毒核酸的复制与转录的方式各不相同。总之，病毒充分利用宿主细胞的全套代谢系统，以病毒核酸为模板，通过复制、转录、翻译形成病毒蛋白，同时装配成熟为新一代的病毒颗粒，最后从细胞释放出来，再感染其他细胞，进入下一轮病毒增殖周期。病毒在细胞内的增殖过程是病毒与细胞相互作用的复杂过程，离开活细胞后，病毒无法增殖或扩散。

第二节　构成细胞的分子基础

一、生物小分子

自然界各种生命体，除病毒外都是由细胞构成的。细胞是生物体形态、结构及功能的基本单位。地球上生存的生物及它们的细胞，虽然在外观上千差万别，但化学组成却非常相似。构成细胞的基本元素是 O、C、H、N、S、K、Ca、P、Mg、Na、Fe、Cl 等，其中 C、H、O、N、S、P 占活细胞干重的 90% 以上。所有这些元素组成了细胞的两类物质——生物小分子和生物大分子。生物小分子（biomicromolecule）包括水、无机盐等无机化合物和单糖、脂肪酸、氨基酸、核苷酸等有机化合物。

1. 无机化合物　无机化合物包括水和无机盐。水是细胞内含量最多的一种成分，占细胞重量的 75% 左右。水是良好的溶剂，细胞内的大多数生化反应均发生在水溶液环境中。细胞中的水除以游离形式存在外，还以氢键或其他化学键与蛋白质分子结合，形成结合水。正常情况下，游离水占细胞含水量的 95% 左右，结合水只占 5% 左右。细胞中的无机盐均以离子状态存在，是维持细胞生存不可缺少的物质。阳离子包括 Na^+、K^+、Ca^{2+}、Fe^{2+}、Mg^{2+} 等，阴离子包括 Cl^-、HCO_3^-、SO_4^{2-}、PO_4^{3-} 等。无机盐的主要功能是维持细胞内外液的渗透压和 pH，保障细胞的正常生理活动。有的直接与蛋白质或脂类结合，构成具有特定功能的结合蛋白（如血红蛋白）或类脂（如磷脂）。有的作为某些酶反应的辅助因子等。

2. 有机化合物　有机化合物是含碳的化合物。有机小分子的分子量在 100～1000 范围内，大多带有—OH、—NH_3、—CH_3、—COOH 等基团。细胞内有近千种有机小分子，通常游离在细胞质内，是构成大分子的基本单位。归纳起来主要包括单糖、脂肪酸、氨基酸、核苷酸四类小分子有机化合物。

（1）单糖（monosaccharide）：是不能再被水解的最简单糖类分子。自然界的糖类通常由单糖所构成，通式为 $(CH_2O)_n$（$n \geqslant 3$），如葡萄糖的分子式为 $C_6H_{12}O_6$，但鼠李糖等除外。所有的糖含有羟基、醛基或酮基。由 10 个以上单糖通过糖苷键连接而成的线性或分支的聚合物称为多糖（polysaccharide）。

（2）脂肪酸（fatty acid）：具有极性和非极性两个明显不同的区域。它的羧基在溶液中可电离，是亲水（极性）的，易化合产生酯和胺。长的碳氢链是疏水（非极性）的，无化学活性。脂肪酸最重要的功能是构成细胞膜。

（3）氨基酸（amino acid）：是构成蛋白质的基本单位，属两性电解质。氨基酸的结构特征是每一氨基酸含有一碱性的氨基（—NH_2）和一酸性的羧基（—COOH），以及一结构不同的侧链（—R）（图 2-9）。蛋白质为长线性多聚体，氨基酸通过一个氨基酸的羧基与另一个氨基酸的氨基之间形成肽键（peptide bond）而首尾相接（图 2-10）。构成蛋白质常见的氨基酸有 20 种。

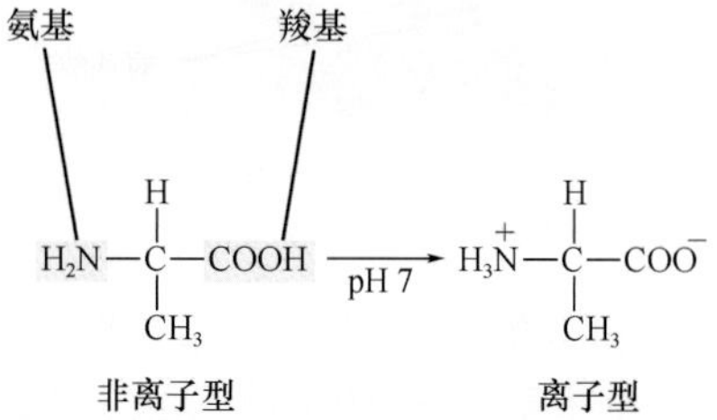

（4）核苷酸（nucleotide）：由磷酸、戊糖（2 种）和杂环化合物（5 种）组成。戊糖分核糖（ribose）和脱氧核糖（deoxyribose）。杂环化合物分嘧啶（pyrimidine）和嘌呤

图 2-9　氨基酸的结构图

（purine），嘧啶化合物包括胞嘧啶（cytosine，C）、胸腺嘧啶（thymine，T）和尿嘧啶（uracil，U），均为单环；嘌呤化合物包括腺嘌呤（adenine，A）和鸟嘌呤（guanine，G），均为双环（图2-11）。核苷酸是构成核酸的基本单位，多聚核苷酸链是通过一个核苷酸戊糖残基上的3′羟基和另一个核苷酸戊糖残基上的5′磷酸基之间形成磷酸二酯键共价连接而成的（图2-12）。

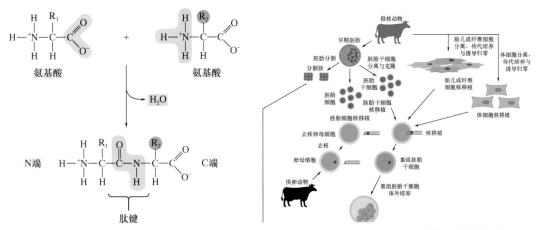

图 2-10　氨基酸肽键的形成　　　　　图 2-11　杂环化合物（5 种碱基）的结构式

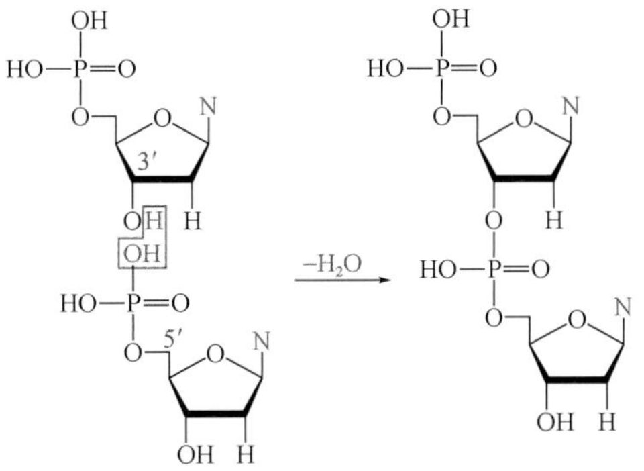

图 2-12　3′,5′-磷酸二酯键的形成

二、生物大分子

生物大分子是由有机小分子构成的。细胞内小分子组装成大分子，不仅体现在分子大小的变化，更重要的是赋予了大分子与小分子截然不同的生物学特性。细胞内主要的生物大分子包括核酸、蛋白质和多糖，其分子结构复杂，在细胞内执行各自特定功能。这里着重介绍蛋白质和核酸两种生物大分子，因为这两者结构和功能的研究，是现代生物学对生命本质探究的中心。

1. 蛋白质　蛋白质是生物体细胞和组织的重要成分，占细胞干重的一半以上，是生物体形态结构及维持细胞生命活动的物质基础。据估计，人体内有 10 万种蛋白质，几乎分布在所有器官，是种类最多、功能最复杂的一类生物大分子。

（1）蛋白质的分子结构

1）蛋白质的多肽链：2 个氨基酸通过肽键缩合成二肽，3 个氨基酸缩合成三肽，依此类推。多个氨基酸缩合成多肽（polypeptide），又称为多肽链（polypeptide chain）。每条多肽链的一端有游离的氨基，称为氨基端（N 端）；另一端有游离的羧基，称为羧基端（C 端）。多肽链上蛋白质分子的骨架，称为主链。主链长短不等，氨基酸的数目少至几个，多至数千个。主链上各氨基酸伸出的 R 基团称为侧链，侧链的数目和类型体现了蛋白质的特异性。

2）蛋白质的四级结构：氨基酸的组成和排列顺序是蛋白质的结构基础，对蛋白质的功能起关键作用。蛋白质的三维空间构象保证了蛋白质中活性部位能够充分发挥效应,是蛋白质多种复杂功能的基础。一般将蛋白质的分子结构分为四级。

A. 蛋白质的一级结构(primary structure):是指一条多肽链中氨基酸的种类、数量和排列顺序。一级结构的化学键以肽键为主,侧链中尚有少量二硫键。一级结构是蛋白质的基本结构,是空间构象和特异生物学功能的基础。有时一级结构中起关键作用的氨基酸改变会严重影响蛋白质的空间构象和生理活性。例如,人血红蛋白分子β链中第6位谷氨酸被缬氨酸取代,可造成镰状细胞贫血。这是一种遗传病,患者红细胞呈镰刀状,易胀破发生溶血,引起头晕、胸闷、贫血等症状。

B. 蛋白质的二级结构(secondary structure):是在蛋白质一级结构基础上,肽链主链内的氨基酸残基之间有规则地形成氢键相互作用的结果。蛋白质的二级结构有两种主要的折叠形式,即α螺旋(α-helix)和β片层(β-sheet)结构。α螺旋是多肽链内部借助氢键联系以右手螺旋方式盘绕而成的空心筒状结构,是多肽链最稳定的构象,主要存在于肌红蛋白等球状蛋白分子中。β片层结构是多肽链分子来回折叠,呈反向平行,相邻肽段之间形成氢键,使多肽链牢固结合在一起(图2-13)。β片层结构主要存在于角蛋白等纤维蛋白中,但在大部分蛋白质中这两种结构同时存在。

C. 蛋白质的三级结构(tertiary structure):是指蛋白质分子在二级结构基础上,按一定方式再行盘绕、折叠形成的空间结构(图2-14)。维系三级结构的主要化学键有氢键、酯键、离子键和疏水键等,是由不同侧链间相互作用形成的。蛋白质三级结构中有的区域为α螺旋或β片层结构,其他区域为无规则卷曲结构。三级结构中的疏水基团常位于肽链弯折处的内面,而亲水的侧链则外露接触水环境,这与脂质双分子层和胶粒的分子结构非常相似。由此蛋白质三级结构可在水溶液中形成局部疏水环境,对发挥蛋白质功能起重要作用。蛋白质的一、二、三级结构都是单条多肽链的结构变化,只含有一条多肽链的蛋白质在三级结构上就表现出生物学活性。但有些蛋白质结构复杂,由两条或两条以上的多肽链组成,只有具备四级结构才可表现出生物学活性。

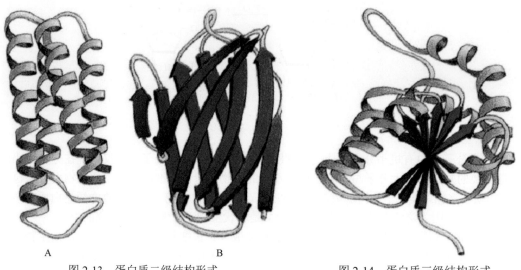

图 2-13 蛋白质二级结构形式   图 2-14 蛋白质三级结构形式

A. α 螺旋结构;B. β 片层结构

D. 蛋白质的四级结构(quaternary structure):是两条或多条具有三级结构的多肽链通过氢键等非共价键相互作用而形成的更复杂的空间结构,并不是所有的蛋白质都具备此类高级结构形式。四级结构中每一条具有三级结构的多肽链称为亚基或亚单位,只有亚基集结在一起的四级结构才显示出蛋白质的生物学活性(图2-15)。例如,血红蛋白由两条α链和两条β链共四个亚基组成,每条链都具有三级结构。分离的亚基没有生物学活性,如果使用尿素使α、β链分离,血红蛋白则丧失功能，这个过程称为蛋白质的变性。若去除尿素，变性的蛋白质又可重新折叠并恢复原有的构象，此过程称为蛋白质的复性。目前蛋白质的这种折叠与去折叠的可塑性已被广泛用于基因工程中表达蛋白的制备和活化。

（2）蛋白质的分类：由于蛋白质结构非常复杂，目前仅依据蛋白质的组成成分、外形和功能的不同而分类。

1）依据组成成分分类：可分为单纯蛋白和结合蛋白两大类。①单纯蛋白，是指单纯由氨基酸组成的蛋白质，如清蛋白、球蛋白、组蛋白等。②结合蛋白，是指蛋白质分子中除了单纯蛋白外，还有非蛋白的物质，其非蛋白部分称为辅基。结合蛋白根据辅基的种类可分为脂蛋白、核蛋白、糖蛋白、磷蛋白等。人类和其他生物体的蛋白质大多属于结合蛋白。

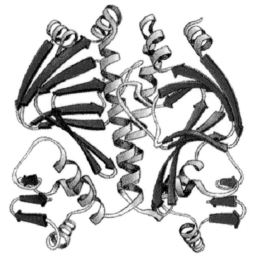

图 2-15　蛋白质四级结构形式

2）依据外形分类：可分为①纤维蛋白，如毛发、胶原中的角蛋白等。②球形蛋白，如血红蛋白、肌球蛋白、免疫球蛋白等。生物界中的大多数蛋白质为球形蛋白。

3）依据功能分类：可分为①转运蛋白，如转铁蛋白、转脂蛋白等。②调节蛋白，如钙调素、胰岛素等。③收缩蛋白，如肌动蛋白、微管蛋白、微丝蛋白等。④催化蛋白，如所有蛋白酶。

（3）酶蛋白（zymoprotein）：是由生物体细胞产生的具有催化剂作用的蛋白质，是一类特殊类型蛋白质。酶蛋白与辅酶因子总称为酶（enzyme）。机体内的许多代谢反应乃至信息传递过程均是在酶蛋白催化下完成的。

酶蛋白具有很高的催化效率，比一般催化剂高 $10^6 \sim 10^{10}$ 倍。酶蛋白具有高度特异性，即一种酶蛋白只能催化一种或一类反应。由于大部分酶蛋白具有四级结构特点，因此，酶蛋白具有高度不稳定性，很容易受机体内各种因素影响。酶蛋白催化的特异性和高效性是由酶分子中某些氨基酸残基的侧链基团所决定的，这些氨基酸残基在酶蛋白的多肽链中处于不同部位，但通过多肽链折叠可使这些氨基酸残基彼此接近，形成特定的区域，以识别和催化底物，这就是所谓的酶活性中心。有些酶除了具有活性中心，还有一个可结合变构剂的变构位点，这类酶称为变构酶，一些物质通过与变构位点结合，影响酶蛋白构象，从而起到对酶蛋白活性的调节作用。

细胞内每种酶蛋白的数量并不多，但能与较大量的底物起作用。这是因为酶蛋白和一般催化剂一样，可加快反应速度，而反应前后没有结构和性质的变化，故可反复使用，这样只需极少量的酶蛋白就可以催化大量反应物的转变。

（4）蛋白质的功能：蛋白质在细胞内的功能是多方面的，总结起来主要体现在以下几个方面。①结构和支持作用：蛋白质是构成生物体的主要成分，也是机体支持结构的主要成分，如骨骼、肌腱中都含有胶原蛋白。②收缩作用：某些蛋白质具有收缩功能，如肌肉中的肌动蛋白和肌球蛋白相互滑动导致肌肉收缩。③传递和运输作用：如神经丝蛋白在机体内起着传递神经信息的作用，血红蛋白起着运输氧和二氧化碳的作用，各种膜受体蛋白参与化学信号的传递等。④免疫保护作用：如免疫球蛋白是人类防御病原体入侵的抗体，它能识别和破坏病原体释放到机体的外源物质，从而起到免疫保护作用。⑤催化作用：如酶蛋白可催化生物体内各种复杂的化学反应，参与细胞内各种代谢活动。如果酶蛋白发生异常，可导致新陈代谢障碍而发生各种疾病。⑥调节作用：如机体内的许多肽类激素均是蛋白质，它们具有调节细胞生长、发育和维持正常生理机能的作用。总之，生物体的一切生命活动都是由蛋白质来实现的，蛋白质是生命的直接体现者。

2. 核酸　核酸（nucleic acid）是生物遗传的物质基础，是由核苷酸组成的多聚高分子化合物。根据所含戊糖不同分为两大类：核糖核酸（ribonucleic acid，RNA）和脱氧核糖核酸（deoxyribonucleic acid，DNA）。DNA 是储存遗传信息的载体，基因实质上就是 DNA 的功能片段。DNA 是构成染色质的主要成分，大部分集中于细胞核内，只有少量 DNA 存在于线粒体和叶绿体内。90% 的 RNA 分布于细胞质内，只有 10% 左右位于细胞核内。RNA 能转录 DNA 上的遗传信息，将其转换为蛋白质的结构信息。细胞内遗传信息按照 DNA→RNA→蛋白质方向流动，即所谓的"中心法则"。DNA 和 RNA 均是由许许多多核苷酸通过 3′,5′- 磷酸二酯键相连而成的多核苷酸长链，但在核苷酸的种类、组成以及主要结构、分布和功能等方面却有很大区别。组成 1 个 RNA 分子的核苷酸数达数十至数千个，而组成 1 个 DNA 分子的核苷酸数则达千万个。与多肽链一样，核苷酸链也有方向性，一般在戊糖 5′ 碳位上有磷酸基游离者，称为 5′ 端，即首端，在戊糖 3′ 碳位上有羟基（—OH）游离者，称为 3′ 端，即尾端。现将两种核酸的分子结构详述如下。

（1）DNA

1）DNA 的分子结构：1953 年 Watson 和 Crick 在 DNA 化学分析及 X 射线衍射图像观察的基础上提出了著名的 DNA 双螺旋结构模型。这个模型被科学界公认至今，成为分子生物学的里程碑。其主要内容包括：① DNA 分子是由两条平行且方向相反的互补的多核苷酸链组成，一条链方向是 3′→5′，另一条链方向则是 5′→3′。两条链以一共同轴为中心，盘绕形成右手双螺旋结构。②两条链通过碱基之间形成氢键而互补配对，A 与 T 配对，由两个氢键连接（A=T）；G 与 C 配对，由三个氢键连接（G≡C）。因此在 DNA 双链中，嘌呤碱基总数等于嘧啶碱基总数，即 A=T，G=C，A+G = T+C，这是遗传信息传递的物质基础。③双螺旋结构直径为 2nm，两个相邻碱基对之间的距离为 0.34nm，每一螺旋有 10 个核苷酸对，故螺距为 3.4nm。④脱氧核糖与磷酸交替连接构成 DNA 的主链（骨架）位于双螺旋分子的表面，使 DNA 呈酸性和亲水性，疏水的碱基位于分子的内部，配对碱基位于与中心轴垂直的同一平面，碱基重叠堆积是 DNA 分子具有一定刚性的结构基础。

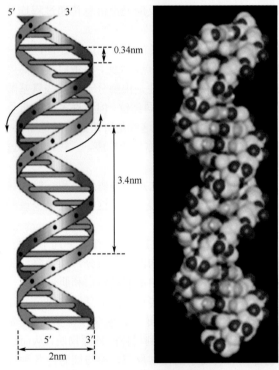

图 2-16　DNA 分子结构模式图

⑤维持双螺旋稳定的力主要是氢键和范德瓦耳斯力。破坏氢键的理化因素会同时破坏双螺旋结构，使双链打开，引起 DNA 的变性。⑥双螺旋 DNA 分子表面有大沟和小沟，这是其他分子识别碱基的基础，某些蛋白质或致癌物等通过此部位与 DNA 单一序列发生相互作用（图 2-16）。

2）DNA 的功能：DNA 分子的重要功能是携带和传递遗传信息。虽然 DNA 分子中只有 4 种核苷酸，但因 DNA 分子量较大，所含核苷酸数目众多、排列顺序多样，这就决定了 DNA 分子具有多样性和复杂性。此外，作为遗传的物质基础，DNA 分子中碱基序列改变将对其所决定的蛋白质的组成和功能产生重要影响，并可导致多种疾病。例如，人类镰状细胞贫血就是第 11 号染色体上决定血红蛋白组成的单个碱基的改变，导致血红蛋白分子异常，从而引起严重疾病。如果 DNA 某一段碱基序列所决定的蛋白质是一种酶，那么当该序列发生异常变化时，将造成这种酶结构异常和它所催化的代谢过程发生中断或紊乱，从而引起相应疾病。例如，苯丙酮尿症、白化病等均属于此类疾病。

总之，DNA 分子中的碱基排列顺序代表着遗传信息。正是这些遗传信息指导着细胞中蛋白质的生物合成，进而控制着细胞的形态结构和生理生化特征。DNA 分子具有自我复制的能力，从而能够将遗传信息逐代传递。

（2）RNA

1）RNA 的分子结构：与 DNA 相似，RNA 分子也是由 4 种核苷酸通过 3′,5′- 磷酸二酯键相连而形成的。但是，组成 RNA 的 4 种核苷酸是腺苷酸、鸟苷酸、胞苷酸和尿苷酸，即在 RNA 分子碱基组成中尿嘧啶代替了 DNA 中的胸腺嘧啶；RNA 的戊糖在 2′ 位均有羟基，因而是核糖而不是脱氧核糖；此外，在包括人类在内的哺乳动物细胞中，RNA 的含量要远高于 DNA。各种 RNA 分子中核苷酸的数目相差很大，少则 70 多个，多则几千个。绝大部分 RNA 分子都是直线状单链形式，但在 RNA 分子的某些区域，通过自身折叠可形成中间结构或由于碱基互补配对而形成局部双螺旋结构，这种双螺旋结构似发夹样，也称为 RNA 的发夹结构。RNA 的结构和功能是近年来国内外研究热点。

2）RNA 的种类：目前人类认识较为清晰的 RNA 包括编码蛋白质的信使 RNA（messenger RNA，mRNA），参与蛋白质合成的转运 RNA（transfer RNA，tRNA）和核糖体 RNA（ribosomal RNA，rRNA），与蛋白质表达调控相关的一类小 RNA 如微 RNA（microRNA，miRNA）、干扰小 RNA（small interfering RNA，siRNA）等，参与基因转录产物加工的核小 RNA（small nuclear RNA，snRNA），以及具有酶活性的一类 RNA 如核酶等。

mRNA：mRNA 的种类繁多，代谢更新较快，寿命较短，哺乳动物 mRNA 的半衰期为数小时至数天。mRNA 大小不一，长度从几百至几千个核苷酸，分子量 $0.2 \times 10^6 \sim 2.0 \times 10^6$ Da。mRNA 的含量较少，占细胞 RNA 总量的 1% ~ 5%。真核细胞与原核细胞的 mRNA 分子结构有很大差别，主要体现在以下几个方面：①真核细胞 mRNA 5′ 端有 "帽子"（cap）结构，而原核细胞 mRNA 没有。所谓 "帽子" 结构通常是 m^7GpppN，简称为 7- 甲基三磷酸鸟苷（图 2-17）。帽子结构可保护 mRNA 不被核酸外切酶水解，进入细胞质后可被核糖体小亚基识别并与之结合，成为 mRNA 翻译的启动信号。②真核细胞 mRNA 多数 3′ 端有多聚腺苷酸尾（polyadenylate tail），由 20 ~ 200 个腺苷酸组成。原核细胞的 mRNA 一般无此结构或只有少数腺苷酸（不超过 10 个）。它的存在主要与 mRNA 的寿命有关，可以使 mRNA 保持稳定而不易解聚，并可促使它由细胞核经核孔移入细胞质中。③真核细胞 mRNA 为单顺反子（monocistron），即每分子 RNA 只携带一种蛋白质遗传信息，只能作为一种蛋白质合成的模板。而原核细胞 mRNA 多数为多顺反子（polycistron），即一分子 RNA 可携带几种蛋白质的遗传信息，能指导合成几种蛋白质。另外，不论是原核细胞的多顺反子 mRNA，还是真核细胞的单顺反子 mRNA，在其 5′ 端和 3′ 端都各有一段由 30 个到数百个核苷酸组成的非翻译区（untranslated region，UTR），中间则是具有编码蛋白质功能的编码区。UTR 是蛋白质翻译调控的重要靶点之一。④真核细胞 mRNA 前体都有内含子，必须经剪切、外显子拼接，才成为能翻译的 mRNA，而原核细胞 mRNA 无内含子。

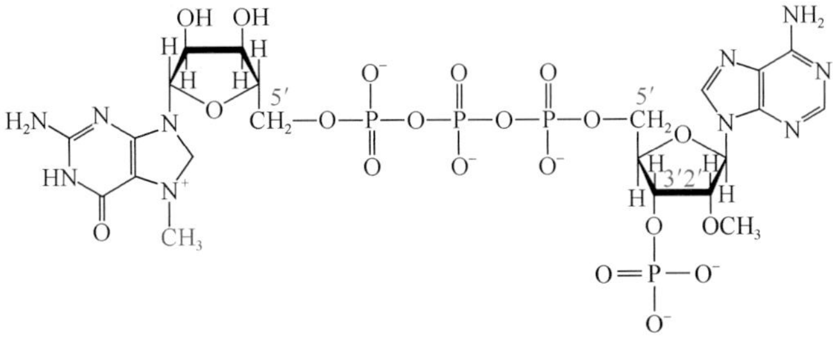

图 2-17　真核生物 5′ 端帽子结构

总之，mRNA 携带从 DNA 转录来的遗传密码，可作为合成蛋白质的直接模板。mRNA 分子中每三个相邻的碱基组成一个密码子（codon），由密码子确定蛋白质中氨基酸的排列顺序。因此，整个 mRNA 链即是由串联排列的密码子组成。遗传密码子具有通用性，即不论是病毒、原核细胞还是真核细胞，密码子的含义都是相同的。

rRNA：rRNA 是参与组成核糖体的 RNA，含量最多，约占 RNA 总量的 80% ~ 90%。rRNA 的

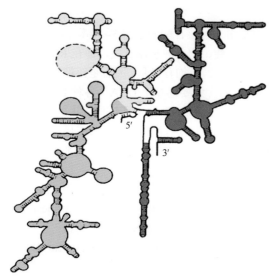

图 2-18　真核生物 18S rRNA 的二级结构

分子量最大，可多达数千个核苷酸。rRNA 分子的大小一般都用沉降系数 S 表示，原核细胞的 rRNA 有 16S、23S 和 5S 3 种，由 rRNA 基因转录而来。真核细胞 rRNA 有 18S、5.8S、28S 和 5S 4 种，其中 18S、5.8S 和 28S rRNA 由存在于核仁组织区的 rRNA 基因转录而来，5S rRNA 则是由存在于核仁组织区以外的细胞核区域的基因转录而来。各种 rRNA 的二级结构均含有多个局部双螺旋区和环状突起，分子越大，双螺旋区越多（图 2-18）。rRNA 的三级结构测定比较困难，除 5S rRNA 有初步测定结果外，其余尚未确定。rRNA 与蛋白质结合共同组成了核糖体。rRNA 上还有很多 rRNA 之间以及 rRNA 与蛋白质之间识别结合、相互作用的部位，这些部位对于维持核糖体的结构及行使其正常功能都很重要。

tRNA：tRNA 占细胞中 RNA 总量的 5% ～ 10%，是单链小分子，含 73 ～ 93 个核苷酸，分子量约为 25kDa。它在一级结构上的特点是分子较小，含有较多的修饰碱基，平均每个 tRNA 分子含有 2 ～ 19 个修饰碱基，这对于维持 tRNA 的稳定有重要意义。tRNA 5′ 端往往是磷酸化的鸟嘌呤，3′ 端是 CCA 3 个碱基，在翻译过程中被激活的氨基酸即连接于此，形成氨酰 tRNA 复合体，运输到核糖体上的 mRNA 特定位点。同时，tRNA 分子中约半数的碱基互相配对形成双螺旋，碱基不配对区形成 4 个环状突起，其二级结构类似于三叶草形（图 2-19），可分为：①氨基酸臂（amino acid arm）：包括由 7 对核苷酸组成的局部双螺旋区氨基酸接受柄和 3′ 端 CCA，CCA 称为接受端，可接受活化的氨基酸。②反密码子臂（anticodon arm）：包括由 5 对核苷酸构成的双螺旋区反密码子茎和由 7 个核苷酸围成的反密码子环，此环中 3 个核苷酸组成反密码子(anticodon)，与 mRNA 相应的密码子碱基互补配对。③二氢尿嘧啶臂（D 臂）：包括由 3 ～ 4 对核苷酸组成的短双螺旋的二氢尿嘧啶茎和由 7 ～ 10 个核苷酸围成的二氢尿嘧啶环（D 环）。④ TψC 臂（TψC arm）：包括由 5 对核苷酸组成的双螺旋区 TψC 茎和由 7 个核苷酸围成的 TψC 环，对 tRNA 与核糖体的结合起重要作用。⑤可变臂（variable arm）：由 3 ～ 21 个核苷酸组成，是 tRNA 分类特征之一。每个 tRNA 二级结构进一步折叠扭转成倒 L 形的三级结构(图 2-20)，其分子特征是一端为氨基酸臂的 CCA 末端，另一端为反密码子环。TψC 环与 DHU 环互相靠近，位于 L 的转角处。氨基酸接受柄和 TψC 茎组成一个连续的双螺旋区，DHU 柄与反密码子茎也几乎连在一起。维系 tRNA 三级结构除配对碱基之间的氢键外，还有分子扭转后相互靠近碱基的非特异配对及碱基与戊糖或磷酸之间的氢键。

miRNA：是近几年在真核生物中发现的一类内源性的具有调控功能的小 RNA，长约 20 ～ 25 个核苷酸，主要发挥基因转录后水平

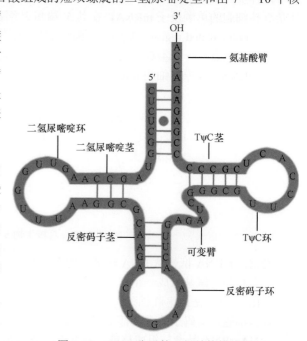

图 2-19　tRNA 分子的二级结构模式图

的调控作用。miRNA 广泛存在于真核生物中，为一组不编码蛋白质的短序列 RNA，它本身不具有开放阅读框（open reading frame，ORF）。在不同种生物中，miRNA 分子具有高度的保守性。miRNA 的前体常形成分子内茎环结构，且含有大量的 U/G 碱基对，经过核酸酶的加工而形成成熟 miRNA。miRNA 大多来自前体 5′ 端或 3′ 端的一条臂，但有些前体的两条臂均可被加工为成熟 miRNA。更多的研究结果显示，哺乳动物基因的近 1% 可能编码 miRNA。在线虫、果蝇、小鼠和人类等物种中，大多数 miRNA 的表达水平在不同的组织、不同的发育阶段有显著差异，呈现严格的时间性和空间性。目前尽管大多数 miRNA 的功能还不甚清楚，但通过对果蝇、线虫等生物体内 miRNA 的研究，已经认识到这类小 RNA 分子在动物体发育、干细胞分化、细胞增殖与死亡等许多生命过程中发挥重要作用，并可能与肿瘤等多种疾病的形成有关。

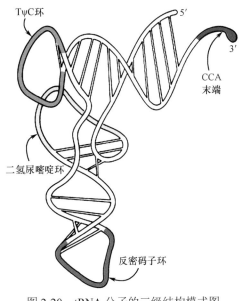

图 2-20　tRNA 分子的三级结构模式图

siRNA：双链 RNA 对基因表达的阻断作用被称为 RNA 干扰（RNA interference，RNAi），双链 RNA 经酶切后会形成很多小片段，称为干扰小 RNA（small interfering RNA，siRNA），这些小片段一旦与 mRNA 中的同源序列互补结合，会导致 mRNA 丧失功能，即不能翻译产生蛋白质，也就是使基因"沉默"。

　　双链 RNA 进入细胞后，一方面在 Dicer 酶（核糖核酸酶 RNase Ⅲ 家族中对双链 RNA 具有特异性的酶）的作用下被裂解成 siRNA，另一方面在 RdRP（RNA 指导的 RNA 聚合酶，RNA-directed RNA polymerase）的作用下自身扩增后，再被 Dicer 酶裂解成 siRNA。siRNA 的双链解开变成单链，并与某些蛋白形成复合物，Argonaute 2 是目前唯一已知的参与复合物形成的蛋白。此复合物同与 siRNA 互补的 mRNA 结合，使 mRNA 被 RNA 酶裂解。结合的产物以 siRNA 作为引物，以 mRNA 为模板，在 RdRP 作用下合成 mRNA 的互补链。结果，mRNA 也变成了双链 RNA，它在 Dicer 酶的作用下也被裂解成 siRNA。这些新生成的 siRNA 也具有诱发 RNAi 的作用，通过聚合酶链反应（polymerase chain reaction，PCR），细胞内的 siRNA 大量扩增，显著增加了对基因表达的抑制。从二十几个核苷酸的 siRNA 到几百个核苷酸的双链 RNA 都能诱发 RNAi，但长的双链 RNA 阻断基因表达的效果明显强于短的双链 RNA。siRNA 还能够通过目前某种不确定的机制永久地关闭或删除 DNA 片段，以在较大程度上控制染色质的形成，而不是仅仅暂时地抑制基因的活动。动植物和人体的病原体中有一些是 RNA 病毒，如导致艾滋病的 HIV 和导致 SARS 的冠状病毒都是 RNA 病毒。有些 RNA 病毒在复制过程的一定阶段会产生双链 RNA。如果宿主体内有分解双链 RNA 的酶，就可将其裂解为 siRNA。总体来讲，siRNA 具有下述特点：①长度为 21 ~ 25 个核苷酸。②结构上 siRNA 为双链 RNA。③依赖于 Dicer 酶的加工，生成需要 Argonaute 家族蛋白的复合物。④ siRNA 是由双链 RNA 或 RNA 前体形成。⑤作用位置上，siRNA 可作用于 mRNA 的任何部位。⑥作用方式上，siRNA 只能导致靶基因降解，即为转录后调控。⑦ siRNA 仅为 RNAi 的产物，不参与生物体生长，原始作用为抑制转座子活性和病毒感染。

　　核酶：是一类独特的 RNA 分子，具有自我剪切和催化性质。核酶的发现对于所有酶都是蛋白质的传统观念提出了挑战。1989 年，核酶的发现者 T.R. Cech 和 S. Altman 被授予诺贝尔化学奖。核酶分为四类：①异体催化剪切型，如 RNaseP。②自体催化剪切型，如植物类病毒的卫星 RNA。③第一组内含子的自我剪接，如四膜虫大核 28S rRNA 前体。④第二组内含子自我剪接。目前最具应用前景的核酶是第 2 类自体催化剪切型。核酶的作用底物可以是不同的分子，有些底物就是同一 RNA 分子中的某些部位。核酶的功能很多，有的能够切割 RNA，有的还能切割 DNA，有的可催化模板 RNA 指导下的 RNA 合成，即进行 RNA 的自我复制。此外，核酶能催化一系列分子间反应，显示出类似多种蛋白质酶类如核苷酰转移酶、磷酸二酯酶、磷酸转移酶、酸性磷酸酶的活性。虽然其催化效率低于蛋白酶类，但 RNA 的这种自我剪接、自我复制、集编码和催化功能于一身对 RNA 先于 DNA 与蛋白质起源的假说是一个强有力的支持。

核酶本身是 RNA，在体内易降解，限制了其直接应用，但其高度特异性可以保证其安全，反应参数更接近生理条件，效果较好，故在抗病毒和抗癌研究中具有诱人的前景。人们需要将核酶基因插入质粒，然后导入细胞产生目的核酶，从而实现对有害基因的抑制。有人已设计了四种针对艾滋病病毒的 *gag* 基因和 5LTR 区的核酶，均能在体外接近生理条件下有效切割目的 RNA，其中一种能在 CD4$^+$HeLa 细胞中表达。目前，人们借助于核酶具有的序列特异性、不编码蛋白无免疫性、可重复利用等优点已于多领域广泛开展了研究。新型人工核酶的出现不仅扩展了核酶的催化反应谱，同时也有助于理解细胞的生命活动。对天然核酶的改造则为核酶的应用，尤其作为基因治疗药物在抗病毒、抗肿瘤以及治疗其他与基因突变有关的疾病方面提供了可能性。

3）RNA 的功能：现将已认识较明确的几大类 RNA 的功能分述如下。

mRNA 直接转录 DNA 分子上储存的遗传信息，其碱基排列顺序与 DNA 分子 3′→5′ 链的碱基序列互补，mRNA 从细胞核中通过核孔进入细胞质，并到达核糖体，在此作为蛋白质合成的直接模板。

tRNA 是氨基酸的运输工具，它所运输的氨基酸种类决定于其反密码子的碱基组成。当特定的氨基酸被激活后，tRNA 与之形成氨酰 tRNA 复合体，将氨基酸运输到核糖体的 mRNA 特定位点，参与蛋白质的合成。除了转运氨基酸、解译 mRNA 密码之外，人们发现 tRNA 还有其他一些重要功能：①可作为逆转录的引物，如逆转录病毒在宿主细胞内逆转录 DNA 链时，除了病毒逆转录酶催化，还需要以 tRNA 作为引物，不同逆转录病毒使用不同种类的 tRNA 作引物。②参与非溶酶体蛋白质降解途径，在动物细胞内泛素参与的非溶酶体蛋白质降解过程中除需 ATP 提供能量外，还需要 tRNA^{His} 和 tRNA^{Arg} 参与反应。③其他 tRNA，如一些细菌的氨酰 tRNA 参与细胞壁和脂多糖的合成，tRNA^{Glu} 在叶绿素合成中起重要作用。

rRNA 与蛋白质结合后共同构成细胞中蛋白质合成的场所——核糖体。另外，rRNA 与 mRNA 可产生相互作用。例如，原核细胞 16S rRNA 近 3′ 端富含嘧啶核苷酸区（反 SD 区）与 mRNA 中起始密码子 5′ 端方向的富含嘌呤核苷酸区（SD 区）的碱基配对形成互补双链区，决定 mRNA 与核糖体的结合。rRNA 与 mRNA 中移码必需的 15 个核苷酸互补，影响 mRNA 在核糖体上的密码子移位。mRNA 上其中一个碱基发生改变，破坏了该序列与 16S rRNA 的互补配对，移码效率即大大降低。

miRNA 的功能和作用是近年来分子生物学界关注的重点。miRNA 控制着细胞增殖、凋亡、器官发生、发育、造血及肿瘤发生等若干途径。最近研究发现，miRNA 可能同时具有肿瘤抑制因子和原癌基因的功能，并且可能在癌症的诊断和治疗中发挥重要的作用。miRNA 可以通过影响或者调控细胞增殖、分化过程中的 mRNA 和关键蛋白质等参与细胞的发育。此外，miRNA 对多种植物激素的调控作用对于植物体的发育也具有重要意义。

siRNA 可使 mRNA 丧失功能，即发挥基因"沉默"作用。在发现 siRNA 可以成功地诱发哺乳动物的 RNAi 之后，siRNA 相关研究取得了一系列突破，使 RNAi 技术在哺乳动物中得到更为广泛的应用，如目前已成功应用于基因功能和医学前景研究等。总之，随着 RNA 干扰技术在包括哺乳动物在内的多物种中广泛应用，势必有助于更进一步发挥 siRNA 的应用潜力。

核酶的发现推动了人类对于生命活动多样性的理解，在医学上也有其特殊的用途。从理论上讲，核酶几乎可以被广泛用来尝试治疗所有基因产物有关的疾病。核酶的具体作用包括核苷酸转移作用、水解作用（即磷酸二酯酶作用）、磷酸转移作用（即类似磷酸转移酶作用）、脱磷酸作用（即酸性磷酸酶作用）、RNA 内切作用（即 RNA 限制性内切酶作用）等。

第三节　细胞的起源与进化

最早的生命是如何产生的呢？早在 1871 年，达尔文曾这样描述："生命最早很可能诞生在一个热的小池子里。"到了 1977 年，这个被称作"原始汤"的"热的小池子"被美国科学家在东太平洋加拉帕戈斯群岛的海底发现，这就是著名的"黑烟囱"（black chimney；也有人称作硫化物烟囱，sulfide chimney）（图 2-21）生态系统，曾被誉为 20 世纪最伟大的海洋地质学发现。在深达 2000～3000m 的海底，在海底熔岩上，有数十个冒着黑色和白色烟雾的烟囱，这些烟囱长达几米到上百米，烟囱口直径 15cm 至几米不等，不断喷出 350℃的矿液，与海水混合后，很快产生沉淀变为"烟"。在这个极为苛刻的环境，人们却发现了大量奇异的生物及各种极端嗜热的古细菌。这里水中富含 CH_4、CN^- 等有机物，科学研究表明"黑烟囱"生态系统极端的还原性水热环境和地球早期的非常类似。据推测这种还原性的环境适合于各类化学反应，有利于非生物有机分子的合成及原始生命的生存。因此，有研

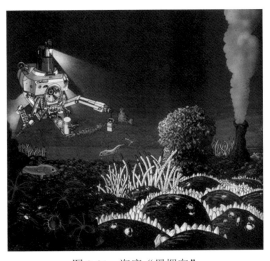

图 2-21　海底"黑烟囱"

1977 年，美国"阿尔文号"深潜器潜到了加拉帕戈斯群岛深海，在那里测得深层海水水温高达 8℃，同时海底出现许多白色的巨型蛤类

究者提出原始生命起源于海底黑烟囱周围的理论，认为地球早期水热环境和嗜热微生物可能非常普遍，而嗜热微生物可能就是地球最早的生命。

一、生物大分子的出现

在 20 世纪 20 年代，生物化学家奥巴林（Oparin，1894—1980）和霍尔丹（JBS Haldane，1892—1964）认为，地球上的生命是由非生命的物质经过漫长的演化而来，这个过程就是生命的化学进化历程。目前普遍认为，标志着生命起源的生物大分子出现的历程可分为 3 个循序渐进的过程：第一阶段，有机小分子的非生物合成；第二阶段，生物大分子的非生物合成；第三阶段，核酸 - 蛋白质等多分子体系的建成（图 2-22）。

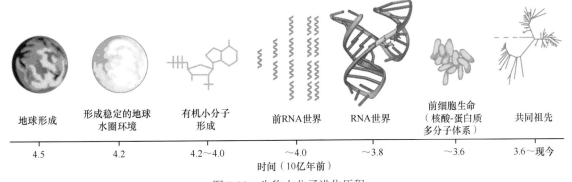

地球形成	形成稳定的地球水圈环境	有机小分子形成	前RNA世界	RNA世界	前细胞生命（核酸-蛋白质多分子体系）	共同祖先
4.5	4.2	4.2～4.0	～4.0	～3.8	～3.6	3.6～现今

时间（10亿年前）

图 2-22　生物大分子进化历程

1. 第一阶段，有机小分子的非生物合成　据推测，原始地球大气中缺乏氧气，且主要是氢的化合物，如 H_2O、NH_3、CH_4、H_2S 等，大气成分溶解到雨水中和地壳冷却下来包含的一些可溶性的化合物积聚在原始海洋中，为生命的诞生提供了温床。紫外线、闪电、放射性元素的辐射及火山、温泉释放的热量为共价键的断裂、重连提供了能量，一系列的有机小分子如氨基酸、$C_2～C_{12}$ 的

单羧酸、核糖、脱氧核糖、脂肪酸、核苷酸、碱基、ATP 等在这种极度活化的条件下被合成了出来。1952 年著名的米勒 - 尤里（Miller-Urey）模拟原始地球环境的实验证实了这种推测（图 2-23）。而在来自外太空的陨石和取自外太空的样品中都检出包括氨基酸、碱基在内的有机小分子的存在。这些证据表明，有机小分子的非生物合成过程可以在地球早期物化条件下自然形成，从而开启生命的进化历程。

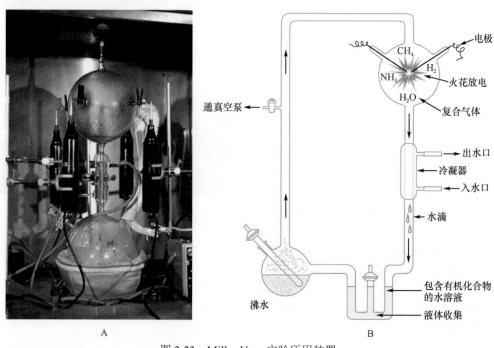

图 2-23　Miller-Urey 实验所用装置

A. 实验装置；B. 实验装置图解

2. 第二阶段，生物大分子的非生物合成　生物化学进化的第二阶段，应该是在小分子有机物的基础上进行生物大分子的合成。细胞中最主要的生物大分子物质是蛋白质和核酸，在生命出现之前蛋白质和核酸是如何发生的呢？现在主要有两种观点：陆相起源说和海相起源说。陆相起源说认为火山的局部高温使有机小分子发生聚合反应合成了生物大分子，经雨水冲刷汇聚在海洋；海相起源说认为在海水中溶解的氨基酸和核苷酸经长期的积累和浓缩，在滚烫的海底火山或岩石周围发生了聚合反应。

3. 第三阶段，核酸 - 蛋白质等多分子体系的建成　到了第三阶段，在原始的海洋中，生物大分子物质之间相互碰撞，有些可以因为化学键的作用相互吸引而连接在一起。例如，以核酸和蛋白质为主体的生物大分子之间形成了相互依存的结构，成为一种多分子体系，当这种多分子体系趋于复杂并具有复制更新、初始代谢等功能时，就可能体现出一种初始的生命现象，这就是一种被称为前细胞形态的原始生命体。原始生命体初步具有以下功能：①能利用天然能量形式如 ATP 驱动化学反应。②出现了酶，形成了酶催化反应体系。③具有可复制的遗传信息系统，能指导蛋白质合成。

二、原始细胞的形成

细胞之所以能成为一个协调统一、可以依存环境而相对独立存在的生命体，是因为有界膜的存在。在原始的地球环境中，初始生命体的界膜是如何产生的呢？据推测，原始海洋中充满了类脂物质，这些具有双亲媒性的类脂物质在极性物质的界面上存在时会自发地形成双分子层结构。因此，原始生命体的界膜几乎是天然形成的，可以看成是原始生命体多分子体系的一部分。关于膜的形成有一种"泡状体"假说，最早在 20 世纪 30 年代由奥巴林提出。奥巴林把多肽、蛋白质、核酸、多糖、磷脂等在水溶液中摇晃混匀，发现有带"膜"的团聚体生成，这种团聚体可以进行初始的代谢，可以生长和出芽。奥巴林看到海浪拍打和潮涨潮落最容易形成"泡状体"，因此，他提出了生命由"近海起源"的观点。可以想象，在当时的海洋中，可能存在两种初始"生命体"，有泡状体界膜者和无界膜者，它们逐渐被自然所选择，代表着截然不同的进化方向。在有膜包裹的情况下，初始的"生命体"不会因为结构开放而造成遗传物质的丢失和表达产物的稀释，因此可以获得更加稳定有效的进化。以多肽 - 核酸为主体的多分子体系才可以增加碰撞和相互作用的机会，逐步从简单的分子混合物进化为复杂一体的增殖表达系统，表达的蛋白酶才可以取代 RNA 核酶行使更为高效的催化代谢功能，这更加速了核酸分子的聚合和进化，DNA 最终取代 RNA 进行遗传物质的复制和存储。因为有了更多种类的表达产物蛋白酶，出现了更多的合成代谢产物，如脂类合成代谢产物可能逐步取代天然界膜而成为自生的稳定存在的细胞膜，这样，真正意义上的原始细胞就诞生了，细胞膜的形成和 DNA 的出现是原始细胞产生的两大标志。

三、原核细胞、真核细胞、多细胞生物的演化

（一）原核细胞的起源

最原始的"细胞"只拥有很简单的结构，如 RNA、蛋白质及简单的酶系，并且极不稳定。可以想象从原始细胞到真正的细胞的进化是一个复杂漫长的物竞天择的过程，也恰恰是因为有了更加稳定的细胞膜，原始细胞内主导进化最重要的"基因组"才有机会向复杂化和多功能化发展，经过漫长年代的优化和精制，依次逐渐建立和完善蛋白质合成系统、能量代谢系统甚至光合作用系统等，这样就形成了现代细胞系统的雏形，逐渐进化出原始的支原体、细菌、光合细菌等。现在通过化石考证能够发现的最早的原核细胞在距今 35 亿年以前已经出现，并且统治地球达 10 亿年以上。

（二）原核生物进化的两个主要分支——古细菌和真细菌

现代分子生物学发现，利用 rRNA 的保守性可以判断两个物种之间的进化关系。20 世纪 70 年代，Woese 等对近 400 种原核生物中的 16S rRNA 和真核生物中的 18S rRNA 进行同源比对后发现，通过一段变异序列可以把细菌分为两大类：一类是真细菌，变异序列为 AAACU C AAA；另一类是古细菌，变异序列为 AAACU U AAA G 。非常有趣的是真核生物的这段短片段与古细菌的一致，因此有人把自然界生物分为三个域（三域分类说）：古细菌域、真细菌域和真核生物域（图 2-24）。

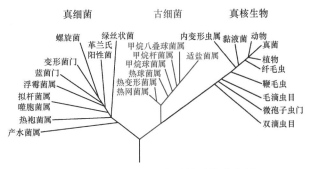

图 2-24 基于 rRNA 序列的系统发生树

显示了可明显区别的三支：真细菌、古细菌和真核生物

1. 古细菌——原始的细菌 古细菌是原核生物中的一大类。因为在一成不变的、类似于地球早期环境中栖息，古细菌似乎逃脱了进化。现在人们发现其实它们的分布极为广泛。很多古细菌是生存在极端环境中的，如高温（经常 100℃ 以上，如间歇泉或者海底黑烟囱中）、酷冷、高盐、强酸或强碱性的水中，但也有大量的古细菌在沼泽、废水、土壤和海水中被发现。很多产甲烷的古细菌生存在动物如反刍动物、白蚁或者人类的消化道中。而产甲烷古细菌是迄今已知的最古老的古细菌。

2. 真细菌　真细菌包括细菌、放线菌、蓝细菌和各种除古细菌外的其他原核生物，今天已知的细菌大多数都是真细菌。真细菌的个体非常小，长度只有 1 ～ 10μm，目前已知最小的真细菌只有 0.2μm 长。真细菌一般是单细胞，细胞结构简单，有坚固的细胞壁和简单的基因结构，缺乏细胞核、细胞骨架及膜性细胞器。

真细菌的营养代谢方式包括化能自养型、光能自养型、光能异养型和化能异养型。多数细菌只能依靠有机物氧化获得能量和碳源，为化能异养型。另外，根据需氧程度分为需氧菌、厌氧菌、兼性厌氧菌、微需氧菌和耐氧菌五大类。

（三）真核细胞的起源和进化

最早的化石记载表明真核细胞至少 20 亿～ 15 亿年前已经出现，那时候，原核生物统治地球已经至少 15 亿年。但根据现代的 rRNA 研究，人们通过对其保守序列的突变来推测物种的进化时间，认为最原始的真核生物可能早在 30 亿年前就开始出现了。因为需氧呼吸，真核细胞只有在自养生物（蓝细菌）大量出现，地球上积累了足够的氧气后才可能出现。

有关真核细胞起源历来有几种假说，1868 年海克尔（Haeckel）最先提出真核细胞起源于无核原生生物。1915 年原生动物学家明钦（Minchin）提出真核细胞起源于染色质颗粒的观点，他认为"原始的生命体可能是染色质颗粒"，在进化过程中，染色质外面形成了"周质"，"周质"可以伸出伪足捕攫食物，后来，一些染色质颗粒集合起来，形成了没有核膜包裹的原始核，再后来发展成为有核膜的"泡状核"。这些假说注意到了细胞核的重要意义，也比较合理地猜测了真核细胞中细胞核的起源及进化历程。

真核细胞的内膜结构究竟是如何演化的呢？目前普遍接受的有两个具有代表性的假说：质膜内折假说（folded plasma membrane hypothesis）和内共生假说（endosymbiotic hypothesis）。质膜内折假说又称内分化假说（internal origin hypothesis），它较成功地解释了核膜演化渐进的过程，暗示真核细胞的前身是一个进化上比较高等的好氧细菌，不足之处在于该假说实验证据不足。内共生假说成功地解释了线粒体和叶绿体的来源等重大问题，但对细胞核的来源、基因结构差异等问题无法解释。

（四）多细胞生物及演化

约 10 亿年前，地球上最早的生命仍处于单细胞状态，其生物体内仅有一个细胞，称为单细胞生物。而现今，单细胞生物已分化出多种多样的功能性细胞，这种具有多种分化细胞的生物体称为多细胞生物，其基本特点是细胞间产生了特化和协同合作。从单细胞生物到多细胞生物的演化，被称为生命进化史上的重要里程碑（图 2-25）。众所周知，只有演化成多细胞生物之后才具备分化为不同功能性组织的可能性，才具备进化为高等生物的基础。然而，单细胞生物如何演化成多细胞生物，目前学术界尚未清晰阐明。目前有国内学者认为，某些地球上单细胞生物的古老祖先，在 10 亿年前已经发生过一次分化，并在此后逐渐进化演变为包括人类在内的多细胞陆生生物。有关多细胞生物及演变的过程已成为揭示单细胞起源和多细胞人类进化的关键节点，对于解释地球生命进化史具有重要的意义。

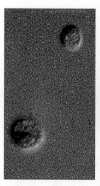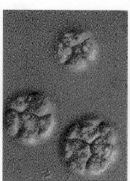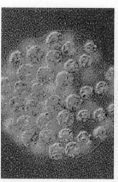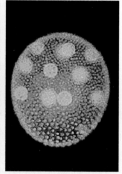

图 2-25　单细胞到多细胞生物的演化

四、生物大分子目前的研究动态

（一）蛋白质目前的研究动态

总体来讲，生物大分子（尤其是蛋白质）是生命现象最本质的体现者。阐明生物大分子中蛋白质的结构、功能等关系，必将产生对细胞生物学的重大推动。现将近期蛋白质分子的研究现状及动态加以总结。

1. 蛋白质结构及功能研究

（1）X 射线单晶衍射（X-ray single crystal analysis）分析：迄今为止，X 射线单晶衍射分析仍是蛋白质三维空间结构测定的主要方法。近年来随着 X 射线衍射技术的发展和完善，这一方法越来越多地用于蛋白质的空间结构测定。X 射线单晶衍射分析方法的改进主要体现在衍射数据收集速度明显加快。随着同步辐射光源和 Lane 技术的应用，在 10^{-6} 秒短瞬时间范围内即可分辨出蛋白质的三维动态结构。

（2）核磁共振（nuclear magnetic resonance，NMR）技术：近年来核磁共振技术在蛋白质空间结构测定方面的应用也日趋完善。NMR 技术最大的优点不仅仅体现在较高的分辨率（对原子分布的偏差）上，而且它能够对溶液中和非晶态的蛋白质进行测量。目前学者们对于蛋白质单晶的形成规律还缺乏统一的认识，并非所有的蛋白质都能形成结晶体结构，所以 NMR 技术开辟了一条对蛋白质结构进行测定的新途径，NMR 技术和 X 射线单晶衍射分析方法成为蛋白质结构测定的两种互为补充的方法。

（3）蛋白质折叠和去折叠研究：蛋白质的空间结构和肽链的折叠与去折叠是蛋白质研究的核心和前沿热点领域。在揭示蛋白质折叠途径的过程中，已提出的比较典型的模型有框架模型、熔球态模型和扩散 - 碰撞模型，并且在研究中发现了许多蛋白质折叠过程的中间体。近期有学者提出了一个新的蛋白质折叠模型——疏水拉链模型（hydrophobic zipper model），这个模型认为相邻的疏水对（氨基酸）联合成为拉链状，导致了一个 α 螺旋和 β 片层的形成。这一假设得到了 Varley 等的实验验证，证明了在蛋白质初级结构中形成了一个稳定的蛋白质折叠的中间产物。蛋白质折叠的启动是一个快速而复杂的动力学过程，探讨折叠过程的中间产物、折叠速度及各种因素对蛋白质折叠的影响，将会对蛋白质的研究起重要的辅助作用。

2. 蛋白质研究的应用方向

（1）改造有显著生物学活性的天然蛋白质：对已有的蛋白质分子进行研究，从理论上掌握其结构与功能的关系，再通过基因修饰或基因合成技术对蛋白质进行定向改造，并最终构建性能比天然蛋白质更具有优越性的人工产品。例如，美国基因工程技术公司基因泰克（Genentech）公司改造枯草杆菌蛋白酶，提高其抗氧化性。某些生物公司改造凝乳酶，以提高乳制品的存放时间。

（2）设计蛋白质分子药物：基于蛋白质分子结构和功能的关系，可以为药物研发提供新的契机。目前，国际上发展了一套新的药物设计方法，称为合理药物设计（rational drug design），与传统的药物研究相比可以缩减大量人力、物力。这种基于分子结构的药物设计，使传统的药物开发由随机的庞大的筛选转变为合理化、针对性的药物设计，大大推动了药品市场的进步。

引人关注的是针对艾滋病的 HIV 蛋白酶抑制剂的成功设计。有实验证实在将 HIV-1 艾滋病病毒导入哺乳动物细胞后，高效的蛋白酶抑制剂将对艾滋病治疗起到重要作用。目前美国学者已成功地通过计算机辅助设计出有效的口服 HIV-1 蛋白酶抑制剂，并用于临床试验。总之，蛋白质结构、功能及应用前景的全方位研究，将随着计算机信息化技术的提高和理论体系的完善进入一个迅猛发展的阶段。

（二）DNA 目前的研究动态

1. DNA 测序技术的研究进展

（1）第一代 DNA 测序技术：毛细管电泳测序方法的出现与应用，促进了人类基因组计划的完成。1985 年，美国科学家提出人类基因组计划，预计测定人类染色体 30 亿个碱基对组成的核苷酸序列，绘制人类基因组图谱，并且识别其载有的基因及其序列信息以实现破译人类基因遗传密码的目的。2003 年，人类基因组全序列的测定工作完成，中国、美国、英国、法国、德国和日本六国的科学家共同参与了这一具有里程碑意义的人类基因组计划,该项目的完成标志着分子医学时代的到来，也开启了人类基因组测序的新时代。

（2）第二代 DNA 测序技术：第一代 DNA 测序技术仍然存在测试速度慢、成本高、通量低等方面的不足，致使其不能得到广泛应用。随着测序技术的进步和开发，2005 年 Roche 公司发布了 454 测序系统,标志着 DNA 测序技术进入高通量并行测序时代。第二代 DNA 测序技术又称次世代测序技术（next-generation sequencing）、大量并行测序技术（massive parallel sequencing），能够以低成本、99% 以上的准确度，实现一次对几百、几千个样本的几十万至几百万条 DNA 分子同时进行快速测序分析。这一阶段的代表技术有 Roche 454、Illumina（Solexa）、ABI SOLID 测序技术。

（3）第三代 DNA 测序技术：近年来，为了更加精确高效地测定 DNA 序列信息，第三代测序技术即单分子测序（single molecule sequencing）技术应运而生。这项技术与前两代技术不同的是测序时不需要进行 PCR 扩增，而是基于单分子水平边合成边测序，实现了对每一条 DNA 分子的单独测序。目前其测序技术原理主要分为两大类：①单分子荧光测序，用荧光标记脱氧核苷酸进行探测，荧光显微镜观测、记录荧光强度的实时变化；②纳米孔测序，利用直径非常细小的纳米孔，根据不同碱基产生电信号的差异进行测序。第三代 DNA 测序技术较之前两代具有超长读长、运行快、无须模板扩增、直接检测表观修饰位点等特点，主要用于基因组测序、甲基化研究、单核苷酸多态性（single nucleotide polymorphism，SNP）检测等方面。第三代测序技术的优势虽强，但尚处于起步阶段，仍需进一步发展和完善。

2. 大 DNA 体内组装技术研究　DNA 组装技术是合成生物学的关键共性技术。目前，小分子 DNA 组装大多采用体外组装策略，而大分子 DNA 的组装则更多地借助宿主自身的重组机制在体内完成，常用的宿主包括酿酒酵母、大肠杆菌和枯草芽孢杆菌等。目前大 DNA 体内组装技术已经用于合成与组装外源代谢途径、病毒基因组、细菌基因组、酵母基因组和高等生物某些基因或染色体区域。

随着合成基因组学的发展，对染色体规模的大 DNA 组装技术的开发显得越来越重要，目前大 DNA 组装技术还需要在提升组装效率、降低组装成本、拓展组装能力和开发转移技术等方面不断发展，包括创制新的分子生物学工具，突破更大、更复杂的大 DNA 组装技术，开发新的宿主用于构建含有特殊结构的大 DNA，开发通用型组装宿主便于超大 DNA 向其他细胞体系转移等。

3. DNA 甲基化检测在疾病诊断中的研究　DNA 甲基化（DNA methylation）是 DNA 甲基转移酶介导的一种化学修饰过程，在 DNA 甲基转移酶催化下，通过 S- 腺苷甲硫氨酸提供甲基，将甲基转移到相应碱基上。在哺乳动物中，DNA 甲基化主要发生在 CpG 岛 5′ 端胞嘧啶上，生成 5′ 甲基胞嘧啶。检测基因组 DNA 甲基化水平的方法有很多，总体包括两大类：一类是检测基因组总体甲基化水平，包括变性高效液相色谱法、基于抗 5mC 的免疫化学法、Sss I 甲基转移酶法等；另一类方法则可检测到具体的甲基化位点，如甲基化敏感限制性内切酶 -Southern 印记杂交技术、重亚硫酸氢钠修饰后测序法、甲基化特异性 PCR、亚硫酸氢钠联合限制性内切酶分析法等。大量研究均发现异常的 DNA 甲基化在癌症、心血管疾病、精神疾病、自身免疫系统疾病等疾病的发生发展中具有重要作用。甲基化的检测将来可能有助于多种疾病的检测、预测疾病的预后等。DNA 甲基化的模式因疾病不同而异，与疾病的亚型、预后及药物反应等临床信息相对应。随着对 DNA 甲基化研究的深入，基因甲基化检测将成为精准医疗的重要组成部分，以推动临床医生对患者进行个体化诊断和治疗。

4. DNA 纳米结构递药系统的研究　自 1982 年美国科学家 Seeman 首次提出 DNA 纳米技术的概念以来，DNA 纳米技术已取得突飞猛进的发展。迄今为止，以 DNA 为模板通过碱基特异性互补配对形成纳米结构的研究已深入展开，并且随着研究的深入，针对 DNA 纳米技术的研究目标已经从结构控制逐渐向功能及应用方面发展。尤其是近几年来，DNA 纳米结构的自组装技术日益成熟，其高度的结构可控性、生物安全性及功能多样性使得 DNA 纳米结构成为一种理想的药物递送载体。目前 DNA 纳米技术较常见应用于功能核酸类药物、蛋白多肽类药物、小分子药物等的递送，同时 DNA 纳米技术在智能响应型药物释放方面也取得了长足的进步。

尽管 DNA 纳米结构在药物递送方面已取得广泛应用，但目前还未有相关药品上市。研究者还面临着诸多实际困难，包括应首先阐明 DNA 纳米结构的细胞内吞机制、细胞内释放、药物动力学及研究它们的细胞内行为与这些结构物理或化学性质之间的关系。此外，DNA 纳米结构的高纯度制备和大规模生产也是影响其应用的巨大挑战，目前研究者正在着力解决上述问题。

（三）RNA 目前研究动态

1. RNA 甲基化检测方法的研究　同 DNA 甲基化检测方法类似，RNA 甲基化（RNA methylation）检测同样分为整体水平和精确到特异位点的检测方法。整体甲基化检测方法主要为 LC-MS/MS（液相二级串联质谱法）；另一类 MeRIP-seq、miCLIP-seq 及 SCARLET 等检测方法则可精确到甲基化位点，略有不同的是 MeRIP-seq 分辨率较低，识别长度为 100bp 左右，而 miCLIP-seq 和 SCARLET 法则可精确到单碱基的程度。

2. 干扰小 RNA 疗法的研究　由于 RNA 干扰对基因表达有明显的抑制作用，开发以沉默疾病基因为目的的干扰小 RNA（small interfering RNA，siRNA）疗法成为学术界一大研究热点。该疗法开发的主要难点在于要将 miRNA 传送到所有细胞膜内，从而在靶细胞溶液中实现 RNA 干扰作用。现今，研究者已成功使用纳米载体输送干扰小 RNA 到肝细胞的叶酸受体，并对沉默基因表达产生明显而持久的作用，为肝脏疾病治疗提供了临床试验基础。然而，要在肝脏以外的组织实现干扰小 RNA 输送却异常困难，这也大大局限了干扰小 RNA 疗法的使用范围。针对该研究的瓶颈，美国哈佛大学医学院 Judy Lieberman 等开发出靶向载体的可行平台，他们依据细胞选择性摄取的原理，以难转染的免疫细胞或易扩散的癌细胞作为模型，在体外实验中使用 RNA 适配子或抗体进行靶向输送，从而实现了基因沉默效果。Judy Lieberman 等的研究表明，siRNA 靶向治疗能通过多种方式干扰肿瘤细胞的分裂和转移等活动，从而为实现创新疾病疗法提供重要的理论依据。

本章学习思维导图

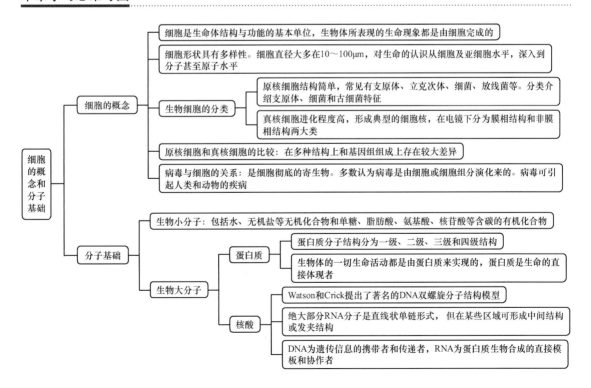

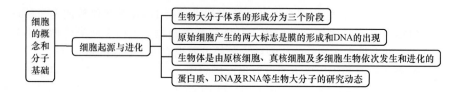

复习思考题

1. 试述原核细胞与真核细胞的主要区别是什么？

2. 简述病毒与细胞的不同特点及病毒与细胞在起源关系上的假说。

3. 蛋白质分子结构如何分级？简述各级结构的基本特征。

4. 详述 DNA 双螺旋结构模型的主要内容。

5. 简述 RNA 的分类及相应的生物学功能。

6. 简述目前所公认的细胞起源与进化的基本过程。

7. 请利用所学的知识对生物大分子的研究现状及进展加以总结。

（张咏莉）

第三章　医学细胞生物学研究方法

　　细胞体积微小而活动和功能复杂。研究细胞及其生命活动的学科——细胞生物学,其研究范围广泛而深入,需要借助适当的技术方法和手段进行分析与研究,因而各类细胞生物学研究方法的产生和进步对于细胞生物学学科的发展和突破至关重要。本章简述几类重要的细胞生物学研究技术,包括细胞形态、结构观察技术;细胞及其组分分离技术;细胞化学及细胞内分子示踪技术;细胞培养技术;细胞功能基因组学研究技术等。

第一节　细胞形态、结构观察技术

　　从细胞生物学学科的发展简史来看,人们对于细胞的研究是多层次的逐渐深入的过程。自显微镜发明以后,人们就开始使用显微镜进行细胞结构和组成的观察研究,显微镜的使用把人们的认识由宏观世界引入到了微观世界。显微镜技术可以说是在细胞生物学研究当中最基本、最常用的一门技术。总体来说,显微镜技术主要包括两大类:光学显微镜技术及电子显微镜技术。在光学显微镜下所观察到的细胞结构可统称为显微结构,在电子显微镜下观察到的细胞结构可统称为超微结构。另外,随着光电理论和技术的发展,新型的显微镜技术如扫描探针显微术也逐步发展起来。

一、显微镜和分辨率

　　物体在人眼视网膜上成像的大小与物体和眼之间的距离有关。物体与眼的距离缩小,视网膜上的物像就增大,就容易看清。但由于眼屈光能力的限制,物体移近眼睛的距离是有限度的,一般将人眼正常的工作距离定为 25cm,称作“明视距离”。

　　分辨率(resolution,R)是指在人眼明视距离处,能清楚地分辨被检物体细微结构的最小间隔。人眼的分辨率约为 100μm,而一个典型的动物细胞一般其直径为 10 ～ 20μm,且绝大多数细胞在常态下是无色透明的,因此单独靠人眼分辨不清细胞的组成和结构。人们就借助多个放大镜进行组合后的工具进行观察,从而发明了显微镜。有了各种类型的显微镜,再结合标本制备技术和细胞化学技术,不但可以分辨出整体细胞的形态结构,还可揭示细胞中生物大分子,甚至原子的结构。对于所有类型的显微镜来说,分辨率都是其重要的性能参数,分辨率数值越小,表示显微镜的分辨能力越强。

　　显微镜的分辨率可通过 Abbe 公式计算,即 $R=0.61\lambda/\text{N.A.}$,其中 $\text{N.A.}=n\sin\alpha$。公式中,λ 为入射光的波长;N.A. 为数值孔径(numerical aperture),又称镜口率;n 为标本和物镜间介质的折射率;α 为物镜镜口张角的半角,即处于物镜光轴上的标本某一代表点与经物镜透镜长轴两端的射线构成的夹角的半角。根据 Abbe 公式,如果要提高显微镜的分辨率,就必须增大数值孔径和缩短波长。要增大数值孔径需要提高物镜和标本间介质的折射率,其中空气介质的折射率为 1,水介质的折射率为 1.33,香柏油介质的折射率为 1.5,因而这种提高是非常有限的。我们以普通光学显微镜为例,计算其最大分辨率,可以得出 $R=0.61\times0.5\mu m$(最短可见光的波长)/ 1.5(介质是香柏油)$\times1$(sinα 的最大值),因此可以计算出光镜的最大分辨率是 0.2μm,可称之为光镜的分辨极限。也就表示借助普通光学显微镜能分辨出最小间隔为 0.2μm 的邻近两点。在这个分辨率下,大小约 0.5μm 的细菌和线粒体是普通光学显微镜能看到的最小物体,更小的结构由于光的衍射效应而不能分辨。

　　为了显著提高分辨率,唯一的办法是找到波长更短的光线作为入射光。当人们知道了不同光源的波长(表 3-1)以后,诞生了以紫外线为光源的荧光显微镜、以激光为光源的激光共聚焦扫描显微镜、以电子束为光源的电子显微镜。尤其是电子显微镜,分辨率已经达到了 0.2nm 左右,比普通光学显微镜提高了 1000 倍。

表 3-1 不同光源的波长

	可见光	紫外光	电子束		
			0.1kV	10kV	100kV
波长（nm）	390~760	13~390	0.123	0.0 122	0.00 387

另外，还要注意的参数是显微镜的放大倍数，它是物体最终成像的大小与原物体大小的比值。对于光学显微镜来说，其计算公式如下：实际放大倍数 = 物镜放大倍数 × 目镜放大倍数。目前光学显微镜的最大放大倍数可达 1000 ～ 2000 倍。

二、光学显微镜技术

光学显微镜技术是指根据不同的研究目的，利用不同类型的光学显微镜进行细胞显微结构研究的技术。不同类型的光学显微镜的光源、反差照明方式有所不同，但基本成像原理相似。它们的基本原理是来自光源的光线被聚光器收集，照射到标本上，透过标本的光线经物镜汇聚第一次成像，这个物像又会通过目镜进一步放大，最终在人眼的视网膜上形成虚像。

（一）普通光学显微镜

普通光学显微镜（简称光镜）在细胞生物学研究中最为常用，它是利用可见光线照明，经过一系列光路，使被观察的物体放大并成像的仪器（图 3-1）。光镜的结构由机械部分、光学部分和照明部分组成。机械部分主要起稳定和支撑整个镜身的作用。通常由镜座、镜柱、镜臂、镜筒、载物台、物镜转换器、粗细调焦器等组成。光学部分是显微镜的关键系统，主要包括物镜和目镜。它们的作用是形成物像并多次放大。照明部分主要由光源、反光镜、聚光器、光阑、滤光片等组成，可以调节光的强弱等。

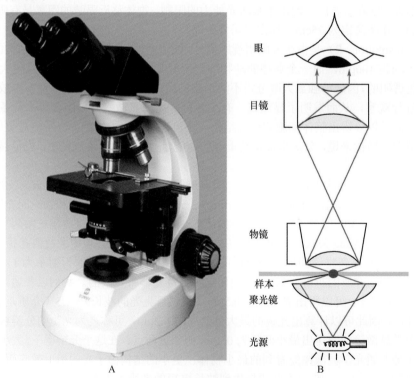

眼

目镜

物镜

样本

聚光镜

光源

A   B

图 3-1 普通光学显微镜及其基本成像原理

A. 外观；B. 成像原理

大多数生物样本不能直接在普通光学显微镜下观察，需要经过固定、包埋、切片、染色等程序处理后，方能在镜下观察到其显微结构。固定是指用固定剂浸泡生物标本。固定剂可将生物大分子交联，与蛋白质的游离氨基基团形成共价结合，使得细胞及其成分被锁定在原有位置，防止细胞的自溶和组织腐败。生物标本的固定剂种类很多，常用的有乙醇、甲醇、甲醛、戊二醛、冰醋酸等，视组织种类、研究对象而采用不同的固定剂，有时还可用混合固定液，如 Bouin、Zenker、Helly、Carnoy 等。包埋是指将生物样本放置于包埋的介质中，常用的包埋介质有石蜡等。切片是用切片机将包埋后的组织块切成 1 ~ 10μm 厚度的切片，然后铺在载玻片上进行后续处理。染色是指用染料对细胞内的各种结构和组分进行显色。染料是含有发色基团的有机化合物，常对细胞内某一特殊的亚细胞成分有特异的亲和性。染料种类繁多，最常用的有苏木精（hematoxylin）和伊红（eosin）等。苏木精对于负电荷分子有特殊的亲和性，可以很好地显示细胞中的 DNA、RNA 和酸性蛋白质的分布。而为了显示整体细胞形态，在使用苏木精的同时通常还用伊红复染，习惯上称之为 HE 染色。

（二）荧光显微镜

荧光显微镜是以紫外线为光源，激发生物标本中的荧光物质产生能观察到的荧光，从而了解荧光物质所标记结构或分子在细胞中的存在、定位与分布及其动态变化的一种光学显微镜。利用这种显微镜可观察固定的切片标本，也可进行活体染色后的活细胞观察。所谓荧光（fluorescence）是指在某些生物体中存在一些天然物质，如叶绿素等，它们受到紫外线照射后即可发出可见光，这种被激发的光线即为荧光，称为自发荧光。而有一些组织或细胞内的成分在紫外线照射下不发荧光，或者荧光很弱，因此在实际应用中须用荧光染料进行染色方能在显微镜下观察到紫外线激发的荧光，称为诱发荧光。

荧光显微镜的原理就是利用强烈的经过滤光器过滤的紫外光，激发标本产生荧光。其结构与普通光学显微镜相似，特殊之处在于其光源装置和滤色系统。光源装置一般采取高压汞灯或弧光灯作为发生强烈紫外光的光源。光源装置发出的照明光线要经过滤光系统，第一组吸收滤光镜在光源和反光镜之间，只允许激发特殊荧光染料的波长的光通过，目的在于吸收可见光，只让紫外光通过。而第二组激光滤光镜装在目镜前，只允许荧光及可见光通过，将紫外光挡住，这样可以保护观察者免受紫外线伤害（图 3-2）。另外，近代的荧光显微镜的荧光照明附件可选用四种荧光滤光镜，并与分光镜、吸收滤光镜、激光滤光镜组合，可使得四个荧光波长之间快速转换，使荧光显微镜具有高亮度、高清晰和高对比的特点。

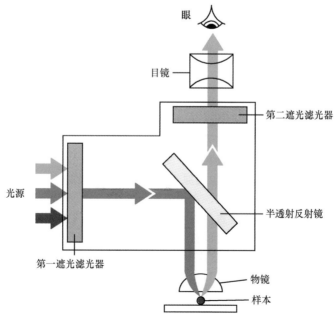

图 3-2 荧光显微镜的光学系统示意图

　　荧光显微镜技术中可供选择的荧光染料近百种。其中，常用来进行 DNA 染色的有 4′,6- 二脒基 -2- 苯基吲哚（DAPI）、碘化丙啶（propidium iodide，PI）；显示染色体的有 Hoechest33258、Hoechest33342；而吖啶橙（acridine orange）可以对 DNA、RNA 同时染色，DNA 染色后呈绿色荧光，RNA 呈橙色荧光。除了通常使用的荧光染料外，还可以利用绿色荧光蛋白（GFP）、红色荧光蛋白（RFP）及蓝色荧光蛋白（BFP）等荧光蛋白，通常是利用编码它们的基因来转染活细胞，由此实现对细胞的标记，在一定的情况下，也可以实现对于某些特定分子在细胞中活动行为的示踪。另外，近年发展的免疫荧光显微镜技术，也就是使用荧光染料标记抗体，利用抗体和细胞表面或内部的大分子（抗原）的特异性结合，在荧光显微镜下进行定位研究，并可监测活细胞中某些大分子浓度和分布的变化。总之，随着细胞免疫学和蛋白质生物化学的发展，荧光显微镜的使用越来越广泛，它已成为细胞分子生物学研究不可缺少的工具。

（三）相差显微镜

　　相差显微镜是一种可以观察活细胞或未经染色标本的光学显微镜。相差显微镜的基本原理是利用光的衍射和干涉的效应，将通过标本不同区域的光波的相位差（光程差）转变为振幅差，提高了各种结构间的对比度，从而使活细胞或未经染色的标本内各种结构出现清晰的反差而可以被观察到。

　　在生物学实验室里，通常使用的是倒置相差显微镜，它是将相差装置与倒置光装置相结合的组合。所谓倒置光装置是指将普通光学显微镜的物镜和照明系统的位置倒转过来，物镜置于载物台之下，而光源和聚光器位于载物台的上方，成像原理不变。由于聚光器和载物台之间的工作距离很长，可以在载物台上放置培养瓶、培养皿等细胞培养的容器，这样便于观察培养物中的活细胞。如果再装配上影像记录设备，就可在镜下拍摄记录体外培养细胞的生长状态或者活动情况，如细胞分裂、细胞迁移等细胞各种生命活动的动态过程。

（四）微分干涉差显微镜

　　微分干涉差显微镜，也称 DIC 显微镜。DIC 显微镜的基本成像原理完全不同于相差显微镜，技术设计要复杂得多。简单来说，它采用偏振光作为光源，通过聚光器形成两束正交偏振的平行光，在穿过标本相邻的区域后，由于标本的厚度和折射率不同，引起了两束光产生光程差。然后再经过另一棱镜将这两束光汇合，最后通过干涉效应将光程差转变为振幅差，从而转化为有明暗区别的图像，增强了样本反差并且具有很强的立体感。这样可使得密度比周围组织大的细胞组成（如核仁、线粒体等）看起来像隆凸，而比一般细胞质密度小的细胞组成（如液泡等）在图像上显得低凹，因此使得细胞图像具有浮雕感。微分干涉差显微镜由于采用了偏振光作为光源，在很大程度上降低了光噪声，具有样本反差和立体感增强、图像质量显著高于相差显微镜的优点，同时可避免相差显微镜成像时明亮光晕产生的细胞边缘模糊不清的缺点，更适合于活细胞等无色透明标本的观察。故广泛应用于细胞工程中的基因转移、核移植等显微操作方面。

（五）暗视野显微镜

　　暗视野显微镜也可以用于活细胞等无色透明标本的观察。当人眼处于暗处，一束光线斜射到尘埃上时，由于光的反射和衍射，尘埃颗粒似乎变大而可以辨认，这种现象称为丁铎尔（Tyndall）现象。暗视野显微镜正是应用 Tyndall 现象的原理而设计的。根据这一原理，暗视野显微镜和普通显微镜构造差别之处在于其特殊的聚光器，在聚光器上加一块中央遮光板或者使用暗视野聚光器，使得中央光束不能从聚光器的中心部位直接进入物镜而是从边缘斜射到标本上，被样本散射的光线才可以进入物镜而被放大。因此整个视野的背景是黑暗的，而标本的衍射光图像却清晰明亮。暗视野显微镜观察标本时，主要观察的是物体的轮廓，但不能分辨内部微细结构。然而这种照明技术可提高人眼对微小物体的识别能力，因此可以观察 0.1μm 至 4nm 范围内的亚微粒子，尤其是它们的运动轨迹。

（六）激光扫描共聚焦显微镜

激光扫描共聚焦显微镜是 20 世纪 80 年代在荧光显微镜的基础上发展起来的一种新型光学显微镜。它是以单色激光为激发光源，利用激光扫描束形成的点光源对样本的焦平面进行光点扫描，共聚焦成像，从而得到样本细微结构的清晰荧光图像，可以实现无损伤、连续的光学切片和真实三维结构的重建（图 3-3）。激光扫描共聚焦显微镜的基本原理就是共聚焦成像，所谓共聚焦是指物镜和聚光镜相互共焦点，即两者同时聚焦到一个点，保证了只有从标本焦平面发出的光线聚焦成像，焦平面以外的漫射光不参与成像，从而大幅提高了分辨率，使图像异常清晰。按照显微镜的分辨率计算公式，传统光学显微镜成像平面 xy 面的分辨率 $R_{xy} = 0.61\lambda/\text{N.A.}$，而由于激光扫描共聚焦显微镜结构上采用双针孔装置，形成物象共轭的独特设计，其 xy 面的成像分辨率 $R_{xy} = 0.4\lambda/\text{N.A.}$，因此扫描后可得到信噪比较高的图像。

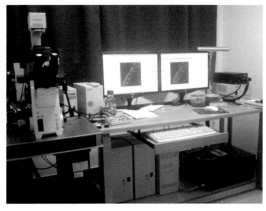

图 3-3 激光扫描共聚焦显微镜

激光扫描共聚焦显微镜的应用相当广泛，主要可以用于荧光检测、光学切片、三维重建和动态扫描等方面。激光扫描共聚焦显微镜的功能决定了其在生物医学中的应用及独特的地位，它能对各种细胞和组织内各种结构进行定性、定量、定时和定位的测量。

三、电子显微镜技术

电子显微镜技术是指根据不同的研究目的，进行样本制备后利用各种电子显微镜对于在光学显微镜下无法看清的超微结构进行观察和研究的技术，实际上包括电子显微镜和样本制备技术两大方面。电子显微镜，简称电镜，是在一个高真空的系统中，由电子枪发射电子束，照射观察的样本产生效应信号，经电子透镜聚焦放大，最后在荧光屏上显示出放大图像的显微镜。电镜和光镜的不同之处在于：在真空环境中，电子束替代光波对样本成像；特殊的电极或磁极（电磁透镜）代替了光镜中的聚光镜、物镜和目镜（玻璃透镜）；荧光屏代替了肉眼的直接观察；更为重要的是，电子束的入射波长是短波长，使得电镜较光镜的分辨率提高了多个数量级，其基本分辨率可以达到 0.2～0.3nm。电镜的应用使得细胞生物学的研究从显微水平跃进到超微及分子水平，对细胞生物学的发展起到了巨大的促进作用。

电镜成像时当电子束照射到样本上时会发生多种效应，可产生各种信号，由此产生了不同类型的电子显微镜。目前电子显微镜的种类很多，常用的电子显微镜有透射电子显微镜、扫描电子显微镜等。此外，结合各种独特的电镜样本制备技术，如超薄切片技术、冷冻超薄切片技术、负染色技术、冰冻蚀刻技术等，电子显微镜可对生物样本进行多方面的结构或功能的深入研究，从而进一步发挥其优越性。

（一）透射电子显微镜

最早发明的一类电子显微镜就是透射电子显微镜，简称透射电镜。透射电镜是当电子束照射到样本上后，电子束穿透样本而成像，由于样本不同部位对入射电子具有不同的散射度而形成不同的电子密度（即浓淡差），能够高度放大图像（图 3-4）。透射电镜主要用于观察细胞内部的超微结构（图 3-5），除此之外，还可对细胞内所包含的病毒，甚至蛋白质、核酸等大分子结构进行研究。

透射电镜是由镜体系统、真空系统和电子线路系统三大系统组成。

1.镜体系统 其组成相当复杂，主要功能是发出电子束并且穿透样本而成像并记录。又可详细分为照明系统、成像系统和观察记录系统三个部分。

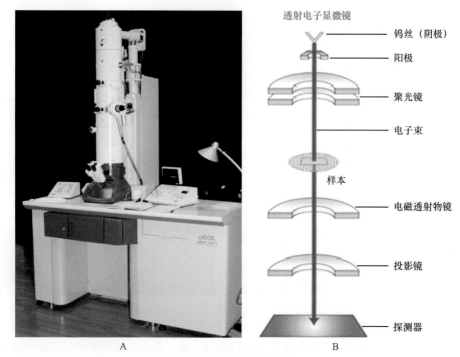

图 3-4　透射电子显微镜

A. 外形；B. 基本成像原理

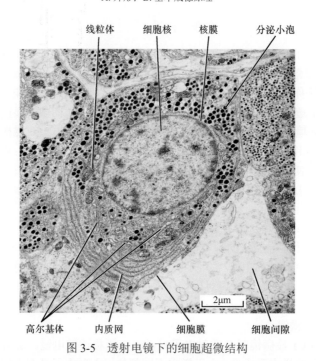

图 3-5　透射电镜下的细胞超微结构

（1）照明系统：由电子枪和聚光镜组成。电子枪包括阴极、栅极和阳极，常使用钨丝作为阴极，当有电流通过时，即可发射出电子，产生电子束。栅极靠近阴极，可通过栅极电压的变化控制发射出来的电子束流的大小。阳极相对阴极来说具有正的高电压，该电压称作加速电压，加速电压越高，电子运动速度越快，电子的穿透能力也就越强。聚光镜就是把电子枪发射电子形成的交叉点作为初光源，将它进一步汇聚到样本上，并可调节样本上照明束斑的大小和亮度。

（2）成像系统：是透射电镜具有高放大倍数（100 万倍）和高分辨率（0.1 ～ 0.3nm）的关键部分。电子束穿透样本就进入由多个电磁透镜形成的成像系统，包括物镜、中间镜、投影镜。实际的成像系统就是借助改变各个透镜的电流获得不同的放大倍数，成像系统的总放大倍数是多个透镜放大倍数的乘积。

（3）观察记录系统：在投影镜的下方就是观察记录系统，内有一个荧光屏，电子束透过样本经成像系统后即在荧光屏上成像，并由光学或数码照相系统记录。

2. 真空系统 由于电子只有在真空当中才能毫无碰撞地自由运动，故采用机械泵、油扩散泵或者离子泵为镜筒抽真空，保证镜筒真空环境。

3. 电子线路系统 主要包括产生加速电压及透镜电流的电源。为了保证图像的高清晰度，电镜对高压电源及透镜电流的稳定度要求很高。

（二）透射电子显微镜的样本制备技术

1. 超薄切片技术 常压（50 ～ 80kV）下电子穿透能力弱，通常用于光镜观察的细胞和组织的切片相对太厚，电子束不能穿透，而难以在透射电镜下获得清晰的图像。提高电压后电子加速，穿透能力增强，但观察细胞内部的结构也会出现重叠。因此透射电镜自其发明以来应用发展缓慢。直到 1957 年 Huxley 发明超薄切片机获得厚度小于 100nm 的切片后，透射电镜技术才在生物医学领域得以迅速地推广应用。超薄切片法分为固定、脱水、包埋、切片、染色等步骤，和光镜样本制备过程基本类似，但每一步骤的要求不尽相同。

（1）固定：是指采用化学试剂或物理方法，将细胞的精细结构或化学组成尽可能保存下来的步骤。常用的固定剂有戊二醛、锇酸、高锰酸钾、甲醛和多聚甲醛等。固定方式主要有两种：浸泡固定法和灌注固定法。浸泡固定法是将组织切成小块，先浸泡在戊二醛中固定，然后再用锇酸固定。这种方法中固定液只能从表面浸透，对于组织内部的固定往往不理想，还有针对取材和材料的局限性。灌注固定法是指通过血液循环的途径将醛类固定液灌注到所需固定的组织中，当组织适度硬化后，切取所需组织。该法固定迅速而均匀，尤其适合于取材困难的柔软组织或者变化快的组织和器官。

（2）脱水：是指用脱水剂将组织、细胞内的游离水除去，以利于包埋剂均匀地渗透到组织与细胞内的步骤。常用脱水剂有乙醇、丙酮等。通常以 50%、70%、80%、95%、100% 的脱水剂逐级脱水。

（3）包埋：是指包埋剂渗透脱水后的组织块，置换掉脱水剂，使组织块成为硬度适当的包埋块，以便进行超薄切片的步骤。常用的包埋剂为环氧树脂，配制包埋剂时，须加硬化剂十二烯基琥珀酸酐和内次甲基四氢苯二甲酸酐。为了防止包埋块变脆，还应加增韧剂，如邻苯二甲酸二丁酯。另外，还可使用加速剂加快硬化的速度。用上述包埋剂包埋时，先用丙酮与包埋剂 1∶1 混合液室温浸透 1 小时，然后再用纯包埋剂在胶囊中包埋，37℃、48 小时固化后进行超薄切片。

（4）超薄切片：是指将钻石刀或玻璃刀安装在超薄切片机上切片的步骤。这是在电镜下获得高分辨率图像的关键。超薄切片的厚度一般为 50 ～ 100nm，由超薄切片机制作。超薄切片机有热膨胀式和机械驱动式两种，其主要部件是进给机构，它由微动螺旋和微动杠杆组成，进给机构使携带样本的样本臂向刀推进，以便样本在每次自上而下地经过刀刃时切下一定厚度的切片。切片后将超薄切片放在具有支持膜的铜网上，干燥后即可进行染色。

（5）染色：电镜标本常用重金属盐染色，如乙酸铀和枸橼酸铅等。因为重金属盐能与细胞结构结合，具有对电子较强的散射力，呈暗像，反之则呈明像，所以可显示出明暗图像。经染色后即可对标本进行观察。

2. 冷冻超薄切片技术 由于常规超薄切片技术中应用化学固定、有机溶剂脱水、树脂包埋等一系列处理，均可使生物样本受到物理和化学性损伤，引起组织和细胞内蛋白质分子变性，大部分可溶性成分及某些生物大分子物质被抽提或发生移位。为了弥补这些缺陷，人们发明了冷冻超薄切片技术。冷冻超薄切片法就是将新鲜的组织于瞬间快速冷冻，以达到样本固定的目的，是以物理方法代替了化学试剂对样本的固定。因此该方法在样本形态固定的同时，保持细胞可溶性物质和生物大分子的活性，还可最大限度地保持组织和样本的抗原性，对免疫细胞化学及生物样本的元素定量分析研究等，有着广泛的应用前景。

冷冻超薄切片技术主要操作步骤包括：

（1）样本预处理：包括两种方法，一种是样本直接冷冻固定，另一种是对样本先采用戊二醛固定、冷冻保护剂浸泡等预处理。

（2）快速冷冻：包括液氮直接冷冻法和金属接触冷冻法。金属接触冷冻法较常用，即将铜块先置于液氮中，待温度平衡后，将样本与铜块接触 5 ～ 10 秒，以达到快速传导降温的目的，然后再将样本置于液氮中待用。

（3）冷冻超薄切片机切片：是在固有型超薄切片机基础上增加低温操作装置组成的，其操作与常规超薄切片法基本相同。

（4）染色：可采用正染色或负染色。一般的形态学观察和超微结构研究，用负染色法为好。该法具有简单快速、有利于保存结构和分辨率高等优点。

3. 负染色技术 所谓负染色是指背景染色而样本不染色的方法。负染色技术利用高密度的在透射电镜下不显示结构的重金属盐，如磷钨酸（其密度是生物样本的 4 倍）将生物样本包裹起来，增加背景对电子的散射，而生物样本相对地透过较多的电子，反差即得以增强，最后在荧光屏上形成黑暗背景上的"亮像"，从而显示出样本的细微结构。负染色技术不需经过固定、脱水、包埋和切片等复杂操作，多用于微小的颗粒标本研究，如病毒、噬菌体、细菌、细胞器等。

4. 冷冻蚀刻技术 又称冷冻复型法。是在冷冻断裂技术的基础上发展起来的一种更复杂的表面复型技术，是将样本断裂面各种结构的形貌印在复型膜上，在透射电镜下观察复型膜。其优点是可以保持细胞原来的结构，可长期保存，立体感强，分辨率高，主要用于观察细胞内各种生物膜的立体结构，也可用于观察样本的内部结构特征。冷冻蚀刻技术样本的制备过程要经过冷冻、断裂、蚀刻（升华）、复型和剥膜五大步骤，具体为：①冷冻，将标本置于 –196℃ 的液氮中迅速冻至 –190℃ 以下；②断裂，于真空喷镀仪中用冷刀骤然将标本断裂；③蚀刻（升华），升温后，冰在真空条件下迅即升华，暴露出断面结构，称为蚀刻；④复型，在标本断裂面 45° 角方向喷铂，以增加表面反差，再于 90° 方向喷碳成膜；⑤剥膜，把碳和铂的膜剥下来，此膜即为复型膜。上述处理中，如果不经加热升华而直接喷铂、喷碳制成复型膜，则为冷冻断裂技术。通过复型膜可观察到断裂面上的许多立体形象，而经过蚀刻的复型膜还可看到生物膜断裂的内、外表面。

（三）扫描电子显微镜

扫描电子显微镜简称扫描电镜，是利用二次电子信号成像来观察样本的表面形态，适用于研究细胞或细胞群体复杂而精细的表面或者断面的三维立体形貌。

扫描电镜的基本原理：电子枪产生的电子经过电磁透镜汇聚成极细的电子束，并由扫描线圈控制在样本整个表面进行"栅状扫描"；加速的电子激发样本表面产生二次电子，二次电子数量的变化与样本的材料性质、样本表面的高低和凹凸有关；激发出的二次电子被探测器收集并转变为光信号，再经视频放大器放大，最后在荧光屏上显示出样本表面形态的影像（图 3-6）。扫描电镜的分辨率较透射电镜低，一般为 6 ～ 10nm，但其形成的图像具有立体感，可从不同的角度观察样本（由于样本可以在样本室内水平移动和转动），另外还具有样本制备比较简便、周期短的优点。

（四）扫描电子显微镜的样本制备技术

扫描电镜标本的制备不需经过超薄切片、染色，通常只需取材、固定、脱水、干燥（为了获得原形不变的细胞结构）、导电（在其表面喷涂一层电子膜）后即可观察。

在扫描电子显微镜的样本制备过程中：固定步骤，常采用戊二醛 - 锇酸固定法，即先用 2.5% 的戊二醛进行第一次固定，然后用 4℃ 1% 的锇酸第二次固定；脱水步骤，固定后进行梯度脱水，常用脱水剂为乙醇或丙酮；干燥步骤，常用干燥方法有冷冻干燥法和临界点干燥法；导电步骤，由于干燥后的生物标本并不导电，射入的电子可在不导电标本上积累产生磁场并影响周围电子束的扫描与二次电子发射，影响成像，严重时甚至不能成像。另外，生物标本表面多较粗糙，直接应用金属喷镀不易形成连续的薄膜或出现残缺不全的现象。因此，可先在标本上喷一层薄碳膜，再在碳膜上镀一层金属膜，有利于在扫描电镜下进行观察。

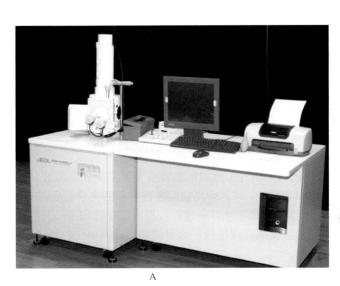

图 3-6　扫描电子显微镜
A. 外形；B. 基本成像原理

四、纳米显微技术

（一）分析电子显微镜

　　分析电子显微镜是一种带有特殊附件 X 射线谱仪的电子显微镜。其中，X 射线谱仪可分为两种：用来测定 X 射线特征波长的谱仪称为波谱仪；用来测定 X 射线特征能量的谱仪称为能谱仪。这些附件可以装配在透射电子显微镜上，也可以装配在扫描电子显微镜上。所以，分析电子显微镜是由透射电子显微镜或扫描电子显微镜和波谱仪或能谱仪组合而成的多功能的新型仪器。分析电子显微镜的基本原理是用细聚焦电子束即电子探针入射样本表面，激发出样本元素的特征 X 射线，并分别加以收集。各种元素都具有各自确定的特征 X 射线，通过波谱仪或能谱仪分析 X 射线的特征波长或特征能量，即可知道样本中所含元素的种类，这就是电子探针定性分析的依据。而将被测样本与标准样本中元素的衍射强度进行对比，就能进行电子探针的定量分析。因此，分析电子显微镜可以在观察样本形貌的同时了解微小区域内所含元素的种类及含量，在细胞超微结构水平上对其内部的化学元素、成分进行定位、定性、定量分析。分析电子显微镜分辨率很高，元素周期表上大部分元素都能分辨出来。

（二）扫描探针显微镜

　　扫描探针显微镜是指利用电子探针与样本的不同相互作用来探测样本表面或界面在纳米尺度表现出的物理性质和化学性质的特殊显微镜。现在已发展出一系列扫描探针显微镜，如扫描隧道显微镜、原子力显微镜、磁力显微镜、弹道电子发射显微镜等。它们都是基于扫描隧道显微镜的基本原理发展起来的，因此我们以扫描隧道显微镜（scanning tunneling microscope，STM）为例，做一简要介绍。

扫描隧道显微镜是利用量子隧道效应产生隧道电流的原理制作的显微镜。STM 是 1981 年由 G. Binning 及 H. Rohrer 发明的，两位发明者因此分享了 1986 年诺贝尔物理学奖。其基本原理是将极细的只有原子线度的金属针尖作为探针和被研究物质的表面构成两个电极，当样本与针尖的距离非常接近时（通常小于 1nm），两者的电子云略有重叠，在外加电场的作用下，电子会穿过两个电极之间的势垒通过电子云的狭窄通道，从一极流向另一极，形成隧道电流。这种现象即隧道效应。电流强度和针尖与样本间的距离有函数关系，隧道电流对针尖与样本表面之间的距离极为敏感，如果距离减小 0.1nm，隧道电流就会增加一个数量级。当针尖在样本表面上方扫描时，即使其表面只有原子尺度的起伏，也将通过隧道电流显示出来。借助电子仪器和计算机，将电流的这种改变图像化即可显示出原子水平的凹凸形态，即在屏幕上显示出与样本表面结构相关的信息。扫描隧道显微镜的分辨率很高，横向为 0.1 ～ 0.2nm，纵向可达 0.001nm。它的优点是三态（固态、液态和气态）物质均可进行观察。利用扫描隧道显微镜可直接观察生物大分子如 DNA、RNA 和蛋白质等分子的原子布阵，以及某些生物结构如生物膜、细胞壁等的原子排列。扫描隧道显微镜还可以观察和定位单个原子，在低温下甚至可以利用探针尖端精确操纵原子。

第二节　细胞及其组分分离技术

在前一节我们介绍了利用各类显微镜技术来研究细胞的形态特点及其主要化学组成。为了更加深入理解各种类型的细胞及其组分的形态和功能，深入研究它们各自特有的化学组成、功能活性和代谢特点，还需将不同类型的细胞、细胞器等分离出来分别进行分析。这个过程所涉及的技术和方法很多，涉及不同的研究学科和水平，而且发展速度很快，这里简要介绍其中一些基本的方法。

一、离心分离技术

离心分离技术就是利用旋转运动的离心力及物质的沉降系数的差异进行分离、浓缩和提纯的一种方法。因为不同的细胞及其组分有不同的体积和密度，所以可在不同离心力的作用下沉降分离。

（一）基本原理

离心分离技术是根据颗粒或分子在离心场中的运动原理来设计的。其基本原理可用 Stokes 公式来表示：

$$\frac{dX}{dt} = \frac{2r^2(\rho_p - \rho_M)}{9\eta} \cdot g$$

上式表明，匀浆中的颗粒在离心力场（g）中的沉降速度（dX/dt）与颗粒的密度（ρ_p）、大小（r）及悬浮介质的密度（ρ_M）和黏度（η）有关。其中，颗粒在离心力场（g）中的沉降速度（dX/dt）与颗粒对介质的密度差（$\rho_p - \rho_M$）有重要关系：当 $\rho_p > \rho_M$ 时，沉降速度为正数，颗粒向管底沉降；当 $\rho_p < \rho_M$ 时，沉降速度为负数，颗粒向管上方移动；当 $\rho_p = \rho_M$ 时，沉降速度为零，颗粒悬浮在介质中不移动。在实际应用中，不必分别测定以上因素的具体数值，而是用沉降系数 s（sedimentation coefficient）来表示颗粒沉降的参数：

$$s = \frac{2r^2(\rho_p - \rho_M)}{9\eta}$$

Stokes 公式可以简化为

$$dX/dt = s \cdot g$$

上式中，s 为沉降系数，它与颗粒直径、颗粒密度、介质密度和介质黏度有关，而介质密度和黏度又是恒定的，因此，s 主要与颗粒的大小及密度有关，是表示颗粒大小和密度的参数。沉降系数的单位以秒（s）表示，一般细胞结构成分的沉降系数为（1 ～ 200）$\times 10^{-13}$s，习惯上把 10^{-13}s 作为沉降系数的单位（Svedberg unit），简称 S。如果一种颗粒的沉降系数是 8S，就说明它实际的沉降系数是 $8×10^{-13}s$，s 值越大，颗粒的沉降速度越大。

（二）分离方法

主要有两大类分离方法。

第一大类是利用颗粒大小的不同进行离心分离。根据 Stokes 公式，当颗粒密度大于介质密度（$\rho_p > \rho_M$）时，离心时颗粒向管底移动，这时颗粒的移动速度主要取决于颗粒的大小，大颗粒沉降快、小颗粒沉降慢。

1. 差速离心法（differential centrifugation） 通过一系列递增速度的离心，即由低速到高速逐渐沉降分离，将不同大小颗粒分离的方法。细胞内各种组分的大小不同，要求用不同的离心力沉降。当离心力低时，即以低速离心时，较大的颗粒如细胞核沉降到管底，其他颗粒留在上清液中；然后加大离心力，以较高的速度离心，可分离出较小的颗粒如线粒体；再加大离心力，又可分出更小的颗粒。这样依次把不同大小的颗粒逐级分离。在差速离心实验进行时，要注意保持低温和适当的 pH，以保持细胞器的活性。

2. 移动区带离心法（moving-zone centrifugation） 用轻微梯度蔗糖或甘油溶液（从管面到管底密度逐渐增高）作为介质溶液，将要分离的样本放在介质溶液表面，同梯度介质液一起离心，离心适当时间，样本中的颗粒向管底部移动，由于颗粒大小的不同，颗粒在梯度液中的沉降速度不同，形成一系列区带，然后收集不同区带的样本进行分析，达到分离目的（图 3-7）。在移动区带离心实验进行时，必须注意离心时间，离心时间过长，所有颗粒都会沉到管底。

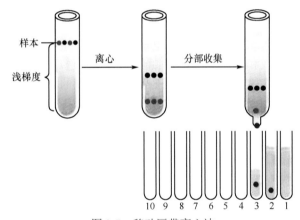

图 3-7 移动区带离心法

第二大类是利用颗粒的密度不同进行离心分离，称为等密度离心。根据 Stokes 公式，颗粒密度等于介质密度（$\rho_p=\rho_M$）时，离心时颗粒悬浮于介质中不移动。等密度离心法就是根据这一原理进行的。采用包括各种颗粒密度范围的梯度介质，把要分离的样本放在密度梯度液表面或者混悬于梯度液中。通过离心不同密度的颗粒或上浮或下沉，当到达与它们相同密度的介质区带时，颗粒不再移动，结果不同密度的颗粒位于各自的密度区，形成一系列区带。然后停止离心，从管底收集不同密度的颗粒。目前重金属盐氯化铯（CsCl）是等密度离心使用的最好的离心介质，它在离心场中可自行调节形成浓度梯度，并能保持稳定。

总之，在进行细胞组分分级分离时，要根据研究对象选择离心方法。选择的依据主要是颗粒的大小和密度以及各种离心方法的特点。

（三）应用举例

我们以细胞器的离心分离为例，介绍其基本实验过程。

1. 破碎细胞，释放细胞器 通常破碎细胞的方法是用低渗处理、超声波处理、机械研磨或反复冻融将细胞裂解。破碎细胞的悬液常称为匀浆，即破碎细胞使其匀浆化，滤去细胞碎片后制成的细胞器悬液。匀浆中包含了多种细胞组分，如细胞核、线粒体、高尔基体、溶酶体、过氧化物酶体、微粒体等，它们各有特定的大小和密度，因此可以用离心的方法分离。

2. 细胞器的初步分离　可以使用差速离心法分离各种细胞器。先用 500 ～ 1000g 离心，使大的细胞组分沉降，沉淀中主要是细胞核，还包含一些细胞碎片；再将第一次离心的上清液用 10 000 ～ 20 000g 离心，使中等大小的细胞器沉降，沉淀中包含线粒体、溶酶体和过氧化物酶体；再将第二次离心的上清液用更高的速度（～ 100 000g）离心，使小的细胞器如微粒体、内质网、高尔基体和质膜沉淀，上清液中剩下胞质溶胶的有关成分。细胞器在每一步离心沉淀中的分布可随离心速度和时间的不同而有一定差别。

3. 细胞器纯化分离　初步分离后，细胞器纯度不高，还需要选择不同离心方法进一步纯化。线粒体、溶酶体和过氧化物酶体虽然大小相近，但密度不同，可用等密度离心进一步分离；细胞核部分则可用高密度蔗糖溶液（2.0mol/L）的差速离心法来纯化。

二、流式细胞术

流式细胞术（flow cytometry）是利用流式细胞仪（flow cytometer）分选或检测细胞及其组分的物理或化学特性的技术。流式细胞仪又称荧光激活细胞分选仪（fluorescence-activated cell sorter，FACS），可以检测细胞及其组分的多种参数，包括结构参数和功能参数，还能进行活细胞的分选。它可以高速分析细胞，并能同时从一个细胞中测得多个参数，具有速度快、精度高、准确性好等优点。目前该技术广泛应用于生物大分子物质的定量、细胞周期分析、细胞表面抗原表达、细胞因子的检测、活细胞分类纯化等细胞生物学各个领域的研究。

（一）基本原理

流式细胞仪主要由液流系统、光学系统、电子系统、分析系统四个部分组成。流式细胞术则是利用流式细胞仪的特殊构成和运行原理进行细胞的分析和分选。

1. 液流系统　以高压氮气将经荧光染色处理后的适合检测的单细胞悬液压入流动室内，迫使不含细胞或微粒的缓冲液（又称鞘液）包绕着待测的细胞或微粒高速流动，形成一个圆形的流束（即鞘流），待测细胞在鞘液的包裹下形成单行排列，依次通过流式细胞仪的检测区域，经激发光激发后产生荧光信号。

2. 光学系统　以激光作为激发光源，经过聚焦后形成的光束垂直照射在样本流上，被荧光染色的细胞在激光束的照射下产生散射光和激发荧光。这两种信号同时被前向光电二极管和 90° 角方向的光电倍增管（photomultiplier，PMT）接收。光散射信号在前向小角度进行检测，称为前向散射（forward scattering，FSC），这种信号基本上反映细胞体积的大小；90° 散射光又称侧向散射（side scatter，SSC），是指与激光束 - 液流平面垂直的散射光，其信号强度可反映细胞部分结构的信息。而荧光信号的接收方向与激光束垂直，经过一系列双色性反射镜和带通滤光片的分离，形成多个不同波长的荧光信号。这些荧光信号的强度代表所测细胞膜表面抗原的强度或其细胞内、核内物质的浓度。

3. 电子系统　以上光信号经光电倍增管接收后可转换为电信号，再通过模 / 数转换器，将连续的电信号转换为可被计算机识别的数字信号。

4. 分析系统　计算机采集所测量到的各种信号进行计算处理，将分析结果显示、打印、存储，以备日后的查询或进一步分析。检测数据的显示视测量参数的不同而有多种形式可供选择：单参数数据以直方图的形式表达，其 x 轴为测量的散射光或荧光的强度（可以是线性轴，也可以选择对数轴），纵轴为相对细胞数。一般来说，流式细胞仪坐标轴的分辨率有 256 或 1024 通道数，视其模 / 数转换器的分辨率而定；对于双参数或多参数数据，既可以单独显示每个参数的直方图，也可以选择二维的散点图、等高线图或三维的立体视图等。

（二）应用举例

我们以细胞分选技术即利用流式细胞术进行活细胞的分选为例，介绍其基本实验过程。流式细胞仪可利用细胞表面的特殊标志，用带有荧光标记的抗体，对目的细胞进行分选提取，从而从混合的细胞群体中获取高纯度的单一细胞群体。

1. 分选原理　细胞分选是通过分离含有单细胞的液滴而实现的（图3-8）。流动室的喷嘴可以产生高频振荡，包在鞘液中的细胞通过高频振荡，形成包含单个细胞的液滴，在激光束的照射下，这些细胞发出散射光和荧光，经探测器检测，转换为电信号，送入计算机处理，输出统计结果，并可根据这些性质分选出高纯度的细胞亚群，流式细胞分选术的细胞纯度和活性可达95%以上。流式细胞仪目前的分选速度是25 000个/秒。

2. 染色方法　常用的荧光染料有异硫氰酸荧光素（FITC，绿色荧光）、藻红素（PE，红色荧光）和得克萨斯红（Texas red，红色荧光）。荧光染色方法有直接法和间接法。直接法是使用荧光染料标记的抗体直接与细胞特异结合后进行分离。间接法是先用一抗与细胞结合，洗涤后与荧光染料标记的二抗进行特异染色，然后再进行分离。直接法操作简单，但灵敏度较低；间接法虽然比较复杂，成本高，但灵敏度高。

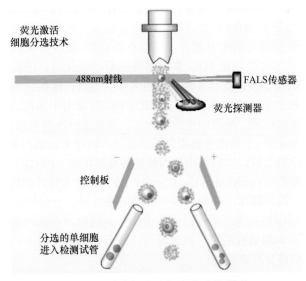

图 3-8　流式细胞术细胞分选的原理

三、细胞内生物大分子的分离分析技术

（一）蛋白质分离分析技术

蛋白质是细胞中重要组分，是细胞功能的体现者。其种类繁多，生化性质和功能活性也很复杂，因此有必要从细胞中分离纯化后进一步研究。蛋白质的分离可利用形态、大小、电荷和组成等生化特性，通常采用柱层析和电泳的方法来对目标分子进行分离、纯化和分析。

1. 蛋白质的层析分离

（1）凝胶过滤层析（gel filtration chromatography）：又称排阻层析或分子筛过滤，主要是根据蛋白质的大小和形状，即蛋白质的质量进行分离和纯化的一种方法。其原理是蛋白质的体积大小不一，凝胶上有大小不一的孔：大的蛋白质在凝胶中不进入孔内直接下来，速度最快；中等大小的蛋白质进入大孔中，下来速度较慢；小的蛋白质则进入小孔中，下来速度最慢。

（2）离子交换层析（ion exchange chromatography）：是根据蛋白质所带电荷的差异进行分离纯化的一种方法。它以离子交换剂为固定相，依据流动相中的组分离子与交换剂上的平衡离子进行可逆交换时的结合力大小的差别而进行分离的一种层析方法。

（3）亲和层析（affinity chromatography）：在生物分子中，有些分子的特定结构部位能够同其他分子相互识别并结合，如酶与底物的识别结合、受体与配体的识别结合、抗体与抗原的识别结合，这种结合既是特异的，又是可逆的，改变条件可使这种结合解除，生物分子间的这种结合能力称为亲和力。亲和层析就是根据这样的原理设计的蛋白质分离纯化方法。

2. 蛋白质的电泳分析　通过电泳方法可以得到蛋白质分子的大小及结构（是否由多个亚单位组成）等方面的信息。目前用作蛋白质分析的基本电泳方法是十二烷基硫酸钠 - 聚丙烯酰胺凝胶电泳（sodium dodecyl sulphate-polyacrylamide gel electrophoresis，SDS-PAGE）。聚丙烯酰胺凝胶是由丙烯酰胺和交联剂 N,N'- 甲叉双丙烯酰胺在引发剂（过硫酸铵）和增速剂（N,N,N',N'- 四甲基乙二胺）的氧化 - 还原作用下聚合而成的。凝胶的有效孔径与它的总浓度成反比，在高浓度时，凝胶孔径小，可以筛分分子量小的多肽；低浓度时，凝胶孔径大，可筛分大分子蛋白质。工作时，凝胶由浓缩胶和分离胶两部分组成，浓缩胶浓度低、孔径大，较稀的样本经过大孔径凝胶的迁移作用可被浓缩至一极窄的区带，以提高样本中各组分在分离胶中的分辨率。十二烷基硫酸钠（SDS）是一种阴离子去污剂，能断裂蛋白质分子内和分子间的氢键，使分子去折叠。还原剂二硫苏糖醇（dithiothreitol，DTT）或巯基乙醇能使半胱氨酸残基之间的二硫键断裂。因此，在样本中加入 SDS 和还原剂后，蛋白质分子被解聚为组成它们的多肽链，解聚后的氨基酸侧链与 SDS 充分结合，可形成带负电荷的蛋白质亚基 -SDS 胶束，所带的负电荷大大超过了蛋白质原有的电荷量，这就消除了不同蛋白质分子之间原有的电荷差异，而蛋白质亚基 -SDS 胶束的长轴长度与亚基分子量的大小成正比。因此，当这种胶束在 SDS- 聚丙烯酰胺凝胶电泳时，迁移率不再受蛋白质分子原有电荷的影响，而主要取决于蛋白质亚基分子量的大小。当蛋白质的分子量在 15 ～ 200kDa 时，电泳迁移率与分子量的对数呈线性关系。蛋白质 SDS-PAGE 常用于蛋白质分子量的测定、蛋白质纯度的分析、蛋白质浓度的检测、免疫印迹的第一步、蛋白质修饰及免疫沉淀蛋白的鉴定等。

3. 免疫印迹（Western blot）技术分析蛋白质的表达　该技术以蛋白质为检测对象，"探针"是抗体，"显色"用标记的二抗。实验采用聚丙烯酰胺凝胶电泳（PAGE）将样本蛋白质分离，再转移到固相载体聚偏二氟乙烯（polyvinylidenefluoride，PVDF）尼龙膜或硝酸纤维素膜（nitrocellulose membrane，NC 膜）上；固相载体以非共价键形式吸附蛋白质，且保持电泳分离的多肽类型及其生物学活性不变；然后以固相载体上的蛋白质或多肽作为抗原，与其对应的抗体（一抗）发生免疫反应，特异性一抗再与和酶偶联的第二抗体反应，最后在酶的作用下，导致底物显色或化学发光显影来检测电泳分离的特异性靶蛋白。

蛋白质印迹技术结合了凝胶电泳分辨力高和固相免疫测定特异性高、敏感等诸多优点，能从复杂混合物中对特定抗原进行鉴别和定量检测。

（二）DNA 分离分析技术

基因组 DNA 携带有全部的遗传信息。DNA 有物种特异性，深入研究人类基因组和动物细胞基因组染色体基因定位、指纹图谱分析、基因的结构及其调节，有望从根本上揭示遗传性疾病、细胞的衰老、死亡及癌变的原因及其机制。

1. DNA 分离的技术　目前分离 DNA 的方法有很多种，但主要是用酚提取的方法。在核酸分离过程中，应尽量保证 DNA 的完整和高纯度，无其他分子如 RNA、蛋白质等的污染。为了达到上述目的，在操作过程中应尽量减少各种外界因素对 DNA 的破坏，所用的组织和细胞避免反复冻融，提取 DNA 的溶液应保持在 pH 8.0 左右。同时还要减少物理因素的影响，如剧烈震荡、高温对 DNA 的降解等。

2. DNA 印迹（Southern blot）杂交技术分析基因组 DNA　该技术是 1975 年 E. M. Southern 建立的，根据毛细管作用的原理，使电泳凝胶中分离的 DNA 片段转移并结合在适当的滤膜上，然后用经过标记的单链 DNA 或 RNA 探针的杂交作用检测这些被转移的 DNA 片段的方法。主要用于对基因组 DNA 的定性和定量分析、克隆基因的酶切图谱分析、基因突变分析及限制性片段长度多态性（RFLP）分析等。其基本原理和程序是将 DNA 分子用限制性内切酶酶切后，经琼脂糖凝胶电泳，依其分子量大小进行电泳分离，然后将凝胶中的 DNA 片段经碱变性为单链分子，适当中和后单链 DNA 转移至固相支持物上，如硝酸纤维素膜或尼龙膜，其相对位置在转移过程中保持不变。然后在一定条件（适当温度及离子强度）下通过碱基互补原则与相对应结构的已标记的探针进行杂交反应，用放射性自显影或酶反应显色来鉴定待测 DNA 分子。如果经放射自显影后在 X 线底片上出现相对的条带，就证明该基因片段与已知的探针有同源序列，这一过程是高度特异性的。

（三）RNA 分离分析技术

在同一动物组织中虽然 DNA 没有差别，但其 RNA 却有显著差异，也就是说 RNA 有细胞特异性，这表明在发育的不同阶段会有不同的基因表达。各种细胞所携带的遗传信息在发育过程中并不一定都能表达，而且受到严格的时空调控，只能有选择性地表达其中一部分，在分化细胞中，约 90% 以上的基因处于关闭状态，只有一小部分必需蛋白被特异性转录，因此需要深入的研究分析加以明确。

1. RNA 分离的技术　提取 RNA 的方法有很多种，如酚提取和氯化铯超速离心等。提取 RNA 最重要的是要防止内源性和外源性 RNA 酶的污染而引起 RNA 降解。用于提取 RNA 的组织或细胞应在低温条件下保存，避免反复冻融。

2. RNA 印迹（Northern blot）杂交技术检测特定基因的表达　该技术是 DNA 印迹杂交技术的发展。1979 年，J. C. Alwine 等首先将 RNA 固定在重氮化纤维素膜上进行杂交，随后许多科学家对这一方法进行了改进。现在常用的方法是将 RNA 变性及电泳分离后，将 RNA 转移到硝酸纤维素膜或者尼龙膜上，然后与 DNA 探针或 RNA 探针进行杂交，以鉴定其中特定 RNA 分子的大小与含量。其基本原理与 Southern blot 相同，但 RNA 变性方法与 DNA 不同，不能用碱变性，因为碱会导致 RNA 的水解。Northern blot 主要用于组织细胞靶基因表达水平的研究以及对同一组织细胞的不同基因间的表达水平进行比较，或者对不同组织细胞间相同基因的表达水平进行比较。

第三节　细胞化学及细胞内分子示踪技术

细胞化学技术是在保持细胞结构完整的条件下，通过细胞化学反应分析细胞内各种成分（主要是生物大分子）的分布情况以及这些成分在细胞活动过程中的动态变化，即对细胞内的化学成分进行定位、定性和定量分析，从而研究细胞乃至细胞器的结构和功能的关系以及细胞的生理和病理现象的分析技术。细胞化学技术不是一种单一的技术，而是一整套有关联的技术。这类技术包括酶细胞化学技术、免疫细胞化学技术、放射自显影技术和原位杂交技术等。

一、酶细胞化学技术

酶细胞化学技术（enzyme cytochemistry）是通过酶的特异性化学反应来显示酶在细胞内的分布及酶活性强弱的一种技术。由于显微镜下无法直接观察到细胞内的酶，只有通过酶细胞化学反应才能间接地反映酶的定位和活性。

（一）基本原理

酶细胞化学技术的基本原理是在一定条件下，首先使组织细胞内的酶与其底物相互作用，形成初级反应产物，然后再用捕捉剂在酶的作用部位进行捕捉，使其在显微镜下可见。也就是说，酶细胞化学反应实际上由前后两项反应组成。前面的初级酶促反应相当于细胞内自然条件下发生的酶促反应，后面的捕捉酶促反应则是为了使酶反应可见而人为造成的，目的是使酶反应产物形成在显微镜下可见的最终反应产物。最终反应产物在光镜下具有鲜明颜色或在电镜下具有高电子密度，从而在光镜和电镜下可见，因此酶细胞化学技术又可分为光镜水平酶细胞化学（即组织化学）和电镜水平的酶细胞化学（即电镜酶细胞化学）。两项反应中，初级酶促反应是根据所要研究的酶催化反应的性质进行的，可分为水解酶、氧化还原酶、裂解酶、合成酶、转移酶和异构酶六类；而捕捉酶促反应则可分为金属盐沉淀法、色素形成法和嗜锇物质生成法。其中，金属盐沉淀法是将重金属作为捕捉剂，使酶反应产物直接或间接与之结合生成金属盐沉淀，镜下可见；在色素形成法中，待捕捉底物在酶作用下转化成色素沉淀于酶作用部位，在光镜下可见；嗜锇物质生成法则是将待捕捉底物化成嗜锇物质，经锇酸作用后形成高电子密度的锇黑，在电镜下可见。

（二）应用举例

1. 水解酶细胞化学反应 例如，磷酸水解酶的细胞化学显示。初级酶促反应：底物被磷酸水解酶作用后分解产生磷酸。捕捉反应：磷酸与金属捕捉剂结合形成反应产物——黑色、高电子密度磷酸铅，在电镜下可见。

2. 氧化还原酶细胞化学反应 例如，过氧化氢酶的细胞化学显示。初级酶促反应：它的底物是过氧化氢或氧，通过酶反应将一个氧原子转移到既是底物同时也是捕捉剂的二氨基联苯胺（DAB）上。捕捉反应：DAB 很易聚合生成嗜锇物质，经锇酸作用后形成高电子密度的锇黑，在电镜下可见。

二、免疫细胞化学技术

免疫细胞化学（immunocytochemistry）技术是根据免疫学原理，利用抗原抗体结合的特异性和敏感性的特点，用已知的经过标记的抗体定位组织和细胞中特异大分子（抗原）的一类细胞化学技术。它包括光镜水平（简称免疫组化）和电镜水平（简称免疫电镜）的免疫细胞化学技术。应用免疫细胞化学技术可在原位检测细胞的各种大分子，如蛋白质、多肽、核酸、多酸和磷脂等。该技术具有特异性强、灵敏度高、直观、定位准确等优点，是酶细胞化学技术的发展与补充。

具体来说，免疫细胞化学技术基本原理是利用抗原和抗体的结合具有高度敏感性和特异性的特点，把组织中的特异分子作为抗原，用各种在显微镜下可见的标记物标记特异抗体或标记抗原抗体复合物，使特异的免疫化学反应具有可见性，从而间接地显示抗原，达到在细胞或细胞器水平定位特异分子的目的。

（一）免疫细胞化学反应的标记方法

（1）用荧光素标记已知抗体，再与组织或细胞中的相应抗原结合，在荧光显微镜下检测荧光素所发荧光，便可知抗原的分布部位。常用的荧光素有发绿色荧光的异硫氰酸荧光素和发红色荧光的罗丹明 B200 等。

（2）用酶标记已知抗体，再与组织或细胞中的相应抗原结合，利用酶细胞化学方法显示该标记酶以达到显示抗原的目的。常用的酶有辣根过氧化物酶（horseradish peroxidase），酶与底物发生反应后形成不透明的沉积物，从而显示出抗原存在的部位。

（3）用胶体金标记已知抗体，结合形成金标记抗体，再与相应的抗原结合，显微镜下可见高电子致密的金颗粒。常用的胶体金颗粒直径为 3 ~ 80nm。

（4）铁蛋白是含铁离子的蛋白，用铁蛋白标记抗体后，抗体保留其免疫活性可以和抗原结合，同时又具有显微镜下可见的高电子密度核心，从而使抗原定位。

（5）亲和物质指具有双价或多价结合能力的物质，不仅与另一种亲和物质有高度的亲和力，而且可与抗体蛋白及各种标记物如荧光素、酶、胶体金等结合，从而在细胞或亚细胞水平进行另一亲和物质的定位、定量。常用的亲和物质有生物素（biotin）、卵白素（avidin，或称亲和素）等，常用的亲和物质系统有亲和素 - 生物素系统、葡萄球菌 A 蛋白 - 免疫球蛋白系统。

（二）免疫细胞化学反应的检测方法

1. 直接法 用标记的特异抗体直接检测相应抗原的方法称为直接法（图 3-9A）。这种方法简便快速，且非特异性反应少，但灵敏度不高，难以检出低浓度的抗原。

2. 间接法 用未标记的特异抗体（一抗）与组织中的抗原结合，再用标记的二抗与一抗结合，间接检测组织中的抗原。这种方法因为在一抗上可以结合多个标记的第二抗体，可以得到更强的信号，所以其灵敏度比直接法更高（图 3-9B）。其中最敏感的增强信号的方法是酶增强（enzyme amplification），即用结合于第二抗体的酶作为标记分子。例如，碱性磷酸酶在适合的化学物质存在下，可产生无机磷酸盐，并导致在局部形成有色沉淀。这样便可揭示出与酶相偶联的第二抗体的位置，以及与第二抗体相结合的抗体 - 抗原复合物的位置。由于每一个酶分子催化产生数千个产物分子，因此即使极少量的抗原也能被检测出来。在此基础上发展出的酶联免疫吸附试验（enzyme-linked immunosorbent assay，ELISA）由于其敏感性高，常在医学实践中应用，如用于检测妊娠或是各种感染。

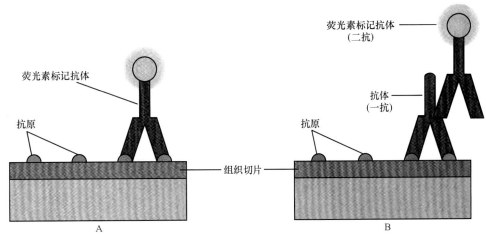

图 3-9　免疫细胞化学反应检测方法

A. 直接法；B. 间接法

（三）应用举例

1. 光镜免疫细胞化学反应（又称免疫组织化学,简称免疫组化）　固定（抗原固定 + 结构固定，常用的光镜固定剂为多聚甲醛）→ 冷冻切片或石蜡包埋切片 → 免疫细胞化学反应 → 光镜观察。

2. 电镜免疫细胞化学反应（简称免疫电镜）　固定（抗原固定 + 结构固定，常用的电镜固定剂为多聚甲醛与低浓度戊二醛混合液）→ 脱水包埋 → 超薄切片 → 免疫细胞化学反应 → 电镜观察。

三、放射自显影技术

放射自显影技术（autoradiography）是利用放射性同位素（核素）放射出的射线作用于感光材料的卤化银晶体，从而产生潜影，然后通过显影过程把"像"显示出来，以研究用放射性核素标记的物质在生物体内的定位和定量的一种技术。放射自显影有三种类型：宏观自显影技术、光镜自显影技术和电镜放射自显影技术。宏观自显影技术的观察范围较大，供肉眼或放大镜观察，以黑度（光密度）判断示踪剂的分布部位和数量；光镜自显影技术观察的范围较小，供光镜观察，研究同位素标记物在组织和细胞的分布；电镜放射自显影技术观察的范围最小，供电镜观察，研究同位素标记物在细胞超微结构上的分布。放射自显影技术具有定位精确、灵敏度高、操作简便、可供定量等优点。

（一）基本原理

放射性同位素在进行蜕变时主要放出三种射线：α 射线、β 射线和 γ 射线。三种射线都能对感光材料发生作用，其中 β 射线具有较大的穿透本领和较小的电离作用，因而在放射自显影技术中有重要意义。常用的放射 β 射线的放射性同位素有 ^{3}H、^{32}P、^{33}P、^{35}S 等，它们是放射自显影技术的重要工具。核子乳胶为感光材料，是卤化银晶体颗粒在明胶中形成的悬浮体。射线作用于核子乳胶后，带电粒子和卤化银发生作用，把卤离子的一个轨道电子击出，使其成为卤原子，而被击出的电子为卤离子周围的银离子所俘获，使银离子还原成银原子，产生潜影，然后经过显影和定影，影像就呈现出来。放射自显影的实验方法和步骤包括放射性同位素的标记、样本制备、核子乳胶膜的制备、自显影和显影及定影等。

（二）应用举例

我们以电镜放射自显影技术为例，将其实验过程作一介绍。

（1）放射性同位素的标记步骤。根据不同的研究目的进行放射性同位素的标记。①如果是要进行大分子的合成研究，分析它们不同时期在不同组织、细胞或细胞器中被摄取、转运、储存及排出的动态变化，从而在不破坏组织和细胞结构的情况下了解细胞、组织和器官的代谢状态，那么要通过放射性核素标记大分子的前体（precursor）来示踪。含有放射性核素，用来示踪大分子的物质叫作示踪化合物。要研究大分子的代谢过程，所选择的示踪化合物必须是所研究大分子的前体。方法是给动物注入示踪化合物，或在培养细胞的培养液中加入示踪化合物。例如，DNA 前体胸腺嘧啶核苷酸用同位素 ^3H 标记后成为示踪化合物，将 ^3H- 胸腺嘧啶核苷酸（^3H-TDR）导入细胞后可以了解 DNA 的合成情况。②如果是要进行大分子的定位定量研究，可以将放射性核素（或示踪化合物）掺入到能与特异大分子结合的探针上，再通过原位杂交反应令放射性探针与所要研究的大分子结合，从而显示特异大分子结合的定位和定量。例如，将 ^{35}S 标记的脱氧胞嘧啶核苷酸掺入探针 DNA 分子中，通过原位杂交使这一放射性探针与特异 DNA 或 RNA 分子结合，再通过放射自显影显示特异核酸分子在组织或细胞内的分布。

（2）放射性同位素的标记完成后，将标本制成切片。电镜放射自显影中的生物样本的处理过程和超薄切片技术基本相同。

（3）超薄切片完成后，涂上卤化银乳胶，经一定时间的放射性曝光，组织中的放射性即可使乳胶感光。

（4）经过显影、定影处理显示还原的黑色银颗粒，即可得知标本中标记物的准确位置和数量，放射自显影的切片还可再用染料染色，这样便可在显微镜下对标记上放射性的化合物进行定位或相对定量测定。

四、原位杂交技术

原位杂交技术（in situ hybridization）是以标记的核酸分子为探针，在组织、细胞中原位与待检测的核酸进行特异性结合而形成杂交体，然后再应用与标记物相应的检测系统和方法分析可见的杂交信号，最终原位显示待测核酸的方法。这一技术对组织或细胞中含量极低的靶序列有很高的灵敏度，并可保持其结构完整，反映特异核酸分子的定位，为从分子水平研究细胞内基因表达及有关基因调控提供了有效的工具，可视为组织化学或免疫细胞化学中革命性的突破。

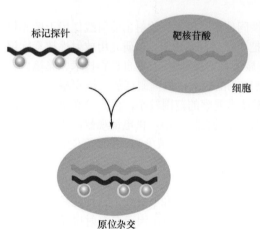

图 3-10　原位杂交原理图

（一）基本原理

原位杂交技术利用的就是 DNA 双链分子在一定条件下可以发生变性，而两条互补的 DNA 单链能够复性的性质。原位杂交技术中，以经过标记的已知核酸分子为探针，以细胞内与探针序列互补的特异核酸分子为靶分子，在适宜条件下使探针与靶核酸分子在原位发生杂交，然后再以放射自显影或免疫细胞化学方法对标记探针进行探测，从而在细胞原位显示特异的 DNA 或 RNA 分子（图 3-10）。

（二）应用举例

荧光原位杂交（fluorescence in situ hybridization，FISH）是一种非放射性原位杂交技术，在标记探针所需的标记物选择中，以荧光素标记取代了传统的同位素标记。

FISH 的基本原理是用已知的标记单链核酸为探针，按照碱基互补的原则，与待检材料中未知的单链核酸进行特异性结合，形成可被检测的杂交双链核酸。由于 DNA 分子在染色体上是沿着染色体纵轴呈线性排列，因而 FISH 探针可直接与染色体进行杂交从而将特定的基因在染色体上定位。与传统的放射性标记原位杂交相比，荧光原位杂交具有快速、检测信号强、杂交特异性高和可以多重染色等优点。在染色体的分析当中,FISH 不但能应用于中期染色体分裂象上的基因定位,还能应用于间期核当中的基因定位,因此在分子细胞遗传学领域受到普遍关注。

在 FISH 的标记探针的制备中,荧光素标记可以采用直接或间接标记的方法。间接标记法是采用生物素标记 DNA 探针,杂交之后用偶联有荧光素的亲和素进行检测,同时还可以利用亲和素 - 生物素 - 荧光素复合物,将荧光信号进行放大。而直接标记法是将荧光素直接与探针核苷酸或磷酸戊糖骨架共价结合,或在缺口平移法标记探针时将荧光素核苷三磷酸掺入。直接标记法在检测时步骤简单,但由于不能进行信号放大,因此灵敏度不如间接标记法。

第四节 细胞培养技术

体外培养技术的建立已经有近百年的历史。若培养的对象是组织或器官,也就是将组织或器官在体外维持存活或生长,称为组织培养或器官培养。而若培养的对象是细胞就称为细胞培养。细胞培养是进行细胞生物学、分子生物学等多种学科研究不可缺少的一项基本技术。

细胞培养(cell culture)是指将从活体中分离的细胞或其他建系细胞,在模拟体内的生理环境的条件下(无菌、适当的培养基和温度)培养,使其能继续生存、生长甚至增殖的一种方法。这项技术可以用于研究细胞的形态及结构,分析细胞组成,探讨细胞在生命发生过程中的作用或功能。

一、细胞培养的类型和方法

细胞培养可分为原代培养(primary culture)和传代培养(secondary culture)。原代培养是指直接从生物体获取细胞进行培养。例如,从皮肤或黏膜中取材进行上皮细胞或成纤维细胞的培养。一般把原代培养的第一代细胞称为原代细胞,也有人将第十代以内的细胞统称为原代细胞。传代培养是指将适应了体外生长的原代细胞按 1 ∶ 2 以上比例进行的连续扩大培养。值得注意的是,培养细胞的"一代"并不表示细胞分裂一次,而是指培养细胞从接种到再次转移培养的过程。

细胞原代培养的方法主要可以分为两大类。第一大类组织块培养,是常用的、简单易行和成功率较高的原代培养方法。具体步骤是将从动物体分离的各种组织或器官剪成小块,接种于细胞培养瓶,使组织块黏附在培养面上,给予适宜的营养液和温度。一些组织在小块贴壁培养 24 小时后,细胞就从组织块四周爬出。但由于组织块在剪切和接种过程中受到一定损失,并不是每个小块都能长出细胞。第二大类是消化培养法,即采用适当的消化方法,使组织中的细胞分散,制备成单细胞悬液,计数后加入适量培养基,然后置于合适的培养瓶中,在适宜的营养液和温度下细胞得以生存、生长和繁殖。这里我们重点介绍消化培养法。消化培养法的基本程序:

(1)取材,即获取目的组织,如各种器官、骨髓、血液、胚胎等。取材要注意:①适当温度,如果分离的细胞用于培养,取材时温度不要低于 4℃,一般情况下,组织、细胞一经离体应尽快分离,如果不能立即分离,应在 4℃保存,但不要超过 12 小时,以防止细胞发生自溶现象;②无菌操作,保证分离后细胞继续培养的条件。

(2)分离组织、制备单细胞悬液,也就是将分离的组织制备成单个细胞。常用的方法:①研磨法,对于诸如骨髓、肝脏、脾脏等组织,由于结缔组织很少,可以在不锈钢网或尼龙网上用注射器柄轻轻研磨,再经过 100 ~ 200 目筛网的细胞制备成单细胞悬液;②酶消化法,利用蛋白酶、胰酶、胶原酶和 EDTA(金属离子螯合剂)可以消化结缔组织细胞之间较多的间质和黏附蛋白组分,使细胞松散,便于进一步进行分离。选用胶原酶或是胰酶要视组织来源而定,通常将胰酶与 EDTA 联合使用,可缩短消化时间,使细胞之间更易分散。

(3)细胞分离(cell separation)与细胞纯化(cell purification),即采用不同的方法进一步从组织中分离和纯化不同类型的细胞。例如,离心法,即根据细胞的大小和细胞密度的不同,选择不同的离心方法,如差速离心法等进行分选;流式细胞分选术,利用细胞表面的特殊标志,用带有荧光标记的抗体,从混合的细胞群体中获取高纯度的单一细胞群体。

（4）在玻璃或塑料培养瓶（皿）中培养。

（5）培养细胞的活性及纯度鉴定。

二、细胞培养的基本条件

（一）营养要求

细胞培养基为细胞生存生长供给所需的营养物质，包括糖、氨基酸、维生素等。培养基的商品化为细胞培养提供了方便。目前常用的商品化培养基类型有 Eagle 培养基、RPMI1640、DMEM、IMDM、Ham F12 及各种无血清培养基。这些培养基均是明确配方的多种成分混合粉剂，使用时需要配制成液体培养基。在配制基本培养基时，要注意一些事项和添加一些因子。

（二）环境要求

无菌是保证细胞生存的首要条件。细胞在体外条件下生长，除了培养基和附着物的要求以外，还需注意要避免细菌等其他微生物的污染。因为微生物的生长速度非常快，如果发生污染，它可以在非常短的时间（几个小时）内就形成生长优势，耗尽培养液中的营养物质，改变其 pH 并产生一些有毒物质，以致所培养的细胞脱落死亡，而一旦发生污染，通常是无法去除的。另外，适宜的温度才能维持细胞的生长。人和哺乳类动物细胞培养的最适温度是 $35 \sim 37$℃。所需的气体有 CO_2 和 O_2。细胞培养在 CO_2 培养箱中，通过 CO_2 调节来维持培养液 pH 的恒定。O_2 是细胞培养过程中最重要的条件之一，在有氧存在的情况下，细胞才能利用葡萄糖进入三羧酸循环产生能量。

（三）支持物

大多数细胞都需要附着在一个支持物的表面才能存活。一般类型的细胞都可以附着在玻璃表面生长，也可以附着在由带负电荷的物质处理的塑料表面。

三、体外培养细胞的特性

（一）形态特征

在活体组织中，每一种细胞都有它特定的空间位置和形态特征。而体外培养的细胞需要适应体外环境，从体内的立体生长转为平面单层生长，在形态上也会有所改变，与体内形态不一定完全相同，因而一般培养的细胞难以辨认其组织来源。培养细胞有各种不同的形态，一般体外培养的细胞依其能否贴附在支持物上生长的特性分为贴壁型和悬浮型。贴壁型细胞大致包括成纤维细胞样细胞、上皮细胞样细胞、多形性细胞等。悬浮型细胞为圆形。同时，体外培养的细胞多少保持体内细胞基本的形态特征，如培养的心肌细胞呈梭形，培养的神经细胞呈多角形，并可长出很长的轴突，培养的胚胎干细胞呈圆形，通常以集落的形式存在并生长。

（二）功能特性

某些体外培养的细胞还可以保留它在活体组织中的某些功能特性。例如，培养的成纤维细胞可以产生胶原；培养的成肌细胞可以产生肌管和横纹，并融合成巨大的肌细胞；培养的神经细胞呈多角形，并可以伸展出具有电兴奋的轴突，还可以与周围的神经细胞形成突触。然而并非所有的培养细胞都一定能表现出在活体组织中的某些功能特性，这与细胞的状态和培养条件等因素有关。例如，在活体肝组织中的肝干细胞所表达的各种分子标志，在体外培养条件下就只能部分地表达其中的某些标志。而且，虽然在体外肝干细胞可诱导分化为成熟肝细胞，并表现出成熟肝细胞的一些基本特性，但很难做到所有功能指标的全部表现。然而，有动物实验证明，当肝干细胞通过一定的方法被植入活体肝脏内（目的是参与肝损伤的修复），并参与肝脏的组成时，则可以表现出比较完整的肝细胞的功能活性。这就表明体外培养细胞生长的空间环境的改变和培养液中营养成分、反式调节因子的改变，也是导致功能特性不能完全保留或者完全丢失的因素。一般来讲，原代培养细胞通常可以比较多地表现出它本来的特性，而在体外传代的次数越多，原有功能特性丢失的程度就越大。所以，用原代培养细胞或在体外传代次数比较少的细胞作为研究材料具有特有的优势。

（三）增殖特性

体外培养的正常细胞的繁殖能力不是无限的，而是有一定的界限，这就是 Hayflick 界限。正常细胞的分裂次数是有限的，细胞经历有限的分裂次数后就会衰老死亡。有限的分裂次数一般为 50～100 次，相当于 40～50 代。

体外培养的二倍体细胞经过 1∶2 以上的比率连续传代，一般只能顺利进行 40～50 代，此时传代细胞和原代细胞不完全相同，但仍保持染色体二倍数，且仍然保留接触抑制的特性，这种细胞可称为细胞系（cell line）。来自原代培养的细胞往往含有多种类型，细胞系是在传代过程中由原代细胞培养经过初步纯化，获得的以一种细胞为主的、能在体外长期生存的不均一的细胞群体。如果细胞系的生存期有限，传至 50 代以后细胞就会开始衰老死亡，称为有限细胞系（finite cell line）；在偶然的情况下，或人为处理下，在细胞培养中转化产生了具有无限繁殖能力的，不死的变异细胞，这种非正常的变异细胞失去了接触抑制的特性，能无限传代，也就是已获得无限增殖能力能持续生存的细胞系，称为连续细胞系或无限细胞系（infinite cell line）。目前世界上许多实验室所广泛传用的 HeLa 细胞系就是 1951 年从一位名叫海瑞塔·拉克斯（Henrietta Lacks）的妇女身上取下的宫颈癌细胞培养而成，此细胞系一直沿用至今。此时的细胞多数为非整倍体或亚二倍体，其染色体组型与遗传性发生了变化，与二倍体细胞是根本不同的，所以完全不受 Hayflick 界限规律的限制。

从一个经过生物学鉴定的细胞系中的单细胞分离培养或者通过筛选的方法，由单细胞增殖形成的细胞群，称为细胞株。表 3-2 为一些常用的细胞株／系。

表 3-2 目前实验室中常用的几种细胞株／系

细胞株名称	细胞类型	来源
3T3	成纤维细胞	小鼠
HeLa	宫颈癌上皮细胞	人
BHK21	成纤维细胞	叙利亚仓鼠
MDCK	上皮细胞	狗
L6	成肌细胞	大鼠
PC12	嗜铬细胞	大鼠
SP2/0	骨髓瘤细胞	小鼠
CHO	卵巢细胞	中国仓鼠

四、细胞培养技术的应用

通过细胞培养，使离体组织细胞在体外能以单细胞或细胞群体的形式进行生长繁殖，这不仅有利于在比较简单的容易观察的条件下研究细胞的形态结构和生理功能，也可以采用特殊的培养方法和观察手段研究不同细胞特有的功能和生命现象，如细胞转化、诱导分化、细胞融合杂交，细胞对不同病毒、不同药物和不同理化因素的敏感性，不同细胞在不同环境中所表现出的不同功能，如细胞因子分泌、吞噬和杀伤效应。这些生命现象和特有的功能均属于细胞的生物学特性，通过对不同细胞生物学特性的研究，我们又可以利用细胞的生物学特性来为医学服务，如利用细胞融合杂交技术，可以制备单克隆抗体来对临床疾病进行特异性诊断和治疗；利用细胞对病毒的敏感性，用于生产病毒疫苗和病毒抗原及抗体，既可用于疾病的预防，又可用于疾病的诊治；利用细胞的诱导分化可使癌细胞向正常细胞逆转，为癌症的根治带来了希望；利用细胞的诱生和促诱生效应，可大量生产细胞因子药物和生化试剂等；利用细胞凋亡又可指导临床对肿瘤的化疗；利用细胞染色体及分区带特性，不仅可进行羊水细胞和绒毛细胞的培养及染色体分析，又可为遗传疾病提供亚细胞水平的诊断技术。

第五节　细胞功能基因组学研究技术

一、基因扩增技术

基因扩增（gene amplification）特指基因拷贝数增加的过程。这一概念实际上有多方面的含义，多数是指在天然状态下细胞内发生的生理生化变化。而我们在这里提到的基因扩增技术是指在体外应用聚合酶链反应（polymerase chain reaction，PCR）技术和合成的寡核苷酸引物使特定基因的拷贝数发生快速大量的扩增。

PCR 技术是美国 Cetus 公司科学家 K. B. Mullis 于 1983 年发明的一种体外快速扩增特异 DNA 片段的新技术，应用这一技术可以将微量目的基因（DNA 片段）扩增 100 万倍以上。PCR 技术具备敏感度高、特异性强、产率高、重复性好及快速简便等优点，因此在医学生物学及其相关学科中得到了广泛应用。PCR 的基本工作原理是以拟扩增的 DNA 分子为模板，以一对分别与模板 5′ 端和 3′ 端互补的寡核苷酸片段为引物（primer），将模板 DNA 通过加热变性，使双链 DNA 解离为单链，迅速降低温度（退火），使特定引物和模板在局部形成互补链，在耐热 DNA 聚合酶的作用下，以 4 种脱氧核糖核苷三磷酸为底物，在 Mg^{2+} 的存在下，按照半保留复制的机制沿着模板链延伸直至完成新的 DNA 分子合成，即按 5′→3′ 方向进行 DNA 链的延伸反应（延伸）。每一个循环的产物都可以作为下一步循环的模板，经过 20 ~ 30 次循环后，介于两个引物之间的特异 DNA 片段就会得到大量扩增，数量可达 2×10^6 ~ 2×10^7 拷贝。

PCR 技术可用于病毒、细菌、霉菌、支原体等微生物的检测，尤其对于检测那些受感染的细胞很少或处于潜伏期的病毒感染，PCR 技术就更为实用，如临床应用的乙肝病毒、丙肝病毒、人类巨细胞病毒、结核病毒、单纯疱疹病毒等 PCR 诊断试剂盒。PCR 还在基因诊断方面具有极广阔的应用价值。基因突变可引起许多遗传病、免疫性疾病和肿瘤等，故分析基因突变可以为这些疾病的诊断、治疗和研究提供重要的依据。PCR 技术对于诊断这些疾病来说，具有灵敏度高、操作简便等优点。

二、基因克隆技术

基因克隆（gene cloning）技术是在体外将外源 DNA 片段插入到克隆载体形成重组 DNA 群体，并转化到宿主细胞中进行复制繁殖，以便从大分子的 DNA 或 DNA 片段混合物中，纯化并分离出特定的 DNA 片段的过程，也称为 DNA 克隆。其主要目的是获得某一基因或 DNA 片段的大量拷贝，有了这些与亲本分子完全相同的分子克隆，就可以深入分析基因的结构与功能。通过基因克隆技术可以建立起基因文库（或 DNA 文库），就是指在一种载体分子中随机克隆某种生物、组织、器官或细胞类型的所有 DNA 片段而构成的克隆集合体，包括基因组文库和 cDNA 文库。在理想的状态下，基因文库应包含该物种的全部遗传信息。基因克隆技术的基本步骤包括：目的基因的获得、目的基因和载体的连接、导入宿主细胞、重组分子的扩增、筛选和鉴定。

三、基因转移技术

基因转移（gene transfer）技术是改造细胞遗传性状的常用手段，就是将外源性的目的基因通过特定的方法导入到受体细胞，并检测其在转化细胞中表达结果的一种生物学技术。通常这一技术运用在微生物（细菌、酵母等）和植物细胞时被称为转化，而运用于动物细胞时则被称为转染。外源基因导入细胞是基因转移技术的关键，包括物理、化学和生物学方法。其中，物理方法包括电穿孔法、显微注射法；化学方法主要包括二乙氨基乙基（DEAE）- 葡聚糖处理法、磷酸钙沉淀法、脂质体法等，这些方法多用于培养细胞的基因转移；生物学方法主要指病毒介导的基因转移。根据受体细胞类型的不同，可选择使用具有不同宿主范围和不同感染途径的病毒基因组件作为转染载体。目前较成熟和常用的就是经过改造的病毒载体系统（包括逆转录病毒载体法、慢病毒载体法、腺病毒载体法和腺相关病毒载体法等）。用作基因转导的病毒载体都是缺陷型的病毒，感染细胞后仅能将基因组转入细胞，而无法产生包装的病毒颗粒。此类方法相对物理、化学法来说，生物相容性好、基因转移效率高，是值得重点研究的方法。

四、基因沉默技术

基因沉默（gene silencing）是生物体中广泛存在的特定的基因由于某种原因而不表达的现象。基因沉默一般发生在两种水平上，即转录水平的基因沉默和转录后水平的基因沉默，而发生沉默的基因可以是外源性转移基因，也可以是入侵的病毒或宿主内源性基因。基因沉默是基因表达调控的一种重要方式，是生物体在基因调控水平上的一种自我保护机制。基因沉默技术正是利用这种基因沉默的现象，在转录或转录后水平对基因表达进行干扰，抑制特定的基因表达，从而改变细胞的生物学功能。RNA 干扰（RNA interference，RNAi）就属于转录后基因沉默机制范畴，也是目前常用的基因沉默技术，是指将与靶基因的转录产物 mRNA 存在同源互补序列的双链 RNA（double strand RNA，dsRNA）导入细胞后，能特异性地降解该 mRNA，从而产生相应的功能表型缺失。基因沉默技术的应用，可以帮助人们进一步揭示生物体遗传表达调控的本质；在功能基因组研究方面，通过有选择地使某些基因沉默可以测知这些基因在生物体基因组中的功能；在疾病治疗方面，可以利用基因沉默这一机制有意识地抑制某些有害基因的表达；另外，通过抑制生物代谢过程中的某个环节，可以获得特定的代谢产物等。

RNA 干扰又称转录后基因沉默（post-transcriptional gene silencing，PTGS），是双链 RNA 介导的转录后基因沉默的重要机制之一，可以特异性剔除或关闭特定基因的表达。RNAi 技术通过将目标基因特异性同源双链 RNA（dsRNA）导入到细胞内，引起与其同源的 mRNA 特异性降解，因而达到抑制相应基因表达，使目的基因不表达或表达水平降低，使特定基因表达缺失的结果。

RNAi 包括起始阶段和效应阶段。在起始阶段，加入的 dsRNA 被 Dicer 酶切割成 21 ～ 23bp 长的小分子干扰 RNA 片段（small interfering RNA，siRNA）。在 RNAi 效应阶段，siRNA 双链结合核酶复合物形成 RNA 诱导沉默复合物（RNA-induced silencing complex，RISC），激活的 RISC 通过碱基配对定位到同源的 mRNA 转录物（又称转录本上），并在距离 siRNA 3′ 端 12 个碱基的位置切割 mRNA，从而诱导内源靶基因的 mRNA 降解，达到阻止目的基因表达的目的。目前该技术已被广泛用于基因功能、信号转导通路研究和基因治疗、遗传性疾病及恶性肿瘤的治疗领域。

五、基因芯片技术

基因芯片（gene chip），又称 DNA 芯片（DNA chip）、DNA 阵列（DNA array）等，是指在固相支持物上原位合成（in situ synthesis）寡核苷酸或者直接将大量 DNA 探针以显微打印的方式有序地固化于支持物表面，然后与标记的样本进行杂交，通过检测杂交信号来实现对 DNA 等生物样本的快速、平行、高效的检测。它是微电子、计算机、分子生物学等多学科交叉融合的一项高新技术，在 DNA 序列测定、基因表达分析、基因组研究、基因诊断、药物研究与开发，以及工农业、食品与环境监测等领域均有广泛的应用。

根据基因芯片的制备方式不同可以将其分为两大类：原位合成芯片（synthetic gene chip）和 DNA 微阵列（DNA microarray）。原位合成芯片是以美国 Affymetrix 公司为代表制备的一类基因芯片，采用显微光刻（photolithography）等技术，在芯片的特定部位原位合成寡核苷酸而制成。这种芯片的集成度较高，但合成的寡核苷酸探针长度较短，一般为 8 ～ 20 个碱基，最长不超过 50 个碱基。因此对于一般长度的基因，需要使用多个相互重叠的探针进行检测，才能对基因进行准确鉴定。虽然物理集成度高，但生物遗传信息的集成度相对受到影响。并且这类芯片的制备有严格的专利控制，发展受到限制。DNA 微集阵列是以斯坦福大学 Patrick Brown 研究小组为代表制备的。该技术需要用一套特殊的芯片打印装置，通过机械臂的来回移动，以显微打印的方式，将预先制备好的基因探针有序地固化于支持物表面。虽然芯片的集成度相对较低，但使用的探针组来源比较灵活，可以是合成的寡核苷酸片段、PCR 扩增产物，也可采用来自基因组的 DNA 片段；可以是双链，也可采用单链的 DNA 或 RNA 片段，且技术实现未受到专利控制，因而目前在国际上发展很快。

简单地说，基因芯片技术是大规模集成的固相杂交，其主要步骤包括芯片的制备、样本的准备、分子杂交和检测分析。具体过程是以大量已知序列的寡核苷酸、cDNA 或基因片段作为探针固化于支持物上，将样本进行标记后与芯片杂交，通过检测杂交信号判断样本中哪些核酸序列与其互补，然后通过定性、定量分析得出待测样本的基因序列及表达的遗传信息。

本章学习思维导图

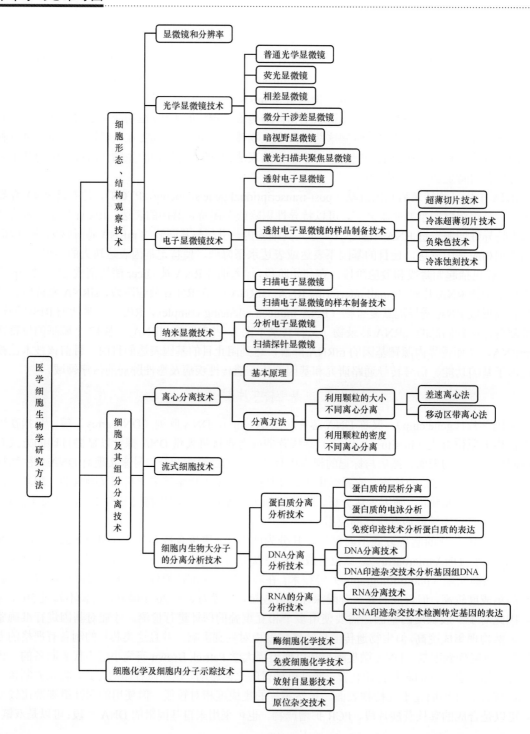

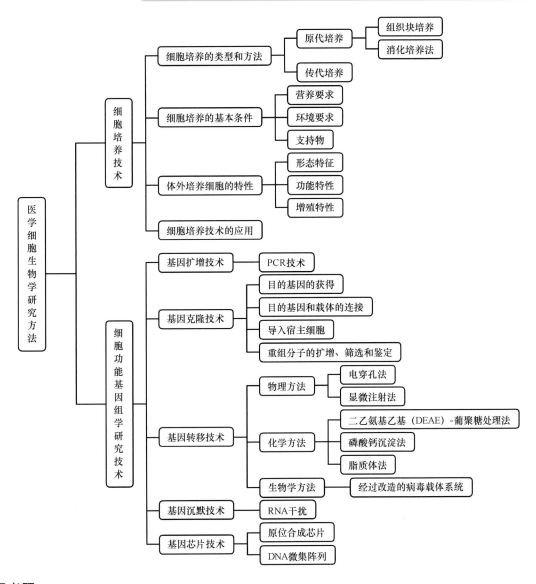

思考题

1. 简要说明光学显微镜与电子显微镜的区别。

2. 什么是显微镜的分辨率？如何缩小分辨率？

3. 流式细胞术的技术原理是什么？

4. 简述细胞培养的概念和类型。

5. 体外培养的细胞有哪些类型？其生长特点有什么区别？

（张华华）

第四章　细　胞　膜

真核细胞是由细胞膜包裹、内部高度区域化形成的复杂体系。细胞膜（cell membrane）是包围在细胞质表面的一层薄膜，由脂双层（lipid bilayer）构成基本结构，也称质膜（plasma membrane）（图4-1）。细胞膜将细胞中的生命物质与外界环境分隔开，维持细胞特有的内环境。故细胞膜不是一种简单的机械屏障，而是具有多种功能的半通透性过滤膜，它不仅为细胞的生命活动提供稳定的内环境，而且还行使着物质转运、信号传递、细胞识别等多种复杂功能。另外，细胞膜还与细胞的起源、细胞增殖与分化、免疫、代谢调控、能量转换、肿瘤发生等有密切的关系。

真核细胞中，除了包围细胞的细胞膜（质膜）以外，细胞内还具有非常丰富的与细胞膜相类似的膜性结构，如线粒体、内质网、高尔基体、溶酶体、过氧化物酶体及细胞核等细胞器的膜，称为细胞内膜（intracellular membrane）。细胞内膜与细胞膜又统称生物膜（biomembrane）。生物膜很薄，厚度常在 7.5nm 左右，需要在电镜下才能看清楚。生物膜在电镜下常表现为三层电子密度的共性特点，其中内、外两层电子密度高，中间一层电子密度低，俗称"两暗夹一明"，也称单位膜（unit membrane）。通过研究膜的生物学和物理化学特性进而阐述细胞生理学的学科称为膜生物学（membrane biology）。正确认识细胞膜的结构与功能对揭示生命活动的奥秘具有重要意义。本章主要介绍细胞膜的分子组成与结构、细胞膜特性及功能等内容。

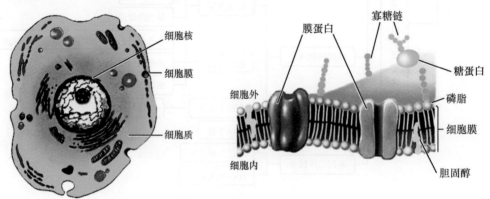

图 4-1　真核细胞及细胞膜结构

第一节　细胞膜的化学组成

在各种不同类型的细胞中，细胞膜的主要化学成分基本相同，都含有脂类、蛋白质、糖类、水和金属离子等物质，其中以脂类和蛋白质为主。一般而言，脂类占膜总重量的 30% ～ 80%，蛋白质占 20% ～ 70%，糖类占 1% ～ 10%。糖类物质既可以与脂类结合，也可以与蛋白质结合。糖如果与脂类物质结合就形成糖脂，与蛋白质结合就形成糖蛋白。细胞膜中脂类物质排列成双分子层，蛋白质以多种形式与脂类物质连接，构成了膜的骨架成分。糖类物质也以多种方式与膜上的脂类或蛋白质连接，分别形成膜糖脂或膜糖蛋白。

不同类型的生物膜，其各种成分的比例是不一样的。通常认为，蛋白质种类越多或者含量越高，生物膜的功能就越复杂；相反，蛋白质种类越少和含量越低，生物膜的功能就越简单。例如，神经髓鞘的功能比较简单，主要起绝缘作用，其质膜中脂类物质含量可达 80%，而膜中的蛋白质种类较少，只有 3 种，含量也显著低于脂类物质。表 4-1 是常见生物膜的基本化学组成。

表 4-1 常见生物膜的基本化学组成

	蛋白质（%）	脂类（%）	糖类（%）	蛋白质/脂类
人红细胞膜	49	43	8	1.1
大鼠肝细胞核膜	59	35	2.9	1.7
内质网膜	67	33		2.0
革兰氏阳性菌膜	75	25		3.0
类菌质体膜	58	37	1.5	1.6

一、膜 脂

细胞膜中所含有的脂类物质总称为膜脂，以磷脂和胆固醇为主，也有一些糖脂。几乎所有的细胞膜中都含有较大比例的磷脂。磷脂、胆固醇和糖脂这三种脂类物质都属于双亲性分子，因为它们都含有一个亲水端（极性头部）和一个疏水端（非极性尾部）。在水溶液中，亲水的极性头部露出来与水分子接触，而疏水的非极性尾部则包裹在分子内部。这种双亲性分子在水相中可能形成以下三种排列形式：一是分子中亲水部分伸展而把疏水部分包裹在里面，形成球状的胶态分子团；二是亲水部分形成双层而把疏水部分夹在中间，形成脂双层结构；三是为了避免双分子层中的疏水部分与水接触，脂双层的两端也可以自动闭合，形成一种自我封闭而稳定的中空结构，也就是我们通常所称的脂质体。三种排列形式的结构如图 4-2 所示。下面分别介绍磷脂、胆固醇和糖脂三种分子。

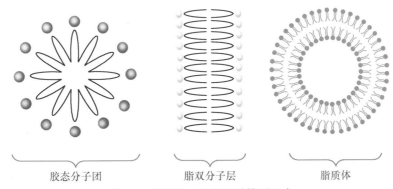

胶态分子团　　　　脂双分子层　　　　脂质体

图 4-2 双亲性分子的三种排列形式

（一）磷脂

磷脂（phospholipid）是生物膜中最重要的脂类物质，几乎所有细胞膜中都含有磷脂。真核细胞膜中的磷脂主要包括甘油磷脂（glycero phosphatide）和鞘磷脂（sphingomyelin，SM）两大类。甘油磷脂又可分为磷脂酰乙醇胺、磷脂酰丝氨酸、磷脂酰胆碱和磷脂酰肌醇。甘油磷脂最简单的结构是由磷酸和脂肪酸通过甘油结合而形成，以甘油为骨架，甘油分子 1、2 位羟基与脂肪酸形成酯键，3 位羟基与磷酸形成酯键。磷酸（头部）具有极性和亲水性，两条脂肪酸链形成非极性和疏水性的尾部，脂肪酸链中的碳原子数通常为 12～24，大多为偶数，以 16、18 或 20 居多。其中一条脂肪酸链中含有一个或数个双键，为不饱和碳链，另一条不含双键为饱和碳链，这样形成了一条直一条稍有弯曲的形态结构，如图 4-3 所示。

磷脂酸在膜上的含量不多，但它是合成甘油磷脂的前体，其中的磷酸基团可与其他分子或基团结合，进而形成多种磷脂，如分别与乙醇胺、丝氨酸、胆碱、肌醇等结合，可以形成磷脂酰乙醇胺（phosphatidylethanolamine，PE，俗称脑磷脂）、磷脂酰丝氨酸（phosphatidylserine，PS）、磷脂酰胆碱（phosphatidylcholine，PC，俗称卵磷脂）和磷脂酰肌醇（phosphatidylinositol，PI）等，

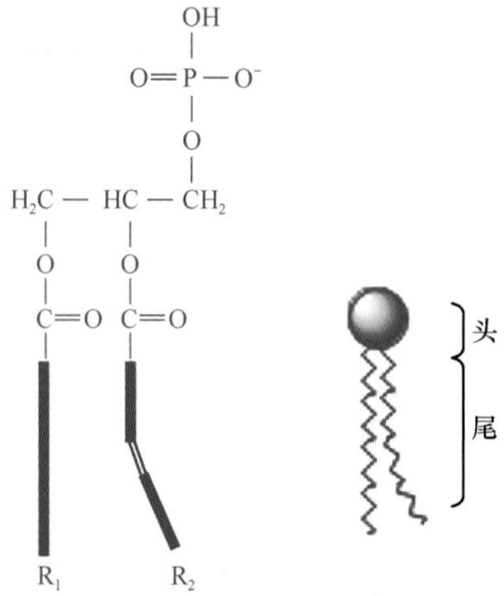

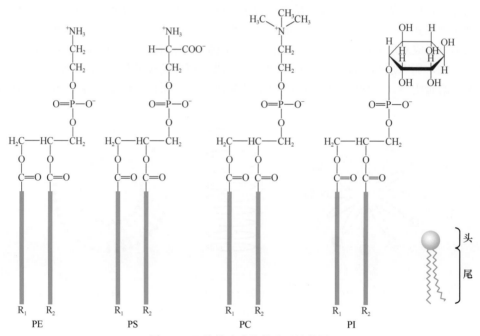

图 4-3　磷脂酸的分子结构式和模拟图

它们的分子结构如图 4-4 所示。在构成细胞膜的各类甘油磷脂中，含量最多的是磷脂酰胆碱，其次是磷脂酰乙醇胺，磷脂酰肌醇含量最少。磷脂酰肌醇主要位于质膜的内层，虽然含量最少，但它在细胞信号转导中起着非常重要的作用。此外，还有一种心磷脂（cardiolipin），它仅存在于线粒体内膜和某些细菌质膜上，具有四个疏水性脂肪酸链，因此又被称为双磷脂酰甘油（diphosphatidylglycerol）。

鞘磷脂（SM）的结构与磷脂酰胆碱相似，但以鞘氨醇（sphingosine）代替甘油作为骨架，鞘氨醇中的氨基和疏水的脂肪酸链（R）以酰胺键连接，形成一条疏水的尾部，磷酸与胆碱以酯键连接，形成亲水的头部（图 4-5）。鞘磷脂在一般膜中含量较少，但在神经细胞膜中特别丰富，因此也称为神经鞘磷脂。在原核细胞和植物细胞中没有鞘磷脂成分。

图 4-4　几种甘油磷脂的分子结构图

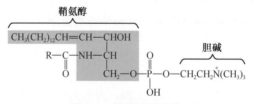

图 4-5　鞘磷脂的结构

（二）胆固醇

胆固醇（cholesterol）是细胞膜中另一类重要的脂类物质。它属于中性脂类，在真核细胞膜中含量较高，在各种动物细胞质膜中特别丰富，其分子数与磷脂分子数之比可达 1∶1，但在多数原核细胞中含量较少。胆固醇分子也是双亲性分子，其极性头部为羟基基团，靠近细胞膜中磷脂的极性头部，中间的固醇环为刚性结构，而其非极性的烃链与磷脂的脂肪酸烃链相互作用（图 4-6）。

胆固醇分子对调节膜的流动性和加强膜的稳定性具有重要作用。动物细胞无细胞壁保护,胆固醇有加强质膜的作用。

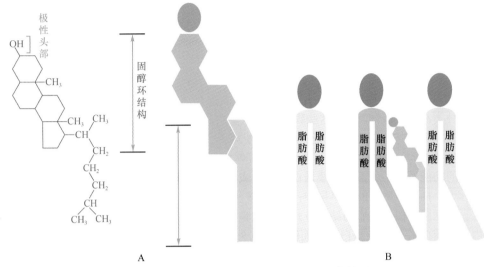

图 4-6 胆固醇分子结构（A）及其在细胞膜中的位置（B）

（三）糖脂

糖脂（glycolipid）是含糖而不含磷酸的脂类物质。糖脂分子中含有 1 个或几个糖基,普遍存在于原核细胞和真核细胞的细胞膜上,大约占膜脂总量的 5%。细胞种类不同,其糖脂的含量也有所不同,在神经细胞膜上糖脂含量较高,占脂类物质的5% ～ 10%。糖脂由脂类和寡糖构成,也属于双亲性分子,细菌和植物细胞膜中的糖脂几乎都是甘油磷脂的衍生物,一般为磷脂酰胆碱衍生的糖脂;动物细胞膜中的糖脂主要为鞘氨醇的衍生物,结构似鞘磷脂,称为鞘糖脂,其特点是糖基取代了鞘磷脂中的胆碱,而成为极性头部,两条烃链为疏水的尾部（一条为脂肪酸链,另一条为鞘氨醇衍生的烃链）。脑苷脂是最简单的一类糖脂,其极性头部只含有一个半乳糖或葡萄糖残基。神经节苷脂是一类比较复杂的糖脂,其极性头部可含多达 7 个单糖残基。脑苷脂和神经节苷脂在神经髓鞘和神经细胞膜上含量较高。图 4-7 是这两种糖脂的结构示意图。

不同种类细胞,膜脂成分的含量也不同,各种生物膜脂类成分的比较见表 4-2。

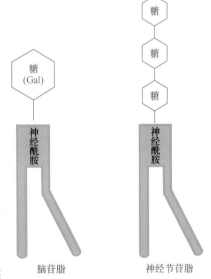

图 4-7 糖脂分子的结构

表 4-2 不同生物膜的脂类组成（占脂类总重量的百分比）

	肝细胞膜	髓鞘	线粒体内外膜	内质网
胆固醇	17	22	3	6
磷脂酰乙醇胺	7	15	35	17
磷脂酰丝氨酸	4	9	2	5
磷脂酰胆碱	24	10	39	40
鞘磷脂	19	8	0	5

	肝细胞膜	髓鞘	线粒体内外膜	内质网
糖脂	7	28	痕量	痕量
其他	22	8	21	27

二、膜 蛋 白

细胞膜的基本结构是脂质双分子层，但膜的许多重要功能却主要与膜中的蛋白质有关，蛋白质的数量与种类决定了膜的功能，这些膜中所含的蛋白质称为膜蛋白。一般来说，动物细胞膜蛋白可占膜重量的 50% 左右，占细胞总蛋白质含量的 20% ～ 25%。

膜蛋白主要是球状蛋白质，也有单体和多聚体蛋白。它们结合于膜上的方式不同，反映出蛋白质所担负的功能不同。大部分穿膜蛋白以单一或多个螺旋横跨脂双层，有些膜蛋白通过共价键连接脂类等分子，插入胞质面的脂单层中；也有许多蛋白质通过非共价键与其他膜蛋白相互作用而连接到膜上。根据膜蛋白与膜脂的结合方式及其在膜中的位置，可把膜蛋白分为三种类型，即整合膜蛋白（内在膜蛋白）、脂锚定蛋白及表面膜蛋白（外在膜蛋白），这三种膜蛋白与膜上脂双层结构的连接方式如图 4-8 所示。

（一）内在膜蛋白

内在膜蛋白（integral membrane protein）占膜蛋白总量的 70% ～ 80%，是膜功能的主要承担者。它们部分镶嵌在膜中，通过非极性氨基酸直接与膜脂双层的疏水区相互作用而嵌入膜内。许多内在膜蛋白也是双亲性分子，它们的多肽链可横穿膜一次或多次，以疏水区跨越脂双层的疏水区（脂肪酸链），而亲水的极性部分位于膜的内外表面，如图 4-8 中①和②。这种蛋白质跨越脂双层，从前称跨膜蛋白、整合蛋白或镶嵌蛋白（mosaic protein），现在多称穿膜蛋白（transmembrane protein）。膜受体蛋白和运输蛋白多以穿膜蛋白的形式存在。这类蛋白与脂双层结合较稳固，只有在较剧烈的条件下，如用表面活性剂或有机溶剂处理时，才能破坏脂类与蛋白质疏水区的连接，使蛋白质分子从膜上溶解下来。

内在膜蛋白的特点是：在穿膜区一般含 15 ～ 20 个疏水性氨基酸，形成一个或者多个 α 螺旋。这些 α 螺旋结构是由蛋白质中极性的肽键相互形成氢键所致，氢键越多越有利于 α 螺旋结构的形成。通常含有 20 ～ 30 个氨基酸并且具有较高疏水性的肽段就能形成穿膜 α 螺旋结构。α 螺旋结构不仅将蛋白质锚定在脂双层上，它们之间也可以有特异性的相互作用。对于多次穿膜的内在膜蛋白，除了形成多个 α 螺旋结构，有时也可以通过将穿膜的 β 折叠排列成一个封闭的桶来满足对氢键形成的要求，称为 β 桶（图 4-8 中③）。通常 10 个甚至更少的氨基酸就能以 β 折叠的方式穿过脂双层。以 β 桶而不是 α 螺旋穿膜的蛋白质，在结构上要相对更刚性一些，也更容易结晶，所以它们的结构可通过 X 射线晶体学解析。

大多数动物细胞的内在膜蛋白其穿膜区域是 α 螺旋，β 折叠结构较少见，但真核细胞线粒体的外膜和细菌的孔蛋白是 β 折叠的典型代表。β 桶的肽链呈环形排列，在膜上形成"管状"通道。管的内壁依托着亲水性氨基酸侧链，外壁则包裹着疏水性氨基酸。孔蛋白通道充满水，能够允许分子量小于 $10^4 Da$ 的物质通过。

（二）脂锚定蛋白

特异性地附着在某些脂分子上形成的膜蛋白，称为脂锚定蛋白（lipid-anchored protein），或者称脂连接蛋白（lipid-linked protein）（图 4-8 中④和⑤）。这类蛋白位于膜的两侧，以共价键与脂分子相连接，如果要分离脂锚定蛋白就必须使用表面活性剂或有机溶剂等能够破坏共价键的方法才能实现。脂锚定蛋白从位置上看有点类似于外在膜蛋白，故有些教材也把其归为外周蛋白类型。

（三）外在膜蛋白

外在膜蛋白（peripherin）又称膜周围蛋白或周边蛋白，它们不直接与脂双层疏水部分相连接，一般通过非共价键如弱的静电作用、氢键等与穿膜蛋白亲水区域或脂类分子极性区域相互作用，从而间接地与膜相连接，如图 4-8 中⑥和⑦。外在膜蛋白主要分布在膜的内表面即胞质面，通常为水溶性蛋白质。一般用比较温和的处理方法，如改变溶液的离子强度、pH 或加入金属螯合剂等，就能使其从膜上溶解下来。此类蛋白一般占膜蛋白的 20% ~ 30%，但在红细胞膜中却达到了约 50%，如红细胞膜内表面的血影蛋白（spectrin）就是一种外在膜蛋白。

外在膜蛋白不仅对细胞膜结构起着机械支持作用，在物质运输、细胞外信号受体识别、黏附和酶催化等方面也具有重要的功能。

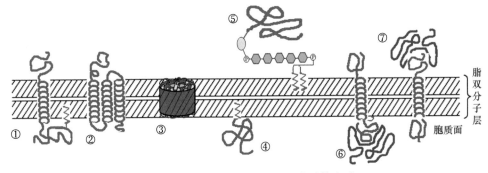

图 4-8　膜蛋白与生物膜脂双层的连接方式

①、②、③为内在膜蛋白，以一次或多次 α 螺旋或 β 折叠的形式穿膜；④、⑤为脂锚定蛋白，位于膜的两侧，以共价键与脂双层分子相连接；⑥、⑦为外在膜蛋白，通过非共价键与内在膜蛋白亲水部分相互作用，从而间接地与膜相连接

三、膜　糖

细胞膜中含有一定量的多糖物质，主要分布在细胞膜的外表面，覆盖细胞膜。在真核细胞中，膜糖占细胞膜总量的 2% ~ 10%。它们大多以低聚糖或多聚糖形式共价结合于膜蛋白上形成糖蛋白（glycoprotein），或者以低聚糖链形式共价结合于膜脂上形成糖脂（glycolipid）。以长的多聚糖链共价结合在膜蛋白上形成的物质则称为蛋白聚糖（proteoglycan）。糖蛋白、蛋白聚糖和糖脂等分子中的糖链在细胞表面形成了一层被膜，这层被膜也被称作细胞衣（cell coat）或者糖萼（glycocalyx），如图 4-9 所示。糖萼的主要功能是保护细胞免于机械或化学损伤，由于糖类是亲水性分子，因此兼具有润滑作用。

组成低聚糖的单糖，常见的有葡萄糖、半乳糖、甘露糖、岩藻糖、半乳糖胺、葡萄糖胺和唾液酸等。一般由 1 ~ 10 个单糖或单糖衍生物组成低聚糖链（寡糖链），有直链也有支链。1 个糖蛋白可以有多个低聚糖侧链，而每个糖脂分子只带 1 个低聚糖侧链。由于组成寡糖链的单糖的数量、种类、结合方式、排列顺序及有无分支等不同，因此就出现了千变万化的组合形式。糖脂及

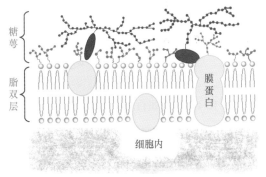

图 4-9　膜糖类在细胞膜的外表面

糖蛋白中低聚糖侧链的功能还不是十分清楚，位于某些穿膜蛋白上的低聚糖侧链可能有助于蛋白质在细胞膜上定位及固定，以防止其滑入细胞质或在脂双层中翻转；糖链的多样性和在细胞表面的暴露使这些寡糖具有细胞识别的功能，如在精卵细胞结合、血液凝集、淋巴细胞炎症反应等活动中，细胞膜上的凝集素（lectin）能识别细胞表面糖脂或者糖蛋白上特定的寡糖，从而介导各种细胞的粘连。

第二节 细胞膜的生物学特性和分子结构模型

细胞膜是由脂双分子层和以不同方式与其结合的蛋白质构成的生物大分子体系，它除了具有包围细胞质、形成屏障作用以外，还执行物质运输、信号转导、细胞识别和能量转化等多种重要的生理功能。细胞膜的生物学特性包括不对称性和流动性。

一、细胞膜分子分布的不对称性

生物膜内、外两层的分子分布、结构和功能存在很大差异，这种差异称为膜的不对称性（asymmetry）。膜脂、膜蛋白及膜糖分布的不对称性导致了膜功能的不对称性和方向性，也保证了细胞生命活动的高度有序性。

（一）膜蛋白的不对称性

膜蛋白镶嵌在脂双层中，它们在细胞膜内外层的分布是非常不相同的。Bretscher 以具有放射性的蛋白质作为试剂，将它与除去血红蛋白后没有重新封闭的红细胞空壳（红细胞血影）作用。完整红细胞只有质膜外层表面上的膜蛋白能与试剂反应，内层上的膜蛋白不与试剂反应，而没有重新封闭的红细胞空壳质膜，其内外表面都能与该试剂反应，显示出红细胞膜两侧的蛋白质分布是不同的。用冰冻蚀刻技术得到的生物膜的剖面也可清楚地看到，生物膜内外层膜蛋白的分布有明显的差异（图 4-10）。例如，红细胞膜的冰冻蚀刻标本显示，靠近细胞质断裂面的颗粒数为 2800 个 /μm^2，而靠近细胞外表面断裂面的颗粒数只有 1400 个 /μm^2。在研究膜蛋白分布时，也常用一些可以穿透膜的试剂（如磺乙基亚胺酸酯）和不可穿透膜的试剂（如亚胺酸酯），两者均可与氨基反应，如果分别用 ^3H 和 ^{14}C 标记这两种化合物，再让它们分别与膜反应，就很容易从 SDS- 聚丙烯酰胺凝胶电泳上看出哪些肽链位于膜内侧，哪些肽链位于膜外侧，哪些肽链又是横跨整个膜的。

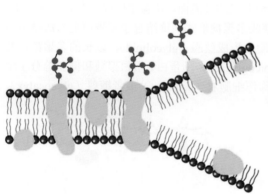

图 4-10　膜蛋白的不对称分布

上述实验都证实了膜蛋白在膜上的空间分布是不对称的。从功能要求上，膜蛋白也必须是不对称的。外在膜蛋白主要附着在膜的内表面，即胞质面。内在蛋白在贯穿膜全层时的两个亲水端不但长度不同，而且氨基酸的种类、顺序都不相同。而内在蛋白在膜上的位置通常是相对稳定的，或者被局限于某区域。以细胞表面的受体为例，当受体与胞外信号分子结合时，在受体胞质段形成大的蛋白质复合体，而受体蛋白质较难突破细胞膜屏障，这就有利于信号复合体提高信号传递的速度和效率。另外，如红细胞膜上糖蛋白肽链的 N 端伸向膜的外侧，C 端则在膜内侧胞质面；各种细胞膜上结合的酶分子，有的在膜的外侧有作用位点，有的则在膜的内侧有作用位点。

由于细胞膜具有不通透性，膜蛋白在穿越脂双层时都有一定的方向性，这也是造成膜蛋白不对称性分布的重要原因。例如，膜蛋白在内质网中合成时插入脂双层、蛋白质多肽链本身各个区段的功能都是有方向性要求的。

（二）膜脂的不对称性

分析各种生物膜内层和外层膜脂的化学组成，以及利用红细胞重新封闭、红细胞空壳外翻等实验都证明了脂双分子层中脂类分子的分布是不对称的。以红细胞膜为例，用磷脂酶（phospholipase）处理法研究磷脂在脂双分子层中的定位。含胆碱的磷脂分子（如卵磷脂和鞘磷脂）都位于外层，而含氨基的磷脂分子（如磷脂酰乙醇胺和磷脂酰丝氨酸）多分布于内层。胆固醇的含量在内外层之间差异也较大，也是不对称的（图 4-11）。总体而言，磷脂和胆固醇的不对称分布是相对的，仅为含量和比例上的差异，而糖脂不对称性分布是绝对的，它只存在于外层。另外，膜脂分布的不对称性还表现在不同膜性细胞器中脂类组成的差异，这部分将在细胞器的相关结构和功能中说明。

生物膜含有多种磷脂酶，它们通过胞外信号的激活降解特定的磷脂分子，产生的片段可作为胞内的短期中介分子，如磷脂酶 C 在质膜内层将磷脂酰肌醇降解产生两个片段：一个片段留在膜上帮助激活蛋白激酶 C，另一个片段释放到胞内刺激内质网释放 Ca^{2+}。动物细胞还可以利用质膜磷脂的不对称性来区分活的和死的细胞，当动物细胞凋亡后，位于质膜内层的磷脂酰丝氨酸会快速转移至外层，给巨噬细胞以信号去吞噬死亡的细胞。

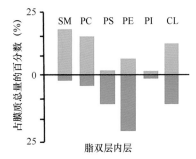

图 4-11　人红细胞膜内外层脂类的不对称分布

SM：鞘磷脂；PC：磷脂酰胆碱；PS：磷脂酰丝氨酸；PE：磷脂酰乙醇胺；PI：磷脂酰肌醇；CL：胆固醇

除了上述作用，目前认为膜脂也可以使膜的两层流动性有所不同，有助于维持膜蛋白的极性，以及关系到药物或电解质对细胞形态改变的影响等，其他更多方面的内容还有待进一步深入研究。

（三）膜糖的不对称性

糖类在细胞膜外表面与蛋白质和脂类结合成糖蛋白和糖脂，其低聚糖侧链只分布在细胞膜的外表面。结合的糖类物质可以增加脂分子和蛋白质分子的亲水性，稳定许多膜蛋白分子结构。

生物膜结构上的不对称，保证了膜功能的方向性，使细胞膜两侧具有不同功能。有的功能只发生在膜的外侧，有的则发生在内侧，这是生物膜发挥作用所必不可少的。例如，调节细胞内外 Na^+、K^+ 浓度的 Na^+-K^+-ATP 酶（Na^+，K^+-ATPase；又称钠钾泵），其转运离子时所需 ATP 是细胞内产生的，该酶的 ATP 结合点正是位于膜的内侧面；许多膜上的受体（如激素受体）是接受细胞外信号分子的，则处于靶细胞质膜外侧。

二、细胞膜的流动性

流动性是细胞膜的另一特性。流动性是指膜脂和膜蛋白分子是动态的而不是静态的，这也是细胞进行生命活动的必要条件。大量的研究结果表明，细胞膜的各种重要功能都与膜分子的流动性密切相关。合适的流动性对膜功能的正常表现是一个极为重要的条件，当膜的流动性低于一定阈值时，许多酶的活动和穿膜运输将停止；反之，如果流动性过高，又会造成膜的溶解或分散。因此，对于膜的流动性研究，已成为膜生物学的重要研究内容之一。

（一）膜脂的流动性

膜上脂双层既不是固态也不是液态，而是液晶态（liquid crystaline state），即介于晶态与液态之间的过渡状态。它既具有液体的流动性，又有固体所具有的分子排列的有序性。在正常的生理温度下，脂双层处于不断运动中，当温度降至某一点时，可从流动的液晶态转为晶态（或凝胶态）。温度升高，晶态也可熔融为液晶态，这种变化称为相变（phase transition），相变发生时的温度称为相变温度。

由于一些新技术的应用，如差式扫描量热术、磁共振、同位素标记、荧光标记等，人们对于膜脂的流动性有了进一步认识。例如，在脂质的极性头部连接上一个荧光染料分子或纳米金颗粒，就可以追踪观察脂质分子的运动；也可以使脂质头部带上一个"自旋标记"，可以通过电子自旋共振波谱学的方法检测，并推导出脂双分子层中带有自旋标记的脂质分子的运动和方向。

目前的研究结果表明，脂质分子的运动具有以下几种方式（图 4-12）。

1. 烃链的旋转异构运动　膜脂分子的脂肪酸烃链中 C-C 键可以自由旋转而引起的旋转异构运动，这是脂类分子的基础运动，也是膜具有流动性的主要因素。在低温条件下，烃链呈全反式（*trans*）构象，随着温度升高，歪扭（gauche）构象逐渐增多，烃链流动性加大。烃链中各亚甲基（—CH_2—）之间处于动态的反式与歪扭构象转换中，这种旋转异构运动的速度很快，其跳动频率为 $10^8 \sim 10^{10}$/s。

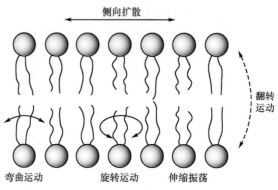

图 4-12　膜脂分子的几种运动方式

2. 脂肪酸链的伸缩振荡运动　脂肪酸链沿着与膜平面垂直的长轴进行伸缩、振荡运动。由于磷脂分子中的甘油骨架被固定在亲水端，运动最慢，越靠近脂肪酸链的中心，运动越快，即极性基团运动最慢，甘油骨架次之，脂肪酸烃链的运动最快，显示出一种流动梯度。

3. 旋转运动（rotational motion）　膜脂分子可以围绕与膜平面相垂直的轴进行快速的自由旋转。

4. 侧向扩散运动（lateral diffusion）　在同一单分子层内，各脂类分子沿膜平面不断侧向移动与邻近分子交换位置，脂类分子始终保持在质膜中的排布方向，亲水基团朝向膜表面，疏水的尾部指向膜的内部，也称侧向迁移。侧向扩散速度相当快，扩散系数可达 $10^{-8}cm^2/s$，即脂质分子每秒钟可侧向扩散约 $2\mu m$，相当于一个细菌胞体的长度。

5. 翻转运动（flip-flop motion）　脂质分子从脂双层的一个层面翻转至另一层面的运动。这种运动极少发生，运动速度也很慢，且需要一种翻转酶的参与。例如，大鼠红细胞膜脂质分子在37℃时，翻转一次需要 4.5 小时。不过胆固醇是例外，它可以快速地进行翻转。这一翻转特性对于形成新的脂双层结构具有重要作用，也对维持膜的不对称性具有重要作用。

膜脂的流动性对于膜的功能具有重要作用，它必须维持在一定范围内才能保证膜的正常生理功能。影响膜脂分子流动性的因素主要有以下几个方面。

（1）脂肪酸链的饱和程度及其长度：相变温度的高低和流动性的程度决定于脂类分子的长短及排列紧密程度，饱和脂肪酸链呈直线型，排列较紧密，而不饱和脂肪酸链上含有一个或多个不饱和双键，脂肪酸链在此处形成折曲，使之成为弯曲状，排列比较疏松，从而增加了膜的流动性。通常含不饱和双键越多，相变温度越低，流动性就越大。另外，膜脂流动性与脂肪酸链的长度也有关，短的脂肪酸链能减弱脂质分子尾部的相互作用，使之不易凝集，从而增加膜的流动性。

（2）胆固醇：决定膜流动性的另一个重要因素是胆固醇。动物细胞质膜含较多的胆固醇，对膜的流动性起重要的双重调节作用。当温度在相变温度以下时，由于胆固醇分子的固醇环与磷脂分子的烃链部分相结合限制了膜的流动性，可起到稳定质膜的作用。当温度在相变温度以上时，由于胆固醇位于磷脂分子之间隔开磷脂分子，可有效地防止脂肪酸链相互凝聚，干扰晶态形成，增加膜的流动性。绝大部分动物细胞质膜含有胆固醇的量足以抑制由温度变化引起的相变，防止在温度降低时质膜流动性突然下降。

（3）卵磷脂与鞘磷脂的比值：哺乳动物细胞中，卵磷脂和鞘磷脂的含量约占膜脂的50%。其中，卵磷脂的脂肪酸链不饱和程度高，相变温度低；鞘磷脂则相反，其脂肪酸链饱和程度高，相变温度也高。在37℃时，卵磷脂和鞘磷脂二者均呈流动状态，但鞘磷脂的黏度大约是卵磷脂6倍，因而鞘磷脂含量高则流动性降低。在细胞衰老过程中，细胞膜中卵磷脂与鞘磷脂的比值逐渐下降，其流动性也随之降低。

（4）膜蛋白的影响：脂质分子与蛋白质结合后，其流动性会显著降低。膜蛋白嵌入膜脂疏水区后，使周围的脂质分子不能单独活动。嵌入的蛋白质越多，固定下来的脂质分子就越多，膜脂的流动性就越小。

除上述因素外，膜脂的流动性还受环境温度、离子强度、pH、极性基团及金属离子等因素的影响。一般来说，随着温度的升高，膜的流动性增加，反之则减弱。但温度升高或降低到一定的限度，液晶态就会遭到破坏，使许多代谢反应不能正常进行。

（二）膜蛋白的流动性

分布在膜脂中的蛋白质也具有运动特性，其运动方式主要是侧向扩散和旋转扩散运动。这两种运动方式与膜脂分子相似，但相对于脂质分子，蛋白质分子的移动速度较慢。

1. 侧向扩散 1970 年约翰霍普金斯大学的 Frye 和 Edidin 用细胞融合和间接免疫荧光法证明，膜抗原（即膜蛋白）在脂双层二维平面中可以自由扩散。他们用融合剂使离体培养的小鼠和人细胞融合，在融合前对两种细胞表面膜抗原用结合荧光染料的特异抗体标记，人细胞结合红色荧光标记的抗体，小鼠细胞结合绿色荧光标记的抗体，观察人 - 小鼠杂交细胞表面抗原分布的变化。刚融合时，异核细胞的膜抗原蛋白只限于分布在各自的细胞膜成分上，一半显红色颗粒，另一半显绿色颗粒。经 37℃培养 40 分钟后，两种颜色的荧光颗粒就基本均匀地分布在整个杂交细胞膜上（图 4-13）。这表明两种细胞的膜蛋白在膜内进行侧向扩散而相互混合。

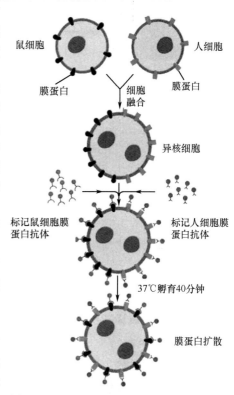

图 4-13 小鼠 - 人细胞融合过程（展示膜蛋白的运动性）

用淋巴细胞为材料进行的实验也得到了类似的结果。例如，用抗淋巴细胞的荧光标记的特异抗体同淋巴细胞的表面抗原结合，就可以根据荧光标记的分布来追踪细胞抗原在位置上的变化。刚开始结合时，显示出抗原在细胞表面的分布很均匀，几分钟以后，抗原抗体结合物的分布发生变化，由均匀状态变为成簇分布，随后又集中成斑，最后全部集中到某一区域成帽状结构，即成帽反应，表明是膜蛋白侧向扩散运动所致。

目前测定膜蛋白的侧向扩散常采用光致漂白荧光恢复法（fluorescence photobleaching recover, FPR）。这种方法是利用激光使膜上某一微区结合有荧光素的膜蛋白不可逆地漂白，之后当邻近微区未被激光漂白仍带有荧光的膜蛋白通过侧向扩散不断地进入这个已漂白的微区时，荧光又重新出现（图 4-14）。而且，还可以利用其荧光恢复速度计算蛋白质分子的侧向扩散系数和速率，以实现定性和定量的检测目的。膜蛋白侧向扩散比膜脂扩散要慢得多。例如，脂分子在长度 10～20nm 的大肠杆菌中，从一端扩散到另一端需要 10 分钟的话，那么膜蛋白则需要几天。

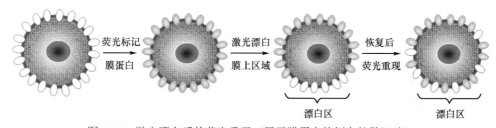

图 4-14 激光漂白后的荧光重现（展示膜蛋白的侧向扩散运动）

2. 旋转扩散 膜蛋白能围绕与膜平面相垂直的轴进行旋转扩散，但旋转扩散速度比侧向扩散更为缓慢。不同的膜蛋白，旋转扩散速度有很大的差异，这与其分子结构及所处的微环境有关。

　　膜蛋白的运动还受细胞内部结构的控制。例如,红细胞质膜的内表面存在一种膜周边蛋白并形成网架,使膜蛋白位置固定,不易扩散。如果把这种蛋白质去除,则整个蛋白质的扩散速率就会显著提高。另外,细胞质中的细胞骨架对膜蛋白运动性具有动态控制作用,微管固定膜蛋白的位置,微丝则促进膜蛋白运动。

　　膜的流动性具有十分重要的生理意义。细胞膜的重要功能之一是参与物质的运输,如果没有膜的流动性,细胞外的物质则无法进入细胞内,而细胞内合成的物质及排泄物也不能运到细胞外,这样细胞就会停止新陈代谢而死亡;膜的流动性与信号转导有着密切关系,细胞膜上有许多信号分子受体,这些受体都是蛋白质,它同细胞外的信号分子结合,然后以某种运动方式将信号传递到细胞内,如果没有膜的运动,信号就无法向细胞内传递;膜的流动性与细胞周期也有密切关系,研究证明,在细胞分裂期,膜的流动性最大,而在细胞间期中的 G_1 期和 S 期,膜的流动性最低;细胞识别、细胞免疫、药物对细胞的作用等都与膜的流动性密切相关;此外,膜的流动性与细胞发育和衰老也有相当大的关联,如成年鼠的脂肪细胞膜与幼年鼠相比,其磷脂的饱和脂肪酸含量较高,膜的流动性较低。

　　总之,可以说一切膜的基本活动均在细胞膜的流动状态下进行。若细胞膜固化,黏度增大至一定程度,某些物质运输中断,膜上酶的活性也将中止,最后导致细胞死亡。为了使生物膜具有合适的流动性以行使其正常功能,生物体可以通过细胞代谢等方式予以调控,如果超出调控的范围,细胞就难以维持正常的功能而产生病态。

三、细胞膜的分子结构模型

　　细胞膜中蛋白质和脂类分子是如何排列和组织的?这些成分之间是如何相互作用的?回答这些问题对于阐明膜的结构功能及活动机制是十分重要的。许多科学工作者对膜的分子结构问题进行了研究。早在 1895 年,苏黎世大学的 E. Overton 在实验中发现,脂溶性的物质很容易透过细胞膜,而非脂溶性物质则难以通过,因此提出了细胞膜是由疏水性的脂类物质组成。1899 年,英国的细胞生理学家 C. Overton 也发现,分子的极性越大进入细胞的速度越慢,当增加非极性基团(如烷基链)时,化合物进入细胞的速度也随之增加,于是得出结论,控制物质进入细胞的细胞膜是脂肪性物质,其中含有胆固醇和其他脂类。1925 年荷兰的 E. Gorter 和 F. Grendel 用丙酮抽提红细胞膜的脂类物质,并将它在空气 - 水界面上铺展成单分子层,测定其所占面积相当于所用红细胞膜总面积的 2 倍。据此推论出,红细胞膜是由两层脂类物质组成,第一次提出了脂质双分子层是细胞膜的基本结构的概念。这一结论虽然是正确的,但它却是基于两个错误的假定:一是红细胞的全部脂质都在膜上,二是丙酮法抽提完全且红细胞平均表面积估算正确。事实上,对细胞表面积的测量是根据干的样品,实际所测的值少于真实湿的样品。然而这个实验所得的结论在细胞生物学上确实具有深刻的影响,脂双层的概念成为后来出现的大部分膜结构模型的基础。

　　此后,Danielli 和 Davson 于 1935 年发现质膜的表面张力比油 - 水界面的张力低得多,推测膜中含有蛋白质,进一步提出了"蛋白质 - 脂类 - 蛋白质"的三明治结构模型,认为质膜是由双层脂类分子及其内外表面附着的蛋白质构成的。脂质分子平行排列并垂直于膜平面,非极性端相对,极性端朝向膜的内外表面,且内外表面各有一层蛋白质。于 1959 年又在上述基础上提出了修正模型,认为膜上还具有贯穿脂双层的蛋白质通道,供亲水物质通过。

　　尽管还没有一种能够直接观察膜的分子结构的较为方便的技术和方法,但从 20 世纪 30 年代以来提出了多种假说,其中得到较多实验事实支持因而被大多数人所接受的是美国的 S. J. Singer 和 G. L. Nicolson 于 1972 年提出的流动镶嵌模型(fluid mosaic model)。

（一）流动镶嵌模型

　　20 世纪 60 年代以后,由于应用了一系列新技术,如电镜冰冻蚀刻技术证明,在膜的脂类双分子层中,有蛋白质颗粒分布;红外光谱、旋光色散等技术证明,膜蛋白主要不是 β 片层结构,而是 α 螺旋的球形结构;荧光标记抗体的细胞融合实验证明,生物膜具有流体的性质,等等。根据这些进展，Singer 和 Nicolson 于 1972 年总结了当时已有的相关膜结构的模型及各种脂类双分子层的结构特点，在此基础上提出了细胞膜流动镶嵌模型。

流动镶嵌模型的主要特点是：脂双层构成膜的连贯主体，它既具有晶体分子排列的有序性，又具有液体的流动性；膜中蛋白质分子以不同形式与脂双层分子结合，有的镶嵌在脂双层分子中，有的则附着在脂双层的表面；它是一种动态的、不对称的、具有流动性的结构。流动镶嵌模型强调了膜的流动性和不对称性，较好地解释了生物膜的功能特点，它是目前被细胞生物学界普遍接受的膜结构模型（图 4-15）。

流动镶嵌模型虽然可以解释许多膜中所发生的现象，并为人们所普遍接受，但它也有不足之处。例如，它忽视了蛋白质分子对脂类分子流动性的控制作用，不能说明具有流动性的质膜在变化过程中怎样保持膜的相对完整性和稳定性，忽视了膜的各部分流动性的不均匀性，也不能说明中性脂类在膜中的存在形式。

多年来，由于实验技术的不断创新和改进，人们对膜组分的动态结构、膜组分之间的关系，如脂类与蛋白质、蛋白质与蛋白质、脂类与脂类之间的相互关系与作用力，以及膜脂与膜蛋白在脂双层中分布的不对称性及各部分的流动性、不均一性等都继续做了大量的深入研究。这不仅加深了对膜复杂的结构与功能的认识，也进一步支持和完善了流动镶嵌模型。

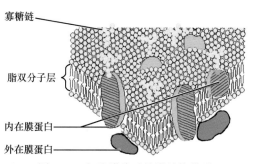

图 4-15　细胞膜流动镶嵌结构模型

（二）片层结构模型

Danielli 和 Davson 发现，细胞的表面张力显著低于油 - 水界面的表面张力，因此，认为细胞膜不可能是单纯由脂类构成的，推想细胞膜除有脂类分子外，可能还附着有蛋白质。于是他们在 1935 年提出了第一个生物膜分子模型——片层结构模型（lamella structure model）。这一模型认为，细胞膜的骨架是脂质分子形成的脂双层结构，脂质分子平行排列并垂直于膜平面，其疏水的脂肪酸链在膜的内侧彼此相对，而亲水一端则朝向膜的内外表面。球形蛋白质分子附着在磷脂双分子层的两侧表面，形成了"蛋白质 - 磷脂 - 蛋白质"的三夹板式结构（图 4-16）。但它不能解释为什么一些亲水性的小分子物质通透性高。后来 Danielli 于 1959 年对该模型进行了修正，认为质膜上有穿过脂双层的孔，这些孔是由蛋白质分子围成的，孔的外表面是疏水基团，内表面具有亲水基团，允许亲水性小分子通过。

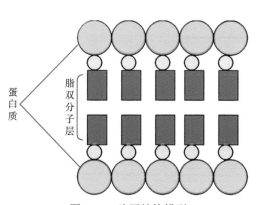

图 4-16　片层结构模型

该模型是第一次用分子来描述生物膜的结构，对后来的研究有很大的启发，尤其是脂双层的排列方式假说一直沿用至今。但这一模型缺少必要的细节，是对膜结构的一个较初步的认识。

（三）单位膜结构模型

20 世纪 50 年代末，Robertson 利用超薄切片技术获得细胞膜切片，并用电子显微镜和 X 线衍射技术，观察研究了各种细胞膜和细胞内膜，发现这些膜都呈现三层式结构，内外为电子密度高的暗线，中间为电子密度低的明线，他把这种"两暗一明"的结构称为单位膜（unit membrane）。因此在片层结构模型的基础上提出了单位膜结构模型（unit membrane model）（图 4-17）。

Robertson 认为，所有的生物膜都有类似的结构，其厚度基本上是一致的，即内、外层为蛋白质层，染色深，每层厚度为 2nm；中间层为脂类层，染色淡，厚度为 3.5nm，整个单位膜总厚度为 7.5nm。他还认为蛋白质并非球形（球形蛋白质的直径约为 2nm），而是单层肽链以 β 片层形式存

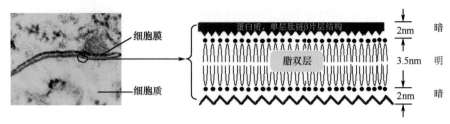

图 4-17　单位膜结构模型

在，并通过静电作用与磷脂极性端相结合。膜的外侧表面的蛋白质是糖蛋白，而且膜蛋白在两侧的分布是不对称的。单位膜结构模型对片层结构模型最重要的修正是膜脂双分子层内外两侧蛋白质存在的方式。而片层结构模型则认为内外两层蛋白质是完全相同的，是对称的。单位膜结构模型提出了各种生物膜在形态上的共性，具有一定的理论意义，并对膜的某些属性作出了一定的解释。但是，它却无法对许多膜现象作出满意的解释。首先，单位膜结构模型为一种静态的单一结构，它无法说明膜的动态结构的变化。其次，各种生物膜的蛋白质和脂类的比率不同，其功能特性也不完全一样，但此模型显示不出这种差异。再次，不同细胞和同一细胞中的不同部分的膜的厚度，实际上并不都是 7.5nm，是有差异的。

后来的许多实验证明，单位膜结构模型中的"两暗一明"的超微结构特征是成立的，但其分子组成的概念还需要修正，因为它不能解释膜的许多生物学特性。

（四）脂筏模型

细胞膜的脂筏模型（lipid raft model）认为，在生物膜的脂双分子层的外层富含胆固醇和鞘磷脂的微结构域，大小为 70nm 左右。由于鞘磷脂具有较长的饱和脂肪酸链，分子间的作用力较强，所以这些区域结构致密，介于无序液体与液晶之间，在低温下这些区域能抵抗非离子表面活性剂的破坏。事实证明这些微结构域是鞘磷脂与胆固醇的动态集合，如同"脂筏"一样，上面载着蛋白质。在细胞膜中脂筏就像一个蛋白质停泊的平台，使许多蛋白质聚集在脂筏内，便于相互作用，脂筏也为蛋白质的变构提供了有利的环境，便于其形成有效的构象，其结构如图 4-18 所示。

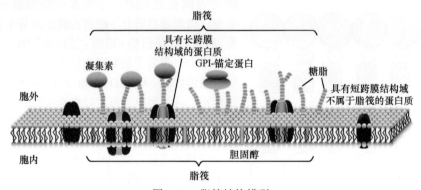

图 4-18　脂筏结构模型

脂筏上的蛋白质可以分为三类：①存在于脂筏内的蛋白质，如磷脂酰肌醇锚定蛋白（GPI anchored protein）、某些穿膜蛋白、Hedgehog 蛋白、双乙酰化蛋白（doubly acylated protein）等；②存在于脂筏之外无序液相的蛋白质；③介于两者之间的蛋白质，如某些蛋白在没有接受到配体时，对脂筏的亲和力低，当结合配体时就会发生寡聚化并转移到脂筏中。脂筏中的胆固醇就像胶水一样，对含有饱和脂肪酸链的鞘磷脂亲和力很高，而对含有不饱和脂肪酸链的脂类物质亲和力低，如果用甲基 -β- 环糊精（methyl-β-cyclodextrin）去除胆固醇，其中的蛋白质就会变得结合疏松。另外，脂筏的大小是可以调节的，必要时小的脂筏可以聚集成一个大平台，提供信号分子和配体相结合的场所，进而启动信号传递途径。目前认为脂筏具有参与信号转导、受体介导的胞吞及胆固醇代谢运输等功能。脂筏功能的紊乱涉及肿瘤、艾滋病、动脉粥样硬化、肌营养不良等疾病。对脂筏结构和功能的研究有助于人们认识细胞膜的结构和功能，加深对许多重要的生命现象和病理机制的了解。

（五）细胞膜的其他分子结构模型

1975 年 Wallach 提出了晶格镶嵌模型（crystal mosaic model），认为生物膜中流动的脂类是在可逆地进行无序（液态）和有序（晶格）的相变，膜蛋白对脂类分子的运动具有限制作用。镶嵌蛋白和其周围的脂类分子形成膜中晶态部分（晶格），而具有"流动性"的脂类呈小片的点状分布，这就比较合理地说明了生物膜既具有流动性，又具有相对完整性及稳定性等特点。1977 年 Jain 和 White 提出了板块镶嵌模型（block mosaic model），认为在流动的脂双层中存在许多大小不同、刚性较大的能独立移动的脂类板块（有序结构的板块），在这些有序结构的板块之间存在流动的脂类区（无序结构的板块），这两种板块之间处于一种连贯的动态平衡中。这两个模型均强调了生物膜既具有流动性，又具有稳定性，是一种连贯的动态平衡，对流动镶嵌模型进行了很好的补充。

目前较受认可的流动镶嵌模型其实很难在活细胞（具有完整细胞膜）上得以完全证实，而且在高度纯化的质膜上也很难得到中性脂类如甘油三酯和胆固醇等物质的相关信息。Mountford 和 Wright 对肿瘤细胞、胚胎细胞及受到各种刺激的细胞的细胞膜进行研究，提出膜结构上的甘油三酯和胆固醇等分子的存在形式，进而提出了这类细胞的膜结构中中性脂类物质排列的新模型。例如，对从白血病 T 淋巴母细胞系的细胞中分离得到的细胞膜进行分析，得到膜结构中甘油三酯（TG）含量为每毫克总脂中含 57nmol/L，自由胆固醇和磷脂含量分别为每毫克总脂中含 63nmol/L 和 591nmol/L。此后，在人淋巴母细胞、鼠乳腺瘤细胞及中国仓鼠细胞的膜粗提物中，也都发现了甘油三酯的存在。而且，中性脂质约占肿瘤细胞质膜中脂质含量的 6%。

通常小分子具有较高的自由度，其产生的磁共振波谱较窄，如质子在不同的化学环境中均产生 10ppm 宽的光谱，而大分子及固体分子因缺少运动而产生的光谱较宽，磷脂产生的光谱宽度约为 40ppm。根据这一原理，运用二维磁共振波谱（MRS）法检测完整细胞膜上的分子排列情况，发现膜上部分脂类分子能产生很宽的光谱（> 40ppm），结合化学分析技术证明其主要成分为甘油三酯，而且不是以双层形式存在。根据上述研究结果，Mountford 等提出了关于恶性肿瘤细胞、胚胎细胞及受刺激细胞的质膜上脂质排列的新模型，即大量中性脂类分子的疏水部分堆积在一起构成核心（有时还包含有 DNA），形成脂质结构域，外覆一单层的磷脂和胆固醇，形成大颗粒。此大颗粒像膜蛋白一样，以亲水头部朝向膜表面，疏水的核心嵌入由磷脂构成的双分子层结构中，而且在这些颗粒及嵌入蛋白的表面均有糖链伸出，如图 4-19 所示。这些中性脂质结构域可以和脂双层相互作用，有可能使细胞通过改变质膜以适应刺激或获得抗癌药物的耐药性或发生肿瘤细胞转移。

生物膜的结构模型虽然有很多种，但被广泛接受的结构模型基本内容趋向一致，其特点主要包括膜的分子组成和结构特征。随着新技术在细胞膜研究领域的应用与发展，人们的认识将不断深入，有望提出更完善更合理的膜分子结构模型。

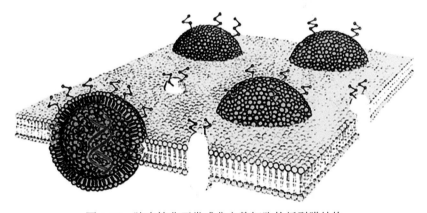

图 4-19　肿瘤等非正常或非完整细胞的新型膜结构

第三节　细胞膜的功能

细胞膜转运的物质主要分为两大类：一类为小分子物质，多以游离溶质的形式穿过细胞膜进入细胞；另一类为大分子和颗粒性物质，多以被囊泡包裹的形式进出细胞。这两类物质的跨膜转运分别采用不同的机制，前者分为被动运输和主动运输，后者分为胞吞作用和胞吐作用。

一、小分子物质的穿膜运输

细胞膜对小分子物质的通透具有高度的选择性。根据运输过程是否消耗能量，小分子物质通过细胞膜的方式主要分为被动运输（passive transport）和主动运输（active transport）。被动运输不需要细胞消耗能量，包括简单扩散（simple diffusion）和易化扩散（facilitated diffusion）两类，而主动运输则需要细胞消耗能量。

（一）被动运输

被动运输指通过简单扩散或易化扩散进行的顺浓度梯度（即由高浓度向低浓度）的分子运输，所需要的能量来自高浓度本身所包含的势能，不需要细胞提供能量。由于脂双分子层的中间部分是疏水性结构，只有 CO_2、O_2、N_2、苯等非极性物质能够通过简单扩散方式进入细胞，而离子、单糖、氨基酸等小分子物质必须依赖细胞的转运蛋白（transport protein）才能进出细胞。一般来说，分子量越小、脂溶性越强，通过脂双层的速率越快。非极性的分子、不带电荷的极性小分子均能迅速通过脂双层。但较大的分子如甘油通过脂双层较慢，葡萄糖则几乎不能通过。

1. 简单扩散　是一种最简单的物质穿膜运输方式，物质由浓度高的一侧向浓度低的一侧自由运动，故也称自由扩散。溶质分子直接溶解于膜脂双层中，通过质膜进行自由扩散，不需要转运蛋白协助。借助这种方式运输的物质通过细胞膜的速度除依赖浓度梯度的大小以外，还取决于其分子大小和脂溶性。脂溶性物质如醇、苯、甾类激素及 CO_2、O_2、NO 和水等均能通过简单扩散的方式穿过细胞膜（图 4-20）。

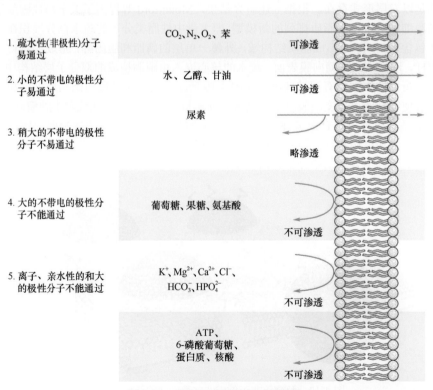

图 4-20　脂双层分子的相对通透性

2. 易化扩散 虽然细胞内外的离子浓度差为离子的穿膜运输提供了便利条件，但由于离子是极性物质，难溶于膜脂，所以不能通过简单扩散的方式穿膜运输，必须借助于膜上的转运蛋白穿过细胞膜。同样，某些非极性物质，如果分子量超过一定界限，也必须以这种方式穿过细胞膜。这种依赖于转运蛋白才能完成的物质运输方式称为易化扩散，也称协助扩散（图 4-21）。通常每种膜转运蛋白只负责转运某一种特定类型的溶质（如离子、糖或氨基酸）。

膜转运蛋白主要有两类：一类是载体蛋白（carrier protein），负责运输单糖、氨基酸、脂肪酸等非极性物质；另一类是通道蛋白（channel protein），负责运输离子。载体蛋白与特定的溶质结合，改变其自身构象使溶质穿过细胞膜。一部分载体蛋白承担易化扩散功能，而另一部分载体蛋白参与主动运输（见后述）。通道蛋白则形成一种贯穿脂双层的水溶性通道，当通道开放时特定的离子可经过该通道从膜的一侧进入另外一侧。以葡萄糖转运蛋白为例，该蛋白有 12 个跨膜区域，在运输过程中发生两种构象变化，朝向细胞外时，该蛋白以构象 A 形式与葡萄糖结合；而当葡萄糖运输到细胞内时，又转变成构象 B，与葡萄糖解离（图 4-21）。

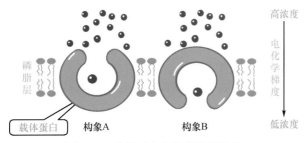

图 4-21 载体蛋白介导的易化扩散

餐后血糖升高时，肝细胞膜上的葡萄糖转运蛋白更多地呈现出构象 A，结合葡萄糖后，构象迅速改变，这时结合糖的入口关闭，所运载的葡萄糖被释放到胞内。而当饥饿时血糖浓度降低，胰高血糖素（glucagon）刺激肝细胞糖原分解成大量葡萄糖，转运蛋白又将胞内葡萄糖运输到胞外。葡萄糖的运输是双向的，既可由细胞外到细胞内，也可由细胞内到细胞外，调节运输过程的动力是细胞膜两侧的浓度差。葡萄糖转运蛋白通过自身构象的不断变化来完成葡萄糖运输过程。

离子运输——通道蛋白介导：细胞外的阳离子浓度明显高于细胞内，由此形成的细胞膜内外的电势差称为膜电位（membrane potential）。哺乳动物细胞内带负电，细胞外带正电。因此，在这种电压差和浓度差的共同作用下，带正电子理应被运输到细胞内，负电荷则转向胞外。然而带电离子无论分子量大小，都必须通过离子通道才能完成穿膜运输（图 4-22）。离子通道是细胞膜上供不同离子通过的特异性蛋白，正是这种离子通道保证了膜电位的稳定。大多数离子的跨膜浓度差与电压差方向一致，以 Na^+ 为例，细胞外 Na^+ 浓度和电荷数远远高于胞内，因此 Na^+ 的净流向是由细胞

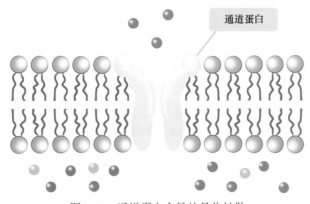

图 4-22 通道蛋白介导的易化扩散

外向细胞内。个别情况下，离子的浓度差与电压差相反，如 K+，生理状态下细胞内 K+ 浓度高于细胞外，称为电化学梯度（electrochemical gradient）。在这种情况下，离子的运输方向则取决于电压差和浓度差产生的合力，即电化学梯度。

（二）主动运输

主动运输是指膜内外的物质由低浓度（或低电势）一侧向高浓度（高电势）一侧逆向运输的过程。主动运输需要借助载体蛋白并消耗能量才能完成。动物细胞主动运输的能量主要来自 ATP 水解，还可从光吸收、电子传递、顺浓度梯度的其他物质流动中获得。根据运输过程中利用能量的方式不同，主动运输可分为 ATP 直接提供能量和 ATP 间接提供能量两种主要类型。

1. ATP 直接提供能量的离子泵运输 有些离子在细胞内外的浓度差别很大，如人的肌细胞在正常代谢时，细胞膜内 K+ 浓度为膜外的 35 倍，膜外 Na+ 浓度为膜内的 12 倍。Ca2+ 在质膜两侧的分布差别更大，一般情况下，真核细胞胞外的 Ca2+ 浓度要高于胞内约 1000 倍。这种特殊浓度差的形成和维持，不能用被动运输的机制来解释。1957 年，Hodgkin 和 Keynes 最先提出了离子泵模型。随后，丹麦科学家 Skou 发现了一种酶，在 Na+、K+、Mg2+ 存在时，它能催化 ATP 水解成 ADP 和磷酸，同时 Na+ 和 K+ 逆浓度梯度方向完成穿膜运输，所以将其称为 Na+-K+-ATP 酶。之后，Skou 把离子泵与 ATP 酶联系起来，又称为 Na+-K+ 泵。Skou 由于对物质跨膜转运研究做出的突出贡献而获得 1997 年诺贝尔生理学或医学奖。后来的研究发现，这种酶广泛存在于动物和植物细胞中，只要有 Na+、K+ 主动转运的地方，就能测到这种酶的活力。它可以利用水解 ATP 提供的能量，实现离子或小分子逆浓度或电化学梯度的穿膜运输，与 ATP 水解相偶联，是直接利用水解 ATP 提供能量的主动运输。在细胞膜上，作为泵的 ATP 酶都具有专一性，不同的 ATP 酶运输不同的离子，如运输 Na+ 和 K+ 的称为 Na+-K+ 泵或钠泵，运输 Ca2+ 的称为钙泵。

（1）Na+-K+-ATP 酶：镶嵌在细胞膜脂质双分子层中，具有载体的功能和酶的活性。可用生化方法从多种细胞膜上分离和提纯。纯化的 Na+-K+-ATP 酶是由两个 α 大亚基和两个 β 小亚基组成的四聚体（图 4-23）。

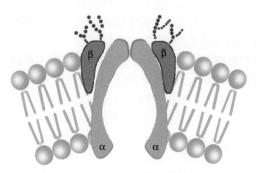

图 4-23 Na+-K+-ATP 酶的结构模式图

α 亚基分子量为 120kDa，为一个多次穿膜的穿膜蛋白，其中 ATP 和 Na+ 在 α 亚基胞内侧区域结合，而 K+ 和乌苯苷（一种 Na+-K+ 泵特异性抑制剂）只能结合在 α 亚基胞外侧区。β 亚基为小亚基，分子量为 50kDa，是一种组织特异性的糖蛋白，并不直接参与离子的穿膜运输，但能帮助在内质网新合成的 α 亚基进行折叠，其他功能还不清楚。当 Na+-K+-ATP 酶朝向胞质一侧时，α 亚基的胞质面有 3 个高亲和 Na+ 结合位点，可迅速与 3 个 Na+ 结合，同时 ATP 酶水解 ATP，而自身被磷酸基团所修饰。之后，酶构象发生改变，Na+ 结合位点转向胞外。这时，Na+ 与 α 亚基的亲和力减弱，3 个 Na+ 便解离到细胞外。改变构象的 ATP 酶在胞外有 K+ 存在时，α 亚基对 K+ 的亲和力高并与 2 个 K+ 结合，促使磷酸化的 ATP 酶去磷酸化（脱去磷酸基团），结果酶的构象又恢复原状，并失去对 K+ 的亲和力，将 2 个 K+ 释放入细胞内，完成一个循环（图 4-24）。

由此可见，Na+-K+-ATP 酶每完成一次转运过程，分别有 3 个 Na+ 出胞和 2 个 K+ 入胞。Na+-K+-ATP 酶运输的三个步骤都必须由 ATP 提供能量，使用生物氧化抑制剂，如氰化物可使 ATP 供给发生障碍，导致 Na+-K+-ATP 酶工作立即停止。

（2）Ca2+-ATP 酶：又称为钙依赖性 ATP 酶，简称钙泵，可将 Ca2+ 从胞内泵到胞外。真核细胞胞质中含有极低的 Ca2+（$\leq 10^{-7}$mol/L），而细胞外 Ca2+ 浓度却高得多（约 10^{-3}mol/L）。细胞内外的

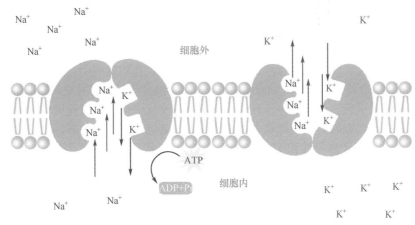

图 4-24　Na^+-K^+-ATP 酶的工作原理

Ca^{2+} 浓度梯度部分是由膜上的钙泵维持的。与 Na^+-K^+ 泵结构相似，钙泵的 α 亚基穿膜多达 10 次，提示从进化角度分析，这类离子泵的来源可能相同。在钙泵工作周期中，Ca^{2+}-ATP 酶也有磷酸化和去磷酸化过程，通过两种构象改变，结合与释放 Ca^{2+}。钙泵的工作与 ATP 水解相偶联，每水解 1 个 ATP 分子，能逆浓度梯度转运 2 个 Ca^{2+} 进入或泵出细胞。如目前了解较多的是肌细胞内肌质网膜上的钙泵，肌质网是肌细胞内储存 Ca^{2+} 的场所。当肌细胞膜去极化时，Ca^{2+} 由肌质网释放到肌浆中，引起肌肉收缩，然后通过钙泵又迅速将 Ca^{2+} 转运回肌质网内储存，使肌肉松弛。横纹肌的肌质网膜上含有大量钙泵，占膜蛋白总量的 80%。

2. 协同运输（co-transport）　是指一种物质被动运输，所产生的势能推动另一物质进行主动运输过程。如果两种物质运输方向一致，称为同向运输（symport）；如果方向相反，则称为对向运输（antiport）。小肠上皮和肾小管上皮细胞吸收葡萄糖和氨基酸是同向运输的典型事例。在小肠上皮细胞内，葡萄糖浓度明显高于肠腔。但为了维持血糖稳定，葡萄糖必须持续不断地运输到细胞内。这种逆向运输所需要的能量来自细胞表层（apical surface）的 Na^+ 转运蛋白。该蛋白可将 Na^+ 顺电势差运到细胞内。但在结合 Na^+ 的同时，Na^+ 转运蛋白发生构象改变，又与葡萄糖结合，顺势将后者携带到胞内。由于后一过程是逆葡萄糖浓度进行的，故属于主动运输。在细胞基底层（basal layer），葡萄糖与另一种运输蛋白结合并运输入血，这一过程是顺浓度梯度进行的，因此是被动运输。Na^+ 与葡萄糖同向运输具有重要的生理学意义。

二、大分子和颗粒物质的穿膜运输

除离子、单糖、氨基酸等小分子外，蛋白质、脂类和多糖等大分子或颗粒物质也需要进行穿膜运输。例如，白细胞吞噬的细菌、病毒、细胞碎片等异物要进入细胞内；免疫细胞分泌抗体、补体，要从细胞内运出细胞外。大分子和颗粒物质运输时不是直接穿过细胞膜，而是由膜包围形成膜泡，通过一系列膜泡的形成和融合来完成转运过程，因此称为膜泡运输，包括胞吞作用和胞吐作用两种基本形式。其特点是：①伴随着膜的运动，膜本身结构发生融合、重组和移位；②与主动运输一样，需要能量的供应。

（一）胞吞作用

真核细胞通过胞吞作用（endocytosis）不断摄取液体和大小分子，同时一些特殊细胞（如免疫细胞）还可吞噬大颗粒物质甚至整个细胞。这些被内吞的物质首先吸附在细胞表面，被细胞膜的一部分包裹起来，然后细胞膜内陷形成胞吞小泡，小泡脱离细胞膜，形成内吞囊泡，最终将这些物质送至溶酶体消化。内吞物质经溶酶体水解酶消化后，形成的分解产物直接运输出溶酶体进入胞质，为细胞所利用。根据吞入物质的种类、小泡大小及入胞机制的差异，胞吞作用可分为胞饮作用

（pinocytosis）、吞噬作用（phagocytosis）和受体介导的内吞作用（receptor-mediated endocytosis）。

1. 胞饮作用　通过小囊泡（直径＜100nm）"吞饮"（cellular drinking）液体和小颗粒物质（图4-25）。真核生物可通过胞饮作用不停地摄取液体和小颗粒物质，此过程是一个动态过程，涉及网格蛋白、结合素、动力素等囊泡运输相关蛋白。胞饮作用过程中，细胞膜会不停地更新。一方面，形成胞饮小泡耗费了一部分细胞膜；另一方面，胞吐作用又能补充一部分细胞膜，所以，细胞膜表面积虽不断更新，但大小并没有什么实质性的变化。后述吞噬作用和受体介导的内吞作用也有类似过程。不同细胞类型细胞膜表面积的这种更新速率有很大差异，比较大的如一个巨噬细胞每小时要胞饮相当于自身体积 1/4 的液体，这就意味着每分钟就要消耗 3% 的细胞膜，大约半小时质膜就要全部更新一遍。相反，在成纤维细胞中，这种更新速率则很低。

胞饮作用在能形成伪足或具有高度可活动膜的细胞中多见，如巨噬细胞、白细胞、毛细血管内皮细胞、肾小管上皮细胞、小肠上皮细胞等。

2. 吞噬作用　通过大囊泡（直径＞250nm）"吞吃"（cellular eating）大颗粒物质，如微生物和细胞碎片。吞噬细胞吞噬这些颗粒物质的基本过程是：颗粒物质首先附着在吞噬细胞表面，激活细胞表面受体，继而被体内抗体识别并促使更多吞噬细胞在此聚集（趋化作用）。随后，细胞膜凹陷或形成伪足，将颗粒物质（如细菌）先内凹到形如陷阱的膜囊泡内。细胞膜囊泡口的膜融合封闭，脱离细胞膜，游离成吞噬小泡，也称吞噬体（phagosome）。吞噬体在胞质内与溶酶体融合，形成吞噬溶酶体（phagolysosome）。吞噬溶酶体将颗粒物质逐步消化。消化后形成的小分子物可以回到细胞质基质中供细胞利用，达到"废物利用"的效果（图4-26）。吞噬作用是胞吞作用最生动的形式，早在一百多年前就为人们所观察到。单细胞生物如原虫基本上以吞噬方式摄取食物，维持生命。

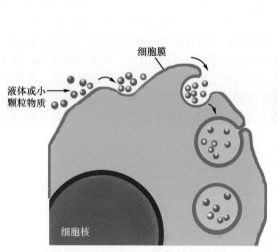

图 4-25　胞饮作用示意图

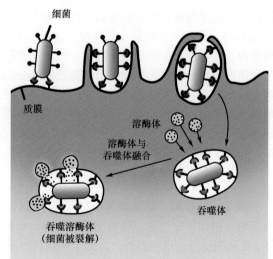

图 4-26　吞噬过程示意图

对于大多数动物的免疫细胞而言，如巨噬细胞、中性粒细胞和 T 淋巴细胞等，吞噬作用不是为了摄取营养，而是扮演"清道夫"角色。因此，这些细胞能有效地抵御微生物入侵，清除体内"异物"，从而保护机体不受感染。吞噬细胞在清除死细胞、受损细胞的过程中亦扮演重要角色。例如，人体每天约有 10^{11} 个红细胞发生衰老，而这些细胞的清除主要靠巨噬细胞来完成。

3. 受体介导的内吞作用　是细胞通过受体的介导摄取细胞外专一性蛋白质或其他化合物的过程。有些大分子在细胞外液中的浓度很低，进入细胞必须先与膜上特异性受体识别并结合，然后通过膜的内陷形成囊泡，膜囊泡脱离膜而进入细胞。与通常的胞饮作用相比，通过受体介导的内吞作用可以使某些特殊大分子浓缩 1000 倍以上，即选择性浓缩。这就解决了在不增加吞饮外液的情况下，相应提高颗粒物质的摄入比例的问题。

受体介导的内吞作用的典型例子是胆固醇的摄取和吸收。胆固醇作为动物细胞膜重要的组成成分之一，部分需要从饮食的脂肪中摄取和吸收。胆固醇不溶于水，在血液中与蛋白质结合形成低密度脂蛋白（low density lipoprotein，LDL）。LDL 与细胞表面受体结合，形成有被小窝继而形成有被小泡，进入细胞体内，与胞内体（endosome）融合。胞内体内 pH 较胞质和细胞外液偏低，在酸性环境下，LDL 与受体解离，受体运输囊泡又返回到质膜并被重新利用，LDL 则被运送至次级溶酶体。在次级溶酶体内，LDL 被水解酶所分解，最后释放胆固醇到胞质，用于合成新的质膜（图 4-27）。

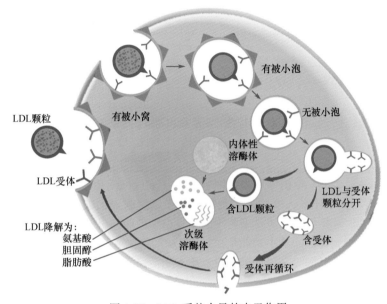

图 4-27　LDL 受体介导的内吞作用

（二）胞吐作用

胞吐作用（exocytosis）又称外排作用或出胞作用，是与胞吞作用相反的过程，是指细胞内合成的物质如酶、激素及一些未被分解的物质等通过囊泡转运至细胞膜，与质膜融合后将物质排出细胞的过程。以分泌性蛋白质为例，蛋白质首先在内质网合成和修饰，然后在高尔基体进行再修饰和归类，最后到达细胞膜。此过程中，囊泡运输始终受到监控，只有那些正确折叠和组装的分泌蛋白才能运至细胞表面而释放，否则将在细胞内降解。

所有真核细胞分泌蛋白在糙面内质网合成之后，转运至高尔基体，经修饰、浓缩、分选，装入分泌小泡，随即被运送至细胞膜，与质膜融合，将分泌物排出细胞。这种分泌途径普遍存在于动物细胞中，也称结构性分泌途径（constitutive secretory pathway）。结构性分泌途径为细胞提供了大量的新组合的膜脂和膜蛋白，以满足细胞分裂过程中对质膜的需求。

除了以上述结构性分泌方式分泌蛋白外，某些特性化细胞（如分泌细胞）还以一种调节性分泌途径（regulated secretory pathway）大量分泌酶、激素、糖蛋白等。这些分子储存于分泌小泡内，当细胞受到外界信号刺激时，便与细胞膜融合，从而将其中的物质释放到细胞外（图 4-28）。胰岛素等体内多种激素多以这种方式分泌。

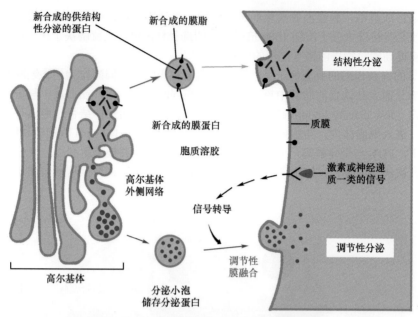

图 4-28　结构性分泌途径和调节性分泌途径

三、细胞表面及特化结构

细胞表面（cell surface）是由细胞膜、细胞外被（cell coat）和胞质溶胶（cytosol）组成的一个结构复杂的多功能复合体系。细胞外被是指覆盖在细胞膜表面的一层黏多糖物质，也称糖萼（glycocalyx）（图 4-29）。糖萼的本质是细胞膜的糖蛋白和糖脂伸出的寡糖链部分，因此，糖萼是细胞膜结构的一部分。细胞外被的基本功能是保护作用，如消化道、呼吸道等上皮细胞的细胞外被有助于润滑，防止机械损伤，同时又可保护黏膜上皮不受消化酶的作用。

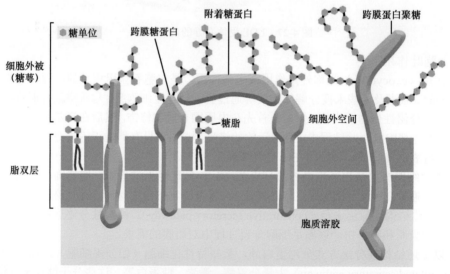

图 4-29　细胞表面结构示意图

细胞膜胞质侧下方有一层较黏稠、无结构的液性物质，称为胞质溶胶。它们与膜蛋白直接或间接相连，在结构和功能上可视为一个整体，对维持细胞形态、极性及运动等具有十分重要的作用。

各类细胞由于功能和生理状态的不同，细胞表面分化出某种特化结构。常见的特化结构如胃、肠上皮细胞的微绒毛；气管和输卵管上皮细胞的纤毛；巨噬细胞等表面的皱褶或片足及精子的鞭毛等。这些结构在细胞执行某种特定功能时发挥重要作用。

1. 微绒毛 微绒毛（microvilli）是细胞表面伸出的细长指状突起，广泛存在于动物细胞表面。微绒毛直径约为 0.1μm，长度则因细胞种类和生理状况不同而有所不同，在电镜下清晰可见。小肠上皮细胞刷状缘中的微绒毛，长度为 0.6 ~ 0.8μm。微绒毛的胞质中有许多纵行的微丝（microfilament）。微丝上端附着于微绒毛顶部，下端插入胞质中，附着于终末网（terminal web）。终末网是微绒毛基部胞质中与细胞表面平行的微丝网，其边缘部分附着于细胞侧面的中间连接处。微丝为肌动蛋白丝（详细内容可见第八章），终末网中还有肌球蛋白，其收缩可使微绒毛伸长或变短。

微绒毛的存在扩大了细胞的表面积，有利于细胞同外环境的物质交换，如小肠上的微绒毛，使细胞的表面积扩大了 30 倍，有利于吸收大量营养物质。不论微绒毛的长度还是数量，都与细胞的代谢强度有着相应的关系。例如，肿瘤细胞对葡萄糖和氨基酸的需求量都很大，因而大都带有大量的微绒毛。

2. 皱褶 在细胞表面还有一种扁形突起，称为皱褶（line of dependency）或片足（lamellipodium）。皱褶在形态上不同于微绒毛，它宽而扁，宽度不等，厚度与微绒毛直径相等，平均约 0.1μm，最高达几微米。在巨噬细胞的表面普遍存在着皱褶结构，与吞噬颗粒物质有关。

3. 纤毛和鞭毛 纤毛（cilium）和鞭毛（flagellum）是细胞表面伸出的条状运动装置。二者在发生和结构上并没有什么差别，均由"9+2"微管构成。有的细胞靠纤毛（如草履虫）或鞭毛（如精子和眼虫）在液体中穿行；有的细胞，如动物的某些上皮细胞，虽具有纤毛，但细胞本体不动，纤毛的摆动可推动物质越过细胞表面进行物质运送，如气管和输卵管上皮细胞的表面纤毛。关于纤毛和鞭毛的详细结构与功能可参见第八章细胞骨架。

第四节 细胞膜异常与疾病

细胞膜是围绕在细胞最外层的一层界膜，在细胞与外环境间进行物质交换、能量交换及信息传导等过程中起着十分重要的作用。所以，细胞膜的结构或功能异常，均可引起细胞的病理变化，导致疾病发生。

一、细胞膜表面异常与细胞癌变

近年来，随着对细胞膜研究的深入，研究发现肿瘤细胞的许多表型变化及其恶性行为均与细胞表面的结构、化学组分、理化性质及功能变化密切相关。因此，有学者将肿瘤称为细胞膜的分子病。

（一）膜蛋白改变

在正常细胞表面存在的某些蛋白质在肿瘤细胞膜中消失；相反，在肿瘤细胞膜中出现了某些正常细胞没有的蛋白质。例如，纤连蛋白是在细胞与细胞黏着中起中介作用的重要蛋白质。当正常细胞处于接触抑制状态时，纤连蛋白的含量明显增加。研究发现，在多种类型的肿瘤细胞表面，纤连蛋白明显减少，有的甚至完全消失，致使肿瘤细胞容易脱落转移。同时，肿瘤细胞中含唾液酸和岩藻糖的多肽或糖蛋白明显增加。目前认为肿瘤细胞表面的唾液酸平时处于隐蔽状态，在细胞分裂时才暴露。肿瘤细胞的这种唾液酸周期性暴露机制失调，唾液酸经常处于暴露状态，致使负电荷增高，就会导致细胞的增殖速度加快、黏着性降低、易于脱落扩散转移。肿瘤细胞表面存在的大量唾液酸，还可掩盖肿瘤相关抗原（tumor associated antigen，TAA），导致机体的免疫活性细胞不能正常识别和攻击肿瘤细胞。

　　肿瘤细胞表面的某些酶蛋白也可出现异常，如蛋白水解酶增加，糖苷脂活性增高，致使细胞膜对蛋白质和糖类的传递能力增强，从而为细胞的分裂和增殖提供更充分的物质基础。此外，激活纤溶蛋白酶原的活性物也增多，使血清中无活性的纤溶蛋白酶原转变为有活性的纤溶蛋白酶，导致肿瘤细胞的黏着性降低、浸润生长及转移能力增强。

（二）糖脂减少

　　研究发现，正常细胞转变为癌细胞过程中，鞘糖脂尤其是神经节苷脂会发生明显的变化。例如，正常肝组织细胞含有丰富的神经节苷脂（GM_3），在肝癌细胞中明显减少；而另外一种在正常肝细胞中含量很低的神经节苷脂（GD_3），在肝癌细胞中却增加了 10 多倍。

　　此外，在结肠癌、肺癌、胰腺癌、胃癌及淋巴瘤等多种肿瘤细胞中，发现了鞘糖脂组分改变和正常细胞缺乏的鞘糖脂。

（三）接触抑制丧失

　　接触抑制（contact inhibition）是指正常细胞在离体条件下培养，当细胞生长到一定的密度时彼此相互接触，细胞增殖受到抑制。离体细胞培养实验证明，正常细胞生长到彼此相互接触时，细胞便停止增殖。但癌细胞在相同的环境条件下，仍旺盛增殖，使细胞堆积重叠，失去接触抑制作用，造成细胞的恶性增殖。

（四）黏着作用消失

　　肿瘤细胞的显著特征表现在黏着作用消失，导致癌细胞的黏着性和亲合性降低，容易游离、分散、浸润附近的正常组织。有研究者做过一项实验：将艾氏腹水瘤细胞接种到小白鼠脑部，在一般情况下，肿瘤细胞的肺转移很容易发生。但接种艾氏腹水瘤细胞后再注射一种抗转移药物——羟基吡啶二硫代物，肺转移发生率则降低 1/4。因为羟基吡啶二硫代物与瘤细胞表面的巯基（—SH）结合，使肿瘤细胞膜表面与血管内表面均带上负电荷，致使肿瘤细胞无法通过血管而转移。实验说明，癌细胞转移与细胞表面黏着作用消失密切相关。

二、膜受体异常与疾病

　　膜受体是位于细胞膜上的一类具有特殊功能的蛋白质，膜受体的结构、功能或数量异常所引起的一类疾病称为受体病（receptor disease）。

（一）遗传性受体病

　　家族性高胆固醇血症（familial hypercholesterolemia）是细胞膜表面的低密度脂蛋白受体（low density lipoprotein receptor，LDLR）异常，导致脂类代谢失调的疾病，是一种常见的遗传性受体病。临床上表现为血清胆固醇水平显著升高，出现胆固醇沉积的黄色瘤和早发性动脉粥样硬化、冠心病及心肌梗死。

　　正常情况下，血浆中的低密度脂蛋白（LDL）颗粒可与细胞膜上的 LDLR 结合，经受体介导的胞吞作用进入细胞内，被溶酶体降解释放出游离胆固醇。一方面，游离胆固醇在内质网胆固醇脂酰转移酶催化下合成胆固醇酯储存起来；另一方面，游离胆固醇反馈抑制细胞内胆固醇的合成，从而维持胆固醇的平衡。患者由于 LDLR 缺陷，血浆中的 LDL 不能进入细胞，引起胆固醇在血中积累。由于进入细胞的胆固醇减少，反馈抑制减弱，细胞中胆固醇合成加速，导致大量的胆固醇进入血浆，致使血浆中胆固醇增高，在某些组织中沉积形成黄色瘤。随年龄增长，黄色瘤日益严重，尤其是腱黄瘤，在角膜上沉积导致较早地形成角膜弓（老年环），患者过早地出现冠心病。

　　1985 年，Brown 和 Goldstein 因对家族性高胆固醇血症发病机制的研究所做出的突出贡献而获诺贝尔生理学或医学奖。

（二）自身免疫性受体病

　　自身免疫性受体病是患者体内产生了针对自身受体的抗体所致。目前认为抗受体抗体的产生机制与遗传和环境因素共同作用有关。基因突变导致受体一级结构改变而使受体具有抗原性，或受体原来隐蔽的抗原决定簇暴露，或某一受体蛋白与外来抗原（如感染的病原体）有共同的抗原决定簇，使细胞在对外来抗原产生抗体和致敏淋巴细胞的同时，也对相应受体产生交叉免疫反应。此外，由遗传因素和环境因素导致机体免疫功能紊乱时，也有可能导致抗自身受体抗体的产生。

重症肌无力（myasthenia gravis）是人类疾病中发病原因研究得最清楚、最具代表性的自身免疫性受体病。它是一种神经肌肉接头突触后膜上的乙酰胆碱受体（AChR）异常，由乙酰胆碱受体抗体介导的体液免疫、T 细胞介导的细胞免疫依赖性、补体参与的自身免疫性疾病。患者血清中存在可与神经肌肉接头突触后膜上的 AChR 相结合的抗体，这些抗体与 AChR 结合，使有结合能力的受体减少，封闭了乙酰胆碱的作用。同时抗体又促使乙酰胆碱受体分解，使其从肌细胞表面消失，使患者的 AChR 减少到不足正常人的一半。

三、膜转运蛋白异常与疾病

细胞膜上主动转运系统的载体蛋白缺陷或膜转运载体蛋白发生质或量的改变，影响某些物质通过细胞膜的转运而引起的一类遗传性缺陷疾病，称为膜转运载体蛋白病。例如，胱氨酸尿症、肝豆状核变性及先天性葡萄糖 - 半乳糖吸收不良症等。

（一）胱氨酸尿症

胱氨酸尿症（cystinuria）患者的肾近曲小管和小肠黏膜上皮细胞的膜转运蛋白缺陷，不能转运胱氨酸、赖氨酸、精氨酸及鸟氨酸，患者血浆中这 4 种氨基酸的含量偏低，而尿液中的含量增高，在尿液 pH 下降时，胱氨酸沉淀形成尿路结石。

（二）肝豆状核变性

肝豆状核变性（hepatolenticular degeneration，HLD）是由铜代谢障碍导致的一类疾病，1912 年由 Wilson 最先描述，故又称为 Wilson 病。主要发病原因是细胞膜上与铜转运相关的膜转运载体蛋白 ATP7B 缺陷，导致患者不能合成血浆铜蓝蛋白，铜不能及时从细胞内清除，在组织中过量沉积产生毒性作用，尤其在肝、肾、脑、角膜等处特别明显。临床上表现为进行性肝硬化、豆状核变性、肢体震颤、肌强直、精神改变及角膜色素环等。

（三）先天性葡萄糖 - 半乳糖吸收不良症

先天性葡萄糖 - 半乳糖吸收不良症（congenital glucose-galactose malabsorption）是由于患者小肠上皮细胞转运葡萄糖 - 半乳糖的膜转运载体蛋白异常或缺陷，葡萄糖和半乳糖吸收障碍，患者肠道内渗透压改变引起肠液增加，出现水样腹泻。腹泻发生及腹泻程度与糖的进食时间和进食量有关，进食越多越严重，患者在进食 24 小时后即可出现腹泻。

四、离子通道异常与疾病

囊性纤维化（cystic fibrosis，CF）是一种离子通道异常所导致的遗传性疾病，7 号染色体长臂上囊性纤维化穿膜传导调节蛋白（cystic fibrosis transmembrane conductance regulator，CFTR）基因突变，导致 CFTR 蛋白 508 位的苯丙氨酸残基缺失，使翻译出的 CFTR 不能在内质网中正常加工，不能到达细胞膜上。目前已知 CFTR 是细胞膜上的一种受 cAMP 调节的氯离子通道，CFTR 缺乏，使得患者细胞膜向外转运 Cl⁻ 减少，Cl⁻ 和水不能进入呼吸道分泌的黏液中，致使黏液的黏度增大，纤毛摆动困难，不能向外排出分泌物而引发细菌感染。

囊性纤维化患者主要表现为外分泌腺功能紊乱、黏液腺增生、分泌液黏稠、汗液氯化钠含量增高。临床上有呼吸道、胰腺、肠道、胆道、输精管、子宫颈等的腺管被黏稠分泌物堵塞所引起的一系列症状，其中以呼吸道的损害最为突出。

本章学习思维导图

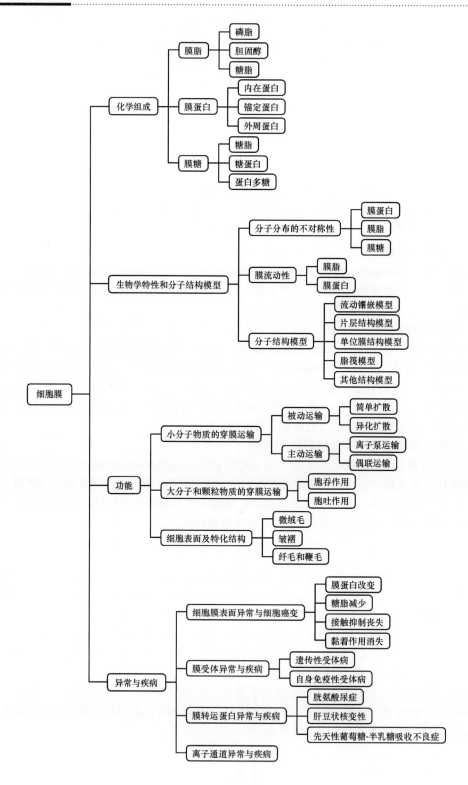

复习思考题

1. 细胞膜是由哪三类分子组成？它们又包括哪些主要成分？
2. 细胞膜的生物学特性是什么？为什么？
3. 从细胞生物学发展进程简述细胞膜的分子结构模型。
4. 简述小分子物质穿膜运输的主要方式以及与大分子物质运输的区别。
5. 简述 Na^+-K^+-ATP 酶的工作作用原理。

（竺亚斌　宋桂芹）

第五章　细胞连接与细胞外基质

第一节　细胞连接和细胞黏附

对于多细胞生物体来讲，和宏观世界一样，每个细胞也要与其他细胞合作才能完成一定的生理活动，而高等动物细胞之间合作的最典型的方式就是形成细胞连接（cell junction）。除结缔组织外，多细胞动物体内其他组织中的细胞均按一定方式排列而且相互连接，在相邻细胞膜表面形成各种特化连接装置，以加强细胞间的机械联系，维持组织结构的完整性和协调性，这些结构称为细胞连接。由细胞黏附分子介导的细胞与细胞之间或细胞与细胞外基质（extracellular matrix，ECM）之间的黏着，称为细胞黏附（cell adhesion）。细胞连接和细胞黏附是细胞间结构和功能联系的基本形式。

根据功能和结构不同，可将脊椎动物细胞连接分为三大类，即紧密连接（封闭连接）、锚定连接和通信连接（表 5-1，图 5-1）。

表 5-1　细胞连接的类型

功能分类	结构分类	主要特征	主要分布
紧密连接	紧密连接	相邻细胞膜形成封闭索	上皮细胞
锚定连接	黏着连接	肌动蛋白丝参与的锚定连接	
	黏着带	细胞 - 细胞连接	上皮细胞
	黏着斑	细胞 - 细胞外基质连接	上皮细胞基底面
	桥粒连接	中间丝参与的锚定连接	
	桥粒	细胞 - 细胞连接	心肌细胞、上皮细胞
	半桥粒	细胞 - 细胞外基质连接	上皮细胞基底面
通信连接	间隙连接	由连接子介导细胞通信连接	大多数动物细胞
	化学突触	经神经递质介导的通信连接	神经元和神经 - 肌细胞间

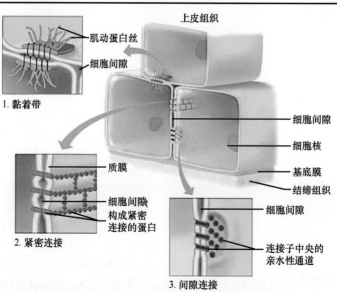

图 5-1　上皮组织中的三类主要细胞连接模式图

一、紧 密 连 接

紧密连接（tight junction）又称封闭连接（occluding junction），主要见于脊椎动物体内管腔及腺体上皮细胞管腔面顶端，呈带状环绕细胞。在紧密连接处，两相邻细胞质膜并非大片区域紧密连接，而是以断续的点连在一起，点状接触部位没有缝隙，未接触处尚有 10～15nm 的细胞间隙。冰冻断裂复型技术获得的小肠上皮细胞电镜照片显示，紧密连接区域是一种"焊接线"样的带状网络。两个相邻细胞膜上的"焊接线"样的网络是由特殊的穿膜蛋白成串排列形成的蛋白质颗粒条索，其中穿膜蛋白的细胞外结构域彼此直接相连对合，形成拉链状的密闭连接结构——封闭索（sealing strand），封闭索交织成网状，环绕在每个上皮细胞的顶部，将相邻细胞紧密连接在一起，封闭细胞间隙（图 5-2）。封闭索是紧密连接的特征性标志，不同上皮细胞间的紧密连接由层数不等的封闭索构成，层数越多，封闭作用越强。

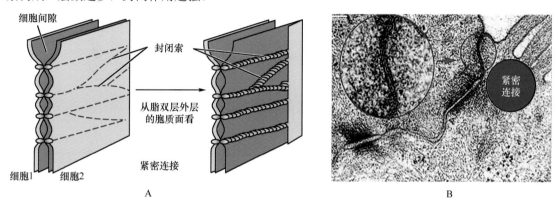

图 5-2　紧密连接结构模式图（A）与紧密连接结构电镜照片（B）

紧密连接是由三类穿膜蛋白包括闭合蛋白（occludin）、密封蛋白（claudin）、单次穿膜的连接黏附分子（junctional adhesion molecule，JAM），通过质膜下称为 ZO 蛋白的周边蛋白锚定在肌动蛋白丝上。

紧密连接不仅能使细胞连接在一起，加固组织，也能起封闭细胞间隙的作用，阻止物质从细胞之间通过，保证转运活动的方向性和机体内环境的稳定。例如，大脑毛细血管内皮细胞的紧密连接参与了血脑屏障的形成。将染料注入血管后，人体大部分器官都被染色，唯独脑细胞维持原样。又如，小肠腔内的营养物质只能由小肠上皮细胞的顶部摄入细胞而不能穿过紧密连接进入细胞间隙，保证了物质转运的方向性，同时使上皮下组织不受异物的侵害。但紧密连接对细胞间隙的封闭作用并不是绝对的。一些实验表明，紧密连接对小分子物质有一定的通透性，而且不同上皮的紧密连接对离子的通透能力也不同。除机械作用外，紧密连接还可构成上皮细胞膜脂和膜蛋白侧向扩散的屏障，维持上皮细胞的极性。由于紧密连接的存在，上皮细胞的顶面（apical surface）即游离面与侧面和基底面（basal surface）的某些膜蛋白或膜脂只能在各自的膜区域内运动，行使其各自不同的功能。

二、锚 定 连 接

锚定连接（anchoring junction）是一类由细胞骨架参与、存在于相互接触的细胞与细胞之间或细胞与细胞外基质之间的细胞连接，连接处细胞膜间隙的宽度近 20nm。单个细胞承受机械压力的能力很低，而当细胞形成组织后，细胞间或者细胞与胞外基质间通过锚定连接分散作用力，从而增强细胞承受机械力的能力，所以锚定连接在那些需要承受机械力的组织内尤其丰富，如上皮、心肌和子宫颈等。

锚定连接主要由两类蛋白构成：一类为细胞内锚定蛋白（intracellular anchor protein），这类蛋白一侧在细胞质内与特定的细胞骨架成分（肌动蛋白丝或中间丝）连接，另一侧与穿膜黏着蛋白连接；另一类为穿膜黏着蛋白（transmembrane adhesion protein），是一类细胞黏附分子，其细胞内部分与细胞内锚定蛋白相连，细胞外部分与相邻细胞的穿膜黏着蛋白或与细胞外基质结合（图 5-3）。

根据参与连接的细胞骨架类型和锚定部位、形态的不同，锚定连接分为两种类型：与肌动蛋白丝相连接的锚定连接，即黏着连接（黏着带、黏着斑）；与中间丝相连接的锚定连接，即桥粒连接（桥粒、半桥粒）。黏着带和桥粒存在于细胞与细胞之间，而黏着斑和半桥粒存在于细胞与细胞外基质之间。在单层上皮组织，黏着带占多数、桥粒相对少数；而在复层上皮组织，桥粒丰富、黏着带为少数。

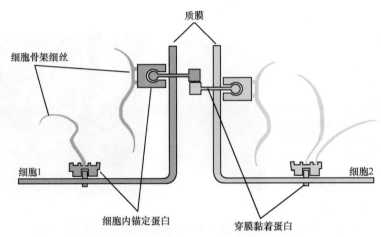

图 5-3　锚定连接结构模式图

1. 黏着连接（adhering junction）　是由肌动蛋白丝参与的锚定连接。黏着连接可分为两类：细胞与细胞之间的黏着连接，称为黏着带；细胞与细胞外基质之间的黏着连接，称为黏着斑。

（1）黏着带（adhesion belt）：常位于上皮细胞靠顶部的侧面、紧密连接的下方，是上皮细胞之间连续的带状黏附连接。因黏着带位于紧密连接与桥粒之间，又称中间连接（intermediate junction）。

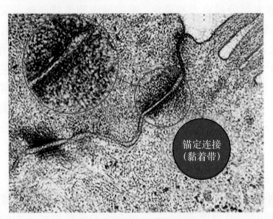

图 5-4　黏着带的电镜照片

小肠绒毛上皮细胞的透射电镜照片显示，黏着带处相邻细胞膜之间的间隙为 15 ～ 20nm，黏着带部位的穿膜黏着蛋白在上皮组织主要为 E- 钙黏着蛋白（E-cadherin）。相邻细胞的钙黏着蛋白胞外结构域相互结合（图 5-4），其细胞内结构域通过细胞内锚定蛋白与微丝相连，从而使相邻细胞的微丝束通过细胞内锚定蛋白和穿膜黏着蛋白连成广泛的细胞网，使上皮组织连成一个整体。胞内锚定蛋白包括 α 联蛋白（α-catenin）、β 联蛋白（β-catenin）、黏着斑蛋白（vinculin）和 α 辅肌动蛋白（α-actinin）等，形成复杂的多分子复合体，起锚定肌动蛋白丝的作用。

（2）黏着斑（plaque）：位于上皮细胞基底部，是分散而独立的细胞与细胞外基质之间形成的黏着连接。肌细胞与肌腱（主要是胶原）形成的肌腱连接属于这种方式，体外培养的成纤维细胞与含细胞外基质成分的培养基之间也是通过黏着斑方式相连的。

参与黏着斑连接的穿膜黏着蛋白是整联蛋白（integrin）（大多数为 $α_5β_1$），其胞外区域与细胞外基质（主要是胶原和纤连蛋白）成分相连，胞内部分通过锚定蛋白如踝蛋白（talin）和黏着斑蛋白介导与肌动蛋白丝相连。

2. 桥粒连接（desmosome junction）　　是由中间丝参与的锚定连接。桥粒连接分成两类：相邻细胞间的桥粒连接称为桥粒，又称点状桥粒；细胞与基底膜之间的桥粒连接则称为半桥粒。

（1）桥粒（desmosome）：呈点状或圆盘状，其占据的环状区域的直径不超过 0.5μm。桥粒连接通常存在于上皮细胞黏着带的下方，其主要功能是维持组织结构的完整性。电镜下，桥粒处细胞间隙通常大于 30nm，并存在一条有分支的线状结构；最显著的特征是相对膜胞质面有一致密的斑块样结构，被称为桥粒斑（desmosome plaque），主要由三种胞内锚定蛋白包括斑珠蛋白（plakoglobin）、斑菲素蛋白（plakophilin）和桥粒斑蛋白（desmoplakin）等构成，它是中间丝的锚定部位。不同类型细胞中附着的中间丝也不同，如上皮细胞中主要是角蛋白丝（keratin filament），心肌细胞中为结蛋白丝（desmin filament）。桥粒处的穿膜黏着蛋白为钙黏着蛋白家族的桥粒黏蛋白（desmoglein）和桥粒胶蛋白（desmocollin）。这两种穿膜蛋白分子的细胞外部分相互交错并牢固结合，形成在电镜下可见的间隙中的线状结构；细胞内部分与细胞内锚定蛋白构成的桥粒斑相连。相邻细胞中的中间丝通过细胞桥粒斑和穿膜黏着蛋白连成了贯穿整个组织的网架，为整个上皮层提供了结构上的连续性和抗张力作用（图 5-5）。

桥粒对上皮组织结构的维持非常重要。某些皮肤病与桥粒结构的破坏有关。患者自身抗体结合桥粒穿膜黏着蛋白，从而破坏桥粒结构，导致上皮细胞间锚定连接丧失，体液渗漏，可引起天疱疮（pemphigus），严重者可危及生命。桥粒穿膜黏着蛋白基因缺陷亦可导致皮肤病。

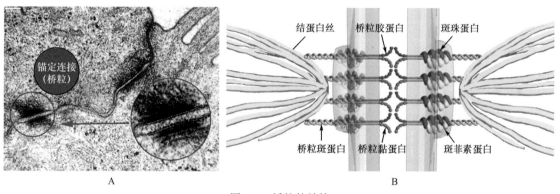

图 5-5　桥粒的结构
A. 桥粒的电镜照片；B. 桥粒结构模式图

（2）半桥粒（hemidesmosome）：是机体内特定上皮尤其是表皮组织细胞基底面与基底膜之间的连接结构，因半桥粒只在细胞中形成胞质斑，另一侧为基底膜，其结构相当于半个点状桥粒而得名。半桥粒在细胞膜胞质面的致密胞质斑，主要由 plectin 和 BP230 两种胞内锚定蛋白组成，它们都是 plakin 家族成员，与桥粒连接结构中的桥粒斑蛋白相关。角蛋白丝（表皮细胞中的中间丝）与胞质斑相连并伸向胞质内。半桥粒部位的穿膜黏着蛋白一种是整联蛋白（$α_6β_4$），另一种是穿膜蛋白 BP180，通过一种特殊的层粘连蛋白（锚定纤维）与基底膜相连（图 5-6）。

半桥粒的主要作用是将上皮细胞与其下方的基底膜连接在一起，防止机械力造成上皮与下方组织的剥离。抗半桥粒的自身抗体可导致多见于老年人的大疱性类天疱疮（bullous pemphigoid）。层粘连蛋白和整联蛋白 $α_6$ 或 $β_4$ 基因的突变均可引起大疱性表皮松解症（epidermolysis bullosa）。

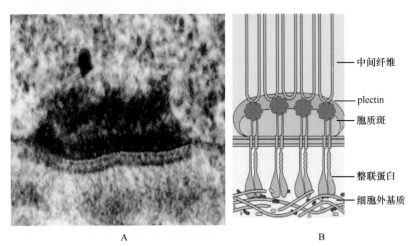

A   B

图 5-6　半桥粒结构

A. 半桥粒的电镜照片；B. 半桥粒结构模式图

三、通信连接

1. 间隙连接（gap junction）　也称缝隙连接，是不属于连接复合体（junctional complex）结构而又广泛分布的另一种细胞连接，电镜下可见该处细胞间隙宽 2nm。间隙连接除具有机械的细胞连接作用外，其主要功能是介导细胞与细胞间的通信，连接着相邻细胞的细胞质，并允许小分子物质通过，所以这种连接属于通信连接（communicating junction）。

构成间隙连接的基本结构单位是连接子（connexon）。相邻两细胞通过各自的连接子对接形成一个完整的连接通道（图 5-7）。其中央是亲水性的可控性管道，分子量近 1kDa 的亲水性物质，如无机盐、小分子量的糖和小肽均能通过。目前已发现 20 余种不同的连接子蛋白（connexin，Cx）。每个连接子由 6 个穿膜蛋白分子即连接子蛋白环形排列围成，每个连接子蛋白有 4 个穿膜区，其氨基端和羧基端均位于细胞内，故穿膜区由 1 个细胞内环和 2 个细胞外环连接起来。大部分细胞表达两种或两种以上连接子蛋白，同种连接子蛋白形成的连接子称为同源性连接子，两种不同连接子蛋

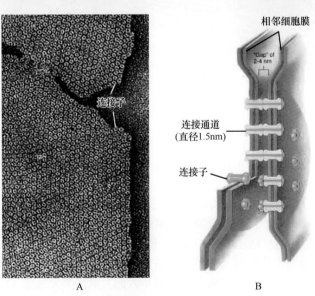

A   B

图 5-7　间隙连接

A.连接子横断面照片；B.间隙连接模式图（连接子纵断面）

白形成异源性连接子。相邻细胞间不同种连接子对接，形成 4 种不同类型的间隙连接通道，即同型同合体、异型同合体、同型异合体和异型异合体。由不同连接子蛋白构成的连接子在通透性、导电率和可调性方面是不同的，连接子的分布具有组织特异性。

间隙连接的重要功能是介导细胞间通信。细胞通信（cell communication）是指一个细胞内的信息通过化学递质或电信号迅速传递给另一个细胞，使靶细胞产生相应效应。主要表现为代谢偶联和电偶联。

（1）代谢偶联（metabolic coupling）：间隙连接中由于连接子形成了亲水性通道，可以使代谢物（氨基酸、葡萄糖、核苷酸、维生素等）及第二信使（cAMP、Ca^{2+}）直接在细胞间流通。代谢偶联带来的同步化效应能起到信息放大的作用。例如，许多激素与靶细胞作用后均引起细胞内环腺苷酸（cAMP）升高，通过间隙连接便可使一个首先受到激素刺激的细胞所产生的 cAMP 扩散到周围许多细胞中，引起一群细胞的反应。

（2）电偶联（electric coupling）：也称离子偶联，其连接子是一种离子通道，带电的离子能通过间隙连接到达相邻的细胞，使电信号从一个细胞传递到另一个细胞。在可兴奋细胞之间，广泛存在电偶联现象。例如，心脏窦房结产生的电脉冲离子流，通过心肌细胞之间的间隙连接从一个细胞流向另一个细胞，致使心肌细胞同步收缩，若这种连接被破坏，电偶联消失，则心脏停止跳动；食管和小肠壁中平滑肌细胞间的电偶联产生了沿壁传播的协调蠕动波；成年动物的平滑肌细胞中仅有少数平滑肌细胞受神经支配，其兴奋传导主要靠间隙连接。

间隙连接的功能很多，但截至目前，许多作用机制仍然不清楚。

2. 化学突触　　神经元之间或神经元与效应细胞（如肌细胞）之间通过突触（synapse）完成神经冲动的传递。突触可分为电突触（electrical synapse）和化学突触（chemical synapse）两种基本类型。电突触时细胞间形成间隙连接，而化学突触的突触前和突触后细胞膜之间存在 20nm 宽的间隙，使电信号不能通过，因此信号传递时，要经过将电信号转变为化学信号，再将化学信号转变为电信号的过程。化学突触进行信号传递时，神经冲动传递到轴突末端，引起神经递质小泡释放神经递质，然后神经递质作用于突触后细胞，引起新的神经冲动。

四、细胞黏附

在细胞间或细胞与细胞外基质间形成锚定连接时，首先发生细胞黏附，然后在细胞黏附的一些特定部位附着大量细胞骨架成分，最后形成黏着带、黏着斑、桥粒和半桥粒等细胞连接。细胞黏附不仅是一个将细胞连接起来的形态结构上的概念，也表示一个经常变化的动态过程。例如，表皮细胞紧密连接在一起为皮肤提供了一道屏障，保护人类免受体液丢失和细菌感染等伤害。然而，表皮最外层的角化细胞是要不断地被丢失的，随后再由基底层新的细胞填补上来，所以存在着表皮细胞不断地从深处向浅层迁移的现象。这里包含着细胞与细胞之间、细胞与基底膜之间黏附结构的变化。为了理解细胞黏附，首先应了解其分子构成和形态结构特征。

细胞黏附分子（cell adhesion molecule，CAM）是广泛存在于细胞膜上的一类特殊的受体分子，它们都是穿膜糖蛋白，以受体 - 配体结合的形式发挥作用。CAM 由三部分组成：①较长的胞外区，肽链的氨基端部分带有糖链，是与配体识别并结合的部位；②穿膜区，为一次穿膜的 α 螺旋；③胞质区，较短，肽链的羧基端部分，可与质膜下的细胞骨架成分或胞内的信号转导蛋白结合，从而介导细胞之间及细胞与细胞外基质之间的黏附。大多数细胞黏附分子属于 4 个基因家族的产物，即钙黏着蛋白家族、选择素家族、免疫球蛋白超家族和整联蛋白家族。

细胞黏附分子通过三种方式介导细胞识别和黏附：①同亲型结合（homophilic binding），即相邻细胞表面的同种黏附分子间的识别和黏附。钙黏着蛋白主要以这种方式介导细胞黏附。②异亲型结合（heterophilic binding），即相邻细胞表面的不同种黏附分子间的相互识别与黏附。选择素和整联蛋白主要以这种方式介导细胞黏附（图 5-8）。③连接分子依赖性结合（linker-dependent binding），即相邻细胞黏附分子通过连接分子中介才能相互黏附。黏附分子多数需要依赖 Ca^{2+} 或 Mg^{2+} 而发挥作用，这些分子介导的细胞识别与黏附还能在细胞骨架参与下形成细胞连接，如桥粒、半桥粒、黏着带及黏着斑等（表 5-2）。

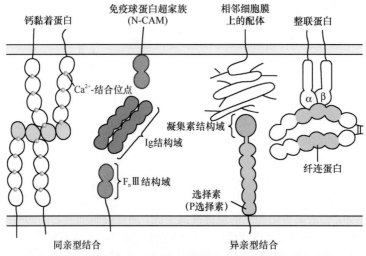

图 5-8　黏附分子同亲型结合和异亲型结合示意图

表 5-2　细胞表面主要黏附分子家族

黏附分子类型	主要成员	Ca²⁺/Mg²⁺ 依赖性	胞内骨架成分	参与的细胞连接
介导细胞 - 细胞黏着				
钙黏着蛋白	E- 钙黏着蛋白、N- 钙黏着蛋白、P- 钙黏着蛋白	+	肌动蛋白丝	黏着带
	桥粒 - 钙黏着蛋白	+	中间丝	桥粒
选择素	P 选择素			
免疫球蛋白超家族	N-CAM	−		
血细胞整联蛋白	α₁β₂	+	肌动蛋白丝	
介导细胞 - 胞外基质黏着				
整联蛋白	20 多种类型	+	肌动蛋白丝	黏着斑
	α₆β₄	+	中间丝	半桥粒

1. 钙黏着蛋白（cadherin）　是一类同亲型结合、Ca^{2+} 依赖性的细胞黏着糖蛋白。不同类型的细胞及发育不同阶段的细胞，细胞表面钙黏着蛋白的种类和数量均有所不同，它们在胚胎发育中的细胞识别、迁移、分化及组织器官的构建中起重要作用。

钙黏着蛋白分子是单次穿膜糖蛋白，由 700 ～ 750 个氨基酸残基组成。目前研究最清楚的是 E- 钙黏着蛋白、N- 钙黏着蛋白和 P- 钙黏着蛋白，这些"经典"的钙黏着蛋白胞外肽段较大，折叠形成 5 个串联结构域，Ca^{2+} 就结合在重复结构域之间，可将胞外区锁定形成棒状结构。Ca^{2+} 对维持钙黏着蛋白胞外部分刚性构象是必需的，Ca^{2+} 结合越多，钙黏着蛋白刚性越强。当去除 Ca^{2+} 后，钙黏着蛋白胞外部分就会松软而且不能相互黏着。钙黏着蛋白的胞内部分通过胞内衔接蛋白即联蛋白（catenin）（α-catenin、β-catenin 或 p120-catenin）与肌动蛋白丝连接，通过 β-catenin 或 p120-catenin 介导信息向胞内传导，根据细胞间建立的黏着连接传递信息以调整细胞的功能活动。

在胚胎和成人组织中，特定类型钙黏着蛋白在特定组织细胞上的表达是同种细胞之间识别和黏附的分子基础。在胚胎发育过程中，细胞通过调控钙黏着蛋白表达的种类和数量，使细胞间黏附、分离、迁移、再黏附形成新的组织结构。例如，E- 钙黏着蛋白是哺乳动物发育过程中第一个表达的钙黏着蛋白。当小鼠发育至 8 细胞期时，E- 钙黏着蛋白的表达使连接松散的卵裂球细胞紧密黏附。胚胎进一步发育，某些胚层的细胞停止表达 E- 钙黏着蛋白而表达其他钙黏着蛋白。另外，钙黏着蛋白家族的桥粒黏蛋白和桥粒胶蛋白的细胞外部分相互重叠并牢固结合，细胞内部分通过胞质斑与中间丝相结合，形成牢固的连接结构。

2. 选择素（selectin）　是一类依赖钙离子、仅参与异亲型细胞黏附、能与特异糖基识别并结合的细胞黏着蛋白。选择素家族包括 3 种成员：P 选择素（platelet selectin），主要位于血小板和内皮细胞上；E 选择素（endothelial selectin），存在于内皮细胞表面；L 选择素（leukocyte selectin），存在于所有类型的白细胞上。

选择素是单次穿膜糖蛋白。选择素家族各成员胞外结构域相似，均由氨基末端的凝集素（lectin）结构域、表皮生长因子（epidermal growth factor，EGF）样结构域及补体调节蛋白（complement regulatory protein，CRP）结构域组成。其中氨基末端的凝集素结构域可识别特异糖基，是参与细胞之间选择性黏附的重要部位。所有选择素识别和结合糖蛋白寡糖链末端的相似的糖基配体。Ca^{2+} 参与该识别和黏附过程。EGF 样和 CRP 结构域有加强分子间黏附及参与补体系统调节等作用。选择素分子胞内结构域通过锚定蛋白与细胞骨架微丝相连。

选择素主要参与白细胞或血小板与血管内皮细胞之间的识别与黏着，帮助白细胞从血液进入炎症部位。除此之外，选择素通过与配体相互作用还可参与体内多种生理和病理过程，如参与肿瘤转移过程、参与血栓形成、促进创伤的修复和愈合、参与细胞内外的信号传递等。

3. 介导细胞黏着的免疫球蛋白超家族　这是一类介导 Ca^{2+} 非依赖性黏附作用的细胞黏附分子，以含有免疫球蛋白（immunoglobulin，Ig）样结构域为其分子结构特征，是免疫球蛋白超家族（immunoglobulin superfamily，IgSF）成员。大多数 IgSF 细胞黏附分子（CAM）介导淋巴细胞和免疫应答所需的细胞（如吞噬细胞、树突状细胞）之间的特异性相互作用，但 N-CAM 介导非免疫细胞的黏着。

IgSF 细胞黏附分子具有与其他细胞黏着有关的蛋白质相似的分子结构模式。目前了解最多的是 N-CAM，它是一类细胞表面糖蛋白。N-CAM 由单一基因编码，由于 mRNA 选择性剪切及糖基化不同，可形成 20 余种不同的 N-CAM。N-CAM 可通过同亲型结合机制与相邻细胞的同类分子结合，从而将细胞黏附在一起。它们在胚胎发育早期即开始表达，对神经系统的发育、轴突生长及突触的形成有重要作用。N-CAM 基因缺陷可引起智力发育迟缓和其他神经系统病变。

I-CAM 有多种类型，表达于淋巴细胞、粒细胞和血管内皮细胞，通过异亲型结合机制参与细胞黏附。PE-CAM 主要表达于血小板和内皮细胞，既可以同亲型结合方式也可以异亲型结合方式与其他黏附分子结合，在血管内皮细胞间的紧密黏附中起主要作用。

4. 整联蛋白　整联蛋白（integrin）是一类普遍存在于脊椎动物的细胞表面、Ca^{2+} 或 Mg^{2+} 依赖性的异亲型细胞黏附分子，介导细胞间及细胞与细胞外基质之间的相互识别和粘连。

整联蛋白分子与其他细胞黏附分子不一样，整联蛋白是一类异源二聚体穿膜黏着蛋白，由 α 和 β 两个亚单位非共价结合而成。整联蛋白 α 亚基和 β 亚基均由胞外区、穿膜区和胞质区三个部分组成。整联蛋白的 α 亚基和 β 亚基都只有一次穿膜区。两亚基胞外区组成的球状头部区是整联蛋白分子与配体结合的部位，胞外区存在着二价阳离子（Ca^{2+} 或 Mg^{2+}）结合区，Ca^{2+} 或 Mg^{2+} 可影响胞外区与相应配体结合的亲和性和特异性，胞外区可与纤连蛋白、层粘连蛋白等含有精氨酸 - 甘氨酸 - 天冬氨酸（RGD）三肽序列的细胞外基质成分结合；整联蛋白的胞内区都较短（$β_4$ 亚基除外），可通过胞内的一些连接蛋白（踝蛋白、α- 辅肌动蛋白等）与细胞内的细胞骨架成分相互作用，不仅参与细胞黏附作用，还能传递信号。不同的细胞表达的整联蛋白在组成上不尽相同。此外，不仅同一种整联蛋白可以与不同的配体结合，同一种配体也可以与不同的整联蛋白相结合。

整联蛋白与其配体的亲和性不高，整联蛋白两个亚基的球形胞外区可与蛋白聚糖、纤连蛋白、层粘连蛋白等含 RGD 序列的大多数细胞外基质蛋白识别结合，因此可以使细胞黏着在细胞外基质上。白细胞上的由 $β_2$ 亚基组成的整联蛋白可以介导其在炎症部位与血管内皮细胞上的 IgSF 成员

ICAM-1 结合黏附，白细胞得以穿出内皮细胞进入炎症区发挥关键作用。活性状态的整联蛋白在细胞同细胞外基质或其他细胞的接触部位发生聚集，可激活细胞内某些信号传递途径，如 Ca^{2+} 内流、第二信使磷酸肌醇的合成及蛋白质上酪氨酸的磷酸化等，称为"由外向内"（outside-in）信号转导。通过整联蛋白激活的这些信号影响细胞形状、运动、生长、增殖、分化和存活等。整联蛋白还介导信号"由内向外"（inside-out）传递。研究发现，整联蛋白往往以无活性的形式存在于细胞膜表面，当细胞内事件改变了这些整联蛋白胞质域的构象时，可激活整联蛋白，增加整联蛋白对配体的亲和性。例如，在凝血过程中，血小板结合于受损伤的血管或被其他可溶性信号分子作用后通过细胞内信号传递，激活血小板质膜上的整联蛋白（$\alpha_{IIb}\beta_3$），增加了其对含有 RGD 序列的纤维蛋白原（fibrinogen）的亲和性，后者作为连接者，与整联蛋白 $\alpha_{IIb}\beta_3$ 相互作用，把血小板聚集在一起形成了血凝块。

第二节　细胞外基质

机体的组织是由细胞和细胞外基质（extracellular matrix，ECM）共同组成的，两者之间存在着十分密切的关系和复杂的相互作用：一方面，作为细胞生命活动的产物，细胞外基质的产生是由细胞所决定的，细胞外基质成分的合成和降解是由细胞调控的；另一方面，细胞外基质提供了细胞生存的直接微环境，对细胞的基本生命活动具有直接的影响。两者彼此依存、相互作用，共同决定着组织的结构与功能。

细胞外基质是指分布于细胞外空间的蛋白质和多糖纤维等交错形成的网络胶状结构体系，即细胞成分之外的组织成分的总称。细胞外基质是细胞的分泌物在细胞附近构成的精密结构，与以共价键形式结合于细胞膜脂和膜蛋白外表面的多糖细胞被（cell coat）不同，细胞外基质主要是通过与细胞质膜中的细胞外基质受体如整联蛋白的结合而同细胞建立相互联系。

虽然生物体内不同组织中细胞外基质具有组分、含量、结构、存在形式及发育阶段等差异，但是它们的生物学作用却是基本相同的。它们不仅将细胞整合在一起并决定其物理性质，还对细胞的存活、形态、功能、增殖、分化、迁移及死亡等各种生物学行为加以调节。另外，细胞与细胞外基质是相辅相成、互相联系的。细胞外基质的结构和功能的异常可作为细胞组织病理改变的重要生理指标；而结构和功能异常的细胞外基质也会作用于周围的细胞及组织器官，进而促使和导致相关病理改变的发生。

构成细胞外基质的大分子种类繁多，其主要组成成分可大致归纳为糖胺聚糖与蛋白聚糖、胶原与弹性蛋白及非胶原糖蛋白（如纤连蛋白和层粘连蛋白）三大基本类型（图 5-9）。

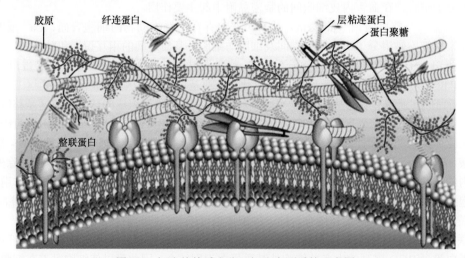

图 5-9　细胞外基质成分及细胞表面受体示意图

一、糖胺聚糖和蛋白聚糖

1. 糖胺聚糖是由重复二糖单位构成的直链多糖　糖胺聚糖（glycosaminoglycan，GAG）是由重复的二糖单位构成的无分支直链多糖。二糖单位中一个糖基是氨基己糖（N-氨基葡萄糖或 N-氨基半乳糖），另一个糖基多为糖醛酸（葡萄糖醛酸或艾杜糖醛酸）。只有硫酸角质素例外，以半乳糖代替糖醛酸。糖胺聚糖根据组成二糖结构单位的糖基、连接方式、硫酸化的数量等的不同可分为如下 7 种（表 5-3）。

糖胺聚糖在维持组织结构和功能的完整性方面起重要作用，这主要是由如下两个重要特征所决定的：一是与蛋白质链不同，该碳水化合物链不会折叠成致密结构，因此糖胺聚糖在基质中占据很大的空间；二是糖胺聚糖带负电荷，具有强烈的亲水性和吸附阳离子能力。糖胺聚糖与水分子结合形成凝胶，产生的膨胀压可抵抗外界压力。在结缔组织中，尽管糖胺聚糖的重量还不到纤维蛋白的 10%，但由于其形成多孔的亲水性凝胶，充满了整个细胞外间隙，既能对组织起到机械性支撑作用，又允许水溶性分子的扩散和细胞的移动。

从表 5-3 可以看出，透明质酸（hyaluronic acid，HA）是糖胺聚糖中分子量最大的一种。它的糖链特别长，可含 10 万个糖基，而其他糖胺聚糖一般由不到 300 个糖基组成。在溶液中透明质酸呈无规则卷曲状态，如果强行伸长，其长度可达 20μm。由于透明质酸全部是由单纯的葡萄糖醛酸和乙酰氨基葡萄糖二糖结构单位重复排列聚合而成，结构相对简单，因此被认为是细胞外基质中糖胺聚糖的原始形式。透明质酸是唯一不发生硫酸化修饰的糖胺聚糖，亦不与蛋白质共价结合，但可以非共价键形式与蛋白质进行结合，并与其他六种糖胺聚糖一起参与细胞外基质中蛋白聚糖的构成。

透明质酸分子表面含有大量亲水基团，可结合大量水分子，形成黏性的水化凝胶。透明质酸的这种理化性质赋予了组织较强的抗压性，并具有润滑剂的作用，利于细胞运动迁移。在胚胎发育早期和创伤修复时，细胞分泌大量的透明质酸，促进细胞迁移和增殖，细胞迁移结束时，多余的透明质酸立即被透明质酸酶（hyaluronidase）降解。

表 5-3　糖胺聚糖的分子特性及主要组织分布

糖胺聚糖	分子量（Da）	重复二糖单位的糖基组成		主要组织分布
透明质酸	$(4 \sim 8) \times 10^6$	D- 葡萄糖醛酸	N- 乙酰氨基葡萄糖	各种结缔组织、皮肤、软骨、滑液、玻璃体
4- 硫酸软骨素	$(5 \sim 50) \times 10^3$	D- 葡萄糖醛酸	N- 乙酰氨基半乳糖	皮肤、骨、软骨、动脉、角膜
6- 硫酸软骨素	$(5 \sim 50) \times 10^3$	D- 葡萄糖醛酸	N- 乙酰氨基半乳糖	皮肤、骨、动脉、角膜
硫酸皮肤素	$(15 \sim 40) \times 10^3$	*D- 葡萄糖醛酸	N- 乙酰氨基半乳糖	皮肤、血管、心脏、心瓣膜
硫酸乙酰肝素	$(5 \sim 12) \times 10^3$	*D- 葡萄糖醛酸	N- 乙酰氨基葡萄糖	肺、动脉、细胞表面
肝素	$(6 \sim 25) \times 10^3$	*D- 葡萄糖醛酸	N- 乙酰氨基葡萄糖	肝、肺、皮肤、肥大细胞
硫酸角质素	$(4 \sim 19) \times 10^3$	D- 半乳糖	N- 乙酰氨基葡萄糖	软骨、椎间盘、角膜

* 亦可为其差向异构体 L- 艾杜糖醛酸。

2. 蛋白聚糖是由蛋白质与糖胺聚糖共价结合的糖蛋白　蛋白聚糖（proteoglycan，PG）是由一条称为核心蛋白（core protein）的多肽链与硫酸糖胺聚糖共价结合的高分子量复合物，是一种含糖量极高的糖蛋白（含糖量可达分子总重量的 90% ～ 95%）。

核心蛋白为单链多肽，在一个核心蛋白上可同时结合一个到上百个同一种类或不同种类的糖胺聚糖链，形成大小不等的蛋白聚糖单体，若干蛋白聚糖单体又能够通过连接蛋白（nectin）与透明质酸以非共价键结合形成蛋白聚糖多聚体（图 5-10）。因此，蛋白聚糖的一个显著特点是多态性，可含有不同氨基酸序列的核心蛋白，以及长度和成分不同的多糖链。蛋白聚糖依据其所含的主要二糖单位来命名。

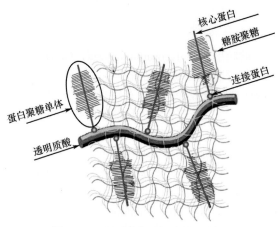

图 5-10　蛋白聚糖分子结构示意图

绝大多数蛋白聚糖分子巨大。最大的一种蛋白聚糖，如软骨的主要成分聚集蛋白聚糖（aggrecan），其碳水化合物的含量超过 95%，分子量近 300 000Da。在软骨中，聚集蛋白聚糖可聚集成超大复合物，其分子量可达 100 万 Da，占据空间 $5 \times 10^{16} nm^3$。也有分子量仅为 40 000Da，只一条糖链的蛋白聚糖分子如饰胶蛋白聚糖（decorin）。

蛋白聚糖普遍存在于动物体内各种组织中，在结缔组织中含量最高。它具有许多生物学功能，除了空间填充和机械性能，如软骨中的蛋白聚糖巨大复合体赋予软骨良好的弹性和抗压性，基膜中结合于 Ⅳ 型胶原的蛋白聚糖是构成基膜的重要组分，还包括某些细胞外基质中的蛋白聚糖和细胞表面的膜蛋白聚糖，常可与成纤维细胞生长因子（fibroblast growth factor，FGF）、转化生长因子 -α（transformed growth factor-α，TGF-α）和细胞因子等生物活性分子结合，调节这些可扩散信号分子的活性。

二、胶原纤维和弹性纤维

1. 胶原是细胞外基质中含量最丰富的纤维蛋白家族　胶原（collagen）是细胞外基质中的一个纤维蛋白家族，是动物体内含量最多的蛋白质，约占蛋白质总量的 30%。它遍布于体内各种器官和组织，在结缔组织中特别丰富，是细胞外基质的框架结构。目前已发现的胶原蛋白有 26 种。胶原的类型是根据其结构的不同而划分的，有纤维胶原（fibrillar collagen）、纤维相关胶原（fibril-associated collagen）、网络形成胶原（network-forming collagen）、锚定纤维（anchoring fibril）、穿膜胶原（transmembrane collagen）、基膜胶原（basement-membrane collagen）等，其中含量最丰富的是纤维胶原，占全部胶原总量的近 90%。不同的胶原蛋白由不同的三聚体组成，表 5-4 是目前了解最多，也较为常见的几种胶原蛋白。它们可以是同源三聚体，即其中的三条多肽链完全相同；也可以是异源三聚体，即其中的两条或三条多肽链都不相同。Ⅱ、Ⅲ 型胶原蛋白是典型的同源三聚体，Ⅰ、Ⅳ 型胶原蛋白则是典型的异源三聚体。构成胶原蛋白的每一条多肽链都是 α 链。不同的 α 链由不同的基因编码。胶原在体内分布有一定的组织特异性。Ⅰ、Ⅱ、Ⅲ 型胶原蛋白在组织中的含量最为丰富。皮肤组织中以 Ⅰ 型胶原蛋白为主，Ⅲ 型胶原蛋白次之；Ⅱ 型胶原蛋白是软骨组织中的主要胶原成分；Ⅲ 型胶原蛋白则是血管组织中含量最多的胶原成分。Ⅳ 型胶原蛋白仅存在于基底膜中，形成二维网络样结构。

表 5-4　几种常见类型的胶原及其组织分布

类型	亚单位	聚合形式	主要特征	主要组织分布
Ⅰ	$[\alpha_1(Ⅰ)]_2[\alpha_2(Ⅰ)]$	原纤维	低羟赖氨酸、低糖类	皮肤、角膜、骨、牙、肌腱、韧带等
Ⅱ	$[\alpha_1(Ⅱ)]_3$	原纤维	高羟赖氨酸、高糖类	脊索、软骨、椎间盘、眼、玻璃体
Ⅲ	$[\alpha_1(Ⅲ)]_3$	原纤维	高羟脯氨酸、低赖氨酸、低糖类	皮肤、肌肉、血管、内部器官
Ⅳ	$[\alpha_1(Ⅳ)]_2[\alpha_2(Ⅳ)]$	原纤维	高羟赖氨酸、高糖类	基膜

胶原分子的基本结构是由三条多肽链紧绕而成的三股超螺旋结构，每条多肽链称为 α 链，每条 α 链的特征性结构是三个氨基酸的重复序列，即 Gly-X-Y，X 和 Y 可以是任何一种氨基酸，通常情况下，X 为脯氨酸残基，Y 为羟脯氨酸残基。

胶原蛋白的合成是在附着于糙面内质网上的核糖体内进行的，而胶原纤维的装配则始于内质网，在高尔基体中继续进行，完成于细胞外。

最初合成的为前α链（pro-α chain），肽链两端各有一段不含 Gly-X-Y 三体序列的前肽（propeptide）。羧基端前肽约为 250 个氨基酸残基，氨基端前肽约有 150 个氨基酸残基。新合成的前α链相继在内质网和高尔基体中进行修饰，肽链中脯氨酸和赖氨酸被羟基化，其中一些羟赖氨酸被糖基化。然后三条前α链的羧基端前肽借二硫键联系在一起，并从羧基端向氨基端聚合形成带前肽的三股螺旋结构，前肽部分保持非螺旋卷曲。这种带前肽的三股螺旋胶原分子称为前胶原（procollagen）分子，它们被包装在分泌小泡中转运到细胞外。然后由细胞外的两种特异性前胶原肽酶分别水解除去羧基、氨基两端的前肽结构序列，最终形成原胶原（tropocollagen）分子。在被切除掉前肽序列的胶原分子两端，依然分别保留着一段被称为端肽区（telopeptide region）的非螺旋结构区域。

原胶原分子在细胞外进一步形成多聚体，即相互排列成有序的阶梯并发生侧向共价交联，这种交联是由侧向相邻的赖氨酸及羟赖氨酸残基的氨基在细胞外赖氨酸氧化酶（lysine oxidase，LOX）的催化下氧化成醛基，然后两个醛基或醛基与氨基之间脱水缩合而形成醛醇交联，此种交联结合多发生在胶原分子两端很短的非螺旋端肽区。

由原胶原侧向聚集共价交联形成的胶原原纤维（collagen fibril）是具有极强抗张力强度的不溶性胶原蛋白结构。胶原原纤维在装配于其表面上的纤维相关胶原作用下，可进一步聚集结合成束，即形成直径数微米、光镜下可见的胶原纤维（collagen fiber）（图 5-11）。

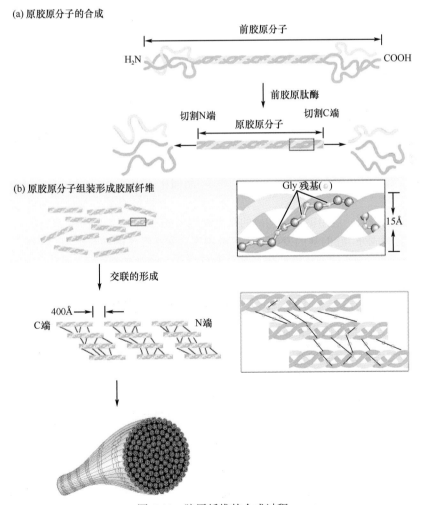

图 5-11 胶原纤维的合成过程

一般情况下胶原更新转换率较慢，如骨胶原分子的半衰期可达 10 年，但在创伤修复或炎症反应初期，胶原转换率加快，并伴有胶原类型的转变。胶原可被胶原酶（collagenase）降解，胶原酶的活化与抑制对于调节胶原的转换率有重要作用。创伤组织、癌变组织中胶原酶活性显著增高；一些酶类如蛋白酶、纤溶酶等可以活化胶原酶；结缔组织可以合成胶原酶抑制剂。胶原的降解产物往往具有一定的生物学活性，如基膜胶原的蛋白酶降解产物都对血管生成具有显著的抑制活性。

2. 弹性蛋白是构成细胞外基质中弹性纤维网络的主要成分　组织弹性主要由弹性纤维（elastic fiber）与胶原纤维交织而决定，弹性纤维的主要成分是弹性蛋白（elastin）和原纤维蛋白（fibrillin）。弹性蛋白可超过大血管质量的 50%，是构成细胞外基质中弹性网络结构的主要组成成分，其肽链由 750～830 个氨基酸残基所组成，像胶原一样富含甘氨酸和脯氨酸，但很少羟化，不含羟赖氨酸，不发生糖基化修饰，具有高度的疏水性。在结构组成上，弹性蛋白由两种短肽交替排列而成，一种为疏水性短肽，赋予其弹性；另一种短肽为富含丙氨酸与赖氨酸残基的 α 螺旋，可在相邻分子间形成交联。每种短肽各由一个外显子编码。弹性蛋白在细胞中合成后，以可溶性的前体原弹性蛋白（tropoelastin）的形式分泌到胞外，然后在靠近质膜处形成丝状或片层，并通过赖氨酸（Lys）残基间的交联键形成富有弹性的网状结构（图 5-12）。由于没有胶原的 Gly-X-Y 重复序列，弹性蛋白不形成规则的螺旋结构，而呈无规则卷曲。另外，由于弹性蛋白分子间的高度交联，弹性纤维网可以像橡皮筋一样能够伸展和回缩。

共存于组织细胞外基质中的弹性蛋白纤维与无弹性的胶原蛋白纤维相互交织，既可以赋予组织一定弹性，又可以限制其伸展程度，防止组织撕裂。弹性蛋白的降解主要由弹性蛋白酶催化。

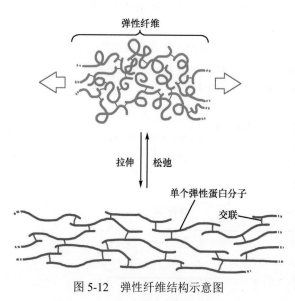

图 5-12　弹性纤维结构示意图

弹性纤维并非单纯由弹性蛋白组成，在弹性蛋白的表面还包绕着一层由糖蛋白构成的微原纤维（microfibril）。另外，原纤维蛋白是保持弹性纤维完整性必需的成分，它的基因发生突变可影响富含弹性纤维的结缔组织，导致一种称为马方综合征（Marfan syndrome）的遗传性疾病，严重者可导致主动脉破裂。

三、非胶原糖蛋白

非胶原糖蛋白是细胞外基质中除胶原及弹性蛋白之外的另一类重要的蛋白成分。它们都是多功能大分子，具有分别与细胞及其他细胞外基质成分结合的多个结构域，是细胞外基质成分的组织者。现已发现数十种，纤连蛋白和层粘连蛋白是当前研究得最清楚的两种非胶原糖蛋白。

1. 纤连蛋白是动物界最为普遍存在的非胶原糖蛋白之一　纤连蛋白（fibronectin，FN）普遍存在于动物界（从淡水海绵至人类）。它也是发现最早、分布最广泛的细胞外基质非胶原糖蛋白。首次发现该物质时，曾一度引起人们的兴奋，因为纤连蛋白在培养的某些肿瘤细胞中含量减少，提示其使肿瘤细胞的黏附能力下降、转移能力提高。

纤连蛋白属于高分子量糖蛋白，其含糖量因组织和分化程度不同而有差异，为 5%～9.5%。纤连蛋白有两种存在形式：一种是可溶性的纤连蛋白，主要存在于血浆及各种体液中，主要由肝实质细胞分泌，称为血浆纤连蛋白；另一种是不溶性的纤连蛋白，主要存在于细胞外基质及细胞表面，主要由间质细胞产生，称为细胞纤连蛋白。各种纤连蛋白均由相似的亚单位组成：血浆纤连蛋白是由两条相似的肽链在靠近羧基端借二硫键交联形成的"V"形二聚体（图5-13）。每一肽链有2450个左右的氨基酸残基，分子量为220～250kDa；细胞纤连蛋白是由二聚体交联后形成的多聚体。在人体中，目前已鉴定的纤连蛋白亚基就有20种以上，它们都是由同一基因编码的产物，转录后由于拼接的不同而形成多种异型分子。

在纤连蛋白的每一肽链亚单位中，都含有由不同的重复氨基酸序列组成的三种不同类型、数目的模块结构，它们分别为Ⅰ、Ⅱ、Ⅲ型纤连蛋白重复序列。它们的特殊排列，构成了肽链上不同的功能结构域，可分别与不同的生物大分子或细胞表面受体结合，如胶原、肝素、纤维蛋白、血小板反应蛋白、凝血因子等。

其中最主要的结构域是呈桶样的Ⅲ型纤连蛋白重复序列，它在每个亚基中可多达15～17个。Ⅲ型重复序列模块结构中的纤连蛋白-细胞结合结构域含有一个RGD（Arg-Gly-Asp）三肽序列，该序列是与细胞表面某些整联蛋白识别及结合的部位。一些含RGD序列的短肽可与纤连蛋白竞争，与细胞结合部位结合，因此这种短肽具有抑制细胞与细胞外基质结合的作用。但RGD序列不是纤连蛋白所独有，许多细胞外基质都含有此序列。而且细胞与基质的结合除了需要有RGD序列外，还要求有其他序列存在。

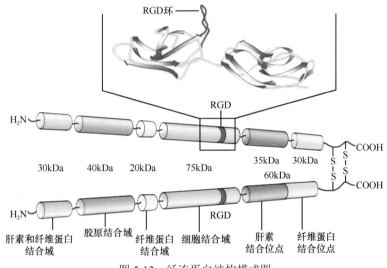

图5-13 纤连蛋白结构模式图

存在于细胞外基质及细胞表面的不溶性纤连蛋白，其分子间通过二硫键及转谷氨酰胺酶参与形成的交联键而相互交联，组装成纤维。然而，与胶原不同，不溶性纤连蛋白不能自发组装成纤维，而是在细胞表面整合蛋白受体的指导下组装的。

纤连蛋白在调节细胞黏附和细胞行为方面发挥着重要作用。纤连蛋白在胚胎发育过程中也起重要作用，可为引导原肠胚形成过程中的细胞运动和神经嵴细胞的迁移提供底质。此外，纤连蛋白也是细胞外基质的重要成分，其可溶性形式在血浆中含量丰富，有研究证实，纤连蛋白在血凝块形成、伤口修复和细胞吞噬过程中起重要作用。

2. 层粘连蛋白是个体胚胎发育中出现最早的细胞外基质成分 层粘连蛋白（laminin，LN）是胚胎发育过程中出现最早的细胞外基质成分，同时也是成体组织基膜的主要功能成分。

层粘连蛋白是糖链结构中最复杂的高分子量糖蛋白（含糖量15%～28%），分子量为820～850kDa。层粘连蛋白是由α、β、γ三条不同的多肽链组成的异源三聚体。三聚体分子是由一条重链（α链，曾被称为A链）和两条轻链（β链与γ链，曾称为B₁和B₂链）借二硫键交联而成，外形呈不对称十字形结构，有三条短臂和一条长臂。三条短臂各由三条肽链的N端序列构成，每一短臂上都有相间排列的两个或三个球区和短杆区。层粘连蛋白的长臂杆状区域，为三条肽链的近C

端肽段所共同构成。而长臂末端是仅由 α 肽链 C 端序列高度卷曲而形成的球状结构。层粘连蛋白分

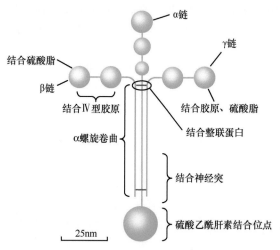

图 5-14 层粘连蛋白分子结构模式图

子中存在多个结构域，有与多种物质结合的位点，如Ⅳ型胶原、细胞表面受体整联蛋白、硫酸乙酰肝素、肝素、脑苷脂和神经节苷脂等（图 5-14）。

目前已经发现的层粘连蛋白分子结构亚单位有 α_1、α_2、α_3、β_1、β_2、β_3、γ_1 和 γ_2 8 种之多，它们分别由 8 个不同的结构基因编码，这些亚单位可以结合形成至少 7 种类型的层粘连蛋白。

层粘连蛋白在早期胚胎中，对于保持细胞间黏附、细胞的极性及细胞的分化均具有重要的意义。在成体动物中，除构成基膜外，层粘连蛋白还存在于上皮或内皮下紧靠细胞基底部位及肌细胞和脂肪细胞的周围。层粘连蛋白在正常成人肝脏基质中少见，而在再生肝中明显增多并支持肝细胞的增殖。层粘连蛋白还有助于神经元在体外存活，并可在缺乏神经生长因子的情况下，促进中枢及外周神经元轴突的生长。

四、基 膜

基膜（basal lamina，basement membrane）又称"基板"，是细胞外基质特化而成的一种柔软、坚韧的网膜结构，其厚度为 50～100nm，以不同的形式存在于不同的组织结构之中。在各种上皮及内皮组织中，基膜呈连续的膜状存在于上皮细胞和内皮细胞的底部，在上皮组织和结缔组织之间起连接作用；在肌肉、脂肪等组织中，基膜包绕在细胞的周围；在肺泡、肾小球等部位，基膜介于两层细胞之间，起滤筛的作用。

构成基膜的绝大多数细胞外基质组分都是由位于基膜上的细胞分泌产生的。基膜是数种蛋白和蛋白聚糖高度交叉连接的复合体，不同组织、甚至同一组织不同区域的基膜成分不同，但大多包含四种主要的细胞外基质成分：Ⅳ型胶原蛋白、层粘连蛋白、巢蛋白和基膜（蛋白）聚糖（图 5-15）。

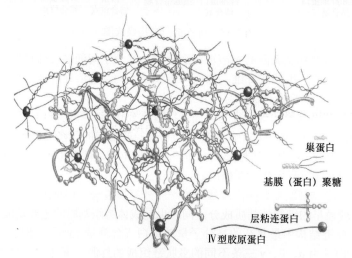

图 5-15 基膜结构成分示意图

Ⅳ型胶原蛋白和层粘连蛋白共同构成基膜的基本网架。Ⅳ型胶原蛋白是构成基膜的主要结构成分，约占全部组分的 50%。三股螺旋结构的Ⅳ型胶原蛋白被非螺旋片段隔断（非螺旋区为Ⅳ型

胶原分子提供了柔韧性），其羧基端球状头部之间通过非共价键结合，氨基端非球状尾部之间形成共价交联，构成了基膜基本的二维网络框架。层粘连蛋白有特有的非对称型十字结构，相互之间通过长、短臂臂端相连，装配成二维纤维网络结构。巢蛋白可连接Ⅳ型胶原蛋白、层粘连蛋白和基膜（蛋白）聚糖。基膜（蛋白）聚糖也可与Ⅳ型胶原蛋白和层粘连蛋白相互连接。多种分子间的相互作用，使基膜的整个网络结构趋于稳定。

作为细胞外基质的一种特化结构，基膜具有多方面的功能。它不但是上皮细胞的支撑垫，在上皮组织与结缔组织之间起结构连接作用，而且位于上皮下的基膜对大分子和细胞的移动起着选择性屏障作用。例如，位于小肠上皮下的基膜对吸收营养物质进入血液有调节作用；肾小球中一层厚厚的基膜起着分子滤膜作用，阻止大分子通过，只让某些小分子从血液进入原尿中；位于表皮下的基膜能阻止结缔组织中的成纤维细胞与表皮细胞接触，却允许淋巴细胞、巨噬细胞和神经元突触穿越通过。此外，基膜对组织的再生和创伤愈合也有着重要的作用。

基膜是许多人类疾病的靶结构。例如，Ⅳ型胶原蛋白 α_5 肽链基因突变与 Alport 综合征的发病有关，该病涉及肾炎和耳聋。

五、细胞外基质与疾病

细胞外基质与多种疾病或病理过程有关，细胞外基质与临床疾病的关系也越来越受到人们的重视。

1. 细胞外基质分解增加会导致组织破坏 细胞外基质异常分解为特征的疾病可以清楚地表明细胞外基质稳态的重要性，这些疾病主要由蛋白酶介导。例如，心脏特异性基质金属蛋白酶1（matrix metalloproteinase 1，MMP1）异常高水平地表达导致胶原蛋白流失和收缩力下降，从而导致心肌病。在骨关节炎中，ADAMTS4 和 ADAMTS5 蛋白异常过表达，可导致软骨细胞外基质的病理性破坏；蛋白酶缺乏会导致骨溶解和关节炎。这表明，正常的骨骼和软骨稳态取决于细胞外基质分解和合成的平衡。

2. 病理过程中生长因子的异常释放 细胞外基质是生长因子和其他生物活性分子的储存库，可以通过 MMP 进行蛋白水解释放。例如，在胰腺神经内分泌肿瘤中，即使在非血管生成的胰岛中，血管内皮生长因子在细胞外基质中也是丰富的。从血管静止到主动血管生成的转换涉及 MMP9 的上调，从而从细胞外基质中释放出隔离的血管内皮生长因子。在成骨不全中，胶原蛋白形成受损会导致与饰胶蛋白聚糖（已知的 TGF-β 活性调节剂）的结合减少，从而导致 TGF-β 信号过度活跃。在许多成骨不全小鼠模型中，过量的 TGF-β 信号转导是常见的驱动机制，使用 TGF-β 特异性抗体治疗可部分纠正小鼠的骨表型。此外，肌腱蛋白 X 的纤维蛋白原样结构域与小的潜在 TGF-β 复合物相互作用，并调节成熟的 TGF-β 的生物利用度，后者控制着乳腺上皮细胞的上皮—间质转换。

3. 细胞外基质调节免疫应答 免疫应答发生在整合蛋白介导的与细胞外基质的胶黏剂相互作用中。例如，整联蛋白 $\alpha_1\beta_1$ 与胶原蛋白Ⅰ和Ⅳ结合，在流感病毒感染期间由外周 CD8$^+$ T 细胞表达，并在病毒清除后介导流感特异性记忆 T 细胞在肺中的保留，这对于继发免疫至关重要。许多细胞外基质蛋白还包含与趋化因子和细胞因子相似的隐秘结构域。例如，N- 乙酰基 Pro-Gly-Pro（PGP）是由 MMP8 和 MMP9 产生的生物活性胶原Ⅰ片段。有的细胞外基质片段（如由过表达透明质酸酶 1 产生的片段）促进树突状细胞从皮肤中流出，从而促进抗原提呈。细胞外基质纤维的密度和方向也控制免疫细胞的迁移。例如，纤连蛋白和胶原蛋白的松散区域可促进 T 细胞运动，而密集的细胞外基质区域则阻碍了迁移。其他细胞外基质成分，如多能蛋白聚糖（versican）会募集并激活促肿瘤原性免疫细胞（如巨噬细胞），从而促进炎症和转移。

4. 细胞外基质与组织纤维化 肝纤维化早期时Ⅲ型胶原增多，发展到肝硬化时，Ⅰ型和Ⅱ型胶原均明显增多，且以Ⅰ型为主。糖胺聚糖含量随肝纤维化的加重而增加，肝纤维化早期以透明质酸、硫酸软骨素增多为主，肝硬化晚期以硫酸角质素增多为主。纤连蛋白含量在肝纤维化早期大量增加，晚期含量减少。

肺纤维化是很多肺疾病的晚期表现,尽管病因各异,其早期表现均为肺泡炎、肺泡壁损伤、间质成分改变,而修复障碍是肺纤维化发生的关键。免疫组化及分子杂交显示石英粉尘所致的大鼠纤维化组织中,Ⅰ、Ⅲ型胶原的 mRNA 表达水平上调,早期以Ⅲ型胶原增加为主,晚期以Ⅰ型为主。将博来霉素注入小鼠气管内引起肺纤维化,发现注射后肺泡灌洗液中及肺组织内糖胺聚糖含量增加。

肾间质纤维化是各种原因造成的肾小管及间质病变的最终结果,也是导致终末期肾衰竭的主要原因之一。现有的研究表明,细胞外基质在肾间质的过度沉积是引起肾间质纤维化的主要原因,而造成细胞外基质大量沉积的直接原因,则是肾间质中细胞外基质合成增多和分解减少。接受刺激后的成纤维细胞,经过一系列的形态变化,细胞分裂和合成细胞外基质的能力显著提高。首先分泌出纤维蛋白,为其他细胞外基质成分的沉积和胶原的形成提供一个支架,然后分泌出大量的Ⅰ、Ⅲ、Ⅳ型等胶原前体和层粘连蛋白、蛋白聚糖等,细胞外基质的大量产生导致肾间质中细胞外基质产生和降解失衡,使过量的细胞外基质沉积于基质中。

系统性硬皮病皮损中胶原、纤连蛋白和糖胺聚糖等细胞外基质成分较正常皮肤明显增加。胶原 mRNA 表达的增加和胶原酶 mRNA 表达的下降可能是导致系统性硬皮病患者皮损内胶原过量堆积的原因,而且胶原酶表达下降发生在翻译或翻译后水平。

5. 细胞外基质、黏附分子与肿瘤转移　肿瘤转移是恶性肿瘤细胞向肿瘤原发部位以外部位的生长过程,肿瘤的浸润与转移必须满足两个条件:肿瘤血管生成及破坏细胞外基质。在众多影响肿瘤浸润和转移的因素中,细胞外基质是阻止肿瘤转移的第一道屏障。在肿瘤浸润转移过程中,肿瘤细胞与其周围的细胞外基质之间发生一系列的动态变化。转移过程中首先是细胞黏附特性的改变,细胞黏附分子改变了肿瘤细胞和细胞外基质及间质细胞之间的结合。细胞外基质的降解是肿瘤细胞局部浸润和转移的必需步骤,而降解的基质蛋白对肿瘤细胞的生长增殖有帮助。

肿瘤浸润转移是一个极其复杂的过程,这一过程中有金属蛋白酶(如 MMP2、MMP9)、组织蛋白酶、纤维蛋白酶的释放,有Ⅳ型胶原、层粘连蛋白、明胶蛋白、纤连蛋白及其他细胞外基质成分的合成与降解,以及胶原酶抑制剂 TIMP-1、TIMP-2、黏附分子等参与调节,同时还有肿瘤细胞释放成纤维细胞生长因子、血管内皮细胞生长因子及血管形成抑制因子等调节肿瘤的血管形成。这里以一种蛋白聚糖——硫酸乙酰肝素和一种黏附分子——免疫球蛋白超家族(IgSF)的 L1 为例简单介绍细胞外基质和黏附分子在肿瘤中的作用。

硫酸乙酰肝素可抑制细胞增殖。体外实验证明,从肝或肝细胞膜分离的硫酸乙酰肝素可抑制肝癌细胞的生长。在人肝癌、小鼠骨髓瘤、自发性乳腺癌、腹水型肝癌中,均见硫酸乙酰肝素的硫酸化程度减低。这不但可影响其抑制细胞增殖的功能,而且可导致其与纤连蛋白、层粘连蛋白及胶原的亲和性减弱,以致肿瘤细胞周围的基质结构松散,为肿瘤细胞从瘤组织脱落创造了条件,有助于肿瘤的浸润、转移。

IgSF 的黏附分子是一类在细胞表面与免疫球蛋白(Ig)的结构相似的穿膜蛋白,其分子结构与 Ig 有很高的同源性,由一个或多个 Ig 同源单位组成,中间由二硫键相连。IgSF 的多数成员与细胞之间的识别有关。L1 是近年来发现的与肿瘤转移密切相关的一个 IgSF 成员。L1 最初发现于神经系统,而后发现在淋巴细胞、上皮细胞和各种肿瘤细胞上也有表达。L1 包含 6 个 Ig 样结构和 5 个Ⅲ型纤连蛋白重复结构,Ig-6 能与 $\alpha v\beta_3$ 等其他整联蛋白通过 RGD 结构识别相连。在黑色素瘤细胞的体外转移实验中发现,$\alpha v\beta_3$ 通过与人微血管内皮细胞表达的 L1 结合,引发肿瘤细胞跨内皮细胞的迁移,加入 L1 的多克隆抗体能阻碍其迁移。

因此,肿瘤的转移首先是由于肿瘤细胞之间同质黏附降低,肿瘤细胞与细胞外基质之间的正常连接被破坏,导致肿瘤细胞由原发部位释放,通过多种细胞黏附分子介导与肿瘤组织内皮细胞发生黏附及跨内皮细胞迁移,导致血管内瘤栓的形成。进入血管内的肿瘤瘤栓需要在其他辅助因素如血小板的作用下,由不同的细胞黏附分子介导黏附到所转移器官的血管内皮细胞上,并由黏附分子引导肿瘤细胞侵入内皮细胞下的基膜,在转移组织内进一步形成转移灶。

本章学习思维导图

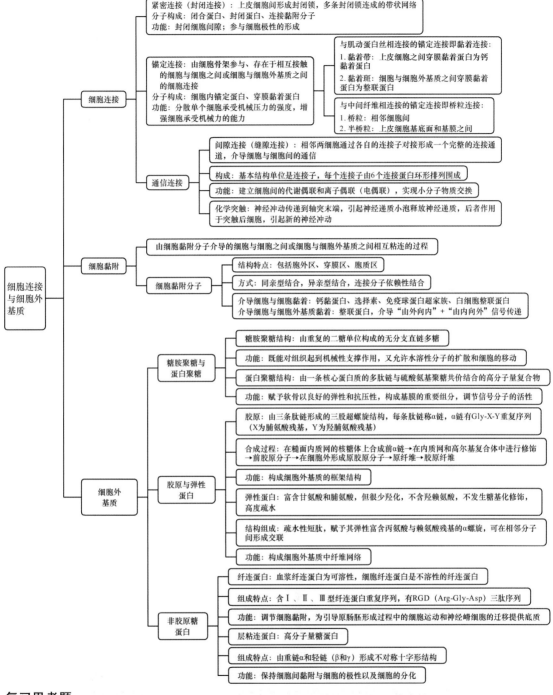

复习思考题

1. 简述紧密连接、锚定连接和通信连接的主要特征及其主要分布。
2. 简述黏着斑和黏着带、桥粒和半桥粒的相同点和不同点。
3. 什么是连接子？代谢偶联和电偶联的差别。
4. 细胞黏附的概念；细胞黏附分子的组成；通过哪三种方式介导细胞识别和黏附？
5. 细胞外基质的概念。
6. 简述胶原的合成过程。

（高殿帅 熊 晔）

第六章　细胞内膜系统及囊泡转运

真核细胞内膜系统（eukaryotic endomembrane system）是胞内一系列在结构、功能及发生上密切关联的膜性细胞器的总称，包括内质网（endoplasmic reticulum，ER）、高尔基体（Golgi body）、溶酶体（lysosome）、过氧化物酶体、核膜及在它们之间转运的小泡。内膜系统的各组成部分在结构和功能上相互交织，在健康和疾病过程中对应激反应和维持细胞稳态发挥重要作用。

在生物进化过程中，作为真核细胞与原核细胞相互区别的重要特征之一，内膜系统的出现及其形成的胞内房室性区室化（compartmentalization）效应，不仅有效地增加了细胞内有限空间的表面积，而且使胞内不同的生理、生化过程能够彼此相对独立、互不干扰地在一定区域进行，极大地提高了细胞整体的代谢水平和功能效率。同时，还可维持细胞内相对稳定的环境，并使细胞与周围环境进行物质运输、能量交换、信息传递，保证了生命活动高效有序地进行。

第一节　内　质　网

一、内质网的形态结构和化学组成

（一）形态结构和类型

内质网（ER）是真核细胞普遍存在的膜性细胞器，它的膜通常占一般动物细胞总膜的一半以上，是哺乳动物细胞中最大的膜系统。它组织成网状的、迷宫状的分支小管和扁平的囊，延伸到细胞质各处。小管和囊被认为是相互连接的，这样内质网膜就形成了一个连续的薄片，包住了一个内部空间，这种高度弯曲的空间称为 ER 腔或 ER 池（图 6-1）。

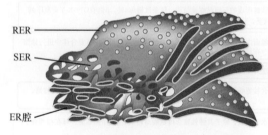

图 6-1　糙面内质网和光面内质网结构模式图

根据内质网膜上有无核糖体附着，可将内质网分为光面内质网（smooth endoplasmic reticulum，SER）和糙面内质网（rough endoplasmic reticulum，RER）两类。在电子显微镜下，SER 通常以小管和横断面小泡的形式出现；而 RER 膜上附着大量核糖体，这些核糖体参与分泌和整合膜蛋白的合成，而结合的核糖体提供它在电子显微照片上的粗糙外观（图 6-2）。

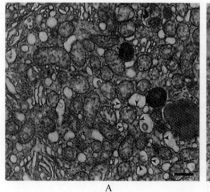
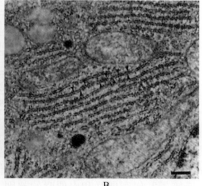

图 6-2　光面内质网和糙面内质网的电镜图像

A. 哺乳动物黄体细胞的细胞质中空泡状的光面内质网（泡内有小箭头）；B. 糙面内质网（小箭头所指为核糖体）

（二）化学组成

应用蔗糖密度梯度离心方法，可以从细胞匀浆中分离出直径约 100nm 的球囊状封闭小体，被人们称为微粒体（microsome），它实际上是细胞匀浆和离心中破损的内质网碎片（图 6-3）。进一步生化分析发现，内质网膜和所有的生物膜系统一样，主要由脂类和蛋白质组成。内质网膜中脂类占 30% ～ 40%，其中以磷脂的含量比例最大，主要为磷脂酰胆碱、磷脂酰乙醇胺、磷脂酰丝氨酸、磷脂酰肌醇及鞘磷脂；而蛋白质含量占 60% ～ 70%。

利用十二烷基硫酸钠 - 聚丙烯酰胺凝胶电泳（SDS-PAGE）分析发现，内质网膜中含有大量的酶和蛋白质，其中葡萄糖 -6- 磷酸酶被视为内质网膜的标志酶。内质网膜中的酶根据其功能特性，主要分为三类：①与解毒相关的氧化反应电子传递酶系，如细胞色素 P450、还原型烟酰胺腺嘌呤二核苷酸（NADH）- 细胞色素 P450 还原酶、细胞色素 b5、NADH- 细胞色素 b5 还原酶、NADH- 细胞色素 c 还原酶等；②与脂类代谢相关的酶类，如脂肪酸辅酶 A（CoA）连接酶、磷脂酸磷酸酶、胆固醇羟基化酶、转磷酸胆碱酶及磷脂转位酶等；③与碳水化合物代谢反应相关的酶，如葡萄糖 -6-磷酸酶、β- 葡萄糖醛酸酶、葡萄糖醛酸转移酶及 GDP- 甘露糖基转移酶等。

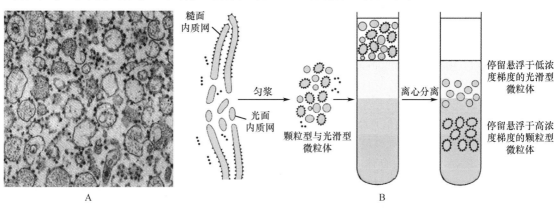

图 6-3　微粒体的形态和产生过程

A. 微粒体电镜图像；B. 内质网被匀浆、离心后微粒体形成

（三）内质网腔的蛋白

近年来，应用细胞、分子生物学方法在真核生物细胞中鉴定出内质网腔中特异的蛋白质——网质蛋白（reticuloplasmin）。这类蛋白质在其肽链羧基端（C 端）含有一段由四个特异氨基酸组成的KDEL（Lys-Asp-Glu-Leu，即赖氨酸 - 天冬氨酸 - 谷氨酸 - 亮氨酸）或 HDEL（His-Asp-Glu-Leu，即组氨酸 - 天冬氨酸 - 谷氨酸 - 亮氨酸）序列，称为驻留信号（retention signal）。网质蛋白正是通过驻留信号识别内质网膜上相应受体，驻留于内质网腔不被转运。常见的驻留蛋白有热休克蛋白家族（HSP70）、葡萄糖调节蛋白 94（GRP94）、蛋白质二硫键异构酶（PDI）、钙网蛋白及钙连蛋白等。这些驻留蛋白作为分子伴侣（chaperone）广泛参与内质网腔内新生蛋白的正常折叠与加工。

二、糙面内质网

（一）形态结构

在电子显微镜下观察糙面内质网形态上多为板层状排列的扁囊，少数为小管或小泡。膜表面附有颗粒状核糖体（ribosome）（图 6-4）。

糙面内质网的数量、分布常与细胞类型、机能状态及分化程度密切相关。通常，在分泌蛋白质旺盛的细胞中，糙面内质网数量多而发达，如胰腺细胞和浆细胞。分化较完善的细胞，糙面内质网也发

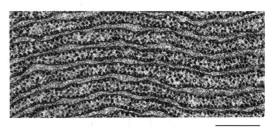

0.2μm

图 6-4　电子显微镜下糙面内质网的结构

达，而未成熟或未分化完善的细胞（如干细胞、胚胎细胞等）与相应的正常成熟的细胞相比，则不发达。此外，在分化程度不同的肿瘤细胞中也是如此，如在实验性大鼠肝癌中，凡分化程度高、恶性度低的肿瘤细胞（高分化肿瘤），其糙面内质网较发达；反之，分化程度低而恶性度高的肿瘤细胞（低分化肿瘤）则很少。因此，糙面内质网的发达程度可作为判断细胞分化程度和功能状态的一种形态学指标。

（二）糙面内质网的功能

糙面内质网由于核糖体的附着，能够合成三类蛋白质，包括：①外输性或分泌性蛋白质，如细胞因子、肽类激素、抗体、分泌性酶及细胞外基质蛋白等；②膜整合蛋白，如膜受体、膜糖蛋白、细胞器膜蛋白等；③多种膜性细胞器中的可溶性驻留蛋白。这些蛋白质通过内质网及特定内膜系统的加工，最后运输至特定细胞功能部位。糙面内质网在蛋白质合成、修饰、加工及转运过程中的作用包括：

1. 核糖体附着和多肽链起始合成的场所 蛋白质新生肽链的合成，起始于细胞质中游离的核糖体。这些游离核糖体起始肽链合成后有两种合成和运输途径：一种是在细胞质基质中完成蛋白质合成，另一种是需借助于内质网膜的结合和转运、加工才能完成蛋白质的合成。上述三大类蛋白质就属于后一种情况。它们的新生肽链合成起始后，要与核糖体一起附着于糙面内质网膜上，进而由新生肽链起始的特异序列引导穿过内质网膜，肽链进入内质网腔。因此，糙面内质网膜为这些核糖体提供了合成蛋白质的支架。那么，这些核糖体如何结合到糙面内质网膜上，并合成蛋白质？

1975 年，G. Blobel 和 D. Sabatini 因提出信号假说（signal hypothesis），而共同获得 1999 年度诺贝尔生理学或医学奖。该假说的基本内容如下：①信号肽（signal peptide）的合成，即细胞质中的核糖体首先合成一段 N 端的起始序列，该序列具有独特的氨基酸序列，称为信号肽或信号序列。②信号肽的识别，新生肽链的信号肽被细胞基质中的信号识别颗粒（signal recognition particle，SRP）特异性识别和结合，随后引导核糖体和新生肽链向糙面内质网膜移动。SRP 是由 6 个多肽亚单位和 1 个小分子 RNA 组成的复合体。此识别、结合使肽链合成暂时停止。③SRP 识别、结合 SRP 受体，与信号肽结合的 SRP 引导核糖体识别、结合内质网膜上的 SRP 受体，并介导核糖体停泊附着于内质网膜的转运体（translocon）上。至此，核糖体完成了附着过程，SRP 与结合的信号肽分离，重新回到细胞质基质中，早先暂时停止合成的肽链可继续延伸合成。④肽链进入内质网腔，在信号肽的引导下，合成中的肽链通过核糖体大亚基的中央管和转运体通道蛋白进入糙面内质网腔，随后，信号肽被糙面内质网膜上的信号肽酶切除，新生肽链继续合成直至终止。最后，核糖体大、小亚基解聚，并与糙面内质网解离（图 6-5）。

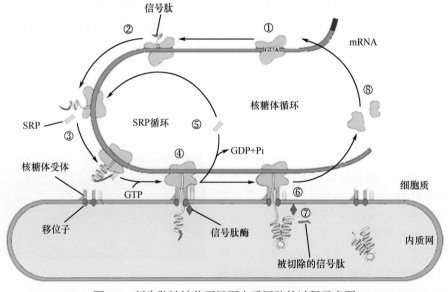

图 6-5　新生肽链转移至糙面内质网腔的过程示意图

2.新生肽链的折叠与组装　　进入糙面内质网腔的新生多肽链需要依据特定的方式盘旋和折叠，形成高级三维空间结构。在糙面内质网中，一类被称为分子伴侣的蛋白质以不同方式促进新生多肽链的折叠。它们包括糙面内质网膜上钙连蛋白（calnexin）、糙面内质网腔中能与糖基化修饰的蛋白质结合的钙网蛋白（calreticulin）、免疫球蛋白重链结合蛋白质（immunoglobulin heavy chain binding protein，BiP）及蛋白质二硫键异构酶（protein disulfide isomerase，PDI），PDI 为蛋白质二硫键的形成及多肽链的快速折叠提供了保证。

最近的研究表明，糙面内质网中具有对蛋白质折叠的精确质量控制机制。它可以促进蛋白质折叠，保留糙面内质网中错误折叠的蛋白质，以防止它们被运输到高尔基体。它还能处理不能正确折叠的蛋白质。这些由于严重错误而无法恢复的蛋白质被分流到糙面内质网相关降解途径（ERAD）中，通过该途径，它们被输出到胞质中并被蛋白酶降解。

3.蛋白质的糖基化　　糖基化（glycosylation）是指单糖或寡糖与蛋白质之间通过共价键结合形成糖蛋白的过程。发生在糙面内质网的糖基化主要由 *N*- 乙酰葡糖胺、甘露糖和葡萄糖组成的14 寡糖链与蛋白质的天冬酰胺（Asn）残基侧链上的氨基结合，称为 *N*- 连接糖基化（*N*-linked glycosylation）。14 寡糖链在与蛋白质连接之前，首先与糙面内质网膜中嵌入的多萜醇连接并活化，然后在糖基转移酶的作用下，将寡糖链转移到新生肽链的天冬酰胺残基上（图6-6）。蛋白质糖基化有着很多功能：①有助于蛋白质在糙面内质网中正确折叠，而不被降解；②作为蛋白质的分选信号，使蛋白质分选入目的转运小泡中；③位于细胞表面的糖蛋白，其寡糖形成糖萼的一部分，在细胞识别中起作用。

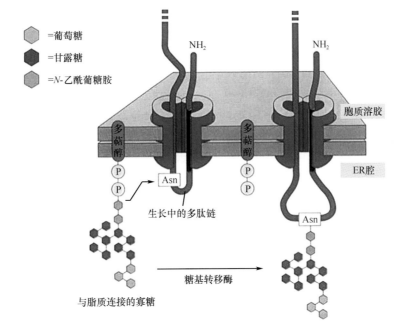

图 6-6　糙面内质网内 *N*- 连接的糖基化修饰

4.蛋白质的胞内运输　　经过糙面内质网内加工、修饰的蛋白质，通过内质网膜特异性包裹，并以"出芽"方式形成膜性小囊泡而转运。主要的运输途径包括：①转运小囊泡与高尔基体膜融合，进入高尔基体，经过进一步加工，最终以分泌颗粒的形式被排吐至细胞膜外。这是最为普遍的蛋白质分泌途径。②转运小囊泡直接进入一种大浓缩泡，逐步发育成酶原颗粒后排出细胞外。此途径仅见于某些哺乳动物的胰腺外分泌细胞。

三、光面内质网

内质网中缺乏结合核糖体的区域被称为光面内质网。在绝大多数细胞中，这样的区域是稀少的。然而，在某些特殊的细胞中，光面内质网丰富（图 6-7）且有特殊的作用。其主要功能如下：

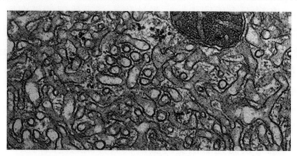

图 6-7　电镜下人类睾丸间质细胞中含大量的光面内质网

（一）参与脂类的合成与运输

光面内质网最重要的功能之一是合成细胞几乎所有的膜脂。合成膜脂所需的 3 种酶类定位于光面内质网膜上，而其合成的底物则来源于细胞质基质。合成的主要过程为：①脂酰转移酶催化脂酰辅酶 A 与甘油 -3- 磷酸反应形成磷脂酸；②在磷酸酶的作用下，磷脂酸去磷酸化生成二酰甘油；③在胆碱磷酸转移酶催化下，添加极性基团，形成双亲性脂类分子。

上述合成的双亲性脂质分子在翻转酶（flippase）的作用下，快速由内质网膜的胞质侧转向内质网腔侧，最终通过两种途径转运至其他膜结构：①以"出芽"方式转运至高尔基体、溶酶体和细胞膜；②与水溶性的磷脂转换蛋白（phospholipid exchange protein，PEP）结合形成复合物进入细胞质基质，通过自由扩散将脂质转运并释放到线粒体和过氧化物酶体的膜上。

（二）参与糖原的分解

在肝脏、肾脏和肠道细胞中，糖原颗粒的分布常与光面内质网紧密伴随。存在于光面内质网膜上的葡萄糖 -6- 磷酸酶能够催化细胞质基质中糖原降解所产生的葡萄糖 -6- 磷酸，使之分解为磷酸与葡萄糖，然后葡萄糖进入内质网腔，进而通过细胞膜释放到血液中。上述研究表明，光面内质网参与糖原的分解，但光面内质网是否参与糖原的合成尚待进一步研究。

（三）参与解毒作用

由肠道吸收而来的外源性毒物或药物及机体代谢产生的内源性毒物，需由肝细胞中的光面内质网通过氧化、甲基化、结合等方式，降低其毒性或去毒后排泄。

生化研究表明，光面内质网膜上分布着一系列重要的氧化及电子传递酶系，如细胞色素 P450、NADPH- 细胞色素 P450 还原酶、细胞色素 b5、NADH- 细胞色素 b5 还原酶和 NADH- 细胞色素 c 还原酶等。解毒的基本机制是在电子传递的氧化还原反应中，通过催化多种化合物的氧化或羟化作用使药物或毒物的毒性作用被钝化或破坏，或使其易于排泄。

（四）调节 Ca^{2+} 的储存与释放，参与肌肉收缩

在骨骼肌和心肌的肌纤维中，光面内质网围绕在每条肌原纤维的周围，形成一个十分精致的网络状结构系统，称为肌质网。当肌纤维膜的兴奋传到肌质网时，引起肌质网释放 Ca^{2+} 到肌微丝之间，Ca^{2+} 激活 ATP 酶，使 ATP 转变为 ADP 并释放能量，激发肌丝的滑行，引起肌肉的收缩。当肌纤维松弛时，肌质网又重新获得 Ca^{2+}。因此，光面内质网在肌纤维中通过摄取和释放 Ca^{2+} 以参与肌肉的收缩活动。

（五）参与胃酸及胆汁的合成与分泌

在哺乳动物胃壁腺上皮细胞中，因细胞膜内陷而形成细胞分泌小管。在分泌小管的周围可见很多管泡状的光面内质网。这些光面内质网能将血浆中的 Cl^- 传递到细胞内分泌小管的膜上，Cl^- 可与胞质中由碳酸解离的 H^+ 在膜上结合而产生 HCl 排出细胞外。肝细胞中，光面内质网不仅能合成胆盐，还可通过光面内质网膜上的葡萄糖醛酸转移酶的作用，使非水溶性的胆红素颗粒转化为水溶性的结合胆红素，而利于排出细胞外，进入毛细胆管形成胆汁。

四、内质网应激

内质网内环境的稳定是实现内质网功能的基本条件,因此内质网要具有较强的内稳态体系。然而,当细胞受到内外因素的异常刺激时,内质网功能的内稳态失衡、蛋白质加工运输受阻,内质网内累积大量未折叠或错误折叠的蛋白质、从而促使细胞产生内质网应激(endoplasmic reticulum stress,ERS),以提高细胞在有害因素下的生存能力。

根据诱发因素,可将 ERS 分为三种类型:①未折叠或错误折叠的蛋白质在内质网内蓄积引发的未折叠蛋白反应(unfolded protein response,UPR);②正确折叠的蛋白质在内质网腔内过度蓄积,激活细胞核因子κB(NF-κB)引发的内质网超负荷反应(ER overload response,EOR);③胆固醇缺乏引发的固醇调节元件结合蛋白(sterol regulatory element-binding protein,SREBP)通路调节的反应。

近年来的研究表明,人类多种疾病,如糖尿病、心血管疾病、神经退行性疾病及恶性肿瘤的发病和进展均与 ERS 密切相关。

第二节 高尔基体

1898 年,意大利学者高尔基(Camillo Golgi)用银染的方法,在光镜下观察猫头鹰脊髓神经节时首次发现在细胞核的周围有一嗜银的黑色网状结构,并称之为内网器(internal reticulum apparatus)。随后,人们发现这种结构几乎存在于所有细胞中。为纪念高尔基本人,将它改称为高尔基器(Golgi apparatus)或高尔基体(Golgi body)。20 世纪 50 年代,随着电子显微镜技术的应用和发展,人们用电镜观察发现其具有更为详细的超微结构,故又称为高尔基复合体(Golgi complex)。

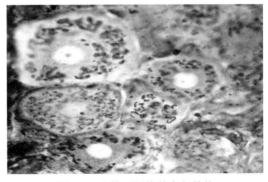

图 6-8 光镜下银染的高尔基体

一、高尔基体的形态结构

在光镜下,大多数脊椎动物细胞中高尔基体呈网状结构(图 6-8)。在电镜下,高尔基体呈现为一种较为复杂的膜性细胞器,由数个重叠的扁平囊和一群小囊泡、大囊泡三部分共同构成有高度极性的细胞器(图 6-9)。

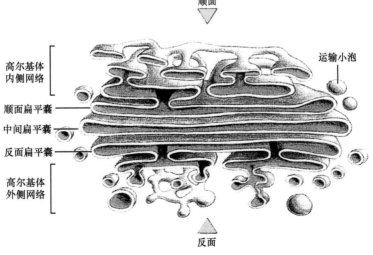

A

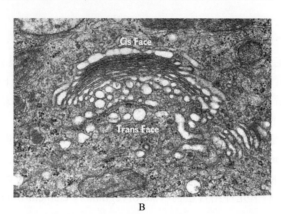

图 6-9　高尔基体立体结构模式图（A）与高尔基体电镜照片（B）

（一）扁平囊

扁平囊是高尔基体的主体部分。一般由 3 ～ 8 个扁平囊平行排列在一起，称为高尔基堆（Golgi stack），相邻的扁平囊间距为 20 ～ 30nm。扁平囊通常略弯曲，似弓形，其凸面朝向细胞核，称为顺面（cis-face）或形成面（forming face），也称为顺面高尔基网（cis-Golgi-network，CGN）；凹面朝向细胞膜，称为反面（trans-face）、成熟面（maturing face）或反面高尔基网（trans-Golgi-network，TGN）。

（二）小囊泡

小囊泡为直径 30 ～ 80nm 的球形小泡，多集中分布于扁平囊的形成面与内质网之间。一般认为它们是由糙面内质网"芽生"而来，将糙面内质网上合成的蛋白质转运至扁平囊中，运输小泡与形成面扁平囊融合，从而使扁平囊的膜成分和内容物不断得到补充，故又称为运输小泡（transport vesicle）。

（三）大囊泡

大囊泡直径为 100 ～ 500nm，膜厚约 8nm，多见于扁平囊的末端或成熟面，数量少于小囊泡。一般认为，大囊泡是由扁平囊周边或局部呈球状膨突而后脱落形成，并带有扁平囊所含有的分泌物质。大囊泡有对所含分泌物继续浓缩的作用，故又称浓缩泡（condensing vacuole）。大囊泡的形成不仅带走了分泌物，而且扁平囊的膜也不断地被消耗。随着分泌物被排到细胞外，大囊泡的膜又补充到细胞膜上。由此可见，内质网、小囊泡、扁平囊、大囊泡和细胞膜之间的膜成分，不断地进行着新陈代谢，并保持着一种动态平衡。

高尔基体在形态结构、化学组成以及功能上均显示出一定的极性：①在形态结构方面，扁平囊的形成面一般靠近细胞核或内质网，囊膜较薄，近似于内质网膜，随着形成面向成熟面的过渡，囊逐渐变大变宽，膜也逐渐加厚，与细胞膜相似。因此，从发生和分化的角度看，扁平囊可看成是内质网和细胞膜的中间分化阶段。②化学组成上，高尔基体膜脂也是明显居于内质网和细胞膜中间，而且各膜囊中所含有的酶类也不同，对蛋白质有不同的修饰和加工功能。③功能上，顺面膜囊既可分选来自内质网的蛋白质和脂类，将其大部分转入中间膜囊，又可对蛋白质进行不同的修饰，而中间膜囊则主要进行蛋白质糖基化修饰和多糖及糖脂的合成。反面膜囊的主要功能是对蛋白质进行分选，最终分泌到细胞外，或被转运到溶酶体中。

此外，高尔基体在细胞内的分布和数量也与细胞的功能及分化程度密切相关。例如，在神经细胞中高尔基体通常围绕在细胞核的周围；在一些有极性的上皮细胞内，高尔基体往往集中于核的顶部与游离面之间，其形成面通常朝向细胞基底部，成熟面向着细胞的游离端，这显然与其分泌功能有关。在分泌功能旺盛的细胞内高尔基体数量很多，如杯状细胞、胰腺外分泌细胞、唾液腺细胞等。高尔基体的发达程度还与细胞的分化程度呈正相关。在未分化的干细胞（或母细胞）中，高尔基体往往较同类成熟型细胞少得多。分泌腺细胞在发育初期，只有少数的高尔基体，而在成熟的分泌腺细胞中可多达几千个。在一些生长迅速的培养细胞和肿瘤细胞内，由于侧重于生长和增殖，高尔基体的形态和功能较差，在这些细胞中很不发达。

二、高尔基体的化学组成

高尔基体膜也是由脂类、糖和蛋白质组成。其脂类的含量介于内质网膜和细胞膜之间，表明高尔基体是一种过渡型的细胞器。

高尔基体含有多种酶，如催化糖及蛋白质生物合成的糖基转移酶、催化糖脂合成的磺基糖基转移酶及酪蛋白磷酸激酶、甘露糖苷酶、催化磷脂合成的转移酶和磷脂酶等。一般认为，糖基转移酶是高尔基体的标志酶，它能将寡糖转移到蛋白质分子上形成糖蛋白。

三、高尔基体的功能

在糙面内质网合成的各种蛋白质被运至高尔基体后，要进行一系列的修饰加工，才能形成具有特定功能的成熟的蛋白质分子，而后经大囊泡运输，或分泌到细胞外，或保留在细胞膜上成为细胞膜的一部分。

1. 糖蛋白的糖基化修饰　如前所述，经糙面内质网的核糖体合成的蛋白质在内质网内的糖基化为 N- 连接的修饰。这些转运至顺面高尔基网（CGN）的糖蛋白首先去除 3 个葡萄糖和 4 个甘露糖残基，然后，在高尔基体（中间扁平囊、反面高尔基网）进行 O- 连接的糖基化修饰，即寡糖链与蛋白质的酪氨酸、丝氨酸、苏氨酸及羟赖（脯）氨酸残基侧链的—OH 基团共价结合，形成 O- 连接寡糖蛋白，并补加上其他糖残基，如逐次将 N- 乙酰葡糖胺、半乳糖、果糖和 N- 乙酰神经氨酸（唾液酸）加到糖蛋白的分支寡糖链上。这样形成的糖蛋白的寡糖结构表现出差异，呈现多样性。

2. 蛋白质水解和硫化修饰　在高尔基体的 TGN 中还发生了另外两种蛋白质修饰：一种是某些蛋白质在酪氨酸残基上的硫化作用，另一种是 TGN 或分泌小泡中某些分泌蛋白的水解作用。来自内质网的某些肽类激素（如胰岛素、甲状腺激素等）的前体物，起初是无活性的，被运送至高尔基体经加工改造后才成为有生物活性的激素。例如，在糙面内质网上最初合成的由 86 个氨基酸组成的胰岛素前体——胰岛素原，包括 A、B、C 三条肽链。运至高尔基体中，其连接性 C 肽在酶的作用下被切除，余下的 A 链和 B 链以二硫键相连，成为具有生物活性的胰岛素（图 6-10）。

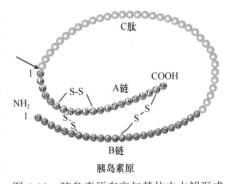

图 6-10　胰岛素原在高尔基体内水解形成胰岛素

3. 蛋白质的分拣　在糙面内质网中合成的蛋白质，除分泌蛋白外，还有膜镶嵌蛋白、溶酶体蛋白等，它们是如何被准确地分类和运输呢？

最近的研究证实，高尔基体不同部位的膜囊含有不同种类的加工寡糖链的酶。例如，在 CGN 内含有使甘露糖磷酸化的酶；在中间扁平囊内含有 N- 乙酰葡糖胺转移酶 I；而 TGN 则含有向寡糖链移接唾液酸、半乳糖的酶。这种不同酶在高尔基体内不同区室化分布有助于不同的区室对蛋白质的寡糖链按顺序依次修饰，进而对糖蛋白的精确分拣，有的成为分泌蛋白，有的成为膜镶嵌蛋白，有的成为溶酶体酶蛋白，最后经包装由不同途径运送到各自的相应部位，执行其特定的功能（图 6-11）。

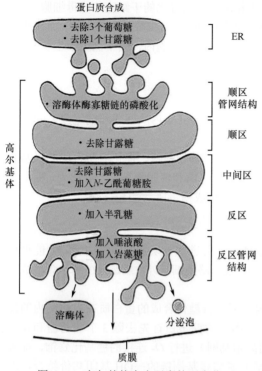

图6-11　高尔基体内扁平囊的区室化

4. 参与溶酶体的形成　初级溶酶体的形成过程与分泌颗粒的形成相似，也是从高尔基体扁平囊出芽形成的。它与分泌颗粒的主要区别是其内容物为各种水解酶，这些酶蛋白与其他分泌蛋白一样，也是在附着核糖体上合成，然后进入内质网腔中被糖基化，形成 N- 连接寡糖糖蛋白。这种糖蛋白在运至高尔基体后，在相关酶的催化下使糖链末端的甘露糖被磷酸化，形成甘露糖 -6-磷酸（M-6-P）。甘露糖 -6- 磷酸为溶酶体酶蛋白所特有，它作为一种化学信号可以被高尔基体 TGN 上的特异受体（M-6-P 受体）识别，引导溶酶体酶聚集，并被膜包装后以出芽方式脱离高尔基体，形成溶酶体小泡，从而避免混入高尔基体上形成的其他分泌泡中（图6-12）。

5. 参与膜的转运　从分泌蛋白、膜蛋白的转运及溶酶体的形成可以看出，这些蛋白在糙面内质网的附着核糖体上合成后进入内质网腔内运输，以芽生方式形成运输小泡脱离内质网，运载合成的蛋白质至高尔基体的扁平囊中进行浓缩、加工，形成分泌颗粒，继而完成分泌蛋白、膜蛋白的转运及溶酶体的形成。上述膜泡转运中各种膜性结构间相互联系和转移，称为膜流（membrane flow）。由膜流现象可以看出，高尔基体的膜是处于一种不断消耗又不断补充的动态平衡中（图6-13）。

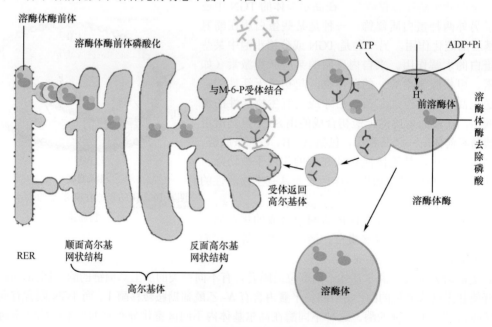

图6-12　高尔基体参与溶酶体形成

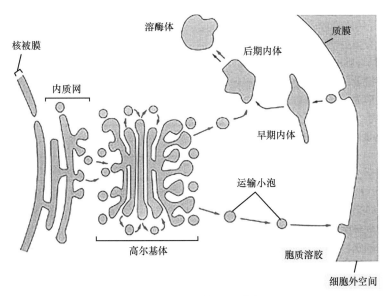

图 6-13 膜泡转运与膜流

第三节 溶 酶 体

溶酶体（lysosome）是内膜系统中另一种膜性细胞器。因它内含多种酶，能消化、分解细胞内源性或外源性物质，所以，它的主要功能相当于细胞内的消化装置。

一、溶酶体的形态结构和化学组成

溶酶体是真核细胞普遍存在的细胞器。电子显微镜下，其由一层单位膜包裹，基质中电子密度较高（图 6-14）。溶酶体的形态大小不一，内含的水解酶种类也并非完全相同，呈现典型的异质性（heterogeneity）。这种多样性反映了酸性水解酶介导的消化功能的广泛，包括细胞内和细胞外碎片的分解等。尽管如此，各种各样的溶酶体有五个共同的基本特征：①它都由生物膜包裹，即属于膜性细胞器，包裹溶酶体的生物膜称为溶酶体膜；②溶酶体膜包裹的基质内含有多种酸性水解酶，这些酶在酸性环境下可将蛋白质降解成肽和氨基酸，将糖蛋白和糖脂的糖部分降解为单糖，将核酸降解成核苷和磷酸，将脂类降解为游离脂肪酸；③溶酶体膜上的 H^+ 质子泵是一种依赖 ATP 酶驱动 H^+ 的系统，故又称 H^+-ATP 酶系统，该泵的作用是将胞质中的 H^+ 泵入溶酶体的基质内，以保持溶酶体内的酸性环境；④溶酶体膜上存在着特殊的转运蛋白，它们有助于溶酶体消化分解的产物运出溶酶体，以供给细胞的利用或排出细胞外；⑤溶酶体膜的基质面蛋白高度糖基化，防止被自身的水解酶消化。

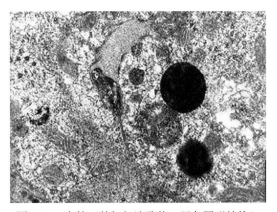

图 6-14 电镜下的初级溶酶体（黑色圆形结构）

二、溶酶体的形成

溶酶体是在内膜系统中内质网和高尔基体囊泡转运过程的参与下，并在细胞内吞作用下形成。它们通常是通过甘露糖 -6- 磷酸途径将溶酶体酶转运到溶酶体中。其基本过程（图 6-13）如下：

1. 溶酶体的酶（蛋白质）的甘露糖修饰 溶酶体的酶首先在糙面内质网上的核糖体合成，并进入内质网腔，其肽链进行甘露糖糖基化修饰，进而以出芽形式，将肽链包装成运输小泡并送至顺面高尔基网（CGN）。

2. 溶酶体酶标记上甘露糖 -6- 磷酸并转运至反面高尔基网（TGN）　在磷酸转移酶的催化作用下，溶酶体酶肽链上的甘露糖发生磷酸化修饰，使酶带有甘露糖 -6- 磷酸（M-6-P）标记，进而与其他分泌蛋白通过中间扁平囊转运至 TGN。

3. 溶酶体酶甘露糖 -6- 磷酸（M-6-P）与 TGN 膜上 M-6-P 受体特异结合　通过二者特异性结合，将其与其他可溶性分泌蛋白分离开，并以出芽形式脱落，形成特殊的运输小泡。

4. 溶酶体酶与 M-6-P 受体解离　含有溶酶体酶的运输小泡与胞内晚期内体（细胞内吞作用形成）融合，进而在低 pH 环境下，溶酶体酶与 M-6-P 受体解离，最后形成成熟的溶酶体。

三、溶酶体的种类

细胞内溶酶体的分类，目前有两种不同的分类方法。

（一）根据生理功能状态分类

依据溶酶体生理功能状态的不同，可将其分为初级溶酶体（primary lysosome）、次级溶酶体（secondary lysosome）和三级溶酶体（tertiary lysosome）。

1. 初级溶酶体　是指溶酶体中只含有酶，不含底物。在形态上，通常为不含有明显颗粒物的圆球体。从本质上讲，初级溶酶体是由前溶酶体转变成的成熟溶酶体。初级溶酶体在不同类型的细胞中的数目有较大差异。通常中性粒细胞、巨噬细胞、肝细胞等细胞中初级溶酶体较多。

2. 次级溶酶体　是指含有被消化分解底物的溶酶体。该类溶酶体体积较大，外形多不规则，既含有酸性水解酶，又含有被消化分解的底物，故又称为活动性溶酶体（active lysosome）。依据底物的来源、性质的不同，次级溶酶体又可分为以下两种：

（1）异噬溶酶体（heterophagic lysosome）：是指初级溶酶体与细胞内吞作用形成的异噬体（heterophagosome）相融合而形成的次级溶酶体，含有异物、细菌及坏死性组织碎片等（图 6-15）。

（2）自噬溶酶体（autolysosome）：由初级溶酶体与自噬体（autophagosome）融合形成。与异噬溶酶体相反，自溶酶体的底物来自细胞内，因而底物是一种内源性物质。这些内源性物质包括由于生理或病理原因引起衰老、破损的细胞器及过量储存的糖原等。它们可被细胞自身的膜（如内质网的膜）包裹，形成的小体称为自噬体，进而自噬体与初级溶酶融合便成为自噬溶酶体（图 6-15、图 6-16），最终降解其所包裹的内容物，以实现细胞本身的代谢需要和某些细胞器的更新，此过程称为自噬（autophagy）。

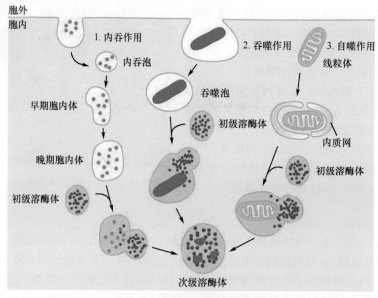

图 6-15　溶酶体的来源及类型

3.三级溶酶体　无论是异噬溶酶体还是自噬溶酶体，其内部的分解产物如氨基酸、单糖及脂肪酸等都可以通过溶酶体膜释放到细胞质中，被细胞再次利用。但在不少情况下，次级溶酶体内总会残留少许无法彻底消化的物质，此时，次级溶酶体内的酶也基本耗尽或完全消失，致使未被消化的物质长期残留。人们将残留不能被消化或分解物质的溶酶体称为三级溶酶体、后溶酶体、终末溶酶体或残余体（residual body）。三级溶酶体有些可通过外吐作用排出细胞外，有些则会沉积于细胞内不被排出。

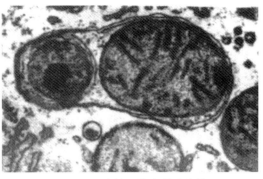

图 6-16　电镜下的自噬溶酶体

常见的残余体有人的神经细胞、心肌细胞及肝细胞中的脂褐质（lipofuscin）（图 6-17A），单核细胞、肿瘤细胞和病毒感染的细胞中可见的髓样结构（myelin figure）（图 6-17B），机体摄入大量铁质时，肝、肾等器官组织中的巨噬细胞出现的含铁小体（siderosome）（图 6-17C）。

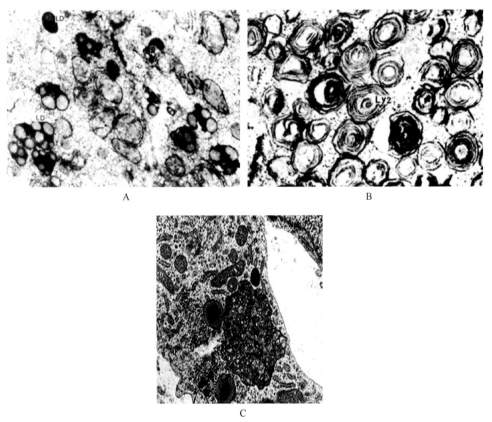

图 6-17　三级溶酶体的电镜图

A. 脂褐质；B. 髓样结构；C. 含铁小体

（二）根据形成过程分类

最近，有学者基于溶酶体形成及发育的研究，将溶酶体分为内溶酶体（endolysosome）和吞噬溶酶体（phagolysosome）。前者由细胞内吞体与高尔基芽生运输小泡融合而形成，相当于初级溶酶体。后者则由自噬体或异噬体与内体性溶酶体融合而形成，相当于次级溶酶体。

四、溶酶体的功能

溶酶体的主要功能是参与细胞内各种消化活动。同时，还具有机体防御保护、激素分泌调节及个体发育调控等功能。

（一）消化分解作用

溶酶体通过形成自噬溶酶体和异噬溶酶体两种途径，对细胞内衰老和残损的细胞器或由胞吞作用摄入的外源性物质（如细菌、食物颗粒）进行消化和分解，产生可被细胞重新利用的生物小分子，最终释放到细胞质基质中，参与细胞的物质代谢（图6-18）。这不仅清除了胞内衰老的细胞器及外源异物，而且还有效保证了细胞内环境的相对稳定。

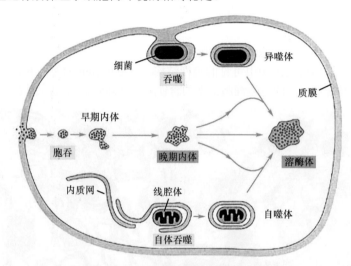

图6-18　溶酶体内底物被降解的途径

（二）细胞的营养功能

细胞可通过溶酶体酶的分解作用，分解细胞内一些对于细胞生存并非必需的生物大分子物质，为细胞的生命活动提供营养和能量，维持细胞的生存。

（三）参与免疫调节

巨噬细胞内含有大量溶酶体，并具有强大吞噬能力。当病原体或异物侵入人体，巨噬细胞通过内吞作用将其吞入细胞内，其溶酶体对外源异物进行消化，并加工抗原。加工后的抗原复合物被转移到巨噬细胞膜上并被T淋巴细胞识别，此过程称抗原提呈（antigen presenting）。T淋巴细胞受此抗原刺激后，会出现活跃的免疫应答现象，引起细胞免疫及体液免疫，从而协同杀灭病原体，对机体行使重要的防御功能。

（四）对激素分泌的调节作用

溶酶体可参与某些腺体组织细胞的分泌活动调节，如在甲状腺中，储存在腺体内腔中的甲状腺球蛋白，通过细胞内吞作用进入分泌细胞，并在溶酶体中水解形成甲状腺素，才能分泌到细胞外。另外，睾丸间质细胞、肾上腺皮质细胞中激素分泌受到抑制时，其溶酶体参与的自噬作用增强，进而溶酶体对多余的激素分泌颗粒予以清除。

（五）参与受精和个体发育

精卵受精的过程是个体发育的开始。在受精过程中，精子细胞的顶体（acrosome）是一种特化的溶酶体，含多种水解酶。当精子附着在卵细胞表面时，顶体释放顶体酶到精子细胞外，消化围绕卵细胞的滤泡细胞及卵细胞外被，从而使精子进入卵细胞，达到受精目的。

另外，无尾两栖动物个体的变态发育过程中，如蝌蚪幼体尾巴的退化、吸收；脊椎动物发育中骨组织的发生及骨质的更新；哺乳动物子宫内膜的周期性萎缩；衰老红细胞的清除及特定细胞程序性死亡等，都与溶酶体的功能密切相关。

第四节 过氧化物酶体

1954 年，美国学者 J. Rhodin 在观察小鼠肾小管上皮细胞亚微结构时，发现胞质中有一种较为独特的小体，并命名为微体（microbody）。随后，在大鼠肝细胞中也观察到同样的小体，并进一步发现微体中含有氧化酶和过氧化氢酶，能分解细胞的过氧化物，因此，更名为过氧化物酶体（peroxisome）。过氧化物酶体存在于各种真核细胞中，是一种高度异质性的细胞器。

一、过氧化物酶体的形态结构

过氧化物酶体是一种小的，普遍存在的细胞器，只有一层膜，直径从 0.1μm 到 1μm 不等，电镜下可见其多呈圆形或卵圆形，且形态不易与溶酶体区分，在肝细胞中，可见到过氧化物酶体内有结晶状的核心，称作类核（nucleoid）或类晶体（crystalloid），它实际上是尿酸氧化酶结晶（图 6-19）。

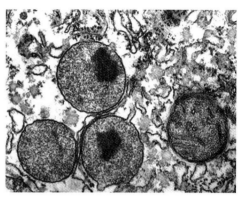

图6-19 电镜下肝细胞中几个过氧化物酶体，其中两个含有尿酸氧化酶结晶

二、过氧化物酶体的酶类组成

过氧化物酶体内含丰富的酶，迄今已鉴定出 40 多种酶，根据作用不同，可把过氧化物酶体内的酶分为以下三类：

1.氧化酶类　各种氧化酶占过氧化物酶体酶总量的 50% ～ 60%，包括尿酸氧化酶、D- 氨基酸氧化酶、L- 氨基酸氧化酶等。虽然各种氧化酶的作用底物不相同，但这些酶的共同特征是在对其作用底物（命名为 RH_2）的氧化过程中能把氧（O_2）氧化成过氧化氢（H_2O_2），反应式为 $RH_2 + O_2 \longrightarrow R + H_2O_2$。许多不同的底物在过氧化物酶体中被这种氧化反应分解，包括尿酸、氨基酸、嘌呤、甲醇和脂肪酸。

2.过氧化物酶类　上述氧化酶类催化产生的过氧化氢被过氧化物酶体内的过氧化物酶催化氧化为另外的底物（R），如乙醇、甲醛、亚硝酸盐、苯酚和甲酸。反应式为 $H_2O_2 + RH_2 \longrightarrow R + 2H_2O$。这种反应在肝和肾细胞中是一个重要的反应，过氧化物酶体解毒各种有毒物质。例如，大约 1/4 的乙醇是通过这种机制解毒的。

3.过氧化氢酶类　在过氧化物酶体中该酶的作用是将氧化酶催化后形成的过氧化氢还原成水，反应式为 $2H_2O_2 \longrightarrow 2H_2O + O_2$。几乎所有的过氧化物酶体都含有过氧化氢酶，故可将它看成是过氧化物酶体的标志酶。

三、过氧化物酶体的功能

（一）清除细胞代谢产生的过氧化氢及其他毒性物质

过氧化物酶体含有氧化酶，可对特异的底物进行氧化而生成过氧化氢；而过氧化氢酶可将过氧化氢分解为水和氧，过氧化物酶可利用过氧化氢对甲醛、甲酸、乙醇等有毒物质进行氧化，以有效消除细胞代谢过程中产生的过氧化氢及其他毒物，从而对细胞产生保护作用。例如，饮酒时进入人体的乙醇，就是通过肝细胞中的过氧化物酶体对其进行氧化解毒。

（二）长链脂肪酸的氧化

过氧化物酶体的另一个主要功能是氧化长链和超长链脂肪酸。在人类中，脂肪酸在过氧化物酶体和线粒体中都可被氧化。其中，短的、中等长度的脂肪酸及大部分的长链脂肪酸在线粒体中被氧化，而过氧化物酶体则氧化长链和超长链脂肪酸。

（三）参与一些脂类的生物合成

除了氧化反应，过氧化物酶体还参与一些脂类的生物合成。例如，在动物细胞中，多萜醇和胆固醇是既可在内质网中合成，又可在过氧化物酶体中合成。过氧化物酶体还含有合成缩醛磷脂的酶，缩醛磷脂是醚磷脂家族成员，在神经元轴突周围的髓鞘中富含这种磷脂。

第五节　囊泡与囊泡转运

囊泡（vesicle）是真核细胞内膜系统普遍存在的功能性膜结构组分。不同的囊泡表面有特定的表面标志分子，从而将囊泡包裹的物质转运至特定的细胞部位。囊泡转运是真核细胞特有的细胞物质内外转运形式，不仅涉及蛋白质本身的加工、修饰与装配，还涉及多种不同膜泡结构之间的定向运输及精密复杂的调控机制。

一、囊泡的来源和种类

真核细胞内的囊泡类型多样，结构特殊，不同的囊泡介导不同的运输过程，目前了解最多的有三种类型的囊泡，即网格蛋白有被小泡（clathrin-coated vesicle）、COP Ⅰ 有被小泡（COP Ⅰ -coated vesicle）和 COP Ⅱ 有被小泡（COP Ⅱ -coated vesicle）（图6-20）。

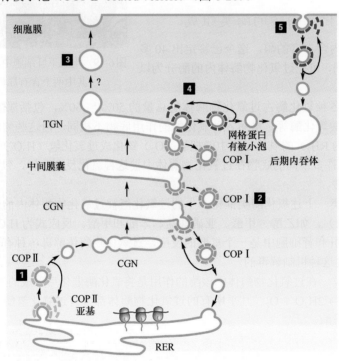

图 6-20　在分泌和细胞内吞通路中，参与囊泡转运的有被小泡

（一）网格蛋白有被小泡

网格蛋白有被小泡通常由两种方式产生：一种方式是细胞内吞作用（如受体介导的内吞）形成的网格蛋白有被小泡，其介导了细胞外来物质的胞内转运；另一种方式是由高尔基体的反式网络（TGN）产生的网格蛋白有被小泡，它介导从高尔基体向溶酶体、胞内体及质膜外的物质运输及转运。

网格蛋白有被小泡在电镜下形似蜂窝状膜泡状结构，其直径通常为 50 ～ 100nm，该类型囊泡的结构特点为：①蜂窝状外被由网格蛋白（clathrin）构成，覆盖在囊泡的外表面（图6-21）。该蛋白是由 3 条重链和 3 条轻链组成三脚蛋白（复合体）（triskelion），它的作用主要是牵拉质膜向胞内凹陷，或者高尔基体 TGN 膜的芽生。②网格蛋白与囊泡膜之间约 20nm 的间隙中填充覆盖着大量的衔接蛋白（adaptin），它的作用是参与包被的形成并起连接作用。细胞内目前已鉴定出至少 4 种不同的衔接蛋白，它们选择性地通过与不同受体 - 转运分子复合体结合，形成不同的转运囊泡，行使不同的物质转运功能。比如，衔接蛋白 AP1 参与高尔基体 TGN 的网格蛋白有被小泡的出芽；AP2 则参与从细胞质膜形成的网格蛋白有被小泡向胞内凹陷；AP3 则是在酵母和小鼠中鉴定出的一种衔接蛋白，参与某些蛋白从 TGN 到溶酶体等的运输。

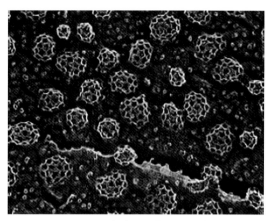

同时，在细胞内吞网格蛋白有被小泡和高尔基体 TGN 网格蛋白有被小泡形成中，除网格蛋白和衔接蛋白外，细胞质中一种称为发动蛋白（dynamin）的蛋白质可缠绕在内凹（细胞内吞）或芽生（高尔基体 TGN）囊膜的颈部，通过结合并水解 GTP，产生的能量掐断网格蛋白有被小泡。一旦网格蛋白有被小泡芽生形成，便会脱去网格蛋白衣被，转化为无被小泡，开始其定向转运。

图 6-21　电镜下网格蛋白小泡

（二）COPⅠ有被小泡

COPⅠ有被小泡主要产生于高尔基体，其覆盖有衣被蛋白Ⅰ（coatomer proteinⅠ，COPⅠ），属于非网格蛋白有被小泡。它们的主要作用是负责内质网逃逸蛋白的捕捉、回收转运及高尔基体膜内蛋白的逆向转运（retrograde transport）。

COPⅠ由多个亚基（α、β、γ、δ、ε、ζ等）组成，其中 α 蛋白（ARF 蛋白）是一种 GTP 结合蛋白，它通过与 GTP 或 GDP 结合，调控衣被蛋白复合物的聚合、装配及膜泡的转运。

COPⅠ有被小泡的形成大致分为以下过程：① GTP-ARF 复合物的形成，即细胞质中游离的非活化状态的 ARF 与 GDP 解离，并与 GTP 结合；② GTP-ARF 复合物识别高尔基体膜上的 ARF 受体，并与之结合；③ COPⅠ的其他亚基聚合，并与 ARF 和高尔基体囊膜表面其他相关蛋白结合，诱导转运囊泡的芽生。一旦 COPⅠ有被小泡从高尔基体囊膜解离出来，COPⅠ即脱离囊泡。

（三）COPⅡ有被小泡

COPⅡ有被小泡产生于糙面内质网，主要介导从内质网到高尔基体的物质转运。该有被小泡因覆盖的是衣被蛋白Ⅱ（coatomer proteinⅡ，COPⅡ）而得名。通过对酵母细胞突变体的研究发现 COPⅡ由 5 种亚基（Sar1、Sec23/Sec24、Sec13/Sec31、Sec16 和 Sec12）组成。其中 Sar1 类似于 COPⅠ的 ARF 亚基，可通过与 GTP 或 GDP 结合来调节囊泡衣被的装配与解聚。Sar1 与 GDP 结合时，处于非活性状态，而与 GTP 结合时，则激活 Sar1，并导致其与内质网膜结合，进而引发其他蛋白亚基在内质网膜上的聚合、装配、出芽及断裂，最终形成 COPⅡ有被小泡（图 6-22）。

步骤1：Sar1膜结合，GTP交换

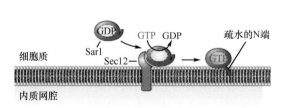

步骤2：COPⅡ衣被组装

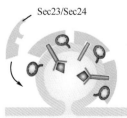

步骤3：GTP水解

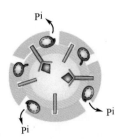

步骤4：衣被解聚

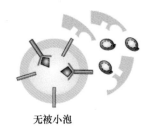

无被小泡

图 6-22　COP Ⅱ 有被小泡的组装及解聚

COP Ⅱ 有被小泡的物质转运具有选择性，其主要机制：COP Ⅱ 蛋白识别并结合内质网膜上穿膜蛋白受体胞质端的信号序列，而内质网膜的穿膜蛋白受体的网腔端则与内质网腔中的可溶性蛋白结合。

二、囊泡与细胞内外的物质转运

细胞内的囊泡是由质膜内凹或细胞器膜的芽生方式产生，囊泡的转运是指囊泡由一个细胞器膜（或质膜）芽生脱离后，定向地与另一个细胞器膜（或质膜）相互接触、相互融合的过程。囊泡转运具有以下特点。

（一）囊泡转运是细胞物质定向转运的重要途径和基本形式

囊泡的形成和转运总是伴随着细胞物质的转运，其转运途径及靶向与所转运物质的定位去向密切相关：①各种外源性物质以胞吞作用摄入胞内，总是以网格蛋白有被小泡的形式，经细胞膜转运至胞内体（endosome）及溶酶体；②经糙面内质网的核糖体合成的外输性分泌蛋白或质膜蛋白，总是经内质网膜进入内质网腔，并加工、修饰，以 COP Ⅱ 有被小泡的方式芽生，然后输送到高尔基体 CGN、中间膜囊、TGN，最后形成的大囊泡向质膜移行，将转运的蛋白释放到细胞膜上或以外吐方式分泌到细胞外；③从内质网逃逸出来的内质网驻留蛋白或折叠错误的分泌性蛋白，当输送至高尔基体时会被捕捉、回收，并由高尔基体形成的 COP Ⅰ 有被小泡遣返回内质网中。

（二）囊泡与靶膜的特异性识别与融合是囊泡定向转运的保障

不同来源的囊泡的转运必须沿正确的路径，并通过与靶膜的融合释放转运的物质。在此过程中有三类蛋白参与：① Rab 蛋白，此蛋白处于活性状态时与 GTP 结合，形成的 GTP-Rab 被募集到转运囊泡膜（供体膜）上，而非活性状态 GDP-Rab 则游离于细胞质中；②转运囊泡膜（供体膜）和靶膜上存在着一对相互识别、特异互补的蛋白，称为可溶性 N- 乙基马来酰亚胺敏感因子附着蛋白受体（soluble N-ethylmaleimide-sensitive factor attachment protein receptor，SNARE），供体膜上的蛋白称为囊泡 SNARE（vesicle-SNARE，v-SNARE），靶膜上的相应蛋白称为靶 SNARE（target-SNARE，t-SNARE），当它们相互作用时，通常囊泡膜上的一个 v-SNARE 与靶膜上的三个 t-SNARE 形成一个极其稳定的由四个螺旋相互缠绕的结构，介导囊泡膜与靶膜之间的特异融合；③靶膜上的栓系蛋白复合物（tethering proteins），此蛋白复合物与供体膜上的 Rab-GTP 共同作用，介导囊泡锚定在靶膜上；④ N- 乙基马来酰亚胺敏感因子（N-ethylmaleimide-sensitive factor，NSF），此蛋白在囊泡与靶膜融合后，介导 v-SNARE 与 t-SNARE 的解离。

其转运的基本过程：①囊泡的形成，供体膜通过出芽、装配和断裂，形成有被小泡，后者脱衣被，形成无被囊泡；②囊泡运输，囊泡可通过弥散（较短距离的由内质网到高尔基体的囊泡转运）或附着在胞质骨架轨道上的定向运动（如神经细胞中源于高尔基体的囊泡向细胞轴突远端的转运）向靶膜移动；③在 Rab-GTP 和栓系蛋白复合物的作用下将转运囊泡锚定在靶膜上；④转运囊泡通过 v-SNARE 与靶膜的 t-SNARE 特异识别，完成膜融合，在此识别中，Rab 蛋白水解 GTP 形成 Rab-

GDP（无活性状态），产生的能量驱使膜融合，并将 Rab-GDP 释放至细胞胞质中；⑤膜融合完成后，NSF 在消耗 ATP 的情况下，介导 v-SNARE 与 t-SNARE 的解离，其中 v-SNARE 被带到新的囊泡膜进行另一轮囊泡运输（图 6-23）。

步骤1：囊泡锚定

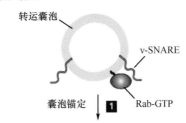

步骤2：SNARE复合物的装配

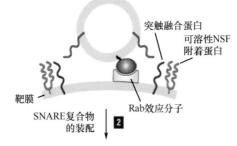

步骤3：囊泡膜与靶膜融合

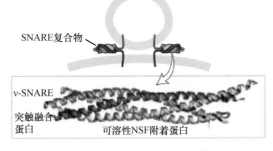

步骤4：NSF水解ATP，驱使SNARE复合物解离

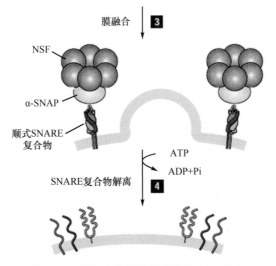

图 6-23　囊泡与靶膜的特异性识别与融合

第六节　细胞内膜系统异常与相关疾病

内膜系统是真核细胞最为重要的胞内功能结构体系之一，它的结构、功能异常与细胞及机体的生理、病理等功能异常密切相关。

一、内质网的病理变化

内质网对细胞内外的各种不良因素比较敏感，易引起相应的形态、结构等病理改变，从而导致内质网及细胞的功能异常：①如低氧、辐射、阻塞等使钠离子和水分渗入、内流，内质网发生一系列水解变性而引起肿胀，严重的呈空泡状，并伴随有线粒体的肿胀；②急性药物中毒性肝炎和病毒性肝炎也可引起肝细胞内质网肿胀，并导致糙面内质网上附着的核糖体脱落，从而使肝细胞分泌蛋白合成减少；③Ⅰ型糖原贮积病及恶性营养不良综合征的肝细胞中内质网膜会发生断离，并伴随核糖体脱落的典型形态改变；④药物中毒、肿瘤所致的代谢障碍中，其内质网中形成一些有形或无形的包涵物；⑤某些遗传性疾病患者细胞内，内质网合成蛋白质的分子结构异常，而使蛋白质、糖原和脂类物质在内质网中累积等。

近年来的研究表明，有超过35种已知疾病与RER内蛋白质折叠异常有直接或间接关系，强调了RER质量控制的临床相关性。其中，囊性纤维化（cystic fibrosis）病变，是由一种称为囊性纤维化穿膜传导调节蛋白（cystic fibrosis transmembrane conductance regulator，CFTR）的508位苯丙氨酸单一缺失突变引起，此突变使该蛋白质失稳，难以在RER中正确折叠，并在细胞内积累。

CFTR是细胞膜上的氯离子通道，包含由7号染色体上的一个基因编码的12个跨膜结构域。CFTR调节氯离子（和水）在上皮细胞膜上的转运。当这种蛋白质不能到达预定的细胞膜时，就会出现多种生理缺陷，包括：肺部黏液分泌物水合不足，使病人特别容易受到细菌感染；婴儿粪便水化不足，可在出生时产生胎粪肠梗阻或此后出现病理性便秘；宫颈黏液增厚，限制女性的生育能力；消化腺中水和氯的分泌不足，导致胆结石和胆囊炎，外分泌胰腺的破坏性干燥。

二、高尔基体的病理形态变化

高尔基体的形态、数量在不同类型的细胞、不同的分化阶段、生理及病理条件下也会发生变化。

（一）高尔基体的肥大和萎缩

高尔基体可因功能亢进或代偿性功能亢进而肥大。例如，在大白鼠实验性肾上腺皮质再生中，垂体前叶分泌促肾上腺皮质激素（ACTH）的细胞内，高尔基体显著肥大。当再生结束时，ACTH水平下降，高尔基体又恢复正常大小。

高尔基体的萎缩、破坏或消失，常见于中毒等病理情况下的肝细胞，这是由脂蛋白合成及分泌功能障碍所致。

（二）高尔基体内容物改变

由于高尔基体与脂蛋白的合成和分泌有关，因此在肝细胞的高尔基体内可见到电子密度不等的颗粒，反映其中所含为饱和或不饱和脂肪酸。当某些中毒因子（如四氯化碳）引起脂肪肝时，肝细胞内充满大量脂质体，高尔基体中所含脂蛋白颗粒消失，而以大量扩张或断裂的大泡取而代之。又如骨关节炎患者的滑膜细胞中，高尔基体明显呈现异质性变化，反映在这些患者身上，则是关节滑液中透明质酸的含量下降。

（三）高尔基体在癌细胞中的改变

人和动物肿瘤研究资料表明，一般在迅速生长、发生恶变的肿瘤细胞中，高尔基体几乎都不发达。对某一类型的癌细胞来说，分化程度越低，高尔基体越不发达，如人胃低分化腺癌细胞。而分化较好的癌细胞中，高尔基体较发达。有时在癌细胞内还可见到高尔基体的肥大和变形，如人的肝癌细胞。

三、溶酶体与疾病

由于溶酶体功能上的特殊性，它与人类某些疾病有较密切的关系。

（一）溶酶体膜失常与疾病

溶酶体的膜是一层单位膜，在正常情况下，它有明显的屏障作用，可防止水解酶进入胞质，以防细胞的结构被破坏而造成细胞的死亡。溶酶体膜的稳定性受许多药物和物理因素的影响，如缺氧或氧过多、X 射线和紫外线、白喉毒素、多种抗生素、肝素、乙醇、胆碱能药物等可降低其稳定性。

1. 硅沉着病（silicosis）、石棉沉着病（asbestosis）等与溶酶体膜遭受破坏有密切关系 该类患者的病理表现为：首先，吸入的二氧化硅粉尘或石棉纤维到达肺泡腔后，被巨噬细胞吞噬。吞噬后形成的异噬体与初级溶酶体融合形成异噬溶酶体。由于二氧化硅粉尘和石棉纤维中分别含有二氧化硅颗粒和石棉颗粒，它们不能被溶酶体的酶消化，在溶酶体内聚集，进而破坏溶酶体膜的稳定性甚至使其破裂，溶酶体酶漏出到细胞质中，细胞发生自溶。被包含在异噬溶酶体中的二氧化硅颗粒或石棉颗粒也随之漏出，再次被其他健康的巨噬细胞吞噬，重复上述过程。大量死亡的巨噬细胞会刺激成纤维细胞分泌大量胶原并沉积成胶原纤维。肺的弹性降低、功能减弱并持续发展。

2. 痛风 痛风的病理过程与上述相似，不同的是，它的破坏物质是沉积在滑膜腔和结缔组织中的尿酸结晶，该结晶被中性粒细胞吞噬，释放胶原酶，破坏软骨组织而产生炎症。

（二）先天性溶酶体病

先天性溶酶体病（inborn lysosomal disease）是指遗传所致溶酶体某种酶缺乏，造成次级溶酶体内相应底物不能被消化、底物积蓄、代谢障碍，故又称贮积性疾病（storage disease）。目前已知此类疾病有 40 种以上，大致可分为糖原贮积病、脂质贮积病、黏多糖贮积症等几大类。

1. 糖原贮积病（glycogenosis） 又名 Pompe 病，是由于肝和肌细胞的溶酶体内一种酸性 α- 葡萄糖苷酶缺乏。正常时，此酶分解糖原。当缺乏此酶时，溶酶体吞噬的糖原无法降解，大量堆积在次级溶酶体内，使其肿胀，造成所谓的溶酶体过载。最后，溶酶体破裂，其酶漏出，严重破坏组织、细胞。此病属常染色体隐性遗传，患者多为幼儿，常在两周岁以前死亡。

2. 脂质贮积病（lipoidosis） 也是一类常染色体隐性遗传病。本病包括多种，主要的有戈谢病（Gaucher disease）、尼曼 - 皮克病（Niemann-Pick disease）及泰 - 萨克斯病（Tay-Sachs disease）等。

（1）戈谢病：又称脑苷脂贮积病（cerebrosidosis, cerebroside lipoidosis）或葡萄糖脑苷脂酰鞘氨醇沉积病（glucosylceramide lipoidosis）。此病是巨噬细胞和脑神经细胞的溶酶体缺乏 β- 葡萄糖苷酶或称葡萄糖脑苷脂酶。此酶能将葡萄糖脑苷脂分解成葡萄糖和脂酰鞘氨醇。当缺乏此酶时，大量的葡萄糖脑苷脂沉积在这些细胞的溶酶体内，巨噬细胞变成 Gaucher 细胞，患者的肝、脾、淋巴结等肿大。中枢神经系统的齿状核、基底神经节、黑质及脑干网状系统发生变性和萎缩。此病多发生于婴儿，且病程进展很快，常在 1 岁内死亡。如果幼年后才发病，则病程进展慢，最长者可生存十几年。

（2）尼曼 - 皮克病：又称鞘磷脂沉积病或磷脂酰胆碱鞘氨醇沉积病。此病人的溶酶体中神经鞘磷脂酶缺乏，从而不能将神经鞘磷脂分解为磷脂酰胆碱和酰基鞘氨醇。神经鞘磷脂大量蓄积在次级溶酶体内，致使细胞变性肿胀，形成所谓的泡沫细胞。巨噬细胞和神经细胞往往受损明显，因此，患儿肝、脾肿大并出现各种神经系统损害的症状。

（3）泰 - 萨克斯病：又称 GM2 神经节苷脂变异型 B、家族性黑矇性痴呆或大脑黄斑变性。溶酶体缺乏的酶是 β-N- 乙酰基己糖苷酶 A。导致单唾液酰基鞘氨醇三己糖苷无法进一步分解而沉积在次级溶酶体中。本病以神经细胞受损较明显，因此神经组织功能障碍很突出，患者的表现为渐进性失明、痴呆和瘫痪。

3. 黏多糖贮积症（mucopolysaccharidosis，MPS）　是一组黏多糖进行性代谢障碍的遗传病。溶酶体内缺乏黏多糖降解酶，因而不能分解黏多糖类即糖胺聚糖类，使这些物质蓄积在次级溶酶体内。患者面容粗犷、骨骼异常、智力发育不全、内脏功能普遍受损、角膜混浊。本病可分七个类型，大多属常染色体隐性遗传病。

（三）溶酶体与休克

休克的发展过程中，细胞内的溶酶体明显增多、体积增大，内部的酶漏出，引起组织、细胞的自溶。休克的严重程度与溶酶体酶漏出量成正比。因此，测定淋巴液和血液中溶酶体酶的含量（常以酸性磷酸酶、β-葡萄糖醛酸酶及组织蛋白酶为指标）可作为休克严重与否的依据之一。

一般认为，休克引起溶酶体酶释放的机制有以下三点：①休克后缺血缺氧直接降低了溶酶体膜的稳定性。②缺血缺氧影响细胞的氧化磷酸化过程，ATP 产生减少，能量供应不足，钠泵失灵，钠和水进入细胞过多，细胞内渗透压下降，溶酶体膜通透性增高。③缺血缺氧引起细胞内 pH 下降（可降至 5 左右），促进了溶酶体酶的激活，严重时，激活的酶可消化溶酶体膜自身。

四、过氧化物酶体异常与疾病

（一）遗传性过氧化氢酶血症

该疾病是患者细胞内过氧化氢酶缺乏，导致机体抗感染能力降低，常发生口腔炎症等疾病。

（二）脑肝肾综合征

脑肝肾综合征也称为 Zellweger 综合征，是一种常染色体隐性遗传病。此类患者肝、肾细胞内过氧化物酶体中过氧化氢酶缺乏，引起琥珀酸脱氢酶、黄素蛋白（FP）及辅酶 Q 之间的电子传递障碍，导致出现严重肝功能障碍、重度骨骼肌张力减退、脑发育迟缓及癫痫等症状。

本章学习思维导图

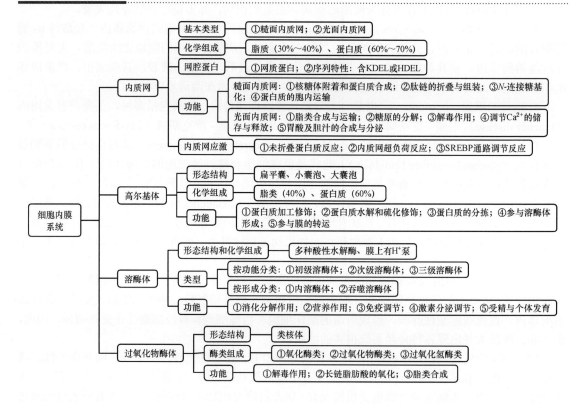

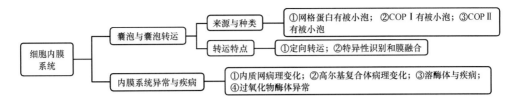

复习思考题

1. 什么叫信号肽？简述信号假说的主要内容。

2. 简述糙面内质网的主要功能。

3. 简述光面内质网的主要功能。

4. 简述高尔基体的电镜结构特点和功能。

5. 高尔基体和内质网内蛋白质糖基化修饰有何异同？

6. 简述溶酶体的形态结构基本特征。

7. 简述溶酶体的形成过程及其基本功能。

8. 过氧化物酶体的酶类型和主要功能有哪些？

9. 胞内转运囊泡的类型和各自来源？

（邓　凡）

第七章 线 粒 体

地球上一切生命活动所需要的能量主要来源于太阳能。细胞中的线粒体和叶绿体能将太阳能转化为自己所需要的能量，但不同类型生物体能量转换的机制不同。其中，自养生物（autotroph）具有叶绿体，可通过光合作用将无机物（如 CO_2 和 H_2O）转化为可被自身利用的有机物；异养生物（heterotroph）因不具有叶绿体，则以自养生物合成的有机物为营养，通过分解代谢而获得能量，而异养生物实现这一能量转换的细胞内的主要结构就是线粒体。

线粒体（单数 mitochondrion，复数 mitochondria）是一种普遍存在于除哺乳动物成熟红细胞以外的所有真核细胞中的膜性细胞器。人们对线粒体的研究已有一个多世纪的历史。1894 年，德国学者 Altmann 首先利用光镜在动物细胞中发现这种结构并称之为生命小体（bio-blast），因其形态多呈线状或颗粒状。1897 年，Benda 将其命名为线粒体（mitos 和 chondria 在希腊语中分别代表"短线"和"颗粒"的意思），意思是"类似线状的颗粒"。1900 年，Michaelis 在线粒体的功能研究方面取得了突破性的进展，他用染料对肝细胞进行染色，发现当细胞消耗氧之后，线粒体的颜色逐渐消失了，提示线粒体内可能发生了氧化还原反应。1913 年，Warburg 从细胞匀浆中分离出了线粒体，并发现它能够消耗氧。之后，又经过几十年的研究，人们逐步证明了线粒体内存在三羧酸循环、电子传递、氧化磷酸化的过程，从而证明了线粒体是真核生物进行能量转换的主要部位。

线粒体是细胞进行生物氧化和能量转换的主要场所。细胞内三大供能物质——糖类、脂肪和蛋白质均可以在线粒体被彻底氧化，并能将其能量转换合成 ATP。人体内 95% 的 ATP 都是来源于线粒体，所以，线粒体常被喻为细胞的"能量转换系统"（energy conversion system）或细胞的"发电厂"（powerhouse）。

线粒体是细胞氧化供能中心，又是一个敏感多变的细胞器。细胞内、外环境的改变均可引起线粒体结构与功能的异常，进而引起疾病。近年来的研究显示，人类许多疾病如退行性疾病、心脏病、衰老和癌症等疾病都与线粒体基因、结构与功能的改变密切相关。因此，探讨由线粒体基因、结构与功能异常而导致的疾病已经成为生物医学的研究热点之一。

第一节　线粒体的基本特征

一、线粒体的形态、数量和结构

（一）线粒体的形态、大小、数量与分布

线粒体在形态上具有多形性；在数量和分布上具有特异性与适应性。

1. 线粒体的形态与大小　在光镜下，线粒体一般呈线状、粒状或短杆状。因具有敏感多变性，其形态常会随细胞种类和生理状态不同而不同，如在低渗溶液中会膨胀，在高渗溶液中会收缩，可呈环形、哑铃形、线状、分杈状或其他形状。线粒体的直径一般为 0.5 ~ 1.0μm，长为 1.5 ~ 3.0μm，在长度上变化很大，长的可达 10μm，如在胰腺外分泌细胞中可长达 10 ~ 20μm，人的成纤维细胞的线粒体则更长，可达 40μm。不同组织在不同条件下有时会出现体积异常膨大的线粒体，称为巨型线粒体，如在骨骼肌细胞中有时可见这种巨型线粒体。

2. 线粒体的数量与分布　在不同类型的细胞中，线粒体数目相差很大，一般有数百到数千个，如哺乳动物肾细胞约有 300 个，肝细胞有 2000 个左右。在同一类型的细胞中，线粒体数量相对稳定。通常生理功能旺盛、代谢活跃的细胞，其线粒体数量也较多，如代谢率高的心肌细胞、骨骼肌细胞、肝细胞、分泌细胞等，其线粒体较多；代谢率低、耗能少的细胞中线粒体数量少，如精子细胞中仅有约 25 个线粒体。此外，植物细胞的线粒体数目一般比动物细胞的少，这是因为植物细胞的叶

绿体代替了线粒体的某些功能。

线粒体在细胞中的分布也有一定的规律性。在多数细胞中，线粒体呈弥散状态，均匀分布在整个细胞质中，但在某些细胞中，线粒体的分布是不均匀的，常集中在代谢活跃或耗能高的区域。例如，在肠上皮细胞中，线粒体分布在细胞的两极；在鞭毛、纤毛和肾小管细胞的基部线粒体分布较多；在肌细胞内线粒体沿着肌纤维分布，在精子中分布在鞭毛中区（图7-1）。

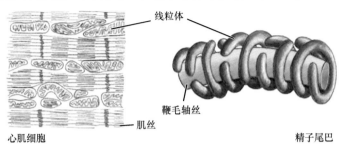

图7-1 线粒体的特异性分布示意图

线粒体也是动态的细胞器，具有运动的特性，如线粒体可以向细胞功能旺盛的区域迁移。在此过程中，微管是其导轨，马达蛋白为其提供动力。

（二）线粒体的结构

用高倍电镜和负染色法，观察到线粒体是由两层单位膜套叠而成的封闭性膜囊结构。线粒体的内、外膜都是典型的单位膜，外膜（outer membrane，OMM）将线粒体内部空间与胞质空间隔离开来，内膜（inner membrane，IMM）将线粒体内部分隔成两个独立的空间：其中，内膜与外膜之间的空间称为膜间腔（intermembrane space，IMS）或外室（outer space）；内膜内的空间称为线粒体基质（matrix）或内室（inner space），也称基质腔（matrix space）。即线粒体是由外膜、内膜、膜间腔和基质4个部分所组成，它们在化学组成、形态结构和作用上也各不相同（图7-2）。

1. 外膜 线粒体外膜是最外的一层全封闭的单位膜结构，是线粒体的界膜，厚5.5～7nm，光滑平整。构成线粒体外膜的脂类与蛋白质含量几乎相当。外膜含有较多孔蛋白（porin）形成的水溶性通道，允许分子量为5kDa以下的分子自由通过。外膜含有一些特殊的酶类，如参与色氨酸降解、脂肪酸链延伸的酶，表明外膜不仅可参与膜磷脂的合成，而且也可对那些将在线粒体基质中进行彻底氧化的物质进行初步分解。外膜上的单胺氧化酶（monoamine oxidase，MAO），能够使儿茶酚胺类神经递质（如去肾上腺素和多巴胺）失活，可用作抗抑郁症药物。

2. 内膜 线粒体内膜位于外膜的内侧，是包裹线粒体基质的一层单位膜结构，比外膜稍薄，厚4～5nm。

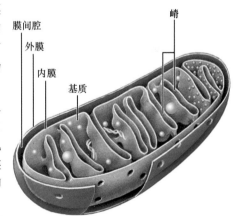

图7-2 线粒体的亚显微结构模式图

内膜的蛋白质含量很高，占内膜总质量的75%左右，除转运蛋白外，线粒体氧化磷酸化的电子传递链也位于内膜上，因此从能量转换角度来说，内膜起主要的作用。由于内膜的脂类双分子层中含有大量心磷脂（cardiolipin）和极低的胆固醇，其通透性很低，因而可减少离子和大多数带电的小分子通过。这种通透性屏障在合成ATP过程中起着特别关键的作用，保证了线粒体正常功能的行使。

内膜有大量向线粒体基质腔突起的折叠，形成嵴（cristae）。嵴与嵴之间的基质腔部分称为嵴间腔（intercristae space），而嵴向线粒体基质突进造成的膜间腔向内伸入的部分称为嵴内腔（intracristae space）。嵴的形成使线粒体内膜的表面积大大增加。有人估计大鼠肝细胞线粒体嵴的表面积是其外膜的 5 倍，这极大地提高了线粒体进行生化反应的效率。

线粒体嵴的排列方式主要有两种：一是板层状（lamellar），其方向与线粒体长轴垂直（图 7-3）；二是管状（tubular）（图 7-4）。在高等动物细胞中，线粒体嵴的排列方式主要是板层状，在原生动物和植物中常见的是管状排列。线粒体嵴的数量、形态在不同种的细胞中差别很大。一般来说，需要能量多的细胞，不仅线粒体的数量多，而且线粒体嵴的数量也多。例如，心肌细胞代谢率高、耗能多，它的线粒体嵴长而且密集，嵴的数量是肝细胞的 2 倍。

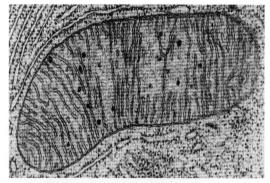

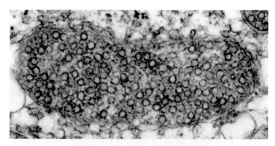

图 7-3　线粒体板层状嵴电镜图　　　　　　　图 7-4　线粒体管状嵴电镜图

用电镜负染色法观察线粒体时，可见其内膜和嵴的基质面上附着许多排列规则的带柄球状颗粒，称为基本颗粒（elementary particle），简称基粒。它是偶联磷酸化的关键装置，又称偶联因子 1（coupling factor 1），简称 F_1。1960 ～ 1961 年，Green 等在牛心、鼠肝等线粒体嵴的基质面上成功观察到许多圆形的颗粒即基粒，其直径为 8 ～ 10nm。有学者估计，每个线粒体上有 10^4 ～ 10^5 个基粒。基粒是由多种蛋白质亚基组成的复合物，分头部、柄部和基片三部分。其中，球状的头部向内突入内室，基片嵌入内膜，柄部连接头部和基片。基粒头部具有酶的活性，能够催化 ADP 磷酸化合成 ATP，所以基粒又称为 ATP 合酶（ATP synthase）或 ATP 合酶复合体（ATP synthase complex）。

3. 膜间腔　线粒体膜间腔是线粒体内、外膜之间的腔隙，也称外室，延伸至嵴的轴心部，腔隙宽 6 ～ 8nm，其中充满无定形的液体，含有可溶性的酶、底物和辅助因子。由于线粒体外膜具有大量亲水孔道与细胞质相通，而内膜通透性又很低，因此膜间腔的化学成分及 pH 与细胞质的相似。

4. 线粒体基质　由线粒体的内膜和嵴包围而形成的内部空间称为线粒体基质腔，腔内充满着电子密度较低的可溶性蛋白质和脂肪等成分，称为线粒体基质。除糖酵解在细胞质中进行外，其他的生物氧化过程都在线粒体中进行。线粒体中催化三羧酸循环、脂肪酸和丙酮酸氧化的酶类均存在于基质之中，参与物质的代谢，其本质是一个复杂的生化反应环境。

许多细胞的线粒体基质中还含有直径为 30 ～ 50nm 的电子密度很大的致密颗粒状物质，称为基质颗粒。基质颗粒内含 Ca^{2+}、Mg^{2+}、Zn^{2+} 等，多见于转运大量水和无机离子的细胞中，如肠上皮细胞、肾小管上皮细胞等。当组织钙化时，基质颗粒显著增大，造成线粒体的破裂。此外，线粒体基质中还含有一套完整的转录和翻译体系，包括线粒体 DNA（mitochondrial DNA，mtDNA）、70S 型核糖体、tRNA、rRNA、DNA 聚合酶、氨基酸活化酶等，它们共同形成线粒体自身的基因组及遗传体系。

由于线粒体各部分的结构和化学组成不同，它们的功能也各不相同（表 7-1）。

此外，利用电镜技术可以观察到，线粒体的内、外膜上存在着一些内膜与外膜相互接触的地方，在这些位置，膜间腔变得非常狭窄，有学者将其称为转位接触点（图 7-5，红色箭头所指）。在转位接触点，分布有蛋白质等物质进出线粒体的通道蛋白和特异性受体，分别称为内膜转位子（translocon of the inner membrane，Tim）和外膜转位子（translocon of the outer membrane，Tom）。

用免疫电镜法可观察到转位接触点处有蛋白质前体的积聚（图 7-5，蓝色箭头所指），显示它是蛋白质等物质进出线粒体的通道。

表 7-1　线粒体各部分的功能

部位	功能
外膜	磷脂的合成、脂肪酸链去饱和、脂肪酸链延伸
膜间腔	核苷的磷酸化
内膜	电子传递、氧化磷酸化、代谢物质运输
基质	丙酮酸氧化、三羧酸循环、脂肪酸的 β 氧化、DNA 复制、RNA 合成、蛋白质合成

二、线粒体的化学组成及标志酶

1. 线粒体的化学组成　经过对线粒体各结构组分的生化分析，线粒体的化学组分主要是蛋白质、脂类、水分等。其中，蛋白质占线粒体干重的 65% ～ 70%，多数分布于线粒体的内膜和基质；脂类只占线粒体干重的 20% ～ 30%，大部分是磷脂。此外，线粒体还含有线粒体 DNA 和完整的遗传系统，是动物细胞中除细胞核外唯一含有 DNA 的细胞器。

线粒体的蛋白质分为可溶性和不溶性的两类。可溶性的蛋白质主要是基质的酶和膜的外周蛋白；不溶性的蛋白质是膜的镶嵌蛋白、结构蛋白和部分酶蛋白。

在组成线粒体的脂类中，多数是磷脂，占总脂的 3/4 以上，以卵磷脂和脑磷脂为主，还有一定数量的心磷脂，而胆固醇的含量较低。此外，磷脂在线粒体内、外膜上的构成比例是不同的，外膜主要是磷脂酰胆碱、磷脂酰

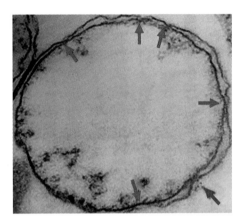

图 7-5　线粒体内膜和外膜接触形成转位接触点（箭头）电镜图

乙醇胺，而磷脂酰肌醇和胆固醇含量较少；内膜主要含心磷脂，高达 20%，比细胞其他膜结构的心磷脂含量都高，但胆固醇含量极低，这与线粒体内膜的高度疏水性有关。

线粒体内、外膜在化学组成上的主要区别是脂类和蛋白质的比例不同，内膜上的脂类与蛋白质的比值低（1∶3），外膜中的比值较高（接近 1∶1）。内膜富含酶蛋白和辅酶，外膜仅含少量酶蛋白。

2. 线粒体各部分的标志酶　线粒体含有众多酶系，如催化三羧酸循环、脂肪酸氧化、氨基酸分解等反应的酶。目前，已确认的线粒体相关酶类有 120 余种，是细胞中含有酶种类最多的细胞器。这些酶分布在线粒体的不同部位，在线粒体行使细胞氧化功能时起重要作用。线粒体的不同部位有不同的标志酶，如外膜的标志酶是单胺氧化酶，膜间腔的标志酶是腺苷酸激酶，内膜的标志酶是细胞色素 c 氧化酶，基质的标志酶是苹果酸脱氢酶（表 7-2）。

表 7-2　线粒体各部位标志酶及其他主要酶的分布

部位	主要的酶
外膜	单胺氧化酶（标志酶）、NADH- 细胞色素 c 还原酶、犬尿酸羟化酶
膜间腔	腺苷酸激酶（标志酶）、二磷酸激酶、核苷酸激酶
内膜	细胞色素 c 氧化酶（标志酶）、ATP 合酶、琥珀酸脱氢酶、肉碱酰基转移酶、NADH 脱氢酶
基质	苹果酸脱氢酶（标志酶）、柠檬酸合成酶、丙酮酸脱氢酶系、脂肪酸氧化酶系、蛋白质和核酸合成酶系

三、线粒体的遗传体系

线粒体不仅是动物细胞核外唯一含有 DNA 的细胞器，还具有完整的遗传信息传递与表达系统，能转录和翻译合成自身所需的少量蛋白质。但是，线粒体的遗传信息量不足，仍然要受控于核的遗传信息，也就是说，线粒体中的蛋白质只有少数几种是由线粒体基因编码的，大多数线粒体蛋白质是由核内基因编码，在线粒体外核糖体合成后运入线粒体执行其功能的，所以说线粒体是一个半自主性细胞器。

（一）线粒体具有独立的基因表达系统

1963 年，M.S. Nass 发现线粒体 DNA 后，人们又在线粒体中发现了 RNA、DNA 聚合酶、RNA 聚合酶、tRNA、核糖体、氨基酸活化酶等进行 DNA 复制、转录和蛋白质翻译的全套装备，说明线粒体具有独立的遗传体系。

1. 线粒体基因组 线粒体 DNA（mitochondrial DNA，mtDNA）构成了线粒体基因组，它们不与组蛋白结合而裸露存在于线粒体的基质内或依附于线粒体内膜，并且具有多个拷贝，平均每个线粒体内有 5 ～ 10 个 mtDNA 分子，主要编码线粒体的 tRNA、rRNA 及一些线粒体蛋白质，如电子传递链酶复合体中的亚基。但由于线粒体中大多数酶或蛋白质仍由细胞核编码，所以它们在细胞质中合成后经特定的方式转送到线粒体中。

绝大多数真核细胞线粒体 DNA 分子均为双链 DNA 分子，外环为重链（H），内环为轻链（L）。Anderson 等于 1981 年测定了人类线粒体基因组：人类线粒体基因组的序列（又称剑桥序列）为一条双链环状的 DNA 分子，共含 16 569 个碱基对（bp）。人类线粒体基因组中没有发现内含子，且其重链和轻链上的编码物各不相同，重链上编码了 12S rRNA（小 rRNA）、16S rRNA（大 rRNA）、NADH- 辅酶 Q 还原酶 1（NADH-CoQ reductase1，ND1）、ND2、ND3、ND4L、ND4、ND5、细胞色素 c 氧化酶亚基 I（cytochrome c oxidase I，CO I）、CO II、CO III、细胞色素 b 的亚基、ATP 合酶的第 6 亚单位（ATPase6）和第 8 亚单位（ATPase8）及 14 个 tRNA 等（图 7-6 中的大写字母表示其对应的氨基酸）；轻链编码了 ND6 及 8 个 tRNA。也就是说，人类线粒体基因组共编码了 37 个基因，其中 13 个为蛋白质基因（包含 1 个细胞素 b 亚单位基因、2 个 ATP 合酶复合体组成成分基因、3 个细胞色素 c 氧化酶亚单位的基因及 7 个呼吸链 NADH 脱氢酶亚单位的基因），2 个为 rRNA 基因，还有 22 个为 tRNA 基因，这些基因都是在线粒体中转录并且在线粒体的核糖体上翻译的。

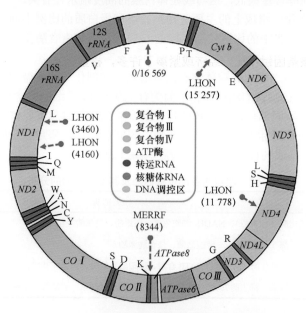

图 7-6　人类线粒体基因组及突变位点示意图

线粒体基因组相对独立于细胞核基因组，但线粒体对其基因组 DNA 的错误修复远不及细胞核。由于线粒体的数量多，其基因组又是多拷贝的，所以线粒体的基因突变的影响较为缓慢。图 7-6 是人类线粒体基因组及两种常见的由线粒体基因突变引起的疾病——莱伯遗传性视神经病变及肌阵挛性癫痫伴破碎红纤维综合征突变相关位点的示意图。

人类线粒体基因组中，编码蛋白质的 13 个基因序列都以 AUG（甲硫氨酸）为起始密码，并有终止密码结构，长度均超过可编码 50 个氨基酸多肽所必需的长度。由这 13 个基因所编码的蛋白质均已确定，它们是构成呼吸链的组分：其中 3 个为构成细胞色素 c 氧化酶复合体（复合体Ⅳ）催化活性中心的亚单位（CO I、CO II 和 CO III），这 3 个亚基与细菌的细胞色素 c 氧化酶相似，其序列在进化过程中是高度保守的；还有 2 个为 ATP 合酶复合体（复合体Ⅴ）F_0 部分的 2 个亚基（ATPase6 和 ATPase8）；7 个为 NADH-CoQ 还原酶复合体（复合体 I）的亚基（ND1、ND2、ND3、ND4L、ND4、ND5、ND6）；还有 1 个编码的结构蛋白质为 $CoQH_2$- 细胞色素 c 还原酶复合体（复合体Ⅲ）中细胞色素 b 的亚基（图 7-7）。其他 24 个基因编码 2 种 rRNA 分子（用于构成线粒体的核糖体）和 22 种 tRNA 分子（用于线粒体 mRNA 的翻译）。

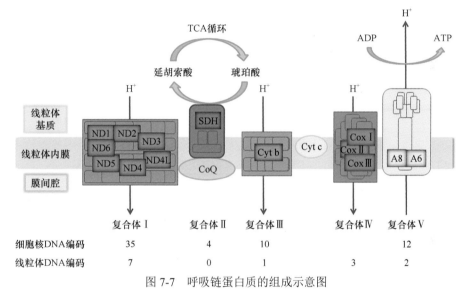

图 7-7 呼吸链蛋白质的组成示意图

	复合体 I	复合体 II	复合体 III	复合体 IV	复合体 V
细胞核 DNA 编码	35	4	10		12
线粒体 DNA 编码	7	0	1	3	2

SDH：琥珀酸脱氢酶；TCA 循环：三羧酸循环；Cyt b：细胞色素 b；Cyt c：细胞色素 c；A8：ATPase8；A6：ATPase6

线粒体基因组与核基因组相比，经济或紧凑了许多，核基因组中的非编码序列高达 90%，而在线粒体基因组中只有很少的非编码序列。

2. 线粒体基因组的转录 线粒体基因组的转录是从两个主要的启动子处开始的，分别为重链启动子（heavy-strand promotor，HSP）和轻链启动子（light-strand promotor，LSP）。线粒体转录因子 A（mitochondrial transcription factor A，mtTFA）参与了线粒体基因的转录调节。mtTFA 可与 HSP 和 LSP 上游的 DNA 特定序列相结合，并在 mRNA 聚合酶的作用下启动转录过程。线粒体基因的转录类似于原核生物的转录，即产生一个多顺反子（polycistron），其中包括多个 mRNA，散布于其中的 RNA 剪切位置往往在 tRNA 处，从而使不同的 mRNA 和 tRNA 被分离和释放。重链上的转录起始点有两个，形成两个初级转录物。初级转录物 I 开始于 tRNA^{Phe}，终止于 16S rRNA 基因的末端，最终被剪切为 tRNA^{Phe}、tRNA^{Val}、12S rRNA 和 16S rRNA。初级转录物 II 的起始位点比初级转录物 I 的起始位点要稍微靠下一点，大约在 12S rRNA 基因的 5′端，它的转录通过初级转录物 I 的终止位置后持续转录至几乎整个重链。初级转录物 II 经剪切后释放出 tRNA 和含 13 个多聚腺嘌呤核苷酸的 mRNA，但没有任何 rRNA。通常情况下，剪切在新生的 RNA 链上就开始了。剪切的 mRNA 与 tRNA 位置是非常精确的，因为每个 mRNA 的 5′端与 tRNA 的 3′

端是紧密相连的。转录物Ⅰ比转录物Ⅱ的转录要频繁得多，前者约是后者的10倍，这样rRNA和2个tRNA将比其他mRNA和tRNA要合成得多。轻链转录物经剪切形成8个tRNA和1个mRNA，其余几乎不含有用信息的部分被很快降解。

与核合成的mRNA不同，线粒体mRNA不含内含子，也很少有非翻译区。每个mRNA 5′端起始密码的三个碱基为AUG（或AUA），终止密码UAA位于mRNA的3′端。某些情况下，一个碱基U就是mtDNA体系中的终止密码子，而后面的两个A是多聚腺嘌呤核苷酸尾巴的一部分，这两个A往往是在mRNA前体合成好之后才加上去的。加工后的mRNA的3′端往往有约55个腺嘌呤核苷酸组成的多聚A尾部，但是没有细胞核mRNA加工时的帽结构。

所有mtDNA编码的蛋白质也是在线粒体内的核糖体上进行翻译的。线粒体编码的RNA和蛋白质并不运到线粒体外，相反，构成线粒体核糖体的蛋白质则是由细胞质运到线粒体内的。

线粒体mRNA翻译的起始氨基酸为甲酰甲硫氨酸，这点与原核生物类似。另外，线粒体的遗传密码也与核基因不完全相同（表7-3）。例如，UGA在核编码系统中为终止密码，但在人类细胞的线粒体编码系统中，它编码色氨酸。

表7-3 线粒体密码子与核密码子比较

密码子	核密码子编码氨基酸	线粒体密码子编码氨基酸				
		哺乳动物	果蝇	链孢霉菌	酵母	植物
UGA	终止密码子	色氨酸	色氨酸	色氨酸	色氨酸	终止密码子
AGA、AGG	精氨酸	终止密码子	丝氨酸	精氨酸	精氨酸	精氨酸
AUA	异亮氨酸	甲硫氨酸	甲硫氨酸	异亮氨酸	异亮氨酸	异亮氨酸
AUU	异亮氨酸	异亮氨酸	甲硫氨酸	甲硫氨酸	甲硫氨酸	异亮氨酸
CUU、CUC、CUA、CUG	亮氨酸	亮氨酸	亮氨酸	亮氨酸	苏氨酸	亮氨酸

3. 线粒体DNA的两条链有各自的复制起始点 环形的人类mtDNA的复制类似于原核细胞的DNA复制，但也有自己的特点。典型的细菌（如 *E. coli*）环形基因组有一个复制起始点（origin），并从某一位点进行双向复制，因此子链DNA的合成既需要DNA聚合酶（以母链为模板在RNA引物上合成子链DNA），也需要RNA聚合酶（催化合成短的RNA引物），并以相反的方向

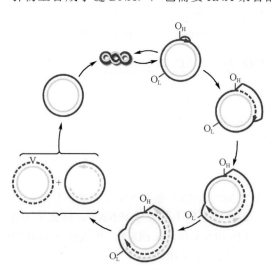

图7-8 线粒体DNA的复制示意图

同时进行。人类mtDNA也是单一的复制起始，mtDNA的复制起始点被分成两半，一个是在重链上，称为重链复制起始点（origin of heavy strand replication，O_H），位于环的顶部、tRNA^{Phe}基因（557）和tRNA^{Pro}基因（16023）之间的控制区（control region），它控制重链子链DNA的自我复制；另一个是在轻链上，称为轻链复制起始点（origin of light strand replication，O_L），位于环的"8点钟"位置，它控制轻链子链DNA的自我复制。这种两个复制点的分开导致mtDNA的复制机制比较特别，需要一系列进入线粒体的核编码蛋白的协助（图7-8）。

与细菌DNA一样，mtDNA的复制也需要RNA引物作为DNA合成的起始。线粒体的RNA聚合酶从位于O_H和tRNA^{Phe}基因之间的3个上游保守序

列区段（conserved sequence blocks，CSB）CSBⅠ、CSBⅡ、CSBⅢ之一附近开始合成一段分子量相对较大的 RNA 引物，后者与相应的轻链互补结合，并暂时替代（displacement）控制区的重链，所形成的环状结构称为 D 环（displacement loop）；轻链的复制要晚于重链，重链合成一定的长度后，轻链才开始合成。一般情况下，重链的合成方向是顺时针的，轻链的合成方向是逆时针的。两个合成方向相反的链不断地复制直到各自半环的终点，单股的母环形成一个连锁的对环（a catenated pair of rings），后者在 mtDNA 拓扑异构酶的作用下去连锁，释放出新合成的子链，整个复制过程约持续 2 个小时，比一般的复制时间要长（线粒体为 16 569bp/2h，大肠杆菌为 400 万 bp/40min）。此外，mtDNA 的复制特点还包括它的复制不受细胞周期的影响，可以越过细胞周期的静止期或间期，甚至可分布在整个细胞周期。

（二）线粒体核编码蛋白的靶向转运

线粒体虽然含有独立的遗传体系，但 mtDNA 分子量小，基因数量少，能编码的遗传信息也十分有限；其合成的蛋白质约占线粒体蛋白质的 10%，而大多数线粒体蛋白质（约 90%）是由核基因编码，并在细胞质中合成后转运到线粒体中去的。此外，线粒体 RNA 转录、蛋白质翻译、自身构建和功能发挥等也必须依赖核基因组编码的遗传信息，即线粒体遗传系统受控于细胞核遗传系统。

1. **线粒体核编码蛋白转运的实验证明** 通过示踪研究发现酵母线粒体核编码蛋白合成之后存在于胞质溶胶中，后来逐渐进入线粒体各部位。通过无细胞系统进一步证明了这一结果（图 7-9）。首先在无细胞系统中合成酵母线粒体核编码蛋白，然后将合成的蛋白质分成两组：一组直接加入胰蛋白酶，另一组先加入线粒体，然后再用胰蛋白酶处理。发现加入线粒体的一组蛋白质对胰蛋白酶具有抗性，而不加线粒体的一组蛋白质被胰蛋白酶水解。由于胰蛋白酶是水溶性的酶，不能进入线粒体，所以对胰蛋白酶的抗性说明线粒体核编码蛋白进入了线粒体从而得到保护。

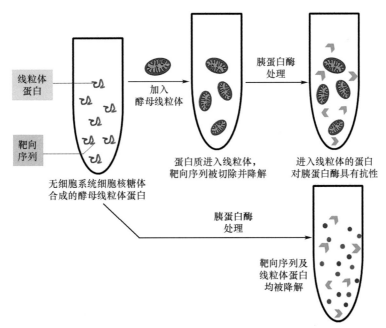

图 7-9　线粒体蛋白前体转运的实验证明示意图

2. **核编码蛋白质向线粒体基质中的转运** 由细胞核编码的线粒体基质蛋白，在细胞质游离核糖体上合成，然后通过基质靶向序列（matrix-targeting sequence，MTC）引导转运进入线粒体基质。在进入线粒体的过程中，不仅需要靶向序列，还需要分子伴侣、线粒体膜受体等（图 7-10）。

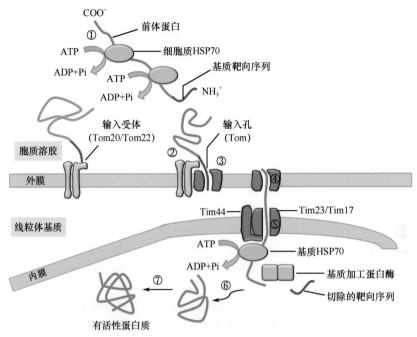

图 7-10　核编码蛋白向线粒体基质的转运示意图

　　线粒体核编码蛋白质在胞质溶胶中合成之后，水溶性的线粒体前体蛋白以非折叠的形式直接与线粒体膜受体相互作用。有些线粒体基质蛋白前体需要与分子伴侣蛋白 HSP70 结合，有些则不需要与分子伴侣结合。输入过程从与线粒体外膜输入受体（import receptor）结合开始，在此过程中，由 Tom20/Tom22 识别、鉴定 N 端的靶向序列，并介导进入外膜运输通道。结合有分子伴侣的线粒体前体蛋白依靠分子伴侣水解 ATP 驱动转运并防止蛋白质聚集沉淀。Tom40 复合物是线粒体外膜的通道，已知的各种线粒体前体蛋白都是经过该复合物穿过外膜，所以将其称为通用运输孔（general import pore）。

　　前体蛋白一旦和受体结合后，就要和外膜及内膜上膜的通道发生作用才可进入线粒体。在此过程中，一种作为分子伴侣的线粒体基质 HSP70（mtHSP70）可与进入线粒体腔的前导肽链交联，提示 mtHSP70 参与了蛋白质的转运。S. M. Simon 等提出一种作用机制，即布朗棘轮模型（Brownian Rachet model）（图 7-11）。该模型认为在蛋白质转运孔道内，多肽链做布朗运动摇摆不定，一旦前导肽链自发进入线粒体腔，立即有分子 mtHSP70 结合上去，这样就防止了前导肽链退回细胞质；随着肽链进一步伸入线粒体腔，肽链会结合更多的 mtHSP70 分子。根据该模型可以预测一条折叠肽链的转运应不慢于其自发解链，许多蛋白质的自发解链极慢，如细胞色素 b2，其解链速度以小

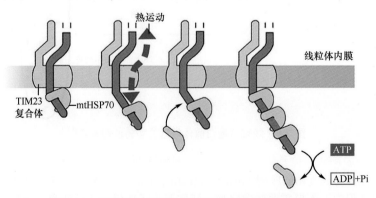

图 7-11　线粒体蛋白穿膜转运的布朗棘轮模型示意图

时计；而细胞色素 b2 可在几分钟内进入线粒体。对这种快速转运的发生最直接的解释是 mtHSP70 可拖拽前导肽链，而要拖拽肽链，mtHSP70 必须同时附着在肽链和线粒体膜上，这一排列方式使 mtHSP70 通过变构发挥拖拽作用：mtHSP70 首先以一种高能构象结合前导肽链，然后松弛为一种低能构象，促使前导肽链进入，并迫使后面的肽链解链以进入转运轨道。这种假说将 mtHSP70 描绘成"转运发动机"，类似于肌球蛋白和肌动蛋白的牵拉作用。

前体蛋白经穿膜转运到达线粒体基质腔后，必须恢复其天然构象以行使功能。当蛋白质穿过线粒体膜后，大多数蛋白质的基质靶向序列被基质作用蛋白酶（matrix processing protease，MPP）所移除。人们还不知道确切的蛋白质水解时间，但这种水解反应很可能是一种早期事件，因为此类基质作用蛋白酶定位于线粒体内膜上。

切除了靶向序列的线粒体基质蛋白经折叠后才能成为活性蛋白质，并发挥其生物学作用。在大多数情况下，输入多肽的最后折叠还需要另外一套基质分子伴侣如 HSP60、HSP10 的协助；HSP60 的突变体并不影响前体蛋白进入线粒体，但进入线粒体腔的前体蛋白不能形成正常的低聚复合物，因而 HSP70 就不能发挥作用，这一点已经通过免疫共沉淀实验证实。

经过上述过程，由细胞核基因编码的线粒体蛋白质顺利进入线粒体基质腔，并形成其天然构象。

3. 核编码蛋白质向线粒体膜间腔的转运　线粒体膜间腔蛋白的转运有两条路径。第一条路径需要两个靶向序列，如细胞色素 b2，它的前体蛋白在 N 端有两个不同的靶向序列，这两个序列最终都会被切除。最前面的为基质靶向序列（matrix-targeting sequence），其作用是将线粒体蛋白引导到线粒体基质腔。该序列在线粒体基质腔中被基质蛋白酶切除。另一个靶向序列称为膜间腔靶向序列（inter-membrane space targeting sequence，ISTS），是一种疏水的片段，起终止转移序列（stop-transfer sequence）的作用，进而阻止前体蛋白的 C 端进一步通过内膜上的通道向基质转运，并固定于内膜上，随后固定于内膜上的前体蛋白发生侧向运动而扩散，最后前体蛋白在膜间腔蛋白酶的作用下，切去位于内膜上的 ISTS 部分，C 端则脱落于膜间腔（图 7-12A）。第二条路径，如细胞色素 c 向膜间腔的转运，则不需要任何基质靶向序列，而是直接通过一个膜间腔靶向序列将前体蛋白引导到 Tom40 转运蛋白，并被转运后到达膜间腔（图 7-12B）。

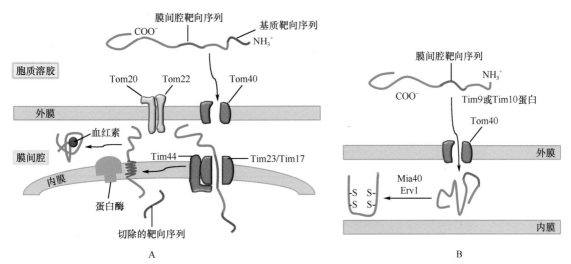

图 7-12　线粒体膜间腔蛋白的两种转运途径示意图

A 第一条途径；B. 第二条途径

4. 核编码蛋白质向线粒体内膜的转运　核编码蛋白质向线粒体内膜的转运有三条不同路径。细胞色素 c 氧化酶亚基 CoxVa 的靶向转运就是第一条路径的典型例子。CoxVa 前体蛋白的 N 端含有被外膜受体 Tom20/Tom22 识别的线粒体基质靶向序列，该序列能够通过外膜的通用运输孔及内膜的 Tim23/Tim17 通道进入线粒体基质；CoxVa 前体蛋白含有一个疏水的终止转移锚定序列（stop-transfer anchor sequence），该序列介导 CoxVa 蛋白锚定在内膜上。当基质靶向序列穿过内膜后，被终止转移锚定序列锚定在内膜上，此时，基质靶向序列被基质中蛋白水解酶切除。随后，终止转移锚定序列介导前体蛋白侧向扩散进入线粒体内膜，成为线粒体内膜的组成成分（图 7-13A）。

第二条路径是在前体蛋白中含有线粒体基质靶向序列和被内膜蛋白 Oxal 识别的靶向序列。在该路径的运输中，线粒体前体蛋白通过基质靶向序列引导进入线粒体基质，在线粒体基质中，基质靶向序列被切除，其后的 Oxal 靶向序列被内膜中的 Oxal 蛋白识别并介导到内膜中（图 7-13B）。此过程中可能有其他膜蛋白相助。

第三条路径涉及内膜多次穿膜蛋白的转运，如 ATP/ADP 逆向协同转运蛋白就是此种运输形式。当输入蛋白的内部序列被外膜中由 Tom70/Tom22 构成的第二个运输受体识别时，输入蛋白通过通用运输孔穿过外膜（图 7-13C）。然后，输入蛋白被转移到位于内膜的第二个转运复合物上，该复合物由 Tim22、Tim18、Tim54 三种蛋白组成。输入蛋白转移到 Tim22/Tim18/Tim54 复合物需要线粒体膜间腔中的两种小蛋白——Tim9 与 Tim10 的协助，这两种小蛋白属于膜间腔的分子伴侣，它们通过与输入蛋白的疏水区结合，防止输入蛋白在膜间腔的水性环境中聚集形成不溶的聚集物。最后，由 Tim22/Tim18/Tim54 复合物将内膜蛋白的多个疏水片段整合到内膜中形成多次穿膜的内膜蛋白。

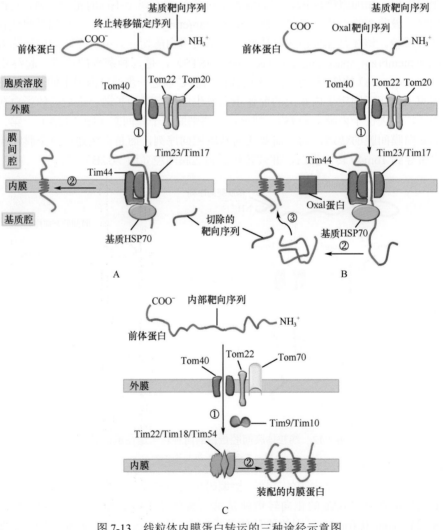

图 7-13　线粒体内膜蛋白转运的三种途径示意图

A. 第一条路径；B. 第二条路径；C. 第三条路径

5. **核编码蛋白质向线粒体外膜的转运**　线粒体外膜使用与革兰氏阴性菌相同的外膜蛋白定位的方式。线粒体外膜含有丰富的孔蛋白，而孔蛋白是的 β 片层结构蛋白，本身具有物质运输作用。TOM 复合物仅介导具有 α 螺旋结构的蛋白质定位到线粒体外膜，而不能将具有 β 片层结构的孔蛋白介导整合到膜的脂双层。孔蛋白以未折叠的形式被 TOM 转运到线粒体膜间腔，在那里，它们与特异的分子伴侣进行短暂的结合，以防止孔蛋白聚集（图 7-14）。然后，孔蛋白与外膜的 SAM 复合物结合，由 SAM 复合物介导孔蛋白插入外膜并进行正确折叠。SAM 复合物的一种核心亚基与帮助细菌孔蛋白 β 片层的外膜复合物的蛋白同源。线粒体孔蛋白折叠与细菌孔蛋白折叠的保守途径，也为线粒体的内共生起源提供了一种思考。

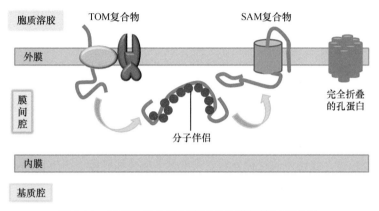

图 7-14　核编码蛋白质向线粒体外膜的转运示意图

四、线粒体的起源与增殖

（一）线粒体的起源

由于线粒体在形态、染色反应、化学组成、物理性质、活动状态、遗传体系等方面都很像细菌，所以人们推测线粒体起源于古老厌氧真核细胞中寄生的好氧细菌。因此，关于线粒体的发生，普遍接受的是线粒体起源于被有核细胞内吞的细菌，即内共生学说（endosymbiotic hypothesis）（图 7-15）。

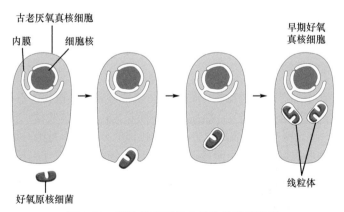

图 7-15　线粒体起源的内共生学说示意图

该学说认为，好氧细菌被古老厌氧真核细胞吞噬以后，有可能在长期互利共生中演化形成了现在的线粒体。在进化过程中好氧细菌逐步丧失了独立性，并将大量遗传信息转移到了宿主细胞中，形成了线粒体的半自主性。现在所见到的线粒体独特的 DNA 分子和遗传信息传递与表达系统，是长期进化的遗迹。

该学说推测早期独立生存的细菌具有氧化磷酸化的酶促反应机制，并预测现代细菌具有与现代真核生物类似的呼吸链。研究结果证明,好氧菌能够将与 NAD^+ 连锁的电子传递与 O_2 联系起来,并能与细胞质中的 ADP 磷酸化相偶联。而且,电子载体在将电子传递给 O_2 的同时将质子向外转位穿过质膜。在大肠杆菌的质膜中有 F_0F_1 复合物,而且,F_1 突出在胞质溶胶,催化质子通过 F_0 时利用 ADP 与 Pi 合成 ATP。

现有的关于线粒体 DNA、核糖体及 tRNA 等相关研究结果都支持内共生学说,但这一学说也有不足之处。随后,又有学者提出非内共生学说(non-endosymbiotic hypothesis)。该学说认为,真核细胞的前身是一个进化上比较高等的好氧细菌,线粒体发生是质膜内陷、扩张和分化的结果。该学说也得到一些实验的证实。但无法解释为何线粒体与细菌在 DNA 分子结构和蛋白质合成性能上有那么多相似之处,同时对线粒体 DNA 酶、RNA 酶和核糖体的来源也很难解释。总之,两种学说都存在一些不足,而有关线粒体起源的问题,还需要进一步深入研究。

(二)线粒体的增殖

大量研究表明:细胞内线粒体的增殖是通过已有的线粒体的分裂或出芽进行的。电镜观察显示,线粒体分裂主要有两种方式。

1. 间壁分离　分裂时先由内膜向中心皱褶形成分裂线粒体结构的间壁,将线粒体分为两个。常见于鼠肝和植物分生组织(图 7-16)。

2. 收缩后分离　分裂时通过线粒体中部收缩形成很细的"颈",随后向两端不断拉长,然后分裂为两个新的线粒体。线粒体的这种分裂方式常见于蕨类和酵母(图 7-17)。

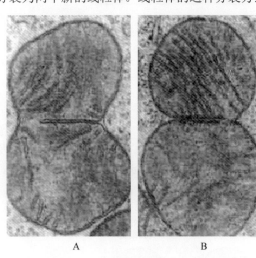

图 7-16　线粒体间壁分离电镜图

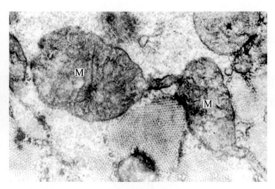

图 7-17　线粒体(M)收缩后分离电镜图

3. 出芽生殖　存在于酵母和蕨类植物中的线粒体增殖方式。其过程:首先从线粒体上出现球状膜性突起,称为"小芽"(budding),然后小芽不断长大,从母体脱落,再经过不断"发育",最后形成新的线粒体。无论哪一种分裂增殖方式,线粒体的分裂都不是绝对均等的。

有学者认为线粒体形成过程分两个阶段。第一阶段是线粒体膜进行生长和复制,然后分裂增殖;第二阶段是线粒体分化过程,形成能够行使氧化磷酸化功能的结构。线粒体整个生物发生过程分别受到细胞核和线粒体两个独立的遗传系统协调控制。

第二节　线粒体的功能

线粒体是真核生物氧化代谢的部位,是糖类、脂肪和蛋白质最终彻底氧化和释放能量的场所,其主要功能是进行三羧酸循环(tricarboxylic acid cycle,TCA-cycle)、氧化磷酸化(oxidative phosphorylation)和合成 ATP,为细胞生命活动提供直接的能量。此外,线粒体还是细胞内氧自由基产生的主要场所,在细胞信号转导、细胞凋亡的调控、细胞内氧化还原电位和电解质稳态平衡的调节等方面具有重要作用。

细胞呼吸（cellular respiration）概述：高等动物，包括人，都能依靠呼吸系统从外界吸取氧并排出二氧化碳。与其类似，在细胞中也存在这样的呼吸作用，称为细胞呼吸（cellular respiration），指在活细胞特定细胞器内（主要是线粒体内），在氧气的参与下，胞内糖类、脂肪和蛋白质等有机物彻底氧化分解为二氧化碳和水，且伴随着能量释放和 ATP 生成的过程。这一过程也称为生物氧化（biological oxidation）或细胞氧化（cellular oxidation）（图 7-18）。

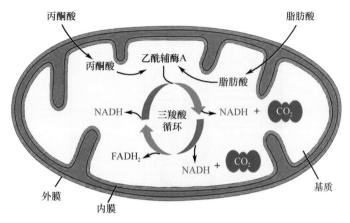

图 7-18　线粒体细胞氧化代谢中心示意图

细胞呼吸是细胞内提供生物能源的主要途径。胞内供能物质糖类、脂肪和蛋白质等有机物虽然储存有能量，但是它们的能量不能被细胞代谢直接利用，细胞生命活动时能够直接利用的能量形式是来源于细胞呼吸的 ATP。

ATP 也称三磷酸腺苷，是一种高能磷酸化合物，含有两个高能磷酸键，最外面的高能磷酸键容易断裂，变成 ADP，释放的能量可被细胞生命活动直接利用，这一过程称为 ATP 的去磷酸化。ADP 也可利用细胞呼吸时氧化过程释放的自由能合成 ATP，这一过程称作 ADP 磷酸化。细胞就是通过 ATP 的去磷酸化和 ADP 的磷酸化来实现细胞内能量的释放和储存。ATP 的放能、储能反应简式如下：

$$A{-}P{\sim}P{\sim}P \overset{\text{去磷酸化}}{\underset{\text{磷酸化}}{\rightleftharpoons}} A{-}P{\sim}P + Pi + \text{能量}$$

随着细胞内不断进行的能量释放和存储，ATP 和 ADP 不停地进行互变。因为 ATP 是细胞能量转换的中间能量携带者，所以被形象地称为"能量货币"。ATP 不但是细胞生命活动的直接供能者，也是细胞能量获得、转换、储存和利用的枢纽，其分子结构如下（图 7-19）。

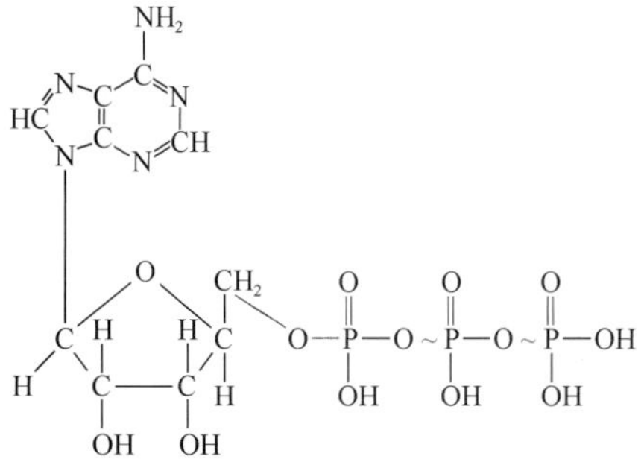

ATP 中所携带的能量来源于能源物质糖、氨基酸和脂肪酸等的氧化，这些物质的氧化是能量转换的前提。下面就以葡萄糖为例，说明其在真核细胞内的有氧氧化及其能量转换过程。

图 7-19　ATP 的分子结构示意图

葡萄糖从糖酵解到 ATP 的形成是一个极其复杂的过程，大体可分为三个阶段进行（图 7-20）。第一阶段：葡萄糖的无氧分解，即糖酵解（glycolysis），在细胞质基质中进行。第二阶段：三羧酸循环（TCA-cycle），在线粒体基质中进行。第三阶段：氧化磷酸化偶联与 ATP 的生成，在线粒体内膜进行。

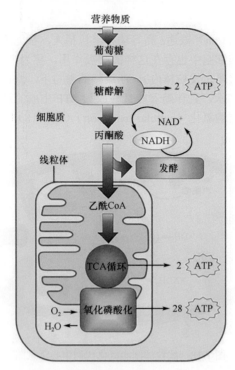

图 7-20 葡萄糖氧化的主要过程示意图

一、葡萄糖在细胞质中的糖酵解

糖酵解在细胞质中进行。葡萄糖进入细胞后，先在细胞质基质中通过糖酵解途径生成丙酮酸。如果没有氧的存在，丙酮酸可经过发酵而生成乳酸；如果有氧存在，丙酮酸在线粒体内膜上特异载体蛋白的帮助下转运到线粒体基质，在丙酮酸脱氢酶系催化下进行氧化脱羧，并与辅酶 A 结合形成乙酰辅酶 A。其过程可概括为以下方程式：

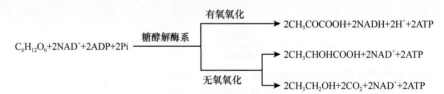

1 分子葡萄糖经过十多步反应，生成 2 分子丙酮酸，同时脱下 2 对 H 交给氢受体 NAD^+ 携带，形成 2 分子 $NADH+H^+$。NAD^+ 能可逆地接受 2 个电子和 1 个 H^+，另 1 个 H^+ 则留在胞质中。在糖酵解过程中，一共生成 4 分子 ATP，但由于要消耗 2 分子 ATP，所以净生成 2 分子的 ATP。若从糖原开始糖酵解，因不需消耗 1 分子 ATP 使葡萄糖磷酸化，则总反应净生成 3 分子 ATP。这种由高能底物水解释放能量，直接将高能磷酸键从底物转移到 ADP 上，使 ADP 磷酸化生成 ATP 的作用，称为底物水平磷酸化。底物水平磷酸化产生的能量较少，只占细胞 ATP 来源的 10% ～ 20%。

糖酵解产物丙酮酸的代谢去路，因不同生活状态的生物而异。专性厌氧生物在无氧情况下，丙酮酸可由 $NADH+H^+$ 供氢而还原为乳酸或乙醇，从而完成无氧氧化过程。专性好氧生物在供氧充足时，丙酮酸与 $NADH+H^+$ 将作为有氧氧化底物进入线粒体中。

丙酮酸进入线粒体的机制尚未完全明了，可能以其自身的脂溶性通过线粒体内膜。$NADH+H^+$ 本身不能透过线粒体内膜，故 $NADH+H^+$ 进入线粒体的方式较为复杂，必须借助于线粒体内膜上特异性穿梭系统进入线粒体内。肝脏、肾脏和心肌线粒体转运 $NADH+H^+$ 的主要方式为苹果酸 - 天冬氨酸穿梭：胞质中 $NADH+H^+$ 经苹果酸脱氢酶作用，使草酰乙酸接受 2 个 H 而成为苹果酸；苹果

酸经内膜上苹果酸 -α- 酮戊二酸逆向运输载体的变构作用转入线粒体内；进入线粒体的苹果酸在苹果酸脱氢酶作用下，以 NAD^+ 为受氢体形成草酰乙酸和 $NADH+H^+$；而草酰乙酸不能经内膜回到胞质，于是它与谷氨酸经谷 - 草转氨酶的作用而相互转变为天冬氨酸和 α- 酮戊二酸，这两者都能在逆向运输载体的帮助下透过内膜进入胞质中；线粒体内消耗的谷氨酸则由胞质内的谷氨酸与外出的天冬氨酸通过谷氨酸 - 天冬氨酸逆向运输载体交换运输以取得补充（图 7-21）。另外，在脑和昆虫的飞翔肌中还存在一种 α- 磷酸甘油穿梭系统。

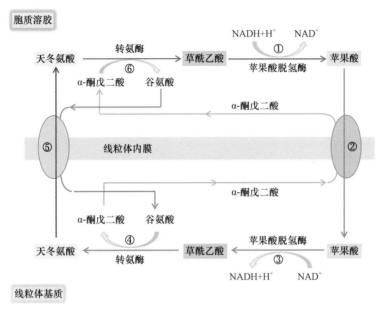

图 7-21　线粒体内膜的苹果酸 - 天冬氨酸穿梭示意图

在线粒体基质中丙酮酸脱氢酶系的作用下，丙酮酸进一步分解为乙酰辅酶 A，NAD^+ 作为受氢体被还原。反应简式如下：

$$2CH_3COCOOH+2HSCoA+2NAD^+ \longrightarrow 2CH_3CO\text{-}SCoA+2CO_2+2NADH+2H^+$$

二、线粒体基质中的三羧酸循环

在线粒体基质中，乙酰辅酶 A（乙酰 CoA）与草酰乙酸结合生成柠檬酸而进入柠檬酸循环。因为这个反应过程的第一个产物是含有 3 个羧基的柠檬酸，故又称为三羧酸循环（tricarboxylic acid cycle，TCA-cycle）；又因这个循环学说是由 Krebs 于 1937 年首先提出，故又称为 Krebs 循环。三羧酸循环在线粒体基质中进行（图 7-22）。

参与三羧酸循环的酶有很多种，除琥珀酸脱氢酶是结合在线粒体内膜上以外，其他的酶都存在于线粒体基质。三羧酸循环中，柠檬酸经过一系列酶促的氧化脱氢和脱羧反应，其中的 2 个碳原子氧化形成 CO_2，从而削减了 2 个碳原子。在循环的末端，又重新生成草酰乙酸，而草酰乙酸又可与另 1 分子乙酰 CoA 结合，生成柠檬酸，开始下一个循环，如此周而复始。三羧酸循环运转一周，共消耗 3 分子 H_2O，生成 1 分子的 GTP（可转换为 1 分子的 ATP）、4 对 H 和 2 分子 CO_2。

在葡萄糖的氧化过程中，有两种辅酶参与，分别为 NAD^+（nicotinamide adenine dinucleotide，烟酰胺腺嘌呤二核苷酸）和 FAD（flavin adenine dinucleotide，黄素腺嘌呤二核苷酸），它们的还原型分别为 NADH 和 $FADH_2$。三羧酸循环一周，脱下的 4 对 H，其中 3 对以 NAD^+ 为受氢体，另 1 对以 FAD 为受氢体。FAD 能可逆地接受 2 个 H，即 2 个质子和 2 个电子，转变成还原态 $FADH_2$。结果在葡萄糖的分解代谢中，一分子葡萄糖共生成 10 个 NADH 和 2 个 $FADH_2$，其生成标准自由能是 613 千卡，而在燃烧时可放出 686 千卡热量，即 90% 能量储存在还原型辅酶 NADH 和

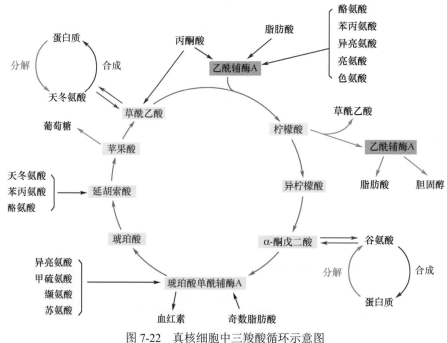

图 7-22　真核细胞中三羧酸循环示意图

$FADH_2$ 中。ATP/ADP 及 NADH/NAD 比值高时均能降低三羧酸循环的速度。三羧酸循环总的反应式为

$$2CH_2COSCoA+6NAD^++2FAD+2ADP+2Pi+6H_2O \longrightarrow 4CO_2+6NADH+6H^++2FADH_2+2HSCoA+2ATP$$

三羧酸循环是各种有机物进行最后彻底氧化的过程，也是各类有机物相互转化的枢纽。除了丙酮酸外，脂肪酸和一些氨基酸也从细胞质进入线粒体，并进一步转化成乙酰 CoA 或三羧酸循环的其他中间体。三羧酸循环的中间产物可用来合成包括氨基酸、卟啉及嘧啶核苷酸在内的许多物质。只有经过三羧酸循环，有机物才能进行完全氧化，提供远比糖无氧分解多得多的能量，供生命活动的需要。

三、线粒体内膜的氧化磷酸化偶联与 ATP 的形成

经过三羧酸循环，供能物质（如葡萄糖）得到彻底氧化分解，能量完全释放并转移至受氢体 NADH 和 $FADH_2$。下面的问题是，NADH 和 $FADH_2$ 中的能量是如何转换并合成细胞所需的能量货币 ATP 的？

NADH 和 $FADH_2$ 中的氢必须与氧结合进一步被氧化生成水，整个有氧氧化过程才结束。研究表明，氢是不能直接与氧结合的，而是先分解成 H^+ 和电子（e^-），然后在线粒体内膜上经过递氢体和递电子体的依次传递，最终与氧结合生成水。这种合成 ATP 的方式称为氧化磷酸化。至此，葡萄糖才真正氧化分解形成二氧化碳和水。

氧化磷酸化是释放代谢能的主要环节，占细胞 ATP 来源的 80% 以上。在这个过程中，NADH 和 $FADH_2$ 分子把它们从物质氧化得来的质子和电子转移到氧分子。这一反应相当于氢原子在空气中燃烧最终形成水的过程，释放出的能量绝大部分用于生成 ATP，少部分以热的形式释放。

（一）呼吸链与电子传递及能量释放

1. 呼吸链的概念、组成及其定位　呼吸链（respiratory chain）又称电子传递链，是指线粒体内膜上一系列的递氢体和递电子体，它们在内膜上有序地排列成相互关联的链状，具有传递电子和质子的作用（图 7-23）。

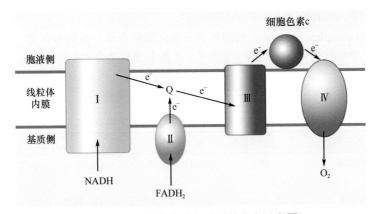

图 7-23 线粒体内膜上呼吸链分布示意图

呼吸链中，只传递电子的酶和辅酶称为电子传递体，简称递电子体，一般包括醌类、细胞色素和铁硫蛋白。既传递电子又传递质子的酶和辅酶称为递氢体。

Green 等首先将呼吸链拆离成 4 种复合物（分别为复合体Ⅰ、复合体Ⅱ、复合体Ⅲ、复合体Ⅳ），以及泛醌（辅酶 Q，CoQ，UQ）和细胞色素 c（Cyt c），它们都能够可逆地接受和释放质子和电子。其中，复合体Ⅰ～Ⅳ为 4 个脂溶性蛋白质复合体，是线粒体内膜的整合蛋白；辅酶 Q 是脂溶性的蛋白质，可在内膜的一侧向另一侧移动，它在电子传递链中处于中心地位；细胞色素 c 是内膜上的膜周边蛋白，可在内膜表面移动（图 7-24）。

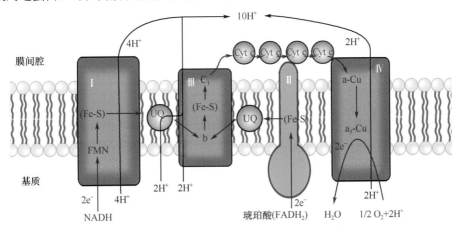

图 7-24 线粒体内膜上呼吸链组分示意图

2. 呼吸链的复合物 组成呼吸链的 4 种复合物都是由几种蛋白质组成的多蛋白复合物，其功能是参与氧化还原作用（表 7-4）。这些复合物可以在线粒体膜中不停地移动，所以它们没有稳定的结构。

（1）复合体Ⅰ（complex Ⅰ）：又称 NADH 脱氢酶或 NADH- 辅酶 Q 还原酶复合物，是线粒体内膜中最大的蛋白复合物，其功能是催化一对电子从 NADH 经铁硫蛋白传递给辅酶 Q。复合体Ⅰ含有黄素蛋白（辅基为黄素单核苷酸，FMN）和至少 6 个铁硫蛋白（铁 - 硫中心，Fe-S）。一对电子从复合体Ⅰ传递时，伴随着 4 个质子由线粒体基质腔被传递到膜间腔。

（2）复合体Ⅱ（complex Ⅱ）：又称琥珀酸脱氢酶或琥珀酸 - 辅酶 Q 还原酶复合物，由一种以 FAD 为辅基的黄素蛋白和一种铁硫蛋白组成，其功能是催化电子从琥珀酸传递给辅酶 Q。复合体Ⅱ参与电子传递时，不伴随氢的传递。

（3）复合体Ⅲ（complex Ⅲ）：又称辅酶 Q- 细胞色素 c 还原酶复合体，含 1 个细胞色素 c1、1 个细胞色素 b（有两个血红素基团）、1 个铁硫蛋白。复合体Ⅲ催化电子从辅酶 Q 向细胞色素 c 传递，并且每传递一对电子，同时传递 4 个质子到膜间腔。

(4) 复合体Ⅳ (complex Ⅳ)：又称细胞色素 c 氧化酶复合体。复合体Ⅳ以二聚体的形式存在，其中亚基Ⅰ含有 2 个血红素基团和 1 个 Cu 离子；亚基Ⅱ含有 2 个 Cu 离子。主要功能是将电子从细胞色素 c 传递给 O_2 分子，生成 H_2O。每传递 1 对电子，要从线粒体基质腔中摄取 4 个质子，其中 2 个质子用于水的形成，另外 2 个质子则被跨膜转运到膜间腔。

表 7-4　线粒体电子传递链 4 种复合体的特点与功能

呼吸链组分	酶复合物	多肽亚基数	分子量	功能
复合体Ⅰ	NADH 脱氢酶	＞25	850kDa	将电子从 NADH 传递给 CoQ，又能使质子跨膜运送（相当于质子泵）
复合体Ⅱ	琥珀酸脱氢酶	4	140kDa	将电子从 $FADH_2$ 传递给 CoQ；只能传递电子
复合体Ⅲ	CoQ-细胞色素 c 还原酶	10	250kDa	将电子从 CoQ 传递给细胞色素 c；既传递电子，又能使质子跨膜运送（相当于质子泵）
复合体Ⅳ	细胞色素 c 氧化酶	6～13	160kDa	将电子从细胞色素 c 传递给氧；既传递电子，又能使质子跨膜运送（相当于质子泵）

目前，普遍认为由呼吸链 4 种复合物组成细胞内两条呼吸链：①复合体Ⅰ、复合体Ⅲ、复合体Ⅳ组成主要的呼吸链，催化 NADH 的脱氢氧化，在细胞内处于主导地位。②复合体Ⅱ、复合体Ⅲ、复合体Ⅳ组成另一条呼吸链，催化 $FADH_2$ 的脱氢氧化。对于每个复合体Ⅰ，大约需要 3 个复合体Ⅲ，7 个复合体Ⅳ，任何两个复合体之间没有稳定的连接结构，复合体Ⅰ与复合体Ⅲ和复合体Ⅱ与复合体Ⅲ均由辅酶 Q 连接，复合体Ⅲ与复合体Ⅳ之间由细胞色素 c 连接（图 7-25）。

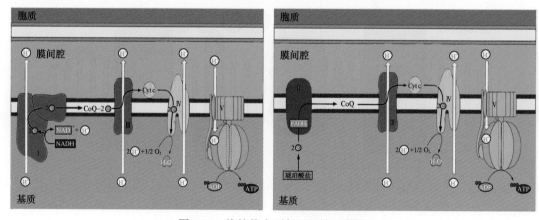

图 7-25　线粒体内两条呼吸链示意图

3. 递氢体与电化学梯度的建立　组成呼吸链的成分中除了电子载体外，有些还具有将质子跨膜传递到膜间腔的作用，能够传递氢质子的复合体称为递氢体。大量实验证明，复合体Ⅰ、复合体Ⅲ、复合体Ⅳ为递氢体，它们在传递电子的同时，又能传递质子，相当于质子泵，可将质子从线粒体的内膜基质侧泵至膜间腔（图 7-25）。

质子从线粒体基质腔跨膜传递到线粒体膜间腔是一种耗能的过程，递氢体利用电子在呼吸链中传递时释放的自由能完成递氢过程。由于线粒体内膜对 H^+ 是不通透的，造成了膜间腔的 H^+ 浓度高于基质，并使原有的外正内负的跨膜电位差增大，质子浓度梯度和跨膜电位差共同构成跨膜的质子动力势（图 7-26）。也就是说，呼吸链中的递氢体通过对质子的跨膜传递，将 NADH 和 $FADH_2$ 在氧化过程中释放出来的自由能转变成势能，这种势能可以驱动基粒即 ATP 合酶复合体合成 ATP。

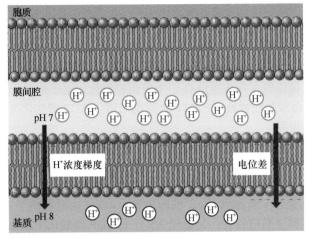

图 7-26 线粒体跨内膜的质子动力势形成示意图

4. 基粒与能量转换 电子沿呼吸链传递的本质就是一系列氧化还原反应，在这个过程中能量逐步释放出来，但是这种"能量"仍然不能被细胞直接利用，还需要线粒体内膜上另一特殊结构，即基粒。可以说电子沿呼吸链传递仅仅是为基粒合成 ATP 造势的（形成质子动力势）。许多研究表明，基粒是将呼吸链电子传递过程中释放的能量用于使 ADP 磷酸化生成 ATP 的关键结构，如果把呼吸链比作放能装置，那么基粒相当于换能装置。

基粒是由多种亚基构成的复合体，其化学本质是 F_0F_1 ATP 合酶，分子量约 500kDa，状如蘑菇（图 7-27）。形态上，基粒分为球形的 F_1（头部）和嵌入内膜中的 F_0（基片），以及连接头部和基片的柄部。功能上，基粒可以利用质子动力势（即为电子在呼吸链传递过程中释放的能量）合成 ATP。

（1）头部：具有酶活性，又称偶联因子 F_1，是由 5 种多肽组成的 $\alpha_3\beta_3\gamma\delta\epsilon$ 多亚基复合体，分子量 360kDa。纯化的 F_1 可催化 ATP 的水解，但其在自然状态下，通过柄部与基片相连，其功能是催化 ATP 的合成。偶联因子 F_1 中，α 和 β 亚基交替排列，状如橘瓣，构成 F_1 的球形头部，且可能是表现活性的主要部位；γ 贯穿 αβ 复合体（相当于发电机的转子），并与 F_0 接触；ε 帮助 γ 与 F_0 结合；δ 与 F_0 的两个 b 亚基形成固定 αβ 复合体的结构（相当于发电机的定子）。F_1 具有 3 个 ATP 合成的催化位点（每个 β 亚基具有 1 个），可被 F_1 抑制蛋白（F_1 inhibitory protein）结合而抑制 ATP 的合成。

（2）柄部：连接头部和基片。柄部是一种对寡霉素敏感的蛋白质（OSCP），分子量 18kDa。OSCP 能与寡霉素特异结合并使寡霉素的解偶联作用得以发挥，从而抑制 ATP 合成。

（3）基片：是质子（H^+）由膜间腔流回基质

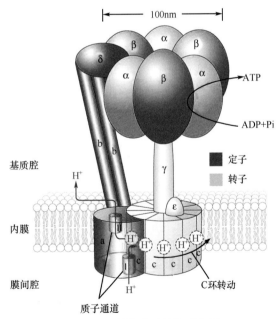

图 7-27 基粒分子结构示意图

腔的通道，又称偶联因子 F_0，嵌合在内膜的脂双层中，主要由 a、b、c 三种亚基组成 ab_2c_{12} 复合体。12 个 c 亚基组成一个环形结构，a 亚基与 2 个 b 亚基位于环形结构外侧，a 亚基、b 亚基二聚体与 F_1 的 δ 亚基共同组成"定子"（stator）。F_0 具有质子通道的作用，是质子由膜间腔流回基质腔的通道。

有人计算过：人体内线粒体的表面积总计约 1.4 万平方米，每天大约可以生成 65kg ATP 来满足人体各种生命活动需要。如果把 ATP 比作细胞"能量货币"的话，那么基粒就是"印钞机"。

（二）氧化磷酸化偶联

经糖酵解和三羧酸循环产生的 NADH 和 FADH$_2$ 是两种还原性的电子载体，它们所携带的电子经线粒体内膜上的呼吸链逐级定向传递给 O$_2$，本身则被氧化。电子传递所产生了质子（H$^+$）浓度梯度和电位差，其中所蕴藏的能量被 F$_0$F$_1$ ATP 合酶用来催化 ADP 磷酸化合成 ATP，这就是氧化磷酸化偶联或氧化磷酸化作用。

1. 氧化过程伴随着磷酸化的偶联 早在 20 世纪 30 年代，Blitzer 便提出电子传递与 ATP 合成偶联的假设。在正常情况下，氧化水平总是和磷酸化水平密切偶联的。根据对相邻电子载体的氧化还原电位和质子数的测定表明，呼吸链中有 3 个主要的质子由基质转运到膜间腔的部位，即 NADH→FMN、细胞色素 b→ 细胞色素 c、细胞色素 a→O$_2$。由这些质子在线粒体膜间腔和线粒体基质之间形成的浓度梯度和电位差，足以使 2.5 分子 ADP 磷酸化生成 2.5 分子的 ATP。载氢体 NADH 和 FADH$_2$ 进入呼吸链的部位不同，所形成的 ATP 也有差异。1 分子 NADH+H$^+$ 经过电子传递，释放的能量可以形成 2.5 分子 ATP；而 1 分子 FADH$_2$ 所释放的能量则能够形成 1.5 分子 ATP。

综上所述，葡萄糖完全氧化所释放的能量主要通过两条途径形成 ATP：一是底物水平磷酸化生成 4 分子 ATP，其中在糖酵解和三羧酸循环中分别生成 2 分子 ATP；二是氧化磷酸化生成 28 个 ATP 分子。在葡萄糖的氧化过程中，一共产生 12 对 H，其中的 10 对以 NAD$^+$ 为受氢体，经氧化磷酸化作用可生成 25 个 ATP 分子，2 对以 FAD 为受氢体进入电子传递链，经氧化磷酸化作用可生成 3 个 ATP 分子，共产生 28 个 ATP 分子。因此，1 分子葡萄糖完全氧化可共生成 32 分子 ATP，其中仅有 2 分子 ATP 是在线粒体外通过糖酵解形成的。葡萄糖有氧氧化的产能效率大大高出无氧分解的能量利用效率。

2. 氧化磷酸化偶联机制——化学渗透假说（chemiosmotic hypothesis） 线粒体主要功能就是生物氧化，合成 ATP。氧化和磷酸化是两个不同的概念。氧化是底物脱氢或失电子的过程，是放能的；而磷酸化是指 ADP 与 Pi 合成 ATP 的过程，是储存能量的。在结构完整的线粒体中，氧化放能是在线粒体内膜呼吸链上完成的，而磷酸化储能是在线粒体内膜的基粒上完成的，这两个过程是如何协调工作的呢？即氧化释放的能量是如何迅速用于 ATP 合成而储存起来？

用超声波分离线粒体及重组实验证明，氧化（放能）和磷酸化（储能）是同时进行并密切偶联在一起，且是由不同的结构系统实现的。

1968 年，E. Racker 等用超声波将线粒体破碎，线粒体内膜可自然卷曲成颗粒朝外的小膜泡，直径约 100nm，具有和线粒体相同功能，故称为亚线粒体小泡（submitochondrial vesicle）或亚线粒体颗粒（submitochondrial particle）。用电镜负染方法可观察到这些小泡外表面分布着直径约 10nm 颗粒，这就是完整线粒体中位于嵴和内膜内侧的基粒。这些亚线粒体小泡均同时具有电子传递和磷酸化的功能。如果用更强的超声波或胰酶处理，则这些亚线粒体小泡外面的颗粒就解离下来，这样的小泡便只能进行电子传递，而不能合成 ATP，即没有磷酸化功能；如果将这些解离下来的颗粒重新装配到无颗粒的小泡上，则重新形成的亚线粒体小泡又恢复电子传递和磷酸化合成 ATP 的能力（图 7-28）。这个实验证明氧化（放能）和磷酸化（储能）是偶联在一起、同时进行，同时也证明氧化和磷酸化分别需要不同的结构来完成，进行氧化的呼吸链各组分存在于线粒体内膜中，而完成磷酸化的是基粒的头部颗粒，那么呼吸链的氧化作用是如何和基粒磷酸化作用相偶联的呢？

有关氧化磷酸化的偶联机制，先后提出过几种假说，如化学偶联假说（chemical coupling hypothesis）和构象偶联假说（conformational coupling hypothesis）。目前，被广泛接受的是 1961 年由英国化学家 P. Mitchell 提出的化学渗透假说（chemiosmotic hypothesis）。该假说认为：当电子沿呼吸链传递时，所释放的能量将质子从内膜基质侧（M 侧）泵至膜间腔（C 侧），由于线粒体内膜对离子是高度不通透的，从而使膜间腔的质子浓度高于基质，在内膜的两侧形成 pH 梯度（pH gradient，ΔpH）及电位梯度（voltage gradient，ΔΨ），两者共同构成电化学梯度，即质子动力势（electrochemical proton gradient，ΔP），在这种势能驱动下，H^+穿过 ATP 合酶复合体的 F_0 质子通道回流到基质，同时合成 ATP，电化学梯度中蕴藏的能量储存到 ATP 高能磷酸键，合成的 ATP 通过线粒体内膜 ADP/ATP 载体与细胞质中 ADP 交换进入细胞质，参与细胞的各种需能过程（图 7-29）。

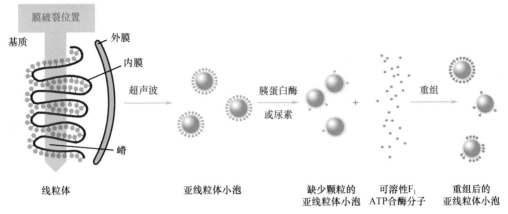

图 7-28 亚线粒体小泡分离与重组示意图

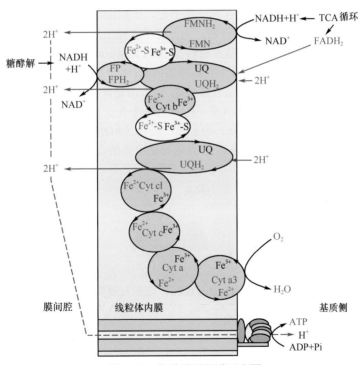

图 7-29 化学渗透假说示意图

化学渗透假说认为氧化磷酸化偶联的基本原理：在电子传递过程中，伴随着质子从线粒体基质腔向膜间腔的转移，形成跨线粒体内膜的质子梯度。然后，质子顺梯度回流并释放出能量，驱动结合在内膜上的 ATP 合酶，催化 ADP 磷酸化合成 ATP。

综合而言，这一过程可以概括为：① NADH 或 $FADH_2$ 提供 1 对电子经电子传递链，最后为 O_2 所接受；②电子传递链同时起 H^+ 泵的作用，在传递电子的过程中伴随着 H^+ 从线粒体基质到膜间腔的转移；③线粒体内膜对 H^+ 和 OH^- 具有不可透性，所以随着电子传递过程的进行，H^+ 在膜间腔中积累造成了内膜两侧的质子浓度差，从而保持了一定的势能差；④膜间腔中的 H^+ 有顺浓度返回基质的倾向，能借助势能通过 ATP 合酶复合体上的 F_0 质子通道渗透到线粒体基质中，所释放的自由能驱动 F_0F_1 ATP 合酶合成 ATP。

化学渗透假说突出了膜的结构，认为氧化磷酸化偶联的基本原理是电子传递中的自由能差造成 H^+ 跨膜传递，很好地说明线粒体内膜中电子传递、质子动力势的建立、ADP 磷酸化的关系，也得到了很多实验结果的支持。Mitchell 也因此获得了 1978 年诺贝尔化学奖。但是，仍存在一些难以用化学渗透假说解释的实验结果，因此还必须不断地修改和完善。相继有人提出了一些新的理论，包括变构假说、碰撞假说等，但都存在一定的局限性。

四、ATP 合酶合成 ATP 的机制

ATP 合酶（ATP synthetase），分子量 500kDa，状如蘑菇。分为球形的 F_1（头部）和嵌入膜中的 F_0（基片），它可以利用质子动力势合成 ATP。每个肝细胞线粒体通常含 15 000 个 ATP 合酶，每个酶每秒钟可产生 100 个 ATP。F_1 由 5 种多肽组成 $\alpha_3\beta_3\gamma\delta\varepsilon$ 复合体，具有 3 个 ATP 合成的催化位点（每个 β 亚基具有一个）。α 和 β 单位交替排列，状如橘瓣。γ 贯穿 αβ 复合体（相当于发电机的转子），并与 F_0 接触。ε 帮助 γ 与 F_0 结合。δ 与 F_0 的两个 b 亚基形成固定 αβ 复合体的结构（相当于发电机的定子）。F_0 由 3 种多肽组成 ab_2c_{12} 复合体，嵌入内膜，12 个 c 亚基组成一个环形结构，具有质子通道的作用，可使质子由膜间腔流回基质。

化学渗透假说解释了氧化磷酸化的偶联机制，很好地说明了线粒体内膜上电子传递、质子动力势的建立、ADP 磷酸化的关系，但也存在一些不足，比如用该学说就难以解释质子动力势是如何驱动 ATP 合酶复合体合成 ATP 的这一问题，为此有学者提出结合变构机制。

1979 年美国人 Boyer 提出结合变构和旋转催化假说（binding change and rotational catalysis hypothesis），较好解决了化学渗透假说所不能解释的问题：ATP 合酶是如何利用跨膜质子动力势合成 ATP 的。他认为质子动力势的作用不是直接合成 ATP，而是使 ATP 合酶头部构象改变，从而引起 β 催化亚基与 ATP/ADP/Pi 的亲和力发生改变。F_1 具有 3 个 β 亚基催化位点，但在任一时刻，3 个 β 亚基以 3 种不同构象存在，即在 L（loose）构象时，底物（ADP、Pi）与酶结合松散；在 T（tight）构象时，底物与酶结合紧密，能自动形成 ATP 且能与之牢固结合；在 O（open）构象时，ATP 与酶无亲和力，而被释放出去（图 7-30）。

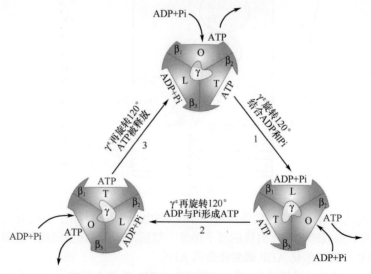

图 7-30　ATP 合酶 3 种构象的交替改变示意图

按照这一机制，ATP 通过旋转催化得以合成。当质子"居高临下"通过 F_0 通道回流入线粒体基质时，驱动 c 亚基构成的环旋转，从而带动与其相连的 γ 和 ε 亚基（转子）的转动。由于在外侧有外周柄（即由 1 个 a 亚基、2 个 b 亚基和 1 个 δ 亚基共同组成的定子）的固定作用，这种转动相

对于膜表面是静止的。由于 γ 亚基的端部是高度不对称的，它的底部镶嵌在 c 亚基构成的环即 c 环的中央，顶部又顶着六聚体（$\alpha_3\beta_3$），所以 γ 亚基的转动也就带动了六聚体（$\alpha_3\beta_3$）的转动。每转动 120°，γ 亚基就会与一个 β 亚基接触，从而导致 β 亚基构象改变。中心轴 γε 亚基（转子）每旋转一周，每一个 β 亚基都经历 3 种不同构象周期性改变（L、T、O），均能形成 1 个 ATP，共形成 3 个 ATP。

现已了解，当质子通过 F_0 通道回流入线粒体基质时，F_1 中便合成了 ATP，而这个合成过程是完全可逆的。当质子经 F_0 流出时，F_1 便会水解 ATP。质子流经 F_0 部分与在 F_1 部分中 ATP 的合成 / 水解这两个过程可能是通过 F_0 与 F_1 间共轴旋转相偶联。

这一假说在随后得到一些有力的体外实验证实，所以该假说被多数人接受和认可。支持结合变构和旋转催化假说的实验有：①日本的吉田（Massasuke Yoshida）等将 $\alpha_3\beta_3\gamma\delta\varepsilon$ 固定在玻片上，在 γ 亚基的顶端连接荧光标记的肌动蛋白纤维，在含有 ATP 的溶液中温育时，在显微镜下可观察到 γ 亚基带动肌动蛋白纤维旋转（图 7-31）；②在另外一个实验中，将荧光标记的肌动蛋白连接到 ATP 合酶的 F_0 亚基上，在 ATP 存在时同样可以观察到肌动蛋白的旋转。1994 年 Walker 等发表了分辨率为 0.28nm 的牛心线粒体 F_1-ATP 合酶的晶体结构，外形呈扁圆球体，高 8nm，宽 10nm，α 和 β 亚基像橘瓣一样绕 γ 亚基交替排列，从晶体结构可以观察到 ATP 合酶的 3 个 β 亚基由于结合的核苷酸底物不同，而呈现不同的构象，这也为 Boyer 提出的结合变构和旋转催化假说提供了一个最重要的结构学上的证据，他也因此与 Boyer 分享了 1997 年的诺贝尔化学奖。

当 H^+ 流跨膜转运时，带动 ATP 合酶基片 F_0 的类车轮结构和与之连接的轴进行转动，就像水流带动水轮机一样。这一转动继而引起与轴相连的 3 个叶片（即 3 个 β 催化亚基）发生周期性的构象变化，结果使 ADP 和 Pi 源源不断地合成 ATP 分子并将其释放出来。因此，基粒（或 ATP 合酶）被誉为"细胞内发电机"。

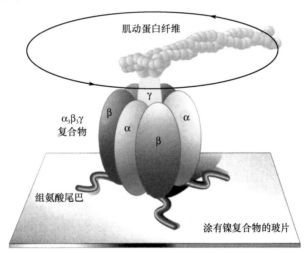

图 7-31　γ 亚基旋转的实验示意图

第三节　线粒体异常与人类疾病

线粒体是细胞氧化供能中心，但同时又是一个敏感多变的细胞器，细胞内、外环境的改变均可引起线粒体结构与功能的异常，进而引起疾病。同时，线粒体的异常改变也可能是一些疾病的表现，所以说，线粒体与医学关系极为密切。

一、线粒体病概述

线粒体病（mitochondrial disorder）一般是指因遗传缺陷引起线粒体代谢酶缺损，致使 ATP 合成障碍、能量产生不足而导致的一组多系统疾病。最常受影响的是骨骼肌、脑及心肌等特别需要ATP能量的组织与器官，所以该病也称为线粒体脑肌病。

线粒体是细胞内最易受损的敏感细胞器，其形态结构在细胞处在各种应激压力下时可发生改变。例如，在有害物质渗入（中毒）、病毒入侵（感染）等情况下，线粒体可发生肿胀甚至破裂等现象，肿胀后的线粒体体积有的比正常大 3～4 倍。又如，人体原发性肝癌细胞癌变过程中，线粒体嵴的数目日趋下降，最终成为液泡状线粒体；缺血性损伤时的线粒体也会出现结构变异，如凝集、肿胀等；在白血病患者病变组织中常出现线粒体融合现象。线粒体对外界环境因素的变化也很敏感。例如，在细胞受到射线或微波辐射时，其线粒体发生显著变化，有学者用微波治疗仪在功率密度为 $20mW/cm^2$、$10mW/cm^2$、$1mW/cm^2$ 的情况下一次性全身照射大鼠 1 小时，在电镜下观察到两组大鼠的大脑神经细胞均有不同程度的变化，其中线粒体变化明显：出现线粒体肿胀、融合和变形，嵴缺损、断裂及空化等，进而导致功能上的改变。有时某些环境因素的影响可直接造成线粒体功能的异常。例如，氰化物中毒、CO 中毒，就是因为氰化物、CO 等物质阻断呼吸链上的电子传递，造成细胞氧化中断，细胞内能量货币 ATP 合成受阻，最终导致细胞死亡。此外，随着年龄的增长，线粒体的氧化磷酸化功能下降。因此，往往把线粒体作为对疾病诊断与测定环境因素的指标（图 7-32）。

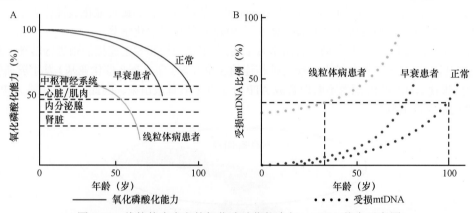

图 7-32　线粒体病患者的氧化磷酸化能力与 mtDNA 状态示意图

二、线粒体病特点

线粒体病多呈母系遗传。因为在受精过程中进入卵子的精子头部只携带极少数线粒体，仅占受精卵中线粒体的 0.001%，即受精卵中线粒体基因组几乎是完全由母体世代遗传的。也就是说，线粒体病母亲可将 mtDNA 传递给她的儿子和女儿，但只有女儿能将其 mtDNA 传递给下一代。

线粒体病具有阈值效应。一个细胞的 mtDNA 有多重拷贝，线粒体病的发生与否依赖于一个细胞内突变型和野生型 mtDNA 的相对比例，存在突变线粒体"阈值"效应。能引起特定组织器官功能障碍的突变 mtDNA 的最少数量称阈值。在特定组织中，突变型 mtDNA 积累到一定程度，超过阈值时，能量的产生就会急剧地降到正常的细胞、组织和器官的功能最低需求量以下，引起某些器官或组织功能异常，导致疾病。

阈值是一个相对概念，易受突变类型、组织、老化程度变化的影响，个体差异很大。例如，缺失 5kb 的变异 mtDNA 比率达 60%，就急剧地丧失产生能量的能力。线粒体脑肌病伴高乳酸血症和卒中样发作（MELAS）患者 tRNA 点突变的 mtDNA 达到 90% 以上，能量代谢急剧下降。

突变 mtDNA 随年龄增加在细胞中逐渐积累，因而线粒体病常表现为与年龄相关的渐进性加重。例如，在一个肌阵挛性癫痫伴破碎红纤维综合征的家系中，有 85% 突变 mtDNA 的个体在 20 岁时症状很轻微，但在 60 岁时临床症状却相当严重。

三、线粒体病致病机制

众多研究表明:线粒体病发病机制主要是线粒体 DNA 异常突变引起的遗传性疾病。mtDNA 易突变,其突变率比核 DNA 的突变率高 10～200 倍。为什么这么说呢?线粒体 DNA 较核 DNA 更易受到各种外界因素的伤害。因为线粒体 DNA 没有和组蛋白结合,是裸露的;线粒体进行生物氧化的过程中产生的大量氧自由基也使其 DNA 更易受到损伤;线粒体 DNA 分子的基因排列紧密,不含内含子,故线粒体 DNA 分子任一碱基改变几乎都可能直接导致遗传表达结果的改变,进而影响线粒体的正常功能;此外,线粒体缺乏 DNA 损伤修复系统,虽然胞内溶酶体可通过自噬作用清除部分异常线粒体,但是携带受损 DNA 的线粒体在细胞中累积与年龄增长成正相关。

线粒体是细胞内提供能量的细胞器,mtDNA 缺失或点突变使编码线粒体氧化磷酸化过程必需的酶或电子传递链酶系发生异常,糖原和脂肪酸等不能进入线粒体,导致能量代谢障碍而产生复杂的临床症状。

线粒体生产的 ATP 为肌细胞收缩和神经元兴奋提供了主要的能量来源。因此,肌细胞和神经元对线粒体缺陷尤其敏感。这些细胞在能量获得不足和毒性物质堆积的联合作用下,就会产生线粒体肌病和线粒体脑肌病的主要症状。目前已发现的 100 多种人类线粒体病,其发病机制都是 mtDNA 异常(突变、缺失和重排)引起的遗传性疾病,表现为呼吸链的电子传递酶系和氧化磷酸化酶系的异常,多数为神经肌肉系统疾病。

四、线粒体病的诊断与治疗

随着 1981 年 Anderson 对人类线粒体 DNA(mtDNA)的全长序列测定工作完成,加之现代生物技术飞速发展,现在完全可以对线粒体病做出明确诊断。

线粒体病虽然大多难以根本治愈,但还是可以治疗的。目前临床常采用的治疗方法有药物治疗、手术治疗、干细胞治疗与基因治疗等。

1. 药物治疗 可以给予辅酶 Q10、烟酸、肉碱、维生素 C、维生素 B_1、维生素 B_2、维生素 E、维生素 K 等药物。辅酶 Q10 能抑制脂质的过氧化,抗自由基和直接传递电子给复合体Ⅲ,维持线粒体内腺苷酸浓度,增加 ATP 的合成和减少细胞的钙超载,可以提高患者运动耐力,降低血乳酸,使卒中样发作和癫痫停止。一般 50～200mg tid(每日 3 次),最高剂量可达 1000g/d。维生素 C 和维生素 E 为氧化还原剂,一般给予维生素 C 10mg/(kg·d) 或 100～400mg/d;维生素 E 为 200～1200U/d。维生素 K 是 NADH 向辅酶 Q 和细胞色素 c 传递电子的重要载体,维生素 K_1 为 10mg/(kg·d),治疗酶复合体Ⅰ或Ⅲ缺陷型的线粒体病,维生素 K_3 为 5～80mg/d。左旋肉碱促进脂肪代谢,一般 300～1000mg tid,维生素 B_2 也具有促进能量代谢作用,一般 50～200mg/d。还要给予精氨酸,治疗患者的代谢性酸中毒。此外,在临床上,常以含 ATP 的"能量制剂"作为治疗体质虚弱病人的辅助用药;细胞色素 c 常作为 CO 中毒、缺氧窒息、高山缺氧或心肺功能障碍等辅助用药或急救用药。

2. 手术治疗 眼外肌瘫痪可以做整形手术,听力丧失可以做耳蜗植入术等。

3. 干细胞治疗 对于酶缺陷的遗传性疾病可以进行干细胞治疗,但干细胞的治疗还需要进一步探索。干细胞治疗只对于个别类型的线粒体病有效。

4. 基因治疗 线粒体病是一组因线粒体 DNA 缺失或突变而致氧化磷酸化及能量供应异常的疾病,目前该类疾病的治疗主要是支持治疗。然而由于线粒体结构和功能的特殊性,该疗效并不满意。因此,线粒体病的基因治疗显得越来越迫切和重要。目前,基因治疗的策略包括降低突变型 mtDNA/ 野生型 mtDNA 的比例、错位表达、输入其他同源性基因及利用限制性内切酶修复突变型 mtDNA 等。最近有学者研究一种在卵细胞间转移遗传物质的新技术有望被用来预防由线粒体 DNA 突变导致的遗传性疾病。

第四节　线粒体研究的新进展

一、线粒体融合与分裂的研究

线粒体在细胞中是一个动态的结构，荧光标记活细胞中的线粒体，发现在很多不同类型的细胞中线粒体都是动态的。线粒体的融合（fusion）与线粒体的分裂（fission）是细胞内常见的现象，起初是从酵母的连续切片中，后来用聚焦显微镜从活着的真菌和 HeLa 细胞中观察到：线粒体可以通过连续不断地进行相互融合（合并）或分裂（断开），在细胞内形成一个高度动态而连续的管状或网状结构（或网络）（图 7-33）。

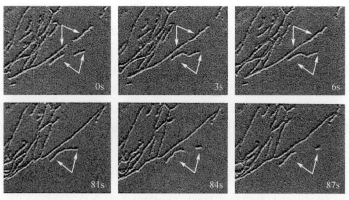

图 7-33　荧光蛋白标记的正常鼠线粒体的融合与分裂电镜图

在细胞生长过程中，线粒体不断地进行融合与分裂。例如，在出芽酵母和一些哺乳动物细胞中，观察到线粒体融合与分裂间保持着动态平衡，线粒体借此维持其高度分支和管状的网络结构，这种结构可更好地促进能量与代谢物的分配及化学和电子信号的传递。

线粒体连续不断地融合与分裂，相关蛋白质也在线粒体间进行混合与交换。线粒体的形态在很大程度上依赖于线粒体的连续融合与分裂，一旦正常的融合与分裂失衡，将会引发线粒体分布和形态的改变、呼吸链的缺陷等一系列问题，进而影响线粒体正常功能的发挥。例如，在肝脏疾病、肌肉营养失调、心肌炎、癌症中，可发生线粒体分布和形态的改变，这与线粒体融合与分裂间的失衡有关；线粒体融合与分裂间的失衡还可导致巨型线粒体出现，常见于病变的肝细胞、恶性营养不良患者的胰腺细胞、白血病患者骨髓的巨噬细胞中；酵母细胞中如果线粒体融合发生障碍，可引起呼吸链缺陷；精细胞发生过程中减数分裂时线粒体融合一旦受阻，或者受精后精卵细胞的线粒体融合不能正常进行，则必然影响生殖和发育过程。因此，线粒体的融合与分裂现象一直就引人注目。

线粒体融合与分裂有什么意义？对此有很多说法。首先，线粒体融合可为细胞提供更为同质的线粒体群体。假如某些线粒体的成分有部分缺失或丢失，可通过融合重新分配共享线粒体的组分。其次，通过对相关基因突变导致融合机制缺失的细胞及生物的研究发现，线粒体融合对维持线粒体在细胞内的适当定位、合适的形态、线粒体 DNA 的分布，以及线粒体完整的电子传递功能等方面都具有作用。线粒体分裂同样具有重要意义。例如，当细胞分裂时，线粒体随着细胞一起分裂就特别重要，因为分裂的线粒体可进入不同的子细胞。线粒体能够以细胞内的微管、微丝为轨道，在马达蛋白的作用下被运送到合适的部位。此外，线粒体分裂为线粒体的质量控制提供了调控手段：在分裂时，可以将有缺陷的线粒体片段从健康的线粒体网络中剔除。对一部分受损伤较大的线粒体网络或功能紊乱的线粒体，通过分裂可以将这些线粒体剔除。

尽管线粒体融合与分裂是细胞内的基本事件，对于细胞来说有着重要的意义，但关于线粒体的融合机制尚不明了。线粒体融合是细胞内独特而复杂的过程，需要多种成分的参与和调节。线粒体融合过程的关键在于线粒体膜的融合，而膜的融合必然涉及膜的重要成分即脂质双分子层的变化。线粒体外膜间的融合如此，内膜间的融合亦然。当单个的线粒体发生融合时，线粒体的内、外两层膜都要发生融合，而且膜间腔及线粒体基质的成分也要发生混合。有研究显示，一组共 4 种进化上保守的 GTP 酶（GTPase）在线粒体的融合与分裂中起关键作用。这 4 种 GTPase 分别是线粒体融合蛋白 1（mitofusion 1，MFN1）、线粒体融合蛋白 2（mitofusion 2，MFN2）、视神经萎缩蛋白 1（optic atrophy 1，OPA1）及发动蛋白相关 GTP 酶 1（DRP1）。这 4 种蛋白质都是 GTPase 马达蛋白家族成员。其中，MFN1/2 介导线粒体外膜融合，OPA1 介导线粒体内膜融合（图 7-34A）；DRP1 被招募到线粒体的分裂处，通过收缩驱动线粒体的分裂（图 7-34B）。

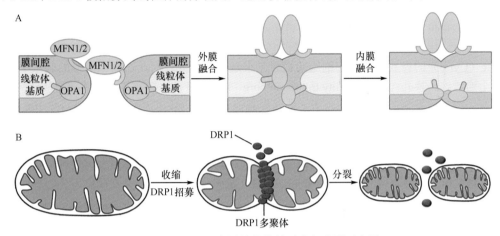

图 7-34　GTPase 介导线粒体的融合与分裂示意图

A. MFN1/2 介导的线粒体外膜融合，OPA1 介导的线粒体内膜融合；B. DRP1 被招募到线粒体分裂处，收缩驱动线粒体分裂

目前，与线粒体融合有关的蛋白质掌握得还很不全面，对线粒体融合过程（尤其是膜脂与膜蛋白间的相互作用）了解得还很不具体，仍需做深入、细致地研究。

二、线粒体自噬的研究

线粒体作为细胞中一种重要的细胞器，在细胞的生理活动中起着非常重要的作用，主要包括能量供给、细胞内 Ca^{2+} 缓冲及细胞存亡的决定。细胞内的氧化磷酸化在线粒体中进行，为细胞的生命活动提供大部分能量。线粒体在产生能量的同时，生成活性氧（reactive oxygen species，ROS）。在电子由呼吸链传给氧的过程中，线粒体约消耗细胞利用氧的 85%，而其中 1% ~ 4% 的氧变成 ROS，即每天每个线粒体产生 ROS 的量可达 10^7 个分子。根据其产生量的不同，ROS 发挥的作用也截然不同：低剂量的 ROS 在多种生理过程中作为信号分子发挥作用，然而高剂量的 ROS 会造成脂质过氧化、蛋白质氧化、核酸及线粒体 DNA 的损伤。

线粒体的损伤会造成线粒体功能障碍，进而引起细胞功能障碍，关系到细胞的生存，甚至组织和机体病变，导致疾病发生。研究证明，细胞线粒体自噬在神经退行性疾病中充当着重要的角色。对帕金森病（Parkinson disease，PD）模型的研究发现，细胞中存在增大和水肿的线粒体，表明帕金森病的发病与受损或功能紊乱的线粒体清除失败有关。因此，及时清除损伤的线粒体对于细胞的正常生长具有重要的意义。

细胞具有识别线粒体网络中受损伤的及功能紊乱的线粒体片段的能力，它们将受损及功能紊乱的线粒体从网络中剔除，用膜包裹起来，并将其运送到溶酶体进行降解。这种通过细胞自噬降解线粒体的途径称为线粒体自噬（autophagy），是细胞自噬机制的一部分。

线粒体自噬是一个特异性的选择过程，主要发生在 ROS、营养缺乏、细胞衰老等刺激下，并受到各种因子的精密调节，是细胞清除体内损伤线粒体和维持自身稳态的一种重要调节机制。线粒体作为组织内稳态必不可少的能量发生器和细胞程序性凋亡、坏死细胞死亡的通道，其质量和数量需受到严格控制。此外,线粒体的自噬性清除也存在于发育过程,如在大多数哺乳动物中,红细胞中没有线粒体,这是因为在网织红细胞向血红细胞成熟过程中,细胞内的线粒体通过线粒体自噬被清除掉。

总之,线粒体的自噬可对线粒体进行选择性地清除,进而调节线粒体的数量以适应细胞的生存环境。同时,受损伤的及功能紊乱的线粒体也可通过线粒体自噬被清除以保证细胞内线粒体的健康及完整性,维持细胞内稳态。但目前还需要更多的细节和量化的研究来完善我们对线粒体自噬的认识。

三、线粒体与细胞凋亡的研究

众所周知,线粒体是真核细胞的重要细胞器,是动物细胞生成 ATP 的主要地点。在产生能量的同时,细胞内也持续产生需氧代谢的副产品——活性氧(ROS)。因此,线粒体也是细胞内 ROS 的主要来源和靶位。最近研究发现,呼吸链所产生的低水平的 ROS 在由线粒体到细胞核的信号转导中具有一定作用,而当 ROS 超出可承受的临界值后,ROS 便可诱导线粒体膜的渗透性改变和细胞色素 c(Cyt c)的释放进而引起细胞凋亡。越来越多的研究表明,在凋亡信号的刺激下,线粒体内膜上通透性转换孔(permeability transition pore,PTP)开放,导致其通透性增强,跨膜电位下降。同时,线粒体发生膨胀,细胞色素 c 外漏和其他诸多凋亡效应因子(apoptotic effector)释放,再启动胱天蛋白酶(caspase)的级联活化,最终导致细胞凋亡。

Zamzami 等发现,从体内凋亡细胞中分离出来的线粒体,在体外能激活 HeLa 细胞的凋亡进程。细胞凋亡是受线粒体 DNA 和核 DNA 相互作用、双重调控,线粒体蛋白可以释放进入细胞核内,调节凋亡相关基因表达,产生凋亡效应,这些现象充分显示了线粒体在凋亡发生过程中发挥着重要作用(相关内容详见第十四章细胞衰老与死亡)。关于线粒体凋亡因子的释放机制,目前普遍认为是通过线粒体膜通透性转换孔或 Bcl-2 家族成员形成的线粒体跨膜通道释放到细胞质的。PTP孔道有开放与关闭两种构象:正常情况下,绝大多数关闭,保证质子跨膜动力势形成;在凋亡诱导因素作用下,PTP 孔道开放,内膜通透性增强,导致跨膜电位下降。与此同时,细胞启动凋亡因子,如细胞色素 c、凋亡诱导因子(AIF)等释出,进而导致细胞凋亡。

近年研究还表明:若干个线粒体蛋白就能直接激活细胞的凋亡过程,如细胞色素 c、Smac/Diablo、凋亡诱导因子 AIF、Omi/HtrA2 等。这些线粒体蛋白均由核基因组编码,在细胞质中核糖体合成后定向运输至线粒体的膜间腔。在受到凋亡刺激后,它们被释放到胞质和细胞核内来促进细胞凋亡。

四、线粒体与肿瘤的研究

肿瘤(cancer)的发生、发展是一个复杂的过程,与癌基因激活、抑癌基因失活、细胞异常凋亡及 DNA 损伤修复功能异常密切相关。近年来,随着对线粒体研究的深入,线粒体在肿瘤发生、发展中的作用,日益受到人们的关注。相关研究显示:线粒体基因突变、mtDNA 含量的变化、呼吸链缺陷、线粒体膜的改变等因素均会影响整个细胞的正常功能,从而导致病变。

线粒体基因靠近氧化应激源,容易受到氧化损伤,同时又缺乏相应组蛋白的保护,因而 mtDNA 突变的发生率比细胞核 DNA 要高 10～200 倍。线粒体基因的突变或者细胞内线粒体 DNA 含量异常与肿瘤发生可能有关,而且多达 25%～80% 的肿瘤性疾病确实也存在线粒体基因的突变或者含量异常。这些突变通过细胞能量转移,增加线粒体氧化应激和细胞凋亡,从而引发肿瘤转化。已有许多研究报道了肿瘤患者的尿液、血液、唾液中线粒体 DNA 的变化,如结肠癌患者外周血淋巴细胞中线粒体 DNA 含量明显增加。肿瘤疾病研究领域,有些研究甚至将线粒体 DNA 作为活检的一种方式,但也有研究发现在某些肿瘤性疾病中线粒体 DNA 的水平还是相对比较低的。

线粒体呼吸链缺陷与肿瘤的发生、发展亦关系密切。70 多年前,Warburg 最早提出线粒体呼吸链的缺陷可导致细胞去分化,并因此发生致瘤性转化。大部分正常细胞生成 ATP 的主要方式是氧化磷酸化,而肿瘤细胞主要通过糖酵解途径。研究表明,许多肿瘤细胞线粒体内膜的 ATP 合酶复合体 β 亚基表达显著下降。任何降低线粒体氧化磷酸化功能的事件,均可促进氧化组织中发生转化的细胞或肿瘤细胞的增殖,呼吸链酶复合体大量减少与肿瘤细胞快速增长和侵袭性增加密切相关。可见线粒体生物氧化功能的改变是细胞发生致癌性转化的机制之一。此外，也有研究发现，线粒体膜异常在肿瘤发展中也起着重要作用，尤其是分布在线粒体内、外膜的通透性转换通道复合物（PTPC），有关它们的具体机制还有待进一步研究。

本章学习思维导图

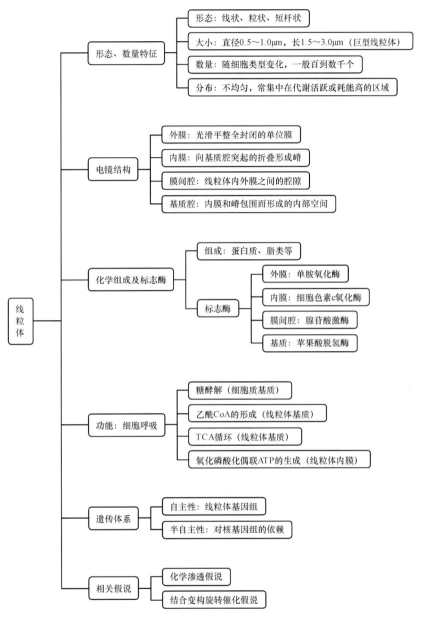

复习思考题

1. 简述线粒体的亚显微结构。
2. 以葡萄糖为例，简述细胞呼吸的主要阶段和每一阶段的发生场所。
3. 为什么说线粒体是半自主性细胞器？
4. 说明线粒体各部分的标志酶。

（李　靖）

第八章　细胞骨架

细胞骨架（cytoskeleton）是指存在于真核细胞中的蛋白质纤维网络系统。相对于原核细胞，真核细胞体积更大，动物细胞还缺乏细胞壁的支撑，而这种纤维网络支撑了真核细胞的结构，维持了真核细胞的特定形态。并且，在细胞的内部，细胞器及囊泡的分布及移动，也是依赖细胞骨架来完成的。细胞在生长、分裂、移动的过程中，细胞的形态在不断变化，相应地，细胞骨架也是一种动态结构，可以不断地重塑，从而帮助细胞完成各种运动。因此，细胞骨架的功能是不仅像骨骼一样维持细胞的形态，还参与细胞多种多样的生命活动，包括细胞内物质运输、信息传递、基因表达、能量转换、细胞分裂、细胞分化及细胞运动等重要功能。细胞骨架的研究也成为当前细胞生物学中较为活跃的研究领域之一。

研究细胞的学者很早就提出细胞骨架的概念，推测细胞中存在骨架样物质，以维持细胞内部的结构和支撑细胞的形态。20 世纪 30 年代电子显微镜问世初期，由于采用锇酸或高锰酸钾低温（0 ～ 4℃）固定细胞的方法制作电镜样品，致使大部分细胞骨架被破坏，人们没能直观地看到细胞骨架成分。直到 1963 年，采用戊二醛常温固定的方法，才观察到真核细胞内广泛存在一个三维网络结构系统。此后，这个三维网络结构被当作一类细胞器并正式命名为细胞骨架。

细胞骨架的概念一直在不断地发展中，早期发现的细胞骨架主要指存在于细胞质内的微管（microtubule，MT）、微丝（microfilament，MF）和中间丝（intermediate filament，IF），也称为细胞质骨架（图 8-1）。微管、微丝和中间丝是细胞骨架概念的经典内容。随着对细胞骨架研究的深入，人们发现细胞核内也存在着蛋白质网架结构，称为细胞的核骨架（nuclear skeleton）。核骨架与染色质的复制、RNA 加工及细胞核、染色体的构建有关。除此之外，在细胞膜及细胞外基质中也存在纤维蛋白组成的网络。因此，广义的细胞骨架概念，包括细胞质骨架、细胞核骨架、细胞膜及细胞外基质中的纤维状蛋白成分。本章细胞骨架主要讲述经典的细胞骨架内容，包括微管、微丝和中间丝 3 种类型的细胞质骨架。

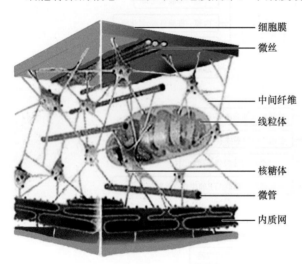

细胞膜
微丝
中间纤维
线粒体
核糖体
微管
内质网

图 8-1　细胞骨架立体结构模式图

第一节　细胞骨架的基本结构与功能

一、微　　管

微管（microtubule，MT）是真核细胞内由微管蛋白组装而成的中空长管状纤维。1963 年由 Slautlerback 和 Porter 首次发现并命名。相比较另外两种细胞骨架微丝和中间丝而言，微管长且较为坚硬。细胞内微管形成的网架结构是一种"动态结构"，即微管在细胞内能很快地组装，也能快速地去组装，进行微管分布的调整与重建。另外，也有一些微管与其他蛋白组装成细胞的"固定结构"，如纤毛、鞭毛、基体和中心体等细胞的特定结构，完成特定的功能。

（一）微管的形态结构和组成

微管是由微管蛋白组成的不分支的中空小管。在电子显微镜下，可见微管的直径为 24nm，内径 14nm，横断面上可见 13 个微管蛋白（图 8-2）。微管蛋白首尾相接可以看作是一根原纤维，整根微管是由 13 根原纤维侧向相连形成。微管的长度在不同细胞中变化很大，大多数细胞的微管长度为几微米，在中枢神经系统某些运动神经元轴突中的微管长达几厘米，穿过整个轴突支撑其结构。可见微管的长度与细胞的种类、其所在部位及微管组装程度有关。

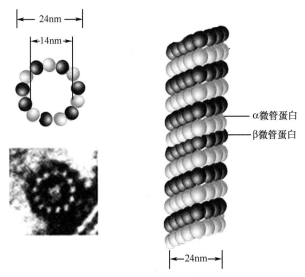

α微管蛋白

β微管蛋白

图 8-2　微管的结构

微管由球状的微管蛋白（tubulin）组成。微管蛋白是一类酸性蛋白，其表面带有较强的负电荷。微管蛋白主要有三种类型：α 微管蛋白、β 微管蛋白和 γ 微管蛋白。其中，α 微管蛋白和 β 微管蛋白是构成微管的主要成分，这两种微管蛋白占微管总蛋白的 80%～95%。α 微管蛋白含有 450 个氨基酸残基，β 微管蛋白含有 455 个氨基酸残基，两种微管蛋白的分子单体均为近球形，直径约 5nm。在细胞中，α 微管蛋白和 β 微管蛋白结合成异二聚体，α、β 微管蛋白异二聚体是细胞质中游离微管蛋白存在的主要形式。微管的组装也是以异二聚体为基本构件，微管蛋白异二聚体首尾相接形成原纤维，再经过原纤维的两端和侧面增加异二聚体扩展成片层，当片层达到 13 根原纤维时即合拢形成一段微管，新的异二聚体不断地加到微管的两端使之延长。由于原纤维由 α、β 微管蛋白异二聚体头尾相接而成，这种排列构成了微管的极性，即微管两端暴露的分子不同。微管的两端都可以添加异二聚体，但添加异二聚体的能力不同，装配快的一端称为正极或正（+）端，正端的最外端为 β 微管蛋白；装配慢的一端为负极或负（-）端，负端的最外端是 α 微管蛋白。微管极性走向与细胞器的分布定位、物质运输方向、信号转导等微管的功能密切相关。

细胞中还有另外一种微管蛋白，即 γ 微管蛋白，其含量较少，不足微管蛋白总量的 1%。γ 微管蛋白的分子量为 50kDa，含 455 个氨基酸残基，属微管蛋白家族成员，定位于微管组织中心（microtubule organizing center，MTOC），如中心体上。微管组织中心对微管的形成、定位、数量、极性确定起重要作用。除中心体外，纤毛和鞭毛的基体也是微管组织中心。

微管蛋白是最保守蛋白之一，在生物进化中保持结构稳定。α 微管蛋白和 β 微管蛋白上各有一个 GTP 结合位点，GTP 的结合促进微管蛋白组装形成微管。α 微管蛋白 GTP 结合位点上结合的 GTP 通常不会被水解，称为不可交换位点（nonexchangeable site，N 位点）。β 微管蛋白上 GTP 结合位点是可交换位点（exchangeable site，E 位点），在微管蛋白异二聚体组装到微管上时，GTP 水解成 GDP；当微管去组装，微管蛋白异二聚体从微管上脱离后，该位点的 GDP 在胞质中再被 GTP 所替换，继续参与微管的组装。除 GTP 结合位点外，微管蛋白上还有二价阳离子（Mg^{2+}、Ca^{2+}）

结合位点，以及药物的结合位点，如秋水仙碱（colchicine）、长春花碱（vinblastine）和紫杉醇的结合位点。

细胞中的微管存在形式有三种：单管、二联管和三联管（图 8-3）。单管是细胞质中微管的主要存在形式，由 13 根原纤维组成中空的管状结构，在胞质内分散或呈束状分布。单管微管不稳定，易受低温、Ca^{2+} 浓度和秋水仙碱等因素影响而发生解聚。二联管的 A 管是由 13 根原纤维组成，相邻的 B 管由 10 根原纤维围绕着 A 管，与 A 管共用 3 根原纤维。二联管主要形成纤毛和鞭毛杆状部分的内部结构。三联管中只有 A 管是由 13 根原纤维组成，B 管和 C 管各由 10 根原纤维组成，分别与 A 管和 B 管共用 3 根原纤维，主要分布在中心粒及纤毛和鞭毛的基体中。二联管和三联管结构相对稳定，对低温、Ca^{2+} 浓度和秋水仙碱作用不敏感。

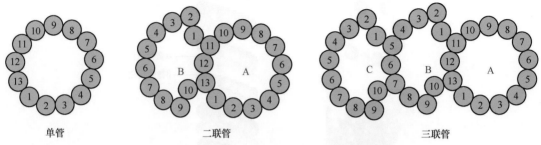

单管　　　　　　　　　二联管　　　　　　　　　三联管

图 8-3　微管三种类型横断面示意图

（二）微管相关蛋白

微管相关蛋白（microtubule-associated protein，MAP）指结合在微管表面的辅助蛋白，主要包括 MAP-1、MAP-2、tau 蛋白和 MAP-4，前三种微管相关蛋白主要存在于神经元中，MAP-4 在神经元和非神经元细胞中都广泛存在。微管相关蛋白不是构成微管的基本构件，而是在微管蛋白组装成微管后，结合在微管表面，起到辅助微管组装、维持微管稳定、介导微管与其他微管或细胞器相连接等作用。

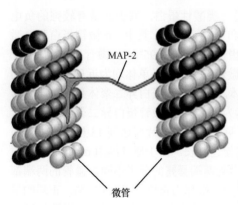

图 8-4　微管相关蛋白 MAP-2

微管相关蛋白有两个功能区域：一个是碱性微管结合区域，即结合到微管表面的区域，可明显加速微管的成核作用；另一个是酸性的突出区域，以横桥的方式从微管蛋白表面突出，能与其他微管或中间丝相连接，形成交联桥，使微管成束排列。突出区域的长度决定微管在成束时的间距大小（图 8-4）。微管相关蛋白是维持微管结构和功能的重要成分，具有促进微管成核、调节微管装配的作用，可以增加微管的稳定性和强度，参与沿微管转运囊泡及颗粒物质、传递信息等细胞活动。

（三）微管的装配

细胞质的微管通常不是固定不变的结构，而是具有组装与去组装的特性，处于动态平衡的过程中。这种特性对于完成一些微管的功能具有重要作用。例如，细胞进入有丝分裂期时，微管必须快速重新组装：原有的微管解体，一对中心体发出大量微管，最终组装成有丝分裂的纺锤体。在有丝分裂过程后期，染色单体分离需纺锤体微管的降解，若用阻滞微管去组装的药物处理培养的分裂细胞，染色单体的分离将被阻断。此外，细胞骨架微管的快速组装对细胞迁移和细胞极性确立等细胞活动具有重要作用。

1. 微管装配的动态模型　自 1972 年发现微管以来，人们对微管蛋白如何组装成微管提出了一系列理论模型，以描述微管蛋白组装成微管的动力学性质。目前人们普遍认为非稳态动力模型在微管组装过程中起主导作用。非稳态动力模型认为，微管组装过程不停地在增长和缩短两种状态中转变，表现出动态不稳定性。增长的微管末端有微管蛋白 -GTP 帽（tubulin-GTP cap），在微管组装期间或组装后 GTP 被水解成 GDP，从而使 GDP- 微管蛋白成为微管的主要成分。微管的解聚是微管蛋白 -GTP 帽消失及短小的微管原纤维从微管末端脱落所致。微管装配的过程中，带有 GTP 的 α、β 微管蛋白异二聚体不断地连接到微管末端，使微管延长。微管蛋白聚合后 GTP 分解成 GDP 和 Pi（磷酸），当微管蛋白聚合速度大于它们所携带的 GTP 水解速度时，新生成的微管末端的一小段是 GTP- 微管蛋白亚基，携带 GTP 的微管蛋白异二聚体与微管结合的亲和力比较高，这一小段牢固结合的 GTP- 微管蛋白亚基像帽子一样位于新生成的微管末端，防止了微管的解聚。当微管蛋白聚合较慢时，GTP 帽中的 GTP 水解成 GDP，GDP- 微管蛋白亚基构象发生变化，与微管的结合能力减弱，失去 GTP- 微管蛋白亚基帽的微管倾向于解聚，原纤维卷曲，从微管末端快速分解下来，使微管缩短（图 8-5）。因此，一根微管延长还是缩短，取决于微管末端是否有 GTP 帽结构：当 GTP- 微管蛋白异二聚体聚合速度大于微管 GTP 水解成 GDP 的速度时，GTP 帽存在，微管生长；而当 GTP- 微管蛋白异二聚体结合到微管上的速度减慢，GTP 水解速度大于 GTP- 微管蛋白异二聚体聚合速度时，GTP 帽结构消失，微管趋向于解聚。

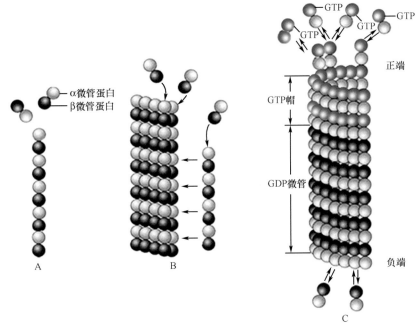

图 8-5　微管装配的动态模型

A. 异二聚体形成微管原纤维；B. 侧面加宽成片状带；C. 微管末端聚合使微管延长

2. 微管的装配过程　在细胞内，微管装配的起始点是微管组织中心（microtubule organizing center，MTOC），MTOC 包括中心体、纤毛和鞭毛的基体等部位，它们控制着微管发生的数量、位置和方向。微管组织中心的主要作用是帮助细胞的微管在组装过程中成核。在微管组织中心上有 γ 微管蛋白环形复合体（γ-tubulin ring complex，γ-TuRC），γ-TuRC 可形成一个含有 10 ～ 13 个 γ 微管蛋白分子的环形结构，与微管具有相同的直径。微管组装时，微管蛋白异二聚体按一定的方向添加到 γ 微管蛋白环上，微管从此处生长、延长（图 8-6）。在脱离细胞环境的体外实验中，当微管蛋白异二聚体达到一定的临界浓度（约 1mg/ml）时，没有 γ 微管蛋白的存在，也可以自发地组装形成微管。首先，3 个或 3 个以上微管蛋白异二聚体合成一个短的寡聚体核心结构，此过程为成核期，是微管组装的开始阶段，速度缓慢，为微管聚合的限速期。一旦核心形成即可在核心两端加入 GTP- 微管蛋白异二聚体，快速形成微管，使微管延长。在细胞内，游离状态微管蛋白异二聚体浓度远低于起始聚合的临界浓度。因此，细胞内的成核作用依赖γ微管蛋白环形复合体，γ-TuRC起着微管生长起点的作用，微管蛋白异二聚体以一定方向结合在γ-TuRC上形成微管。异二聚体中的α微管蛋白与γ微管蛋白相结合，β微管蛋白端向外，即微管的负端埋在中心体内部，正端向外。γ-TuRC像帽子一样戴在微管的负端使负端稳定，微管的正端向外延长（图8-7）。

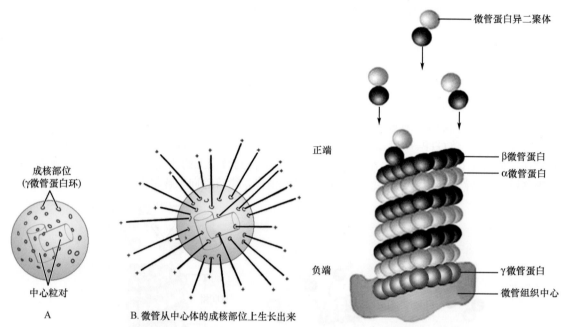

图 8-6　微管蛋白在中心体上的聚合

A. 中心体的无定形蛋白基质中含有γ微管蛋白环，它是微管生长的起始部位；B. 中心体及聚合成的微管，正端游离于细胞质中，负端被包围在中心体中

图 8-7　微管组织中心中的γ微管蛋白环

中心体的无定形蛋白基质中的γ微管蛋白环是微管生长的起始部位

3. 影响微管装配的因素　体外实验发现，在适当条件下微管能自我装配，其装配受到微管蛋白浓度、温度、pH和离子浓度的影响。在体外，当微管蛋白异二聚体超过临界浓度，在有 Mg^{2+} 存在而无 Ca^{2+} 存在、适当的pH（pH 6～9）和温度（37℃）的缓冲液中，异二聚体即聚合成微管，聚合过程所需能量由GTP提供，GTP是调节体外微管组装的主要物质。

体内的微管组装主要受到微管组织中心的调控，微管蛋白浓度和GTP的存在也是影响微管组装的重要因素。例如，细胞进入分裂期前，即开始大量合成微管蛋白，为纺锤体的组装做准备。在纺锤体形成过程中，单根微管可延长也可缩短，但从微管的总量上看，微管的总长在不断增加，并装配形成纺锤体。延长中的微管的游离端与某些微管相关蛋白或细胞结构结合可阻止微管的组装或去组装，使微管处于相对稳定状态。

一些特异性的药物可以影响细胞内微管的组装与去组装：一类是抑制微管组装的药物，如秋水仙碱、长春花碱等，秋水仙碱和长春花碱能结合游离的微管蛋白，使其稳定无法聚合形成微管，从而引起微管的解聚，以至于消失；另一类药物可稳定微管，如紫杉醇（taxol）、诺考达唑（nocodazole）等，紫杉醇是从短叶红豆杉的树皮中提取的一种化合物，能和微管紧密结合，防止微管蛋白亚基的解聚，促进微管的装配和保持稳定。虽然两类药物的作用机制不同，但都可使微管丧失动态组装的特性。细胞有丝分裂过程中，纺锤体微管需要不断地聚合与解聚，从而完成纺锤体的组装及染色单体的分离。两类药物都可以抑制纺锤体的装配和功能的正常行使，也就抑制了细胞的有丝分裂，因此被开发为抗肿瘤的化疗药物。此外，由于这两类药物能特异性地与α或β微管蛋白结合，还常作为研究工具用于研究微管。

（四）微管的功能

1. 微管构成细胞内的网状支架，支持和维持细胞的形态 微管具有一定的抗压和抗弯曲的强度，这种特性为细胞提供了机械支持力。例如，在血小板内存在的环形微管维持了血小板的圆盘形结构，当低温处理血小板时，环形微管消失，血小板的形状变成不规则的球形，但再加热时，血小板的环形微管重新出现，血小板又恢复其圆盘形结构，可见环形微管在血小板中的排列对维持血小板的形状起重要作用。神经细胞轴突在哺乳动物体内可达数厘米或更长，其内有稳定的微管束支持其结构，并且神经细胞以这些微管作为轨道，进行胞体和轴突末端之间的物质运输。

2. 微管维持细胞内细胞器的分布和定位 真核细胞结构复杂，大量细胞器在细胞中有序分布。例如，细胞核通常位于细胞中央，细胞核膜与内质网膜相延续；高尔基体顺面朝向内质网，反面高尔基网络朝向细胞的分泌面；线粒体沿微管运送，在耗能多的部位分布密集。微管的极性与细胞器的有序分布密切相关。驱动蛋白与内质网膜结合，沿微管向细胞的周边牵拉展开分布；而动力蛋白与高尔基体膜结合，沿微管向近核区牵拉，使其分布在核周围靠近细胞中央。如果用秋水仙碱处理细胞破坏微管的装配，那么这些细胞器的有序空间排列就会改变，内质网塌陷，高尔基体分解为小泡分散在整个细胞质中，去除秋水仙碱后，微管重新生成，细胞器的分布会恢复正常。

3. 微管参与细胞内物质运输 在细胞内，微管从中心体发出，向胞质外周辐射延伸，为细胞内物质运输提供了轨道。细胞内的运输小泡、色素颗粒、分泌颗粒等物质沿着微管提供的运输轨道进行定向运输，如果破坏了微管，物质运输就会被抑制。

微管参与物质运输是通过与微管相互作用的马达蛋白（motor protein）来完成的。马达蛋白是一类介导细胞内物质沿细胞骨架运输的蛋白质，目前发现有几十种马达蛋白，可分为三大家族：动力蛋白（dynein）、驱动蛋白（kinesin）和肌球蛋白（myosin）家族。其中，动力蛋白和驱动蛋白是以微管作为运行轨道，而肌球蛋白则是以肌动蛋白纤维作为运行轨道。

马达蛋白的动力能源来自 ATP，动力蛋白和驱动蛋白各有两个球状 ATP 结合头部和一个尾部，球状头部与微管以特定方式结合，通过水解 ATP 释放能量，导致颈部发生构象改变，使两个头部交替与微管结合、解离，从而使马达蛋白沿微管移动。尾部则稳定结合所运输的物质，如运输小泡、颗粒物质和细胞器等，每一种马达蛋白负责运输不同的"货物"（图 8-8）。

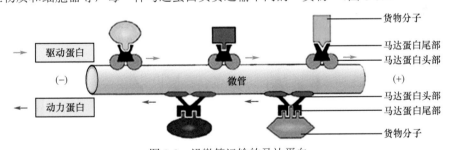

图 8-8 沿微管运输的马达蛋白

微管马达蛋白对物质运输的方向是单向的，驱动蛋白通常只沿微管由负端向正端移动，而动力蛋白则介导物质沿微管由正端向负端运输。因细胞内微管由靠近细胞核的中心体发出，正端朝向细胞外围，所以驱动蛋白可将细胞器或囊泡等物质由细胞中部向细胞外侧转移，而动力蛋白的作用刚好相反，将外侧物质向细胞内转运。例如，在运动神经元内，乙酰胆碱等神经递质在胞体处合成后，以囊泡的形式在驱动蛋白的作用下沿微管移动运送到轴突末端。

4. 微管参与中心粒、纤毛和鞭毛的形成 中心体位于细胞核附近，由中心粒和中心粒周围无定形物质构成，中心体是动物细胞中主要的微管组织中心。电镜下，中心粒由 9 组三联微管组成，在 9 组三联管中，A 管为完全微管，B 管和 C 管为不完全微管。在细胞分裂间期，中心体形成胞质微管，构成细胞骨架系统，完成细胞骨架的多种功能。在细胞的有丝分裂期，复制后的中心体形成纺锤体的两极，其发出的微管组装形成纺锤体。微管蛋白形成的纺锤丝与染色体的排列和移动关系密切。

微管构成细胞纤毛和鞭毛的内部主要结构。纤毛和鞭毛由 9 组二联管围绕中央的两条单微管组成（图 8-9）。中央微管的外周包围一层蛋白性质的鞘，称为中央鞘。中央鞘外侧 9 组二联管的排列均匀，两个相邻二联管之间有微管连接蛋白形成连接丝将其连在一起。二联管的 A 管向中央鞘伸出的凸起称为放射辐条，辐条末端稍膨大称为辐条头。二联管的 A 管还向侧边二联管伸出内、外动力蛋白臂，动力蛋白臂的头部具有 ATP 酶活性，可水解 ATP 为纤毛和鞭毛的运动提供能量。

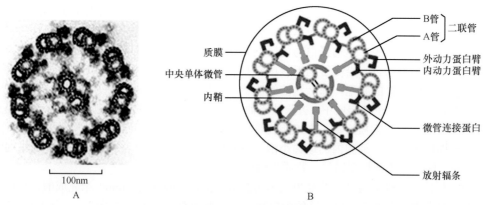

图 8-9　纤毛或鞭毛的内部结构

A.纤毛横切面电镜图；B.纤毛横切面模式图，可见二联管的排列方式

纤毛和鞭毛的弯曲运动一般用微管滑动模型解释：① A 管的动力蛋白头部与相邻的 B 管接触，促进动力蛋白头部的 ATP 水解，产生 ADP 和 Pi 并释放能量，引起 A 管动力蛋白头部构象的改变，促进头部朝向相邻二联管的正极滑动，使相邻二联管之间产生弯曲力。②动力蛋白头部再次结合 ATP，促使动力蛋白头部与 B 管脱离。③水解 ATP，使动力蛋白头部的角度复原。④带有水解产物的动力蛋白头部与相邻二联管上另一位点结合，开始下一个循环（图 8-10）。

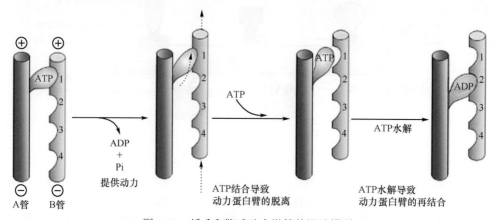

图 8-10　纤毛和鞭毛动力微管的滑动模型

5.微管参与染色体的运动,调节细胞分裂　细胞分裂过程中，微管具有介导染色体运动的作用。以微管为主要成分组成的纺锤丝是有丝分裂器的重要组分，纺锤体发出的微管，一部分与染色体的动粒形成端位连接。其中，染色体一侧的动粒与相应分裂极发出的微管连接，同时染色体另一侧的动粒也与来自另一极的微管结合，在两侧动粒微管聚合和解聚的平衡中将染色体移动到细胞中部；在有丝分裂后期，姐妹染色单体在各自动粒微管的作用下分离并向细胞两极移动。有丝分

裂过程中，任何一个染色体未连接微管或未达到平衡位置，后期都将延长甚至影响细胞分裂的进程。

6. 微管参与细胞内信号传递　细胞内信号传递过程中，信号分子可直接与微管作用，或通过马达蛋白和一些支架蛋白与微管作用。已经证明微管参与 Hedgehog、JNK、Wnt、ERK 及 PKA 蛋白激酶信号转导通路，微管参与的信号转导与细胞的极化、微管的方向性和不稳定动力学行为、微管组织中心的位置等均有关。因此，微管的信号传递功能具有重要的生物学作用。

二、微　　丝

微丝（microfilament，MF）是普遍存在于真核细胞中的由肌动蛋白组成的纤维状细丝，又称肌动蛋白丝（actin filament）。相较于微管，微丝更细、更短，但总长度远超微管，在细胞质中可与其他蛋白质相结合形成束状、网状或散在等多种形式，参与细胞形态维持及细胞变形运动等功能。微丝同微管一样也是动态结构，处在不断地组装与去组装的过程中，在细胞爬行、细胞分裂等运动中发挥作用。同时，微丝也可与其他蛋白质结合形成稳定结构，如在肌细胞中，微丝参与形成肌原纤维，完成收缩与舒张运动。组成微丝的单体肌动蛋白在细胞中数量庞大：在肌细胞中，肌动蛋白占细胞蛋白总量的 10%；在其他非肌细胞中，肌动蛋白也占细胞蛋白总量的 1%～5%。大量的肌动蛋白形成单体蛋白库，随时准备形成微丝，参与细胞的多种功能。

（一）肌动蛋白与微丝的结构

在电镜下，微丝为直径约 7nm 的细丝状结构，主要由近球形的肌动蛋白（actin）组成。肌动蛋白在细胞内有两种存在形式，即球状肌动蛋白（G-actin）单体和纤维状肌动蛋白（F-actin）多聚体（图 8-11）。每个肌动蛋白单体由 375 个氨基酸组成的单条肽链折叠而成，外观类似哑铃形，分子量为 4300kDa，中央有一裂口，裂口的内部有 ATP 结合位点和二价阳离子 Mg^{2+}（或 Ca^{2+}）结合位点。

X 射线衍射技术分析表明微丝由 2 条肌动蛋白单链以右手螺旋方式相互盘绕而成。每条肌动蛋白单链由肌动蛋白单体头尾相接呈螺旋状排列，螺距为 37nm。类似于微管，微丝也有极性，微丝有两个结构上不相同的末端，一个为相对生长慢的负端，另一个为生长快的正端。

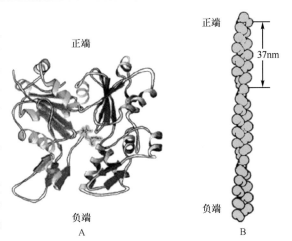

图 8-11　肌动蛋白和微丝结构模式图
A. 肌动蛋白分子单体（G- 肌动蛋白）；B. 纤维状肌动蛋白（F-肌动蛋白）多聚体组成的微丝分子模型

（二）微丝结合蛋白

体外实验纯化的肌动蛋白能够聚合成肌动蛋白纤维，但不具有相互作用的能力，也不能行使特定的功能，在显微镜下显得杂乱无章，不像活细胞中的肌动蛋白纤维排列成束状、网状等各种结构。关键原因在于细胞内存在一大类与肌动蛋白结合的蛋白质，称为微丝结合蛋白，它们与肌动蛋白结合组成不同的结构，从而执行不同的功能。例如，应力纤维、肌原纤维细肌丝、小肠微绒毛的轴心和精子顶体的刺突等结构与功能的变化，在很大程度上受到不同的微丝结合蛋白的调节。

微丝结合蛋白的种类很多，目前已经分离出 100 多种，表 8-1 是常见的几类主要的微丝结合蛋白。微丝结合蛋白与肌动蛋白相互作用十分简单，各类微丝结合蛋白能以不同的方式与微丝结合，参与微丝的组装与去组装，影响微丝的形状和功能（图 8-12）。

1. 单体隔离蛋白（monomer-sequestering protein）　是一类可以和肌动蛋白单体结合，抑制肌动蛋白聚合的蛋白质。例如，抑制蛋白和胸腺素能够与单体肌动蛋白结合，抑制它们的聚合。在细胞中肌动蛋白的含量很多，其中一半结合形成微丝，另外一半为游离的肌动蛋白。游离肌动蛋白的浓度远远超过其在体外自发组装形成微丝的浓度。单体隔离蛋白的存在，使细胞质中可以保持较高水平的肌动蛋白单体，为细胞随时组装微丝做储备。因此，单体隔离蛋白调节细胞质中肌动蛋白单体—聚合体的平衡。

2. 末端阻断蛋白（end blocking protein）　通过与肌动蛋白纤维末端结合调节肌动蛋白纤维的长度。加帽蛋白是一种末端阻断蛋白，同肌动蛋白纤维的末端结合后，犹如在端部加上一个帽子，抑制已存在的微丝生长。如果一个快速生长的肌动蛋白纤维在正端加上了帽子，那么在负端就会发生解聚，使肌动蛋白纤维变短。某些加帽蛋白在抑制微丝生长的同时促进新的肌动蛋白纤维形成，这样导致细胞内有大量较短微丝出现。

表 8-1　微丝结合蛋白的主要类型

蛋白质	分子量（kDa）	分布
单体隔离蛋白		
抑制蛋白（profilin）	12 ～ 15	广泛分布
胸腺素（thymosin）	5	广泛分布
末端阻断蛋白		
β 辅肌动蛋白（β-actinin）	35 ～ 37	肾、骨骼肌
CapZ	32，34	肌组织
加帽蛋白	28 ～ 31	*Acanthamoeba*
交联蛋白		
细丝蛋白（filamin）	250	平滑肌
肌动蛋白结合蛋白（ABP）	250	血小板、巨噬细胞
成束蛋白		
丝束蛋白（fimbrin）	68	小肠表皮
绒毛蛋白（villin）	95	肠表皮、卵巢
α 辅肌动蛋白	95	肌组织
纤丝切割蛋白		
凝溶胶蛋白（gelsolin）	90	哺乳动物细胞
片段化蛋白 / 切割蛋白（fragmin/severin）	42	阿米巴虫、海胆
短杆素（brevin）	93	血浆
肌动蛋白纤维解聚蛋白		
丝切蛋白（cofilin）	21	广泛分布
肌动蛋白解聚因子（ADF）	19	广泛分布
蚕食蛋白（depactin）	18	海胆卵
膜结合蛋白		
（肌）营养不良蛋白（dystrophin）	427	骨骼肌肉
黏着斑蛋白（vinculin）	130	广泛分布
膜桥蛋白（ponticulin）	17	*Dictyostelium*

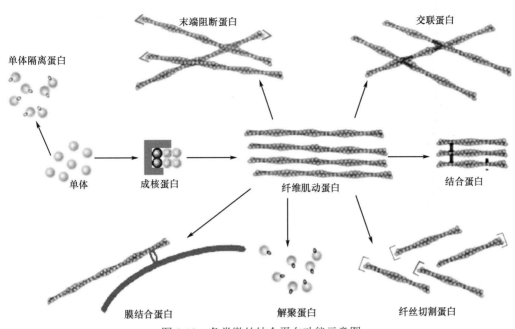

图 8-12　各类微丝结合蛋白功能示意图

3. 交联蛋白（cross-linking protein）　主要功能是改变细胞内肌动蛋白纤维的三维结构。每一种交联蛋白都有两个或两个以上与肌动蛋白结合的位点,可在多处产生交联,形成特定结构。例如,微绒毛中的球状交联蛋白能够促使肌动蛋白纤维成束排列;有些杆状的交联蛋白能够弯曲,这种交联蛋白辅助微丝形成富有弹性的网络结构,起到抵抗机械压力的作用。

4. 纤丝切割蛋白（filament severing protein）　能与现有的肌动蛋白纤维结合并将它一分为二。这类蛋白可将长的微丝切成片段,使肌动蛋白由凝胶态向溶胶态转化,大大降低了细胞的黏度。一般来说,切割后产生的新末端可以作为微丝的生长点,促进肌动蛋白的装配。而有些纤丝切割蛋白,还具有加帽蛋白的作用,可以封闭微丝末端,阻止其延长。例如,割断蛋白即为纤丝切割蛋白的一种,既可切断肌动蛋白纤维,又可与肌动蛋白纤维末端结合,阻止纤维延长。

5. 肌动蛋白纤维解聚蛋白（actin filament depolymerizing protein）　能与肌动蛋白纤维结合,引起微丝的快速解聚,形成肌动蛋白单体。这类蛋白主要存在于肌动蛋白纤维骨架快速变化的部位。

6. 膜结合蛋白（membrane binding protein）　介导微丝与细胞膜的连接,是非肌细胞质膜下方产生收缩的机器。例如,在细胞连接和细胞黏着部位,通过 α 辅肌动蛋白介导微丝与细胞质膜结合,微丝可直接与膜整合蛋白结合,或者间接地结合到其他外在膜蛋白上。肌动蛋白丝通过膜结合蛋白与细胞质膜连接成一个网络结构。

（三）微丝的装配

1. 微丝的装配过程　微丝装配的模式与微管类似,其两端都可以添加肌动蛋白使微丝延长,其中组装速度较快的一端为正端,组装速度相对较慢的一端为负端。ATP 是调节微丝装配的关键因素,结合 ATP 的肌动蛋白单体聚合到一段肌动蛋白丝上后,其上的 ATP 随即水解为 ADP,携带 ADP 的肌动蛋白构象发生变化,与肌动蛋白丝的结合力减弱,倾向于从肌动蛋白丝上解聚下来。在没有其他微丝结合蛋白的参与下,一段肌动蛋白丝组装的动态特点好似踏车,正端添加结合 ATP 的肌动蛋白,肌动蛋白 -ATP 亚基帽的存在使其结构稳定,可持续组装。ATP 随后水解为 ADP,负端结合 ADP 的肌动蛋白脱落,游离肌动蛋白 -ADP 所携带的 ADP 分子与 ATP 交换后重新聚合到肌动蛋白丝的正端。如此循环往复,此动态模型被称作踏车模型（图 8-13）。微丝的组装不像微管那样有明确的微管装配起点——微管组织中心,不过在细胞内微丝组装也有成核作用。

例如，细胞运动时伸出的丝状伪足或片状伪足，是细胞膜下方肌动蛋白快速组装形成微丝束或微丝网推动细胞膜形成的。在此部位，肌动蛋白的组装有微丝成核蛋白参与，如肌动蛋白相关蛋白（actin-related protein，Arp）。Arp2/3复合物以一定的角度与微丝结合，并在其上生长微丝，因此新微丝与原有微丝形成夹角，大量分叉的微丝交织成网络，推动细胞膜向前突起形成片状伪足。形成蛋白（formin）是另外一种微丝的成核蛋白，可结合到微丝末端促进不分叉的微丝生长，见于细胞的丝状伪足与动物细胞分裂时的分裂沟。

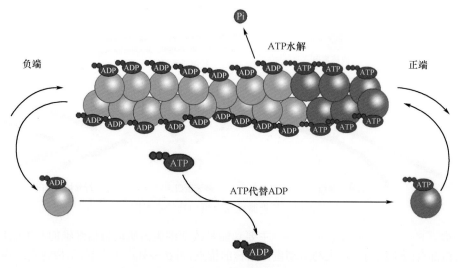

图 8-13　微丝装配的踏车行为模式图

2. 影响微丝装配的因素　在细胞中，大量多样的微丝结合蛋白是微丝装配的主要调控因素。除此之外，ATP、Ca^{2+}、Mg^{2+}、Na^{+}、K^{+}浓度和药物等多种因素也影响微丝的组装。ATP主要调节微丝的延长，当ATP浓度高时，肌动蛋白-ATP在微丝末端聚合速度也加快，微丝延长；当溶液中Na^{+}、K^{+}浓度低和有适当浓度的Ca^{2+}时，微丝趋于解聚形成肌动蛋白单体；而在有高浓度Na^{+}、K^{+}和适当Mg^{2+}的溶液中，肌动蛋白单体则装配成微丝。

影响微丝装配的药物主要有细胞松弛素B（cytochalasin B）和鬼笔环肽（phalloidin）。细胞松弛素B是一种真菌的代谢产物，与微丝结合后可切断微丝，并结合在微丝末端阻止肌动蛋白的聚合，但对微丝的解聚没有明显的作用。用细胞松弛素B处理细胞可以破坏微丝的网络结构，阻止细胞的运动，包括细胞移动和细胞吞噬等活动；动物细胞分裂末期的胞质分裂依赖肌动蛋白形成的收缩环，细胞松弛素B使胞质分裂受阻，可形成双核细胞。细胞松弛素B对微管不起作用，也不抑制肌肉收缩，因肌纤维中的微丝结构稳定，不发生聚合与解聚的动态平衡。

鬼笔环肽是一种从真菌鬼笔鹅膏（*Amanita phalloides*）中分离的剧毒生物碱，与微丝表面有强亲和力，但不与肌动蛋白单体结合，只结合聚合的微丝，对微丝的解聚有抑制作用，使微丝保持稳定状态。因此，用荧光标记的鬼笔环肽处理细胞，可在荧光显微镜下观察微丝在细胞中的分布。

（四）微丝的功能

1. 微丝构成细胞支架并维持细胞形态　微丝与微管共同形成网络状支架维持细胞形态。微丝主要分布细胞膜下方，与微丝结合蛋白相互作用形成一层网络结构，称为细胞皮层，该结构为细胞膜提供了强度和韧性，维持细胞形态。细胞皮层还具有动态性，如在细胞爬行过程中，运动前缘细胞膜下方微丝重新组装使细胞表面形成丝状伪足、片状伪足突起，推动细胞前行。

微丝还可以形成相对稳定的结构，如细胞内的应力纤维，或称张力纤维。这些纤维状结构在细胞内紧邻质膜下方，由肌动蛋白与肌球蛋白等相关蛋白沿细胞应力方向形成较为稳定的纤维状结构，常与细胞的长轴大致平行并贯穿细胞的全长。肌球蛋白为微丝相关马达蛋白，在此结构中的肌球蛋白并不产生运动，而是保持结构的张力，使细胞在受到牵拉或者挤压时仍能维持一定的形态。

在小肠上皮细胞的游离面形成的微绒毛中,微丝束构成了微毛的骨架。绒毛蛋白和毛缘蛋白将微丝连接成束，赋予微绒毛结构的刚性；肌球蛋白Ⅰ（myosin Ⅰ）和钙调蛋白（calmodulin）在微丝束侧面与质膜之间形成横桥连接，提供张力以保持微丝束处于微绒毛中心位置（图 8-14）。

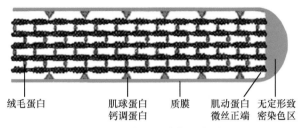

| 绒毛蛋白 | | 肌球蛋白 钙调蛋白 | 质膜 | 肌动蛋白 微丝正端 | 无定形致 密染色区 |

图 8-14　微绒毛结构示意图

2. 微丝参与细胞运动　许多动物细胞采取变形运动而移动位置，如白细胞、巨噬细胞、变形虫、癌细胞、成纤维细胞和胚胎细胞等，这些细胞内含有丰富的微丝，细胞通过微丝的聚合与解聚，在微丝结合蛋白及其他蛋白的辅助下完成爬行运动。其运动过程分为三步：第一步，细胞内肌动蛋白聚合使细胞表面伸出突起，也称伪足。成纤维细胞在爬行运动中向其前缘伸出薄薄的片状伪足和纤细的丝状伪足。片状伪足和丝状伪足快速形成及回缩，不断探索细胞移动前沿，当遇到合适的表面时就黏附在上面。第二步，细胞突起通过黏着斑附着在爬行的细胞或者细胞外基质表面。细胞突起膜上的整联蛋白，是一种穿膜蛋白，与细胞外基质或相邻细胞上的蛋白质分子结合，在细胞内部与肌动蛋白丝结合，在局部形成黏着斑，为爬行细胞提供附着的锚定点。第三步，细胞通过内部收缩产生拉力，借助锚定点将胞体向前拉动。这一过程较为复杂，机制尚未十分清楚，涉及肌动蛋白解聚、胞质溶胶向前流动、后面的黏着斑解聚和细胞尾部收缩等过程，使细胞向前移动（图 8-15）。细胞收缩拉力的产生需要肌动蛋白和肌球蛋白相互作用。肌球蛋白同驱动蛋白、动力蛋白一样，是马达蛋白家族的一员。在细胞中存在多种类型的肌球蛋白，它们共同的特点是都含有一个作为马达结构域的头部，该头部有一个微丝结合位点和一个 ATP 结合位点，通过 ATP 水解使头部构象发生变化，从而沿着微丝移动。不同马达蛋白的尾部各不相同，可以结合不同的细胞内成分来运送不同的物质，或者尾部与细胞膜结合，拉动微丝沿着质膜运动。

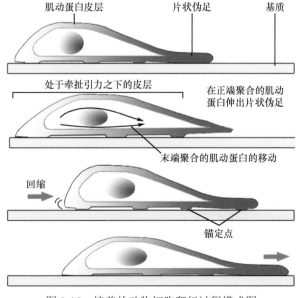

图 8-15　培养的动物细胞爬行过程模式图

3. 微丝参与细胞分裂 在细胞有丝分裂末期，核分裂完成后，胞质分裂靠微丝组成的收缩环来完成，收缩环收缩将两个子细胞分割开来。在肌球蛋白的作用下，不同极性的微丝之间产生相对滑行，通过肌动蛋白与肌球蛋白分子的相互作用产生收缩动力，在细胞质中央形成分裂沟，最终使细胞一分为二（图8-16）。

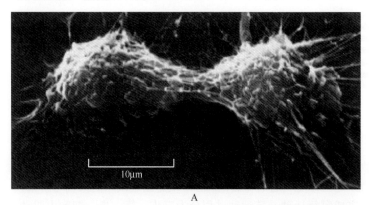
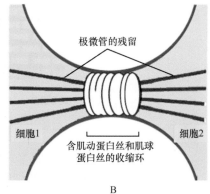

图 8-16　细胞分裂中的收缩环

A. 电镜图；B. 模式图

4. 微丝参与细胞内物质运输 微丝通过与肌球蛋白相互作用参与了细胞内的物质运输。肌球蛋白作为马达蛋白的家族成员，以微丝作为轨道参与物质运输。在细胞皮层等富含微丝的部位，"货物"的运输以微丝为轨道进行，而长距离转运物质是以微管运输为主。在细胞内物质运输时，肌球蛋白头部结构域与微丝结合，并在 ATP 存在时，将运输小泡沿微丝由负端向正端移动。

5. 微丝参与细胞内信号传递 外界信号作用于细胞表面受体时，可触发质膜下肌动蛋白的结构变化，从而启动细胞内激酶变化等信号转导过程。微丝主要参与 Rho（Ras homology）蛋白家族有关的信号转导。Rho 蛋白通过 GTP 结合状态和 GDP 结合状态循环的分子转变来控制信号转导。Rho 蛋白家族成员包括 Cdc42、Rac 和 Rho。激活 Cdc42 可触发细胞内肌动蛋白的聚合作用和成束作用，形成丝状伪足和微棘；活化 Rac 可启动肌动蛋白在细胞的外周聚合形成片状伪足和褶皱；激活 Rho 后既可启动肌动蛋白 II 与肌球蛋白纤维成束形成应力纤维，又可促进细胞黏着斑的形成。

6. 微丝参与肌肉收缩 肌细胞内的肌原纤维是由一连串相同的收缩单位即肌小节组成的。电镜观察证明肌原纤维的肌小节是由粗肌丝和细肌丝组成。粗肌丝的直径约为 10nm，长约 15μm，由 II 型肌球蛋白组成。每个肌球蛋白分子有两条重链和四条轻链，外形豆芽状，分为头部和杆部（图8-17），头部具有 ATP 酶活性。数百个肌球蛋白分子杆部反向平行聚合排列成束，头部在外侧环绕，形成具有双极性结构的粗肌丝。肌球蛋白分子头部露在粗肌丝两端外部，成为与细肌丝接触的横桥（图8-18）。

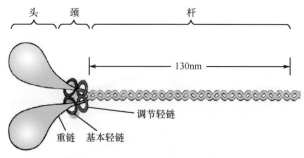

图 8-17　肌球蛋白分子结构模式图

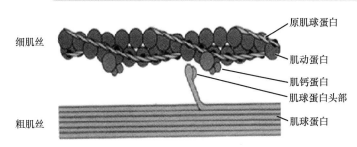

图 8-18 肌球蛋白头部突起（示一个肌球蛋白头部）形成横桥与细肌丝作用

细肌丝直径约 5nm，由肌动蛋白、原肌球蛋白（tropomyosin）和肌钙蛋白（troponin，Tn）三种蛋白质组成。肌动蛋白丝为细肌丝的主体结构，肌动蛋白以两条原纤维的形式呈螺旋状结合。两条原肌球蛋白纤维位于肌动蛋白纤维螺旋沟内，横跨 7 个肌动蛋白分子，覆盖着肌动蛋白上的与肌球蛋白的结合位点，阻止了肌动蛋白与肌球蛋白头部的相互作用。肌钙蛋白的 3 个亚基（T、C、I）结合在原肌球蛋白纤维上（图 8-19）。

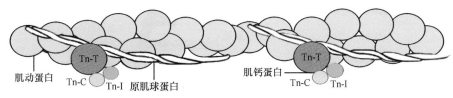

图 8-19 细肌丝的分子结构

电镜观察表明肌小节中的粗肌丝与细肌丝交错排列，粗肌丝伸出的横桥（cross bridge）与相邻的细肌丝连接。1954 年，Huxley 提出肌肉收缩的滑动丝模型，认为肌肉收缩是粗肌丝和细肌丝相互滑动的结果。当肌细胞内 Ca^{2+} 浓度升高，与肌钙蛋白结合改变其构象，促使原肌球蛋白位置移动，暴露出结合位点，粗肌丝两端的横桥在 ATP 的作用下可推动肌动蛋白丝（细肌丝）和肌球蛋白丝（粗肌丝）相互滑行，细肌丝向肌小节中央移动，使肌小节缩短，肌肉收缩（图 8-20）。当肌肉收缩完成时，Ca^{2+} 从肌钙蛋白上解离，肌钙蛋白结构恢复，原肌球蛋白重新覆盖肌动蛋白上的结合位点，粗、细肌丝的作用终止，肌小节长度恢复原样，肌肉舒张。

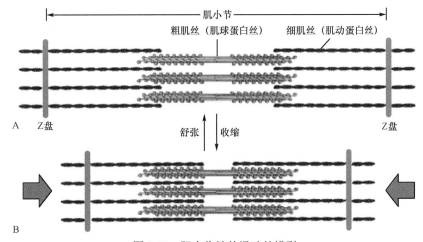

图 8-20 肌肉收缩的滑动丝模型

A. 肌节舒张；B. 肌节收缩

肌丝滑行的过程分为五个步骤：①结合，即粗肌丝（肌球蛋白）的横桥头部与细肌丝（肌动蛋白）结合，很快 ATP 就与肌球蛋白结合，致使这一过程非常短暂；②释放，结合 ATP 后，肌球蛋白头部构象改变，使肌球蛋白头部对细肌丝的亲和力下降，横桥与细肌丝分离；③直立，ATP 水解成

ADP 和 Pi，头部的 ATP 水解引发肌球蛋白的构象变化，头部呈直立改变，使头部沿肌动蛋白丝移动约 5nm，产物 ADP 和 Pi 仍紧密结合在头部；④产力，肌球蛋白头部微弱地结合到细肌丝上的一个新的结合位点，释放出无机磷（Pi），使肌球蛋白头部与肌动蛋白紧密结合，并产生机械力，使肌球蛋白头部释放出 ADP，恢复原始构象；⑤再结合，在周期末，肌球蛋白头部又与肌动蛋白丝结合，开始下一循环周期，但此时肌球蛋白头部结合到肌动蛋白丝上新的结合位点，并朝向细肌丝正端"行走"了一段距离，导致肌肉收缩（图 8-21）。

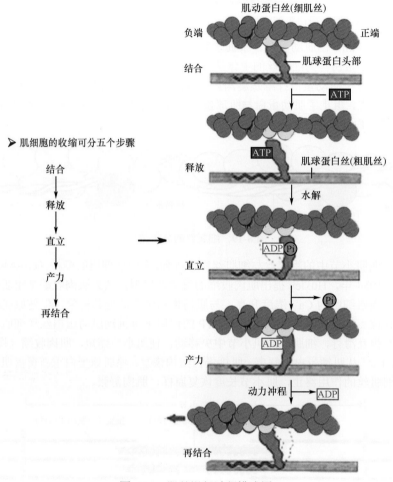

图 8-21 肌丝滑行过程模式图

三、中 间 丝

中间丝（intermediate filament，IF）是广泛存在于真核细胞内直径为 10nm 的纤维。中间丝的直径介于微管与微丝之间，是三类细胞骨架纤维中结构最为复杂的一种，而且结构稳定、坚韧，用高盐溶液或非离子去垢剂处理时，细胞中大部分骨架成分被破坏，只有中间丝保留下来。这些坚韧稳固的中间丝像绳索一样布满细胞质，在细胞对抗外来机械张力中起作用。此外，中间丝还参与细胞分化、信号转导等多种生命活动。

（一）中间丝结合蛋白与中间丝结构类型

组成中间丝的中间丝结合蛋白，与组成微管和微丝的球形微管蛋白和肌动蛋白不同，中间丝结合蛋白是长杆状的，由头部、杆状区和尾部三部分组成。中间丝结合蛋白种类丰富，目前已经发现60 多种，不同组织细胞表达不同类型的中间丝结合蛋白（图 8-22）。中间丝结合蛋白分子的杆状区由约 310 个氨基酸组成,有 3 个短小间隔区将杆状区分隔成 4 段高度保守的 α 螺旋区。杆状区是中间纤维蛋白单体分子聚合成中间丝的结构基础,是各种中间丝结合蛋白的保守区。中间丝结合蛋白装配时靠 α 螺旋区配对形成二聚体。杆状区的两侧是高度可变的球形的氨基端(N 端)头部和羧基端(C 端)尾部,各种中间丝结合蛋白之间的主要区别在于头、尾部的氨基酸数量及种类不同。

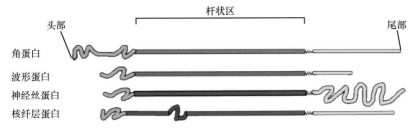

图 8-22 中间丝结合蛋白结构模式图

根据中间丝结合蛋白的氨基酸顺序、基因结构、组装特点和组织特异性等特征,中间丝结合蛋白分为 6 种主要类型(表 8-2)。从表 8-2 可知,角蛋白分两型:Ⅰ 型(酸性)角蛋白和 Ⅱ 型(中性 / 碱性)角蛋白,它们在上皮细胞表达。一个上皮细胞可以表达多种角蛋白,在中间丝的组装过程中,多种角蛋白同时参与,以异二聚体的形式进行组装。Ⅲ 型中间丝结合蛋白是非上皮细胞的中间丝结合蛋白,包括多种类型,这些中间丝结合蛋白在各自的细胞内形成同源多聚体,如波形蛋白(vimentin)在来自中胚层的细胞中表达;结蛋白(desmin)表达于成熟的肌细胞,是一种肌细胞特有的中间丝结合蛋白;外周蛋白(peripherin)在外周神经系统神经元中表达;胶质纤维酸性蛋白(glial fibrillary acidic protein)在中枢神经系统星形胶质细胞中表达。神经丝蛋白(neurofilament protein)是 Ⅳ 型中间丝结合蛋白,在神经系统发育过程中开始出现表达,主要分布在脊椎动物神经元轴突中。神经丝蛋白包括三种神经丝蛋白亚基:NF-L、NF-M、NF-H。Ⅴ 型中间丝结合蛋白为核纤层蛋白(lamin),存在于几乎所有细胞的细胞核中,组成内层核膜下的核纤层。哺乳动物细胞有 A、B、C 三个核纤层基因,编码至少 7 种核纤层蛋白。Ⅵ 型中间丝结合蛋白包括分布于中枢神经系统干细胞的巢蛋白(entactin)和分布于肌细胞的联丝蛋白(synemin)及平行蛋白(paranemin)。中间丝结合蛋白种类繁多,不同组织细胞表达不同类型的中间丝结合蛋白,为各自细胞提供独特的细胞骨架网络结构。中间丝结合蛋白的这种特性通常作为区别细胞类型的标识,用于细胞的组织来源鉴定,如判断转移性肿瘤的原发部位。

表 8-2 细胞内中间丝结合蛋白的主要类型

类型	名称	分子量(kDa)	分布
Ⅰ	酸性角蛋白	40 ~ 60	上皮细胞
Ⅱ	中性 / 碱性角蛋白	50 ~ 70	上皮细胞
Ⅲ	波形蛋白	54	成纤维细胞、白细胞及其他细胞
	结蛋白	53	肌细胞
	外周蛋白	57	外周神经元
	胶质纤维酸性蛋白	51	神经胶质细胞
Ⅳ	神经丝蛋白		
	NF-L	67	神经元
	NF-M	150	神经元
	NF-H	200	神经元
Ⅴ	核纤层蛋白		各种类型分化细胞
	lamin A	70	
	lamin B	67	

类型	名称	分子量（kDa）	分布
	lamin C	60	
Ⅵ	巢蛋白	200	中枢神经系统干细胞
	联丝蛋白	182	肌细胞
	平行蛋白	178	肌细胞

（二）中间丝结合蛋白

中间丝性质比较稳定，在细胞中绝大部分中间丝结合蛋白都结合形成中间丝。与微管、微丝高度动态的结构不同，中间丝不像另外两种细胞骨架，尤其是微丝那样需要大量的微丝结合蛋白辅助微丝的组装与去组装，但是仍然存在一些能与中间丝相结合，辅助其功能的蛋白质。这些蛋白质被称为中间丝结合蛋白（intermediate filament associated protein，IFAP），其结构和功能与中间丝密切相关，但它们本身不属于中间丝结构组分，只作为细胞内中间丝分子结构的调节者，介导中间丝之间或中间丝与质膜等其他细胞结构的交联，形成特定的网络结构。目前发现 15 种 IFAP，分别与特定的中间丝结合（表 8-3）。例如，网蛋白（plectin）是细胞质中含量丰富的一种蛋白质，能使波形蛋白纤维、肌动蛋白纤维成束，介导中间丝与微管或质膜的连接，以及帮助肌球蛋白Ⅱ与微丝结合；聚丝蛋白（filaggrin）的功能是使角蛋白纤维聚集，形成大的纤维聚合体，该蛋白的表达是细胞角质化的分化特异性标志；中间丝结合蛋白 300（IFAP300）的主要作用是将 IF 锚定在桥粒上。目前对 IFAP 的了解还不全面，但各种 IFAP 具有一些共同特征：①不同类型的中间丝蛋白有其特异性结合的 IFAP；② IFAP 由特定的细胞表达；③一个细胞内可存在多种不同的 IFAP，与不同的中间丝组织状态相联系；④某些 IFAP 的表达与细胞的功能和发育状态有关。

表 8-3　某些中间丝结合蛋白

名称	分子量（kDa）	存在部位	功能
BPAG1*	230	半桥粒	将 IF 与桥粒斑交联
斑珠蛋白（plakoglobin）	83	桥粒	将 IF 与黏合带交联
桥粒斑蛋白Ⅰ（desmoplakin Ⅰ）	240	桥粒	将 IF 与桥粒斑交联
桥粒斑蛋白Ⅱ（desmoplakin Ⅱ）	215	桥粒	将 IF 与桥粒斑交联
网蛋白	300	皮层	波形蛋白交联接头，与 MAP-1、MAP-2 及血影蛋白交联
锚蛋白（ankyrin）	140	皮层	波形蛋白与膜交联
聚丝蛋白	30	细胞质	角蛋白交联
核纤层蛋白 B 受体（lamin B receptor）	58	核	核纤层蛋白与核内表面交联

＊大疱性类天疱疮抗原 1（bullous pemphigoid antigen 1）。

（三）中间丝的组装

中间丝组装比微管和微丝的组装复杂，其过程可分四步：①形成二聚体（dimer），中间丝结合蛋白的组装首先是两个单体头尾方向一致，以其杆状区形成双股螺旋结构的二聚体，长度约为 50nm。波形蛋白、胶质纤维酸性蛋白等形成的二聚体是同型二聚体，而角蛋白则是以一条Ⅰ型角蛋白和另一条Ⅱ型角蛋白构成异源二聚体。②组装四聚体（tetramer），两个二聚体头尾方向相反，以反向平行和半分子交错的形式组装成四聚体。一般认为，四聚体是细胞质内中间丝组装的最小结构单位，由于四聚体中两个二聚体反向平行组装，使得四聚体两端对称，没有极性。③原纤维形成，四聚体作为中间丝组装的基本结构单位相互接连成一条原纤维。④组装中间丝，最后由 8 条原纤维侧向相互作用，组装成横切面上有 32 个中间丝结合蛋白分子的中间丝（图 8-23）。

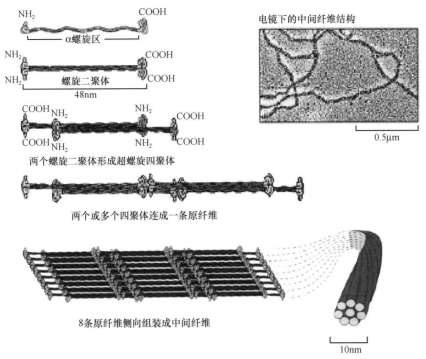

图 8-23　中间丝的装配模型

各类中间丝在体外均可进行装配，其装配方式大致相同，不依赖温度和蛋白质浓度，也不需要核苷酸和结合蛋白的参与。在离子浓度和 pH 值接近生理水平时，中间丝结合蛋白能迅速自我装配成中间丝；在低离子浓度和弱碱性条件下，多数中间丝可发生明显的解聚。在体内，中间丝结合蛋白绝大部分都被装配成中间丝，不存在微管和微丝那样的游离单体蛋白库，也没有踏车行为。目前认为，中间丝的组装和去组装是通过中间丝结合蛋白的磷酸化和去磷酸化来控制的。例如，位于细胞核核膜内侧的核纤层，在有丝分裂前期，核纤层蛋白磷酸化，导致核纤层解体；有丝分裂完成后，核纤层蛋白去磷酸化，重新组装成核纤层。

（四）中间丝的功能

1. 中间丝在细胞内形成完整的网状骨架系统　中间丝与微管、微丝一起共同构成细胞完整的骨架系统。中间丝不仅连接质膜及细胞外基质，而且还连接着核膜、核基质，形成细胞由内到外的支撑网架系统。细胞核的定位和固定与中间丝有关。

2. 中间丝为细胞提供机械强度支持　体外实验证明，中间丝丰富的细胞，如肌细胞和皮肤的表皮细胞能够承受较大的机械张力和剪切力。在表皮细胞间，中间丝通过桥粒连接在一起，增强细胞间的黏着；细胞通过中间丝结合半桥粒与细胞外基底黏着，增强了上皮组织的抗剪切能力。在细胞内部，中间丝的稳定性和韧性超过另外两种细胞骨架，给细胞提供强有力的支撑，如在神经元轴突中存在大量中间丝，起到增强轴突机械强度的作用。当细胞失去完整的中间丝网状结构后，细胞很容易破碎。

3. 中间丝参与细胞的分化　中间丝的表达和分布具有严格的组织特异性，表明中间丝与细胞的分化密切相关。发育分子生物学研究表明，小鼠胚胎发育早期的 8 个细胞阶段之前没有表达中间丝，表明中间丝对未分化细胞的发育不是必需的；在桑椹胚后期，细胞开始表达某些角蛋白，大约在胚胎发育的第 8 ～ 9 天，一些细胞中角蛋白迅速减少和停止表达，成为将来发育成间叶组织的细胞群。这种不同发育阶段表达不同中间丝的特点，已被用于干细胞分化与鉴定研究，如将巢蛋白作为神经干细胞的特异性标志。

4. 中间丝参与细胞内信息传递和物质运输　中间丝外连质膜和细胞外基质，内达核骨架，形成一个跨膜信息通道。在体外，中间丝与单链 DNA 有高度亲和性，在细胞内中间丝较多聚集在核外周。信息传递过程中，中间丝的水解产物进入核内，通过与组蛋白和 DNA 的作用来调节复制和转录。

中间丝与微管、微丝一起参与物质的定向运输。近年来的研究发现，中间丝与 mRNA 的运输有关，胞质中的 mRNA 锚定于中间丝，可能对其在细胞内的定位及是否翻译相关。

第二节　细胞骨架异常与疾病

一、细胞骨架与遗传性疾病

细胞骨架蛋白编码基因的突变，可造成细胞骨架蛋白的异常而形成遗传性疾病。例如，遗传性单纯型大疱性表皮松解症（epidermolysis bullosa simplex，EBS），由于角蛋白 14（CK14）基因发生突变，上皮细胞表达的角蛋白中间丝网络受到破坏，导致上皮细胞之间及上皮细胞和基底层之间的联系减弱，使这类细胞对机械性损伤非常敏感，轻微的摩擦和挤压便可使患者皮肤起疱。

细胞骨架蛋白相关的辅助蛋白基因突变，也会造成细胞的功能异常。例如，原发性纤毛运动不良症（primary ciliary dyskinesia），是以细胞的纤毛或鞭毛的超微结构缺陷为特征的一组疾病。细胞纤毛、鞭毛结构中动力蛋白或者其他辅助蛋白异常，造成纤毛、鞭毛运动障碍。支气管上皮细胞纤毛运动障碍导致患者反复发生呼吸道感染；鞭毛运动障碍可引起男性精子运动不良，从而导致不育。约 50% 的原发性纤毛不动综合征患者为卡塔格内综合征（Kartagener syndrome），一种常染色体隐性遗传病，发病率为 1 ∶ 40 000 ～ 1 ∶ 30 000，临床表现为右位心、支气管扩张和鼻窦炎，纤毛运动异常是该综合征的基本病理特征。

Wiskott Aldrich 综合征（Wiskott Aldrich syndrome，WAS）是 1937 年首次描述的一种 X 连锁隐性遗传的免疫缺陷疾病，其特征是小血小板异常减少（小血小板减少症）、血性腹泻、湿疹、反复发热和耳朵感染。其发病原因为编码 Wiskott Aldrich 综合征蛋白（Wiskott-Aldrich syndrome protein，WASp）的基因发生突变。WASp 为含有八类蛋白的一个蛋白家族，其作用为调节肌动蛋白相关蛋白 Arp2/3 的激活，Arp2/3 激活后可产生带分支的微丝网络，介导细胞变形运动。*WASp* 基因突变导致造血细胞微丝的异常。在免疫细胞成熟、吞噬细胞吞噬病原体及呈递抗原，以及免疫细胞间信号传递等过程中都需要微丝参与的细胞形态改变，因此 *WASp* 基因突变造成免疫细胞功能缺陷，患者出现不同程度的细胞免疫和体液免疫缺乏，反复感染，血小板减少。

二、细胞骨架与肿瘤

肿瘤细胞中细胞骨架结构与功能发生异常。近年来的研究认为，细胞骨架的改变可影响肿瘤细胞的表型，进而影响肿瘤细胞的增殖、黏附、侵袭及其转移能力。

免疫荧光标记技术显示，肿瘤细胞中微管解聚、结构被破坏、数量减少，微管的数量仅为正常细胞的 1/2，微管数量的减少是恶性转化细胞的一个重要特征。微管在细胞质中的分布紊乱，达不到质膜下胞质溶胶层，造成肿瘤细胞形态与细胞器的运动异常。

肿瘤细胞内微丝束可明显减少，常出现成片的肌动蛋白凝集小体。在体外培养的多种人类癌细胞中可观察到应力纤维破坏和消失，肌动蛋白发生重组，形成"肌动蛋白小体""皮层小体""玫瑰花小体"等多种形态结构。肿瘤细胞内的微丝通常不与细胞膜相连。这些变化都与微丝的组装和分布发生异常有关。

中间丝在组织的分布有其特异性，绝大多数肿瘤细胞继续表达其来源细胞特征性的中间丝类型，即便在转移后仍然表达其原发肿瘤细胞的中间丝类型，如神经胶质瘤表达胶质纤维酸性蛋白，肌肉瘤表达结蛋白，非肌肉瘤表达波形纤维蛋白，皮肤癌细胞表达角蛋白，利用这些特征性表达可鉴别肿瘤细胞的组织来源及细胞类型，有助于肿瘤诊断。

此外，微管和微丝可作为肿瘤化疗药物的作用靶点，如秋水仙碱、长春新碱和细胞松弛素等及其衍生物作用于微管或微丝，破坏细胞骨架，抑制细胞增殖，诱导肿瘤细胞凋亡。

三、细胞骨架与神经系统疾病

骨架蛋白的异常可导致神经系统疾病，如阿尔茨海默病（Alzheimer's disease，AD），患者脑神经元中存在高度磷酸化的 Tau 蛋白积累。Tau 蛋白是存在于神经元内的一种微管相关蛋白，Tau 蛋白在正常状态下少量地磷酸化可以调节微管的装配。Tau 蛋白过度磷酸化使其与微管亲和力下降，且互相聚集在一起，在神经元内形成纤维样物质，被称为神经原纤维缠结（neurofibrillary tangle，NFT），是阿尔茨海默病的病理特征之一。Tau 蛋白功能异常使微管的稳定性降低，影响微管形态及物质运输的能力，导致神经元营养和代谢障碍，出现进行性功能破坏和减少。神经元减少、脑萎缩使患者认知功能减退。

神经丝蛋白是存在于神经元中的一种中间丝结合蛋白，在有髓鞘的神经元轴突中含量丰富。在肌萎缩侧索硬化（amyotrophic lateral sclerosis，ALS）和婴儿型脊髓性肌萎缩（infantile spinal muscular atrophy）患者中，神经丝蛋白的表达及翻译后修饰异常，疾病早期可见神经丝蛋白在运动神经元胞体和轴突近端大量堆积，导致轴突神经丝蛋白减少，无法维持轴突的结构及阻碍物质在胞体与轴突间的运输。随后运动神经元丧失，致使骨骼肌失去神经支配而萎缩，最终导致患者瘫痪与死亡。

第三节　细胞骨架研究动态

一、新发现的微管相关蛋白

根据氨基酸序列分析，微管相关蛋白可被划分为三大类：① Ⅰ 型微管相关蛋白，包括 MAP-1A 和 MAP-1B，它们属于热敏蛋白，存在于神经轴突中，在微管之间形成横桥或作为胞质中动力蛋白（dynein），与轴突的逆向运输有关；② Ⅱ 型微管相关蛋白，主要由 MAP-2、MAP-4 和 Tau 蛋白组成，MAP-2 又分 A、B、C 三个亚型，MAP-2 一般仅见于神经树突中，分子构型呈"L"形，短臂与微管相结合，长臂可与相邻的微管或中间丝相互交联成桥，MAP-4 是一种普遍存在于各类细胞中的热稳定性蛋白，在细胞分裂期具有调节微管稳定性的作用；③新发现的微管相关蛋白，它们在微管装配和功能调节中起重要作用。

1. 正端追踪蛋白（plus-end-tracking protein）或称为"+TIPs"，是一类定位于微管正端的结合蛋白，包括 CLIP-170 和 Eb 两个家族。CLIP-170 先结合到微管蛋白异二聚体上，然后通过共聚合结合到微管的正端。在动物细胞中发现 CLIP-170 家族的调节因子，即 CLIP 相关蛋白（CLIP-associated proteins，CLASPs），CLASPs 通过磷酸化调节与微管之间的联系。而 Eb1 是一种戴帽蛋白，结合在微管末端，控制微管的定位，协助生长的微管末端特异性靶向细胞皮层蛋白。

2. XMAP215 普遍存在于各类细胞中，是一种微管稳定蛋白。细胞处于有丝分裂期时，该蛋白磷酸化，优先结合于微管表面，稳定游离的微管末端，抑制微管从生长到缩短的转变。

3. 微管去稳蛋白（stathmin）是一种小分子蛋白质，分子量为 19kDa，一分子微管去稳蛋白可同时结合两个微管蛋白异二聚体，以阻止异二聚体添加到微管末端，降低微管延长速率。微管去稳蛋白的磷酸化会抑制其自身与微管蛋白的结合活性，因此，微管去稳蛋白磷酸化信号能加速微管的延长和动力学上的不稳定。

4. MCAK（mitotic centromere-associated kinesin）即有丝分裂中心体驱动蛋白，属于马达蛋白中驱动蛋白超家族成员，MCAK 并不参与物质运输，而是在有丝分裂和减数分裂过程中参与微管的解聚。其参与过程是：MCAK 结合在微管末端，使微管结构失去稳定性，将原纤维从微管壁上卷曲出来，破坏 GTP 帽，微管蛋白解聚使微管缩短。随后 MCAK 从微管蛋白亚单位上释放出来，重新结合到其他微管上发挥解聚作用。

5. 剑蛋白（katanin）是一种能够催化 ATP 水解和切断微管的蛋白质，由大、小两个亚基组成异二聚体，大亚基的主要作用是将 katanin 定位于中心体区域，小亚基具有催化 ATP 水解和切断微管的作用。katanin 存在于所有类型细胞中，在有丝分裂期和减数分裂期，通过结合微管壁并打断微管蛋白亚单位的结合来切断微管。

二、微丝成核蛋白

微丝在细胞内的组装,受到大量微丝结合蛋白的调控。肌动蛋白聚合的起始阶段也受到成核蛋白的影响。肌动蛋白的聚合受三类成核蛋白的影响:肌动蛋白相关蛋白(Arp)、形成蛋白,以及最近发现的 Spire、cordon-bleu 和 leiomodin 蛋白家族。每一类成核蛋白都通过不同的机制引发肌动蛋白聚合。第一个被鉴定出来的肌动蛋白成核蛋白是 Arp2/3 复合物。Arp2/3 复合物是由 Arp2、Arp3 及 ArpC1 ～ 5 五个亚基组成的七聚体。Arp2/3 复合物是目前发现的唯一一种能介导形成带分支的肌动蛋白网络的成核蛋白,其活性受 Wiskott-Aldrich 综合征蛋白(WASp)调控。第二个被确定的肌动蛋白成核蛋白是形成蛋白家族,此蛋白家族都含有同源结构域 FH1 和 FH2,并且根据 FH2 结构域氨基酸的组成差异,可分为 7 个不同的亚类:Dia(diaphanous)、白细胞中的 FRL(formin-related proteins)、DAAM(dishevelled associated activator of morphogenesis)、FHOD(formin-homology domain proteins)、FMN(formin)、Delphilin 和 INF(inverted-formin)。形成蛋白以二聚体的形式发挥作用。形成蛋白二聚体结合到微丝正端,一个亚基结合微丝上的肌动蛋白,另一个亚基结合一个游离的肌动蛋白单体,将其接入微丝后,原先与微丝结合的亚基与微丝解离,再去结合一个新的肌动蛋白单体拉入微丝,此过程不断交替循环促进微丝的生长。最后一种肌动蛋白成核蛋白家族包括 Spire、cordon-bleu 和 leiomodin 蛋白,含有共同的 WH2 结构域。Spire 成核机制尚有争议,可能与形成蛋白协同促进微丝的生长。此外,Spire 蛋白的功能多样,不仅是微丝成核蛋白,同时还具有加帽蛋白和单体隔离蛋白的作用。cordon-bleu 蛋白及存在于肌细胞中的 leiomodin 蛋白都可以促进游离的肌动蛋白聚合形成三聚体,以此三聚体为核心,肌动蛋白可不断加入使微丝组装延长。

三、神经元的中间丝

神经元的中间丝称为神经丝(neurofilament,NF)。神经丝蛋白属于第Ⅳ类中间丝结合蛋白。在有髓鞘的轴突中,神经丝含量丰富,数量比微管高出一个数量级,几乎充满整个轴浆。神经丝与微管、微丝共同构成轴突的细胞骨架,维持轴突的形态并介导轴突中的物质运输。神经丝直径 10nm,在轴突内互相平行排列,神经丝与相邻神经丝或微管之间存在长 20 ～ 50nm 的横桥连接,横桥连接由几种类型的横桥蛋白形成,包括肌动蛋白、spectrin、plectin、大疱性类天疱疮抗原(bullous pemphigoid antigen,BPAG)及微管相关蛋白 MAP-1、MAP-2 和 Tau 蛋白。横桥连接使这些又直又长且平行排列的神经丝之间或神经丝与微管之间出现规律的间隔。这些特征与其他组织细胞中的中间丝结合蛋白形态显著不同。在神经元胞体及树突内,神经丝少且弯曲,排列得没有轴突中那么整齐规律。

低分子量神经丝蛋白(light-weight neurofilament,NF-L)、中等分子量神经丝蛋白(middle-weight neurofilament,NF-M)及高分子量神经丝蛋白(high-weight neurofilament,NF-H)是最早发现的 3 种神经丝蛋白亚基,α- 丝联蛋白(α-internexin)是后来确定的第 4 种神经丝蛋白亚基。在 SDS-聚丙烯酰胺凝胶电泳(SDS-PAGE)上这 4 种神经丝蛋白亚基的分子量分别为 200 ～ 220kDa、145 ～ 160kDa、68 ～ 70kDa、58 ～ 66kDa 和 57 ～ 59kDa。与其他中间丝结合蛋白一样,神经丝蛋白亚基在二级结构上由三部分组成:约含 310 个氨基酸的保守的 α 螺旋杆状区;氨基末端比较短,含约 98 个氨基酸的可变头部;羧基末端比较长,含 63 ～ 618 个氨基酸的高度可变尾部。四个亚基大小的不同主要由羧基末端的长短决定。NF-L 尾部较短,含有许多谷氨酸残基,而 NF-M 和 NF-H 尾部更长,包含更多谷氨酸残基。根据哺乳动物物种的不同,NF-M 的尾部结构域中有 6 ～ 15 个"赖氨酸 - 丝氨酸 - 脯氨酸"序列(Lys-Ser-Pro,KSP),而 NF-H 中 KSP 序列重复数为 40 ～ 51 个。

神经丝的组装比较复杂,目前还不完全清楚。NF-L 或 α- 内连蛋白在体外可自行组装成 10nm 纤维,组装过程与其他中间丝类似:2 个 NF-L 分子(或 2 个 α- 丝联蛋白)形成二聚体,二聚体反向交错结合形成四聚体,8 个四聚体侧向连接形成一个单位(共 32 个单体),多个单位纵向相连形成神经丝。8 个四聚体起初直径为 17nm,组装后向内压缩最终形成 10nm 纤维。而 NF-M 和 NF-H 不能单独在体外组装成纤维,NF-M 或 NF-H 可与 NF-L 或 α- 内连蛋白组成异二聚体,参与神经丝的组装。NF-M 和 NF-H 分子的羧基端比较长,羧基端磷酸化后从 10nm 的神经丝主干上向外展开,使神经丝与其他神经丝或微管之间保持最小距离。

神经丝的数量决定轴突直径,对有髓鞘的神经元轴突直径方向的生长和结构稳定至关重要,同时神经丝参与轴突物质运输,与电脉冲沿轴突的最佳传导速度有关。神经丝表达及功能异常可导致神经系统疾病的发生,因此其结构、装配和调节因素是目前该领域研究的热点。

四、细胞骨架与信号转导

细胞骨架三类纤维微管、微丝和中间丝都参与细胞的信号转导。一方面,细胞骨架在细胞内构成的网络状结构向外通过细胞膜上的整合素与细胞外基质(extracellular matrix,ECM)连接,向内与细胞核内骨架系统相连接,构成信号传递的物理连接。整合素是穿膜蛋白,由 α 链和 β 链组成异二聚体,属于细胞表面受体。在胞外,整合素与不同的细胞外基质蛋白相结合,如胶原蛋白、层粘连蛋白等;在胞内,整合素通过几种连接蛋白如踝蛋白、纽蛋白等与细胞骨架相连。通过整合素,ECM 与细胞骨架及细胞核形成了一个完整的网架系统,这个网架系统为信号转导提供了路径。另一方面,在细胞增殖、分化、迁移等过程中,细胞接受来自细胞外的各种信息如激素、细胞因子等,而发生形态变化,此时细胞骨架发生剧烈改变,可继发影响核基因的表达。在此过程中细胞骨架既是信号转导的路径,也是信号系列激活网络中的一分子。例如,当细胞膜表面的整合素接受外部信号活化后,将信号传递给细胞膜下肌动蛋白,随后传递给整个细胞骨架并使后者按应力方向进行重新排列。信号在细胞内引起 Rho 蛋白家族活化,Rho 蛋白是调控微丝的重要蛋白,控制着细胞肌动蛋白的聚合和解聚,类似细胞内的分子"开关"。Rho 家族是一类 GTP 结合蛋白,属于 Ras 超家族成员,包括 Rho、Rac、Cdc42 等多个成员,激活不同的成员可引起肌动蛋白的不同组装,从而形成丝状伪足、片状伪足,或者促进整联蛋白聚集推动细胞爬行。

本章学习思维导图

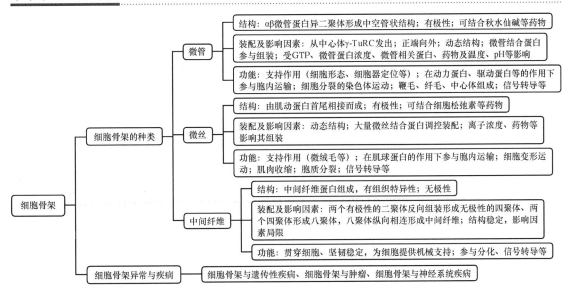

复习思考题

1. 细胞骨架的概念?
2. 简述微管、微丝、中间丝的组装过程及影响因素。
3. 列表比较微管、微丝、中间丝功能的异同点。
4. 目前认为细胞骨架与神经系统疾病有什么关系?

(宋 军)

第九章 细 胞 核

细胞核（nucleus）是真核细胞内最大、最重要的细胞器，由双层单位膜包围而成，是细胞遗传与代谢的调控中心，是真核细胞与原核细胞最显著的区别之一。哺乳动物中，除了成熟的红细胞没有细胞核，其他所有细胞都有细胞核。

一般来说，大多数细胞核呈球形或卵圆形，但也随物种和细胞类型不同而呈现较大的变化，如杆状、分叶状等不规则的形状。细胞核的体积为细胞体积的 5% ~ 10%，这被认为是制约细胞最大体积的主要因素之一。细胞核的大小依物种的不同而变化，高等动物细胞核直径一般为 5 ~ 10μm，且同一物种不同生理状态下的细胞核大小也有差异，幼稚细胞的核较大，成熟细胞的核较小。通常用细胞核与细胞质的体积比来表示细胞核的相对大小，即核质比［细胞核体积 /（细胞体积 - 细胞核体积）］。通常一个细胞含有一个核，但有些细胞有双核甚至多核，如肝细胞和软骨细胞具有双核。细胞核的位置一般居于中央，但有的细胞，如脂肪细胞、骨骼肌细胞等，由于细胞质中内容物较多，核被挤于一侧。

细胞核的形态结构在细胞周期（可分为分裂间期和分裂期）中可发生显著的周期性变化，分裂间期的细胞核形态结构完整，主要由核被膜、染色质、核仁及核基质四部分组成（图 9-1）。进入分裂期后核被膜崩解、核仁消失、染色质浓缩成染色体，因此看不到完整的细胞核形态结构。

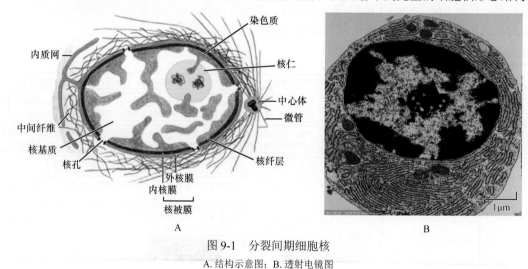

图 9-1 分裂间期细胞核

A.结构示意图；B.透射电镜图

第一节 核被膜（核膜）

核被膜（nuclear envelope）又称核膜（nuclear membrane），位于间期细胞核的最外层，是将细胞核内物质包围起来的双层膜结构，也是细胞核与细胞质之间的界膜。

一、核膜的化学组成

核膜的主要化学成分是脂类和蛋白质，此外，还有少量 DNA 和 RNA。

（一）脂类

核膜中所含的脂类主要是卵磷脂、磷脂酰乙醇胺、胆固醇及甘油三酯等，与内质网膜的脂类相似，但含量稍有不同，核膜的不饱和脂肪酸含量较低，而胆固醇和甘油三酯却较高。

（二）蛋白质

蛋白质占核膜成分的 65% ～ 75%，通过电泳分析鉴定，目前已知核膜含有 20 多种蛋白质，分子量范围 16 ～ 160kDa，包括与电子传递有关的酶类、DNA 聚合酶、RNA 聚合酶、RNA 酶、组蛋白和基因调节蛋白等。且核膜所含的大部分酶类也与内质网极为相似，如内质网的标志酶葡萄糖 -6- 磷酸酶也存在核膜中。NADH 细胞色素 c 还原酶、NADH 细胞色素 b5 还原酶、细胞色素 P450 等参与电子传递的酶类，内质网及核膜中均含有，只是含量有区别，如内质网上细胞色素 P450 含量多于核膜。

核膜与内质网这种化学成分的相似性和特异性，不仅说明二者之间在功能上可能有密切关系，也说明它们具有各自的结构特点。

二、核膜的结构

核膜在普通光学显微镜下难以分辨；在相差显微镜下，由于细胞核与细胞质的折光率不同，可以看出核膜的界限；只有在电子显微镜下，才能看清核膜的细微结构。电镜下，核膜分别由外核膜、内核膜、核周间隙、核孔复合体和核纤层 5 部分组成（图 9-2）。外核膜与内核膜的厚度均约为 7.5nm，但内外核膜的成分含量和结构有一定差异，因此核膜是一种不对称的双层膜结构。

（一）外核膜（或核外膜）

外核膜（outer nuclear membrane）为核膜面向细胞质的那层膜，常附有核糖体颗粒，可参与蛋白质合成，且有些部位常常与糙面内质网相连，故在形态和生化性质上与糙面内质网相近，因此不少学者认为外核膜就是糙面内质网膜的延续。外核膜与细胞质相邻的表面有中间丝、微管形成的骨架网络，这些纤维网络可能起着固定细胞核、维持细胞核形态的作用。

（二）内核膜（或核内膜）

内核膜（inner nuclear membrane）与外核膜平行排列，面向核基质，表面光滑无核糖体颗粒附着，但紧贴其内表面有一层致密的纤维网络结构，即核纤层，其常与内核膜上特有的蛋白质（核纤层蛋白 B 受体）结合，对核膜起支撑作用。另外，核膜面积也常随着细胞功能变化迅速扩大或者缩小，如细胞合成大量 RNA 和 DNA 时，核膜面积迅速扩大，在细胞分裂过程中核膜能快速崩解形成核膜小泡，而分裂完成后这些小泡又互相融合构成新的核膜（图 9-2）。

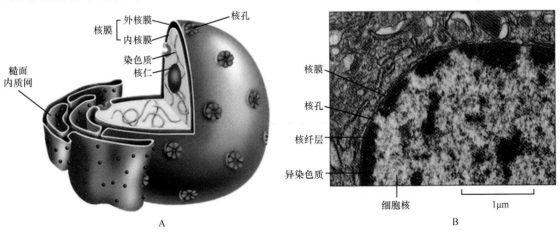

图 9-2 核被膜
A. 结构示意图；B. 透射电镜图

（三）核周间隙

核周间隙（perinuclear space）又称核周隙或核周腔，是内、外核膜之间的空隙，宽 20 ～ 40nm，这一宽度随细胞种类不同而异，并随细胞的功能状态改变而改变。核周间隙中填充了无定形物质，成为在生化性质和功能上有较大差别的外核膜与内核膜之间的缓冲区。这些无定形物质含有多种蛋白质（如脂蛋白、分泌蛋白、组蛋白等）和酶（如过氧化物酶、磷酸酶等），以及离子等。由于外核膜常部分与糙面内质网相连，所以部分核周间隙也与内质网腔相通。

（四）核孔复合体

内外核膜互相平行但并不一直连续，常在某些部位相互融合形成环状开口，称为核孔（nuclear pore），核孔是细胞核膜上沟通核质与胞质的通道。后来人们逐渐认识到核孔并非简单的孔洞，而是由多种蛋白质以特定方式构成的复合结构，所以又称为核孔复合体（nuclear pore complex，NPC）（图 9-3）。也有研究者认为核孔复合体是镶嵌在核孔上相对独立的复杂结构。核孔的直径为 80 ～ 120nm，而核孔复合体稍大一些，直径为 120 ～ 150nm，因为它有一部分结构嵌入周围的核被膜内。核孔复合体的数量、分布密度与分布形式依细胞种类、细胞核生理和功能状态的不同而有很大差异。一般来说，动物细胞的核孔复合体数量多于植物细胞；转录功能活跃的细胞，其核孔复合体数量多于不活跃的细胞。例如，一个典型哺乳动物细胞核被膜上核孔复合体总数为 3000 ～ 4000 个，相当于 10 ～ 20 个 /μm^2，而淋巴细胞则仅有 1 ～ 3 个 /μm^2。

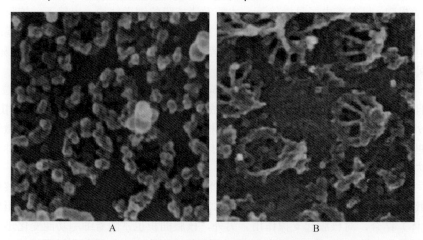

图 9-3　高分辨率扫描电镜观察的核孔复合体照片

A. 两栖类卵细胞分离的 NPC 的细胞质面，细胞质颗粒覆盖在 NPC 的胞质环上；B. 当观察 NPC 核质面时，可以看到与核孔复合体相连的小篮

自从被发现以来，核孔复合体的结构一直是个令人感兴趣的问题。许多研究者利用树脂包埋超薄切片技术、负染色技术和冷冻蚀刻技术等方法研究核孔复合体，不断提出新的结构模型，但至今并不完善，仍有一些关键性的问题尚待阐明。这主要受限于分离纯化核孔复合体的方法不够完善，以及电镜制样技术与观察方法的不足。20 世纪 80 年代以来，研究者结合计算机图像处理技术、高分辨率场发射扫描电镜技术及快速冷冻干燥制样技术，综合已有的资料提出一个目前相对被普遍接受的核孔复合体结构模型——捕鱼笼式结构（fish trap）模型。该模型认为核孔复合体的基本结构包括以下 4 个部分（图 9-4）。

1. 胞质环（cytoplasmic ring）　位于核孔边缘的胞质面一侧，呈环状结构，又称外环，与外核膜相连。环上对称分布 8 条长 30 ～ 50nm 的短细纤维，并伸向胞质。

2. 核质环（nucleoplasmic ring）　位于

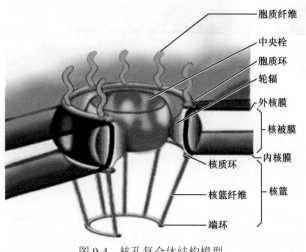

胞质纤维

中央栓

胞质环

轮辐

外核膜

核被膜

内核膜

核质环

核篮纤维　核篮

端环

图 9-4　核孔复合体结构模型

核孔边缘的核质面一侧，也呈环状结构，又称内环，与内核膜相连。内环的结构比外环复杂，内环上也对称分布 8 条短细纤维，并向核内伸入 50～70nm。在纤维的末端由 8 个颗粒形成一个直径约 60nm 的小环。这样整个核质环就像一个捕鱼笼，也有人称之为核篮结构。

3. 辐（spoke） 由核孔边缘伸向中心，呈辐射状八重对称分布。辐的结构比较复杂，可进一步分为三个结构域：柱状亚单位，组成辐的主要区域，位于核孔边缘，连接胞质环和核质环，起支撑作用；腔内亚单位，位于柱状亚单位接触核膜的区域，是一些穿膜蛋白，它们穿过核膜伸入双层核膜的核周间隙，将核孔复合体锚定于核膜上；环状亚单位，位于柱状亚单位内侧，是靠近核孔复合体中心的部分，由 8 个颗粒状结构环绕形成核孔复合体核质交换的通道。

4. 中央栓（central plug） 又称中央颗粒，位于核孔复合体的中心，呈颗粒状或棒状。由于推测其在核质交换中可能起一定的作用，所以也称它为转运子（transporter）。但并非在所有的核孔复合体中都能观察到这种结构，因此也有人认为它不是核孔复合体的结构部分，而是正在通过核孔复合体的被转运物质。捕鱼笼式结构模型显示，核孔复合体相对于垂直核膜通过核孔中心的轴呈辐射状八重对称结构，而相对于平行核膜的平面则不是对称的，即核孔复合体在胞质面与核质面的结构明显不对称，这与其在功能上的不对称是一致的。

另外 Ris 等的研究发现，每个核质环的"捕鱼笼"不是由终端的小环中断后游离或者飘荡在核基质中，而是与一种称为"缆绳"的网络通道相连通。这种"缆绳"看上去像是"捕鱼笼"上的 8 条纤维和小环在核基质中周期性重复与延续形成的串联结构。不同的"缆绳"在核基质中相互交叉形成一个相互贯通的网络，具体功能尚不清楚，推测可能与核 - 质之间的物质转运有关。

（五）核纤层

核纤层（nuclear lamina）是位于内核膜内侧与染色质之间的一层电子密度较高的纤维蛋白组成的纤维状网络结构（图 9-5）。核纤层在核内与核基质连接，也可能与核外的中间丝相连，构成贯穿于细胞核和细胞质的统一网络结构体系。其厚度依细胞种类不同而有所差别，大多数厚 10～20nm。纤维直径与中间丝类似，约 10nm，与中间丝结合蛋白的保守区（α- 螺旋区）有约 28% 的氨基酸相同，与其中的波形蛋白的同源结构域有 70% 氨基酸是相同的，同源性高于其他不同中间丝结合蛋白之间的程度。所以有人认为核纤层蛋白实际上是一类特殊的中间丝结合蛋白。哺乳动物体细胞的核纤层主要由 3 种核纤层蛋白（lamin）构成，分别是 lamin A、lamin B、lamin C。其中，lamin A 和 lamin C 是由同一个基因编码的不同加工产物，二者的前 566 个氨基酸完全相同，只是 C 端（羧基端）序列不一样。lamin A/ C 的等电点分析呈中性，与核膜的亲和力较弱，主要与染色

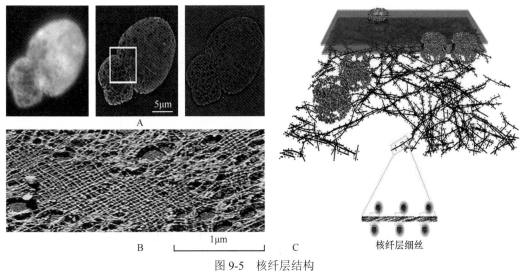

图 9-5 核纤层结构

A. 超分辨显微镜图；B. 扫描电镜图；C. 模式图

质结合，表达具有组织及发育阶段的特异性，可在大多数分化良好的上皮细胞中表达，但在早期小鼠胚胎中，不表达 lamin A，因此它们被认为与细胞分化有关。而 lamin B 几乎在所有检测的组织中表达，等电点分析偏酸性，与核膜的亲和力较强，主要与内核膜上的 lamin B 受体（一种穿膜蛋白）结合。

核纤层与核膜的稳定、维持核孔位置、稳定间期染色质形态与空间结构、染色质构建和细胞核组装密切相关（图 9-6），主要功能包括以下几个方面。

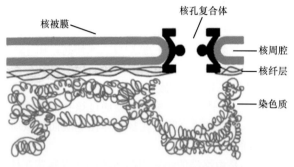

图 9-6　核纤层蛋白与其他核结构的关系

1. 核纤层在细胞核中起着结构和支撑作用　研究发现，用去污剂、核酸酶和高盐溶液处理细胞核后，虽然只剩核孔复合体和核纤层，但仍能维持细胞核的轮廓，可见核纤层形成细胞核的骨架结构，支撑于内核膜内侧，维持细胞核正常形态和大小。

2. 核纤层参与核膜的周期性崩解和重建　真核细胞分裂过程中，核纤层蛋白解聚成可溶性单体与崩解后的核膜结合；新核形成时，染色质与核膜结合的同时，核纤层也重新聚合成网。具体机制如下：细胞分裂前期，核纤层蛋白发生磷酸化反应，导致其可逆性去组装、解聚，引起核膜碎裂成小泡，其中 lamin A 和 lamin C 分散到细胞质中，而 lamin B 与核膜小泡结合；进入分裂末期后，核纤层蛋白发生去磷酸化反应，核纤层重新聚合、组装，并将核膜小泡聚集到一起，重建起新的核膜（图 9-7）。

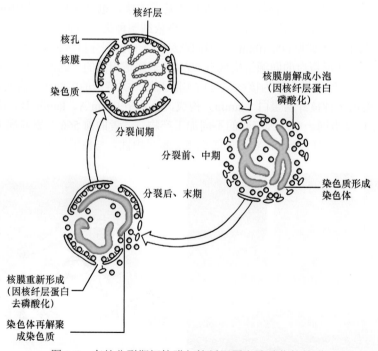

图 9-7　有丝分裂期间核膜与核纤层蛋白磷酸化的关联

3. 核纤层参与染色质凝集成染色体过程　细胞分裂间期，由于核纤层与染色质结合紧密，染色质不能高度螺旋组装成染色体。进入分裂期后，核纤层蛋白磷酸化解聚，不再与染色质结合，进而染色质螺旋化组装成染色体。研究者通过将 lamin A 抗体注入分裂期细胞，抑制核纤层蛋白的聚合组装，成功阻断分裂末期的染色体解螺旋形成染色质。说明核纤层蛋白可与染色质上的一些特殊位点结合，为其提供结构支架。

4. 核纤层参与调节基因表达 研究者发现果蝇细胞中，沉默基因更倾向于分布在核纤层附近，且异染色质较常染色质更易与核纤层结合，而标志着基因活化的乙酰化修饰在核纤层附近的染色质中比较少见。但是酵母细胞中转录活跃的基因也通常分布在核纤层附近，并常与核孔复合体结合。因此，核纤层与基因表达的确切关系仍不清楚，可能不同物种甚至同一物种不同组织细胞中也不一样。

三、核膜的功能

核膜作为细胞核与细胞质之间的界膜，在维持细胞核的形态稳定、控制核质之间的物质交换、参与生物大分子合成及控制细胞分裂等方面均起着重要作用，主要体现在以下 4 个方面。

（一）为遗传物质提供了保护性屏障

遗传物质绝大部分存在于细胞核中，避免了胞质中其他生命活动的干扰，保护了 DNA 不受微管和微丝产生的机械力损伤。核膜的出现为遗传物质的保存、复制、传递及发挥其对细胞代谢和发育的指导作用创造了相对稳定的微环境。

（二）参与蛋白质的合成

由于外核膜部分区域与糙面内质网相连通，所以这部分膜表面会附着核糖体，可进行蛋白质的合成。例如，免疫电镜技术研究发现，抗体的合成首先会在外核膜上检测到；少量的膜蛋白也会在外核膜的附着核糖体上合成。

（三）为基因表达提供时空隔离屏障

因原核细胞没有核膜，基因的复制、转录和翻译均在细胞质中进行，且通常转录尚未完成，翻译已经开始，导致转录产物在作为翻译模板之前，缺乏有效的加工修饰时间和空间。而真核细胞中，核膜将遗传物质的转录过程与之后的翻译过程分隔在核内和胞质中。真核细胞基因含有内含子，基因在核内转录后，需要剪接、修饰，然后转运至胞质中，作为翻译的模板，参与蛋白质合成，这样可以保证基因表达的准确性和高效性。

（四）通过核孔复合体控制核 - 质间的物质交换

核 - 质之间的物质交换，有些过程十分复杂，细节问题至今尚未完全阐明。比较一致的看法是可以将核孔复合体看成是核膜上的一种特殊跨膜运输蛋白复合体，并且是一个具有双向性及双功能的亲水性核 - 质交换通道。双向性表现在它既可以介导蛋白质的入核转运，又可以介导各种 RNA 和 RNP（核糖核蛋白）的出核转运；双功能则表现在由核孔复合体介导的物质运输方式主要有两种——自由扩散和主动运输。

1. 通过核孔复合体的自由扩散 作为亲水性的通道，核孔复合体的有效直径为 9 ～ 10nm，最多可达 12.5nm，所以一般认为，小分子物质（直径 < 10nm 或分子量 < 30 ～ 60kDa）可以通过自由扩散的方式经核孔复合体进出细胞核。例如，水、单糖、氨基酸甚至某些低分子量蛋白质、核苷酸、无机离子如 Na^+、K^+、Ca^{2+}、Mg^{2+}、Cl^- 等可依浓度梯度自由通过。但是实际上并非所有直径 < 10nm 或分子量 < 30 ～ 60kDa 的分子都可以自由出入细胞核，如组蛋白 H1，虽然分子量约 21kDa 符合自由扩散的要求，但因其自身带有典型的入核信号序列，所以主要通过主动运输方式入核；而某些小分子蛋白质可能因为与其他大分子或不溶性成分（如核基质或中间丝等）结合，被相应地限制在细胞核或者细胞质中。因此，这种自由扩散的存在并不会导致直径 < 10nm 的分子在核膜两侧的绝对均匀分布，而是与其功能定位密切相关。

2. 核孔复合体介导的主动运输 绝大多数生物大分子物质的核 - 质转运在细胞核功能活性的调控中起着重要作用，如核糖核蛋白的出核、亲核蛋白的入核等，均需通过主动运输方式穿越核孔复合体。以真核细胞进行 DNA 复制为例，需要每 3 分钟从细胞质向细胞核运入 106 个组蛋白，按平均每个细胞核膜上有 3000 个核孔计算，意味着每个核孔每分钟转运 100 多个组蛋白。而迅速生长中的细胞，每个核孔每分钟需从细胞核向细胞质运出 3 对核糖体大小亚基。这些物质的核 - 质转运主要由核孔复合体介导的主动运输完成，这种转运具有高度的选择性和双向性。其选择性主要表现在 3 个方面：第一，根据运输颗粒的大小调节有效直径。研究发现，主动运输的有效功能直径比自由扩散时大，为 10～20nm，最大可调至 26nm。像核糖体大小亚基那么大的 RNP 都可以经由核孔复合体从核内转运至细胞质中，说明主动运输时核孔复合体的直径大小可以调节。第二，核孔复合体介导的主动运输是载体与配体物质的信号识别和介导转运过程，并表现出信号识别的饱和性特征。第三，转运需要消耗能量。核孔复合体介导的主动运输具有双向性，即核输入与核输出。核孔复合体把 DNA 复制和转录需要的 DNA 聚合酶及 RNA 聚合酶、染色质形成需要的组蛋白、核糖体大小亚基组装需要的核糖体蛋白等从胞质运输到核内，同时又能将合成蛋白质所需的各种 RNA 分子和组装好的核糖体大小亚基从核内输出到胞质。可见有些大分子如核糖体蛋白和 snRNA，可 2 次甚至多次穿越核孔复合体。

通常将那些在细胞质内游离核糖体上合成后，需要或能够经核孔复合体转运到细胞核内发挥功能的蛋白质，称为亲核蛋白（karyophilic protein）。核糖体蛋白、组蛋白、DNA 聚合酶、RNA 聚合酶、DNA 合成和 RNA 转录过程中的蛋白调节因子等都属于亲核蛋白成员。胞质中有很多蛋白质，为什么只有这些亲核蛋白才能进入细胞核呢？近年关于亲核蛋白的入核机制研究已有较明确的结果。对核质蛋白（nucleoplasmin）入核转运的研究发现，作为一种亲核蛋白，核质蛋白可同组蛋白（H2A、H2B）结合，协助核小体的装配。其分子量约 165kDa，由 5 个亚单位组成，具有头部和尾部 2 个不同结构域。研究者将其完整分子、头部片段、尾部片段分别用放射性核素标记后，注射到爪蟾卵母细胞质中，一段时间后发现，核质蛋白完整分子及尾部片段均可在核内出现，而头部片段始终停留在细胞质中。用胶体金包裹尾部片段注射到细胞质后，电镜下可观察到胶体金颗粒通过核孔复合体的现象，运输过程中核孔直径从 9nm 扩大到 26nm，说明核孔通道可调且蛋白质的入核具有选择识别部位。后来人们逐渐发现，像核质蛋白这类亲核蛋白都含有指导它们入核的信号，是一段特殊的氨基酸序列，该序列很短，只有 4～8 个氨基酸，都含有赖氨酸和精氨酸。这段具有定向和定位作用的序列被称为核定位信号（nuclear localization signal，NLS）。第一个被确定的 NLS 序列来自猴肾病毒（SV40）的 T 抗原，由 7 个氨基酸构成，其中任一氨基酸突变就会导致该蛋白在细胞质中异常积累。若将这段 NLS 序列连接到非亲核蛋白上，该蛋白就会被转运到核内。迄今为止，已陆续鉴定出多种亲核蛋白的 NLS，这些氨基酸残基片段可以是一段连续的短序列，如上述 SV40 的 T 抗原的 NLS；也有分成两段存在于亲核蛋白中的，两段之间通常间隔约 10 个氨基酸残基，如核质蛋白的 NLS。目前，不同亲核蛋白的 NLS 之间尚未发现有共同序列。与指导外输性蛋白质合成的信号肽不同，NLS 序列可以定位于亲核蛋白的任何位置，且指导蛋白完成转运后不会被切除，相当于亲核蛋白入核的"身份证"。

（1）亲核蛋白的入核转运：带有核定位信号的亲核蛋白自身就能自由进入核吗？还不行。它们的入核转运是分步进行的，整个过程大致包括结合与转移两步，前者不需要消耗能量，随后的转移过程则需要水解 GTP 供能。亲核蛋白的 NLS 必须与 NLS 受体结合才能通过核孔复合体，这些能与亲核蛋白结合并辅助它们入核的胞质蛋白因子（NLS 受体），称为核转运受体（nuclear transport receptor）或者核输入蛋白（importin）。目前比较确定的核输入蛋白主要有核输入蛋白 α、核输入蛋白 β 和 Ran（一种 GTP 结合蛋白）等。在它们的参与下，亲核蛋白入核转运的详细步骤如下（图 9-8）：①亲核蛋白通过 NLS 识别核输入蛋白 α，与可溶性 NLS 受体核输入蛋白 α/β 异二聚体结合，形成转运复合物；②转运复合物在核输入蛋白 β 的介导下，与核孔复合体胞质环上的纤维结合；③转运复合物通过核孔复合体的构象改变从胞质面被转移到核质面；④在核内，转运复合物的核输入蛋白 β 与 Ran-GTP 结合，进而导致复合物解离，释放亲核蛋白；⑤核输入蛋白 α、核输入蛋白 β 与结合的 Ran 返回细胞质，在胞质中 Ran-GTP 水解成 Ran-GDP 并与核输入蛋白 β 解离，Ran-GDP 再返回细胞核内转换成 Ran-GTP 状态，等待下一波入核的转运复合物；⑥返回胞质中游离后的核输入蛋白也再次与具有核定位信号的亲核蛋白结合，第二次转移入核，如此周而复始，直至所有亲核蛋白被转运进核。

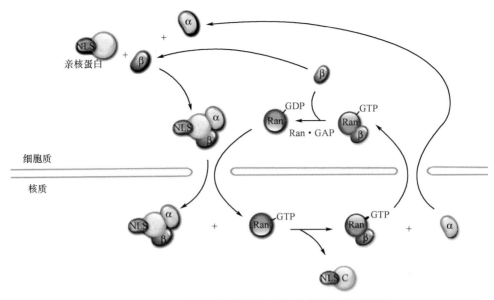

图 9-8 细胞质内亲核蛋白转运到细胞核内的基本过程

（2）RNA 及核糖体亚基的出核转运：核孔复合体除了能介导亲核蛋白的入核转运，还要把在核内形成需要转运至胞质内工作的大分子如各种 RNA 及核糖体大小亚基等运送到细胞质（图 9-9）。有研究者发现，胶体金包裹的小分子 RNA 注射到蛙卵母细胞核后，可以迅速从核转运至胞质中；

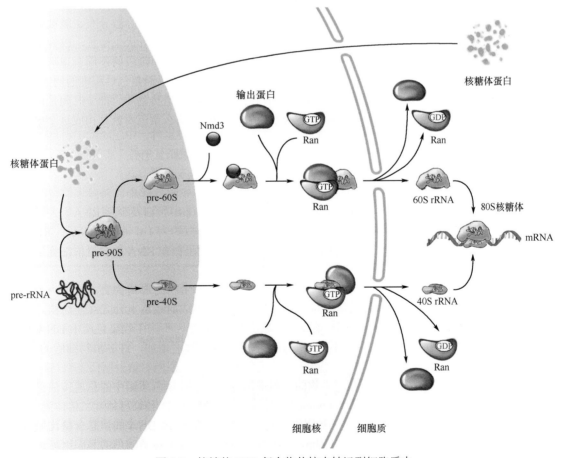

图 9-9 核糖体 RNP 复合物从核内转运到细胞质中

如果注射到细胞质，则持续停留在细胞质中。由此说明，核内形成的 RNA 或核糖体大小亚基可能也存在相应的输出信号，且这些信号可被某些辅助出核转运的受体识别，这些受体称为核输出蛋白（exportin）。目前关于 RNA 及核糖体亚基的出核转运机制仍了解不多。大体来说，真核细胞的大多数 RNA 不含核定位信号或核输出信号，因此 RNA 被转运时，总是与含有核输出信号的蛋白质结合，这样既能顺利到达细胞质，又能保证自己不被有关酶水解，真是"一举两得"。例如，rRNA 总是在核仁中与核糖体蛋白结合形成核糖体大、小亚基，以 RNP 的形式转运出核；tRNA 可在核内发生氨基化，使它更易被核输出蛋白结合并转运；mRNA 与多种蛋白质结合，形成 mRNA- 蛋白质复合物，此复合物称为不均一性核糖核蛋白（hnRNP，人类细胞中至少有 20 种）颗粒，hnRNP 不仅有防止 mRNA 被分解的作用，还能帮助 mRNA 前体进行化学加工，并监测加工是否正确。但是与 mRNA 结合的 hnRNP 蛋白的部分成员并不全程陪同 mRNA 转运，当转运到达核孔复合体时，它们离开转运复合物，仍留在核内，其他大部分蛋白质将 mRNA 运送到细胞质并将 mRNA 释放后才返回到细胞核内。因此，RNA 的转运实际上是 RNA- 蛋白质复合物的跨核孔复合体转运。现已发现多种与 RNA 结合并共同转运的蛋白质，它们均含有决定其出核转运的特殊氨基酸序列（称为核输出信号，nuclear export signal，NES），如蛋白激酶 A 抑制因子 PKI、HIV 的 Rev 蛋白、转录因子 TF Ⅲ A 等。此外，某些蛋白因子可 2 次甚至多次穿越核孔复合体的现象表明，入核转运与出核转运之间可能存在某种联系，比如可能依赖某些共同的蛋白因子。

第二节　染色质与染色体

染色质（chromatin）是遗传信息的载体，1879 年 W. Flemming 首次以此名描述细胞核中被碱性染料染色后强烈着色的物质。1888 年，von Waldeyer-Hartz 针对细胞分裂期的染色质提出染色体的命名。现在人们认为染色质是细胞间期细胞核内呈伸展状态、呈丝网状弥散分布、能被碱性染料染色的遗传物质；在细胞开始有丝分裂时，染色质高度折叠、凝缩成条状或棒状，成为染色体（chromosome）。由此可见，染色质与染色体是同一物质在细胞周期不同阶段的不同表现形式。作为遗传物质的不同存在形式，染色质与染色体的区别不在于化学组成，而是包装程度的明显差异，这反映了它们在细胞周期不同阶段的结构状态。在真核细胞周期中，遗传物质大部分时间是以染色质形式存在的。如果将细胞核看作是细胞遗传与代谢的调控中心，那么染色质就是构成这个中心的主要物质基础。

一、染　色　质

（一）染色质的化学组成

目前已确定染色质的主要化学成分是 DNA 和组蛋白，还有非组蛋白及少量 RNA。大鼠肝细胞染色质中，DNA：组蛋白含量比近于 1：1，DNA：非组蛋白约为 1：0.6，DNA：RNA 约为 1：0.1。通常，DNA 和组蛋白是染色质的稳定成分，而非组蛋白和 RNA 的含量依细胞生理状态不同而变化。

1. 染色质 DNA　除少数病毒外，DNA 是所有具有细胞形态生物的遗传物质，是由两条方向相反的脱氧单核苷酸链通过内侧的碱基配对（A＝T；G≡C）形成的螺旋上升式线性结构。在真核细胞中，每条未复制的染色质均含有一条线性双螺旋 DNA 分子。不同生物染色质中 DNA 数目有所不同，但真核细胞中 DNA 数目并不一定随着生物体的复杂性而增加，许多植物细胞的 DNA 数量超过人类数倍。

（1）基因组的大小：狭义上讲，某一生物的细胞中储存在单倍体染色体组中的总遗传信息（即碱基对序列数），称为该生物的基因组（genome）。例如，人类细胞中 23 条染色体（二倍体为 46 条染色体）上的碱基对数目即为人类的一个基因组。通常真核生物基因组 DNA 的信息含量比原核生物高得多，如大肠杆菌的基因组含 $4.6×10^6$bp，基因数目 4000 多个；而芽殖酵母的基因组可达大肠杆菌的近 3 倍，有 $1.2×10^7$bp，约有 6000 个基因；果蝇高达大肠杆菌的 40 倍（$1.8×10^8$bp），约有

13 000 多个基因；人的基因组含 3.2×10^9bp，是大肠杆菌的 800 多倍，有 30 000 多个基因。但是，研究分析显示，并非所有的基因都是细胞生存所必需的，如最小的细胞（支原体）只有 256 个必需基因；酵母基因组的 40% 都是非必需基因；果蝇则只有 5000 个必需基因。

（2）基因组 DNA 类型：DNA 的主要功能是携带和传递遗传信息，最终通过转录形成 RNA 来指导蛋白质的合成。生物基因组中 DNA 的序列可以根据拷贝数量的差异分为以下几类（以人类基因组为例）：单拷贝序列（single-copy sequence）或单一序列（unique sequence），这类序列一般在基因组中只有 1 个或几个拷贝，是真核生物大多数蛋白质的编码序列存在形式，编码 DNA 在基因组中所占的比例因物种而异，在人的细胞基因组中，这一比例为 1% ～ 1.5%；中度重复序列（moderately repetitive sequence），它们在基因组中一般由长度为 100 ～ 7000 个碱基对不等的序列构成，重复次数为 20 ～ 10^5，包括不具有编码功能的间隔序列（如长、短散在元件，以散在重复形式存在）和具有转录编码功能的串联重复序列（如编码 rRNA、tRNA、snRNA、组蛋白和核糖体蛋白的基因序列）；高度重复序列（highly repetitive sequence），这类序列约占人类基因组 DNA 的 10%，一般由长度为 5 ～ 100 个碱基对不等的序列构成，重复次数大于 10^5，它们有的散在重复，有的串联重复。高度重复序列可进一步分为 3 种类型：卫星 DNA（重复单位长 5 ～ 100bp，主要分布在染色体的着丝粒和端粒部位）、小卫星 DNA（重复单位长 12 ～ 100bp，由于重复的拷贝数在人群中高度可变，常用于 DNA 指纹技术做个体鉴定，另外作为间隔基因还可以影响邻近基因的表达）和微卫星 DNA（重复单位长 1 ～ 5bp，在人类基因组中具有高度多态性，个体差异明显但遗传上保守，因此可作为遗传标记或个体鉴定依据）。

每条具有正常功能（复制和转录）的染色质 DNA 分子必须包含三种功能区（图 9-10）：复制源序列（复制起始部位）、着丝粒序列（DNA 复制后形成姐妹染色单体尚连在一起的部位）和端粒序列（染色体的末端序列，保护染色体完整性和稳定性）。

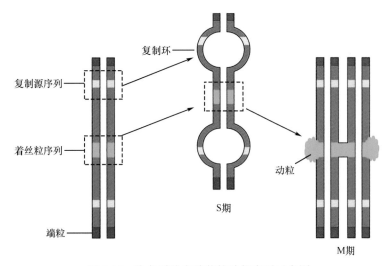

图 9-10　染色质稳定遗传的功能序列示意图

2. 组蛋白（histone）　是构成真核细胞染色质的基本结构蛋白，是一类小分子碱性蛋白，富含带正电荷的精氨酸和赖氨酸等碱性氨基酸，等电点一般在 pH 10 以上，能够和 DNA 中带负电荷的磷酸基团相互作用，不需要特殊的核苷酸序列。组蛋白经聚丙烯酰胺凝胶电泳分析可分为 5 类：H1、H2A、H2B、H3 和 H4。组蛋白基因非常保守，即使亲缘关系较远的种属，除 H1 外，其他 4 种组蛋白的氨基酸序列都非常相似。几乎所有真核细胞中都含有这 5 种组蛋白，且含量丰富。

根据 5 种组蛋白在染色质上的分布和功能可分为两组：①核小体组蛋白，包括 H2A、H2B、H3 和 H4，分子量较小（102 ～ 135 个氨基酸残基），这 4 种组蛋白分子可以通过它们羧基端（C 端）的疏水氨基酸互相结合成复合体，而带正电荷的氨基端（N 端）氨基酸则向四面伸出以便与 DNA

分子结合，从而将 DNA 分子卷曲盘绕形成稳定的核小体结构。这 4 种组蛋白进化上非常保守，没有种属和组织特异性，其中 H3 和 H4 在所有已知蛋白中最为保守。例如，牛和豌豆的 H4 组蛋白的 102 个氨基酸中仅有 2 个不同，但它们在进化上的分歧已有 3 亿年的历史。这种保守性说明这 2 种蛋白中每个氨基酸功能的重要性，可能任何位置的氨基酸残基突变都会给细胞造成严重伤害。另外，核小体组蛋白尾部的共价修饰对染色质的结构和功能有重要作用。② H1 组蛋白，在构成核小体时 H1 起连接蛋白作用，赋予染色质以极性。其分子量较大（215 个氨基酸残基），球形中心在进化上相对保守，而 N 端和 C 端的氨基酸变异明显，进化上不如核小体组蛋白那么保守，有一定的种属和组织特异性。在哺乳动物细胞中，组蛋白 H1 约有 6 种密切相关的亚型，互相之间氨基酸构成稍有不同。在鱼类和鸟类成熟的红细胞中，H5 取代 H1 存在。在某些生物的细胞中缺少 H1（如芽殖酵母）。

3. 非组蛋白（nonhistone protein） 是染色质中除组蛋白外其他所有蛋白质的统称，主要是指与特异 DNA 序列相结合的蛋白质，因此又称序列特异性 DNA 结合蛋白（sequence-specific DNA binding protein）。利用非组蛋白与特异 DNA 序列的亲和性特点，可通过凝胶电泳方法在细胞抽提物中进行检测，并结合放射自显影分析不同谱带上的结合蛋白，目前已发现 500 多种不同的非组蛋白分子，包括各种调节蛋白、染色体骨架蛋白、参与染色质化学修饰和核酸代谢的多种蛋白酶等。非组蛋白富含酸性氨基酸，呈酸性，带负电荷，通常是被磷酸化的。非组蛋白具有组织特异性和发育阶段的特异性，在整个细胞周期都能合成，且含量常随不同的细胞类型和生理状态而变化，一般来说，功能活跃的细胞中非组蛋白含量相对更高。非组蛋白常具有以下特性：①多样性和异质性，非组蛋白有 500 多种不同的组员，占染色体蛋白种类的 60% ～ 70%，不同组织细胞中非组蛋白的种类和数量都不相同，如 DNA 聚合酶和 RNA 聚合酶、核质蛋白、肌动蛋白和基因表达调控蛋白等。非组蛋白的调控作用决定了其具有异质性，即组织特异性和发育阶段的特异性。② DNA 识别的特异性，非组蛋白能够识别 DNA 特异序列，识别信息源于 DNA 序列本身，识别位点存在于 DNA 双螺旋大沟部分。识别与结合依靠氢键和离子键，而且所识别的 DNA 序列在进化上是保守的。③功能多样性，非组蛋白在不同的细胞中种类和浓度均可以相同，承担着多种多样的重要功能，包括基因表达的调控、染色体的构建和 DNA 的复制。

4. 少量 RNA 染色质中的 RNA 含量很低，不到 DNA 含量的 10%。大部分是新合成的各类 RNA 的前体。

（二）染色质的基本结构单位——核小体

20 世纪 70 年代以前，染色质一直被认为是组蛋白包裹在 DNA 外面形成的纤维状结构。直到 1974 年，R. D. Kornberg 等利用非特异性的核酸酶处理从大鼠肝细胞中提取的染色质，然后电泳分析其片段长度，发现大多数 DNA 都会得到以 200bp 为单位的单体、二体（400bp）和三体（600bp）等片段（图 9-11）。

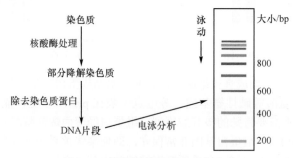

图 9-11　染色质的核酸酶水解实验

而用同样方法处理裸露的 DNA，产生随机大小的 DNA 片段。Kornberg 等根据以上现象和电镜观察，提出核小体（nucleosome）是染色质包装的基本结构单位，还提出了染色质的"串珠"模型（图 9-12）。

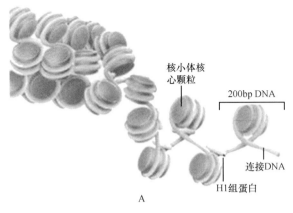

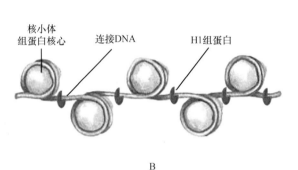

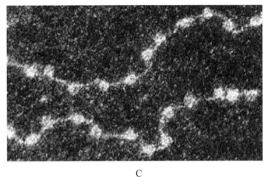

图 9-12　核小体串珠状结构

A，B.示意图；C.透射电镜图

核小体作为染色质的基本结构单位，结构要点如下（图 9-13）：

（1）每个核小体由 200bp 左右（160 ～ 240bp）的超螺旋 DNA、一个组蛋白八聚体和一分子组蛋白 H1 组成。

（2）组蛋白八聚体构成核小体的盘状核心颗粒，即 H2A、H2B、H3、H4 组蛋白各两分子组成核小体的盘状核心颗粒。其中两个 H3、H4 的二聚体形成四聚体位于核心颗粒中央，两个 H2A、H2B 的二聚体分别位于核心四聚体的两侧。总分子大小为 100kDa。

（3）大约 146bp 的 DNA 分子超螺旋在八聚体外面缠绕 1.75 圈。组蛋白 H1 在核心颗粒外结合 20bp DNA，锁住核小体 DNA 的进出端，稳定核小体。5 种组蛋白和 166bp DNA 组成的核小体结构又称为染色质小体（chromotosome）。

（4）相邻的两个核小体之间以连接 DNA（linker DNA）相连，连接区 DNA 长度变化不等，典型长度约 60bp，不同物种间变化值为 0 ～ 80bp。

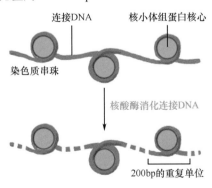

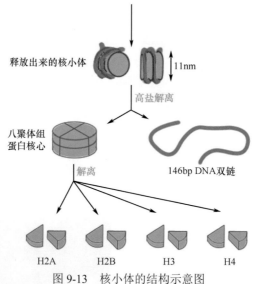

释放出来的核小体　　11nm

高盐解离

八聚体组
蛋白核心

146bp DNA双链

解离

H2A　H2B　H3　H4

图 9-13　核小体的结构示意图

（5）组蛋白和 DNA 之间的相互作用主要是结构性的（非特异性结合），基本不依赖于特异核苷酸序列。体外核小体装配实验表明核小体具有自我装配的性质。

另外，核小体沿着 DNA 的定位受很多因素的影响，如与 DNA 特异位点结合的非组蛋白可以影响邻近核小体的位置；富含 AT 的 DNA 片段优先存在于 DNA 双螺旋的小沟，面向组蛋白八聚体，而富含 GC 的 DNA 片段优先存在于 DNA 双螺旋的大沟，背向八聚体，所以核小体通常位于 AT 和 GC 含量丰富且分布最合适的地方，也就是说，DNA 盘绕组蛋白核心的片段也可以影响核小体的位置。另外，核小体在 DNA 上的精确定位还需要一些其他蛋白的帮助，目前在一些生物中发现了一些此类蛋白。核小体的精确定位对于某些真核生物的基因表达具有十分重要的作用。

（三）间期核内的染色质类型

间期核内的染色质按其形态特征、活性状态和染色性能可分为两种类型：常染色质（euchromatin）和异染色质（heterochromatin）（图 9-14）。

1. 常染色质　常染色质是指间期细胞核内染色质纤维折叠压缩程度低，处于相对伸展状态、被碱性染料着色浅的那部分染色质。大部分常染色质伸展于间期核的中央区域，少部分介于异染色质之间。常染色质中 DNA 和组蛋白的组装压缩比为 1/2000 ～ 1/1000，即染色质纤维长度：DNA 分子实际长度为 1：2000 ～ 1：1000。在细胞分裂期，常染色质位于染色体的长臂或短臂节段。构成常染色质的 DNA 主要是单一序列 DNA 和中度重复序列 DNA（如 tRNA 基因、核糖体蛋白基因和组蛋白基因）。细胞生命活动的各种表现形式，主要由常染色质的基因转录表达结果所致，所以，常染色质又称为功能性染色质。当然，并非所有常染色质区域的基因都有转录活性，处于常染色质状态只是转录的必要条件，而不是充分条件。

2. 异染色质　异染色质是指间期细胞核内染色质纤维折叠压缩程度高，处于聚合凝缩状态、被碱性染料着色深的那部分染色质。异染色质又可以分为结构性异染色质或组成性异染色质（constitutive heterochromatin）和兼性异染色质（facultative heterochromatin）。结构性异染色质或组成性异染色质在各种类型细胞的整个细胞周期中变化不大，总是处于凝缩状态，并形成多个染色中心。染色中心的数量和位置会随着细胞类型和发育阶段不同而变化。其主要特征如下：①在分裂中期染色体上常定位于着丝粒区、端粒、次缢痕及染色臂的某些区段；②一般由碱基相对简单却高度重复的 DNA 序列构成，如卫星 DNA；③具有明显的遗传惰性，即没有转录活性，不参与编码蛋白质；④与常染色质相比，在复制行为上体现为早聚缩、晚复制；⑤是异染色质的主要类型，占有较大部分的核 DNA；⑥在功能上参与染色质高级结构的组成，作为 DNA 的转座元件，引起遗传变异。兼性异染色质是在某些特殊类型细胞或在一定发育阶段，原本的常染色质发生凝缩并丧失基因转录活性，转变成无转录功能的异染色质。而在经过复制遗传给子代的发育早期阶段，又能够转变为松散状态的常染色质，恢复其转录活性。因此，兼性异染色质的总量随细胞类型不同而变化，一般来说，胚胎细胞中兼性异染色质含量少于高度特化的细胞，这说明随着细胞分化的进程，较多的基因渐次因聚缩状态而关闭转录功能。由此可见，染色质的折叠聚缩可能是关闭基因活性的一种途径。例如，人类女性胚胎细胞早期，两条 X 染色体均呈常染色质状态；胚胎 16 ～ 18 天后，两条 X 染色体将随机保持其中一条为常染色质，另一条发生聚缩丧失转录功能，形成异染色质。在上皮细胞核内，可见到这条失活的 X 染色体呈异固缩状态，紧贴内核膜内缘，被称为性染色质或巴氏小体（Barr body）。而正常男性体细胞的单条 X 染色体一直呈常染色质状态。因此，检查羊水中胚胎细胞的巴氏小体数目可以用于性别和 X 染色体数目异常的鉴定。

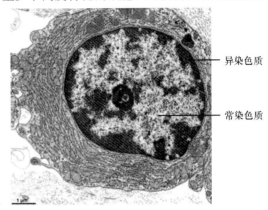

异染色质

常染色质

图 9-14 常染色质与异染色质

二、染色质组装成染色体

如前所述，染色质是真核细胞间期核内遗传物质的表现形式。这个阶段，染色质在光镜下主要表现为着色深浅不一的颗粒，颗粒密集的地方为异染色质，颗粒稀疏的地方为常染色质。当真核细胞进入分裂期，这些颗粒都看不到了，取而代之的是一些粗短的棒状结构（细胞分裂中期最明显）。这些粗短的棒状结构称为染色体。那么颗粒状的染色质如何演变为棒状染色体的呢？

（一）核小体串珠为染色质的一级结构

大约 146bp 的 DNA 分子双螺旋在八聚体外面缠绕 1.75 圈。组蛋白 H1 在核心颗粒外结合 20bp DNA，锁住核小体 DNA 的进出端，形成稳定的核小体。如此循环，多个核小体即形成一条念珠状的纤维，称为核小体串珠，直径约 10nm，是染色质的一级结构，将 DNA 分子压缩约 7 倍。

（二）核小体串珠进一步螺旋形成螺线管

螺线管（solenoid）是染色质的二级结构，由直径大约 10nm 的核小体串珠以一个中空的轴为中心进行螺旋盘绕，每 6 个核小体螺旋一圈，形成一个内径 10nm，外径 30nm 的中空螺线管，组蛋白 H1 位于管的内侧，它可能是螺线管形成和稳定的关键分子。核小体串珠和螺线管在光镜下是看不见的。在电镜下观察发现，大多数染色质以 30nm 染色质纤维形式存在（图 9-15）。螺线管将核小体串珠再压缩 6 倍。

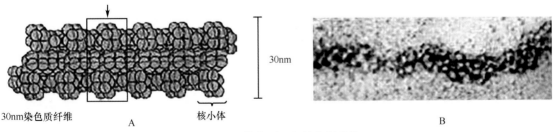

30nm染色质纤维   A   核小体   30nm   B

图 9-15 染色质二级结构螺线管

A. 结构示意图；B. 透射电镜图

（三）螺线管进一步包装形成染色体

螺线管仍不是像染色体那样的棒状结构。所以，从螺线管到染色体肯定还需进一步演变。这个演变的过程称为染色质的高级结构，又称三、四级结构。目前染色质的一级和二级结构已有大量的直接实验依据，并被多数科学家统一认可。但从 30nm 的螺线管进一步组装成染色体的过程尚无明确证据，存在争议，得到较多认可的主要有两种模型。

1. 染色体多级螺旋化模型（multiple coiling model）　我们知道，染色质的二级结构即螺线管是一种直径约 30nm 的管状结构，外形如压缩的弹簧。该模型认为螺线管可以围绕一个中空的轴再进一步螺旋，形成直径 0.2 ～ 0.4μm 的圆筒状结构，称为超螺线管。超螺线管外形仍可以理解为进一步压缩的弹簧，所不同的是，螺线管的管壁是由核小体围成，而超螺线管的管壁则由螺线管围成。超螺线管是染色质组装的三级结构。超螺线管压缩能力最大，可在二级结构基础上再压缩 40 倍。超螺线管再进一步螺旋或折叠形成染色质的四级结构，即染色单体，长度又被压缩 5 倍。因此，在染色质组装成染色体过程中，DNA 分子在经过核小体、螺线管、超螺线管和染色单体四级连续螺旋折叠后，其长度共被压缩了约 8400 倍。

两条染色单体借助着丝粒相连，构成一条完整的染色体（图 9-16）。真核细胞的间期阶段，核内染色质的结构一般到不了四级结构的程度。异染色质区域以三级结构为主（光镜下呈现粗颗粒或团块状，着色很深），而常染色质区域则以一、二级结构为主（光镜下呈现细颗粒状，着色很浅）。细胞进入分裂期后，几乎所有区域的染色质都螺旋凝缩成四级结构（光镜下呈现短棒状，即染色体）。

2. 染色体骨架 - 放射环模型（scaffold-radial loop structure model）　这个模型是 Laemmli 等于 1977 年提出来的。他们在电镜下观察到由非组蛋白构成的染色体骨架和与骨架相连的无数 DNA 侧环，认为螺线管之后的高级结构，是由直径 30nm 的螺线管纤维折叠形成一个一个的袢环，袢环的两端连接在非组蛋白构成的染色单体骨架上，染色单体骨架贯穿染色单体全长，袢环的环游离在核基质中，每个袢环的长度约 21μm，含 3000 ～ 10 000bp DNA、315 个核小体（图 9-17）。

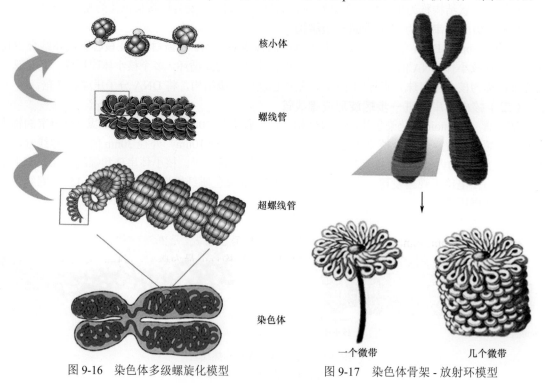

核小体

螺线管

超螺线管

染色体

图 9-16　染色体多级螺旋化模型

一个微带　　　几个微带

图 9-17　染色体骨架 - 放射环模型

后来 Painla 等对此模型进行了更加详细的描述，他们认为连接在染色单体骨架上的袢环并非杂乱无章，通常是在染色单体的某一层面上集中在一起，一个平面约有 18 个袢环，18 个袢环呈放射状散开。每一个平面称为微带。如果我们将一个袢环形容为一个花瓣的话，那么一个微带就是含有 18 个花瓣的花朵。一个个这样的花朵一层层地被扎在染色单体骨架上。如果将一条染色单体看成一棵不分枝的树，那么这棵树上大约有 106 个花朵，也就是说，一条染色单体沿纵向轴连接着106 个（层）微带。此外，实验观察发现，一些特殊染色体，如两栖类动物卵母细胞的灯刷染色体或昆虫细胞的多线染色体，几乎都含有类似的袢环结构域，提示袢环结构可能是染色体高级结构的普遍特征（9-18）。放射环模型能较合理地解释电镜下观察到 10nm 及 30nm 纤维形成的结构基础，同时也说明了非组蛋白在染色质中的作用。而且袢环结构可能是 DNA 分子中不同基因活动的区域性和相对独立性的结构基础。

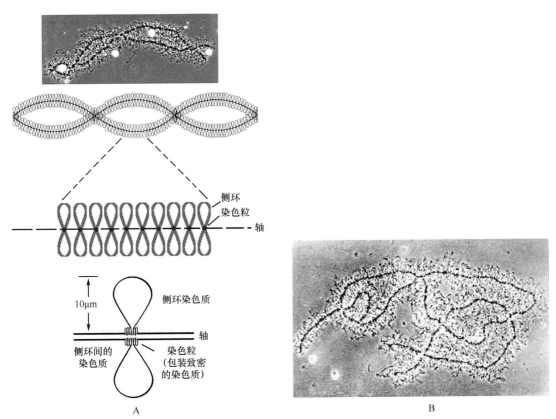

图 9-18 两栖类动物卵母细胞中的灯刷染色体

A. 示意图；B. 电镜照片

三、染 色 体

染色体（chromosome）是细胞分裂期遗传物质的存在形式，是染色质经多级包装压缩而成，是染色质的高级结构。以细胞分裂中期的染色体形态、结构特征最为典型，可作为染色体一般形态和结构的标准，也常用于染色体学研究和染色体病的诊断依据。

（一）分裂中期染色体的基本形态

细胞有丝分裂中期的染色体具有稳定的形态结构特征，它由两条姐妹染色单体在着丝粒处相连而成。根据着丝粒的位置可将染色体分为 4 种类型：①中着丝粒染色体（metacentric chromosome），两臂长度相等或大致相等，着丝粒位于中部；②亚中着丝粒染色体（submetacentric chromosome），着丝粒偏离中部，短臂表示为 p，长臂表示为 q；③近端或亚端着丝粒染色体（acrocentric chromosome），着丝粒靠近染色体一端，具有微小短臂，有时不易察觉；④端着丝粒染色体（telocentric chromosome），着丝粒位于末端，正常生理状态下不存在此种类型的染色体（图 9-19）。但在某些肿瘤细胞中可以见到端着丝粒染色体。

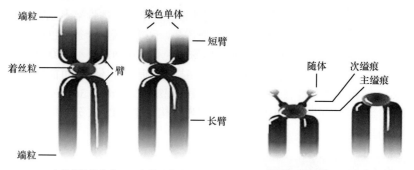

图 9-19　染色体上着丝粒的不同位置及主要结构示意图

1. 着丝粒（centromere）与动粒（着丝点）　着丝粒连接两个染色单体，并将染色体分为短臂（p）和长臂（q）。由于着丝粒区的染色体较细、浅染且内缢，所以又称主缢痕（primary constriction）（图 9-19）。在两条染色单体主缢痕的外侧表层部位具有特殊的结构，称为动粒或着丝点（kinetochore），是由多种蛋白在有丝分裂期间特别装配起来的、附着于主缢痕外侧的圆盘状结构，内层与着丝粒结合，外层与动粒微管结合，每个中期染色体着丝粒两侧各有一个动粒，是纺锤丝微管的聚合中心之一。着丝粒与动粒经常共同组成一种复合结构，两者的结构成分相互穿插，功能上紧密联系，主要介导纺锤丝在染色体的结合定位。它至少包括三种不同的结构域（图 9-20）：①动粒结构域，位于着丝粒的外表面，其超微结构分三部分。外板是最外侧与动粒微管结合的区域，当没有动粒微管结合时，表面被纤维冠（主要成分是微管蛋白）覆盖；中板电子密度低，呈半透明区；内板与中央结构域的着丝粒相连。已有证据表明，动粒结构域的化学组成主要是与动粒结构功能相关的蛋白质（进化上保守的着丝粒蛋白、微管蛋白、钙调蛋白、动力蛋白等）和少量着丝粒 DNA。②中央结构域，是着丝粒区的主体，由串联重复的卫星 DNA 组成，表现为异染色质形式。这些重复序列大部分具有物种特异性。人类染色体的着丝粒区 DNA 由 α卫星 DNA 组成，长度约 17bp 的碱基序列在此处串联重复 2000 ~ 30 000 次，但不同染色体着丝粒的 α 卫星 DNA 有差异。目前研究发现，哺乳动物细胞染色体的着丝粒区存在参与细胞分裂调控的动粒蛋白（至少已验证 5 种），且进化上高度保守。③配对结构域，位于中央结构域（着丝粒区）的内表面，是有丝分裂中期姐妹染色单体相互作用的位点。人们已经发现两类与染色单体配对有关的蛋白分布于此处——内部着丝粒蛋白（inner centromere protein，INCENP）和染色单体连接蛋白（chromatid linking protein，CLIP），伴随着染色单体的分离，前者可迁移到纺锤体的赤

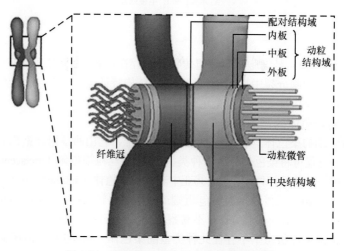

图 9-20　着丝粒 - 动粒复合体结构示意图

道面区域，后者则会逐渐消失（水解）。

着丝粒 - 动粒复合体的三种结构域虽然功能各异，但当细胞进入分裂期后，它们并不能独自发挥作用，需要三者相互配合、共同作用，才能确保染色体与纺锤体的正确整合，为染色单体有序分离提供结构基础。

2. 次缢痕（secondary constriction） 有些染色体上除主缢痕外，长、短臂上可见其他的浅染缢缩部位称为次缢痕（图 9-19）。其数目、位置、大小是某些染色体的特有形态特征，通常比较恒定，可遗传，因此可作为鉴定相关染色体的标记。核仁组织区（nucleolar organizing region，NOR）即位于次缢痕部位，除 5S rRNA 基因外，NOR 是 rRNA 基因所在部位，与核仁形成有关，但并非所有的次缢痕都是 NOR，如人类细胞的 13、14、15、21、22 号染色体靠近短臂末端的次缢痕是人类细胞的核仁组织区。

3. 随体（satellite） 是指位于染色体末端（通常是短臂末端）呈球形或棒状的染色体节段，通过次缢痕区与染色体主体相连（图 9-19）。主要由高度重复的 DNA 序列组成，主要表现为异染色质形式，形态、大小在相关染色体上相对恒定，因此也是识别染色体的重要形态特征之一。带有随体的染色体称为随体染色体（SAT chromosome）。

4. 端粒（telomere） 是染色体长、短臂末端的特化结构序列，是正常染色体末端必不可少的结构（图 9-21）。端粒常由富含鸟嘌呤核苷酸（G）的 DNA 短串联重复序列组成，伸展到染色体的 3′ 端。同一个基因组内所有染色体的端粒重复序列一般是相同的，但不同物种染色体的端粒重复序列是不同的。端粒的生物学作用在于维持染色体的完整性（提供线性 DNA 末端的复制模板）、独立性（端粒丢失后染色体会发生异常粘连）和结构稳定性（使末端 DNA 免受核酸酶和其他因素破坏），并与染色体核内空间排布有关，可能还在细胞的寿命、衰老和死亡及肿瘤的发生和治疗中起重要作用。

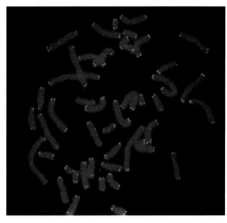

图 9-21 原位杂交实验显示人类染色体末端的端粒

（二）核型

核型（karyotype）是指在有丝分裂中期，一个体细胞中的全部染色体按照相对大小、着丝粒的位置、臂的长短、次缢痕及随体的有无乃至带型等特征，进行分类和顺序排列所构成的图像。对一个细胞的染色体数目、形态特征进 行分析的过程称为核型分析（karyotype analysis）（图 9-22）。

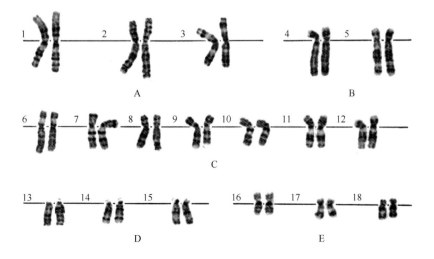

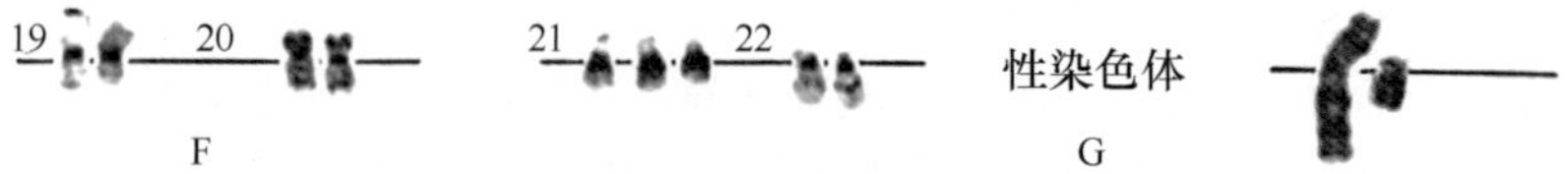

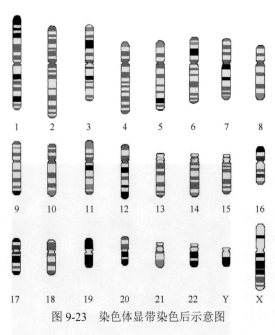

图 9-22 人类男性染色体核型（46，XY）

核型分析的发展得益于三项实验技术的应用：①低渗技术，使中期细胞膨胀，染色体分散良好，便于观察；②秋水仙碱的应用，富集有丝分裂中期细胞分裂象；③植物凝集素（PHA）的应用，刺激外周血中淋巴细胞转化、分裂，使外周血培养法观察染色体核型成为可能。现在通常采用常规染色结合显带技术进行不同染色体的鉴别，常用的显带方法有 Q 显带、G 显带、R 显带和高分辨显带等，为临床上某些与染色体改变有关的疾病诊断和病因研究提供了有效的理论基础(图 9-23)。人类正常体细胞中有 23 对染色体，分为 A ～ G 七个组，A 组染色体最大，G 组染色体最小。第 1 ～ 22 对染色体是男女共有的，称为常染色体（autosome）；另一对染色体（X，Y）与性别决定有关，称为性染色体（sex chromosome），女性为 XX，男性为 XY。根据国际标准，核型描述由染色体总数目和性染色体两部分组成，两者之间用逗号分开。例如：人类正常男性核型为 46，XY；正常女性核型为 46，XX。

图 9-23 染色体显带染色后示意图

第三节 核 仁

核仁（nucleolus）是真核细胞间期核中最显著的结构，是细胞核内由特定染色体上的核仁组织区基因及其转录产物缔合成的结构，是细胞内 rRNA 合成、加工和装配核糖体亚基的部位。核仁的数目和大小依细胞种类及生理状态不同而变化，一般为每个细胞核内 1 ～ 2 个核仁，但某些细胞核内也可有多个核仁。在蛋白质合成旺盛的细胞中，核仁往往很大，可占核总体积的 25%，且有多个，如卵母细胞、分泌细胞等；而在不具有蛋白质合成能力的细胞中，核仁很小，甚至没有核仁，如精子、肌细胞等。核仁一般位于细胞核的一侧，有时会移到核被膜的边缘，称为核仁边集（nucleolus margination），这样有利于把核仁合成的物质输送到细胞质。另外，核仁又是一个高度动态变化的结构，表现出周期性的消失与重建。

一、核仁的化学组成

核仁的化学组成主要是蛋白质、RNA 和 DNA，还有少量脂类和水。各种成分的含量因不同的细胞类型和生理状态而异。与染色质不同的是，核仁的蛋白质含量很高，约占核仁干重的 80%，主要是核糖体蛋白、组蛋白和非组蛋白，以及碱性磷酸酶、ATP 酶、RNA 聚合酶等多种酶系。RNA 约占核仁干重的 10%（3% ～ 13%），常以 RNP 的形式存在。DNA 约占 8%，主要是存在于核仁染色质中的 DNA。

二、核仁的结构

（一）核仁的光镜结构

光镜下，核仁为强折光性的匀质球状体，呈卵圆形或圆形，容易被某些碱性或酸性染料着色。

（二）核仁的电镜结构

电镜下观察，核仁是由多种组分构成的裸露无膜包裹的海绵状或纤维网状结构。尽管核仁大小、形态和超微结构常随细胞类型和代谢状况而变化，但三种基本的核仁结构组分可在电镜下明显识别（图 9-24）。

1. 纤维中心（fibrillar center，FC） 电镜下，核仁的纤维中心是包埋在核仁颗粒组分内部的一个或几个浅染的低电子密度圆形小岛，直径 2～3nm。在纤维中心存在 rDNA、RNA 聚合酶 I 和结合的转录因子。通常认为 FC 代表染色体 NOR 在间期核内的副本，是 rRNA 基因（rDNA）的存在部位。研究发现，rDNA 实际上是从染色体上伸展出的袢环，袢环上的 rDNA 串联重复排列，转录产生 rRNA。由于核仁活性的变化，FC 的数目可能超过染色体 NOR 的数目。而且有实验发现，FC 中的染色质不形成核小体结构，也没有组蛋白存在，但存在嗜银蛋白，如磷蛋白 C23 已被证明和 rDNA 结合在一起，可能与核仁中染色质结构的调节有关。

2. 致密纤维组分（dense fibrillar component，DFC） 常位于浅染区纤维中心的周围，是核仁超微结构中电子密度最高的部分，直径 4～10nm，呈环形或半月形包围 FC，由致密的纤维构成，通常见不到颗粒。电镜原位杂交实验证明，DFC 区域含有高密度的 rRNA 分子，说明此区域含有正在转录的 RNA 分子。此外，还有一些 DFC 的特异性结合蛋白分布在此区域，已被验证的有核仁纤维蛋白、核仁蛋白和核仁组成区嗜银蛋白。

3. 颗粒组分（granular component，GC） 密布于纤维骨架之间或围绕在纤维组分外侧，是代谢活跃的细胞核仁中的主要结构，由直径 15～20nm 的核糖核蛋白（RNP）颗粒构成，可被蛋白酶和 RNase 消化。这些颗粒是正在加工、成熟的核糖体亚基前体颗粒，核仁大小差异主要是颗粒组分的数量差异造成的。

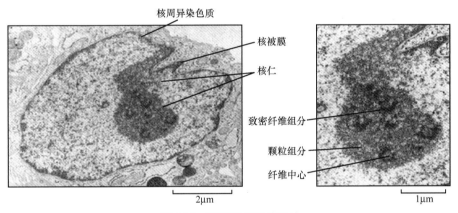

图 9-24 细胞核仁电镜照片

除了上述三种结构外，核仁中还有一些其他结构。核仁虽然没有膜包围，但核仁的周围有一层染色质，这层染色质称为核仁相随染色质；有时这些染色质还深入到核仁内部，称为核仁内染色质。而包围核仁的染色质也称为核仁周边染色质。另外，应用 RNase 和 DNase 处理核仁后，电镜下观察到的核仁残余结构称为核仁基质或核仁骨架。上述 FC、DFC 和 GC 三种组分通常都淹没在这种无定形的核仁基质中。

三、核仁的功能

核仁是细胞合成核糖体的工厂，是进行 rRNA（5S rRNA 除外）的转录、加工和核糖体亚单位组装的场所。

（一）核仁是 rDNA 转录产生 rRNA 并加工的场所

真核细胞核糖体的 28S rRNA、5.8S rRNA 和 18S rRNA 的基因组成一个转录单位，在核仁组织区呈串联重复排列，但每两个基因之间并非首尾相接，而是被非编码序列隔开。由于基因两侧合成的 rRNA 成熟程度不同，rRNA 分子从短到长依次排列，与基因一起构成形似箭头的形态结构，也有描述形似圣诞树样（图 9-25）。每个箭头样（圣诞树）的结构称为一个基本单位或转录单位。转录单位具有极性，箭头指向同一方向。rDNA 转录形成 rRNA 时，每个合成点都有 RNA 聚合酶 I 存在，说明该酶是 rRNA 合成的关键酶。在 RNA 聚合酶 I 的作用下，每个基因合成 rRNA 的过程基本相同。观察两栖类卵母细胞中具有转录活性的 rRNA 基因发现，一个前体 rRNA 分子大约需要 100 个步骤才能被完全合成，因此每个转录单位上都分布着成熟程度不同的 100 个 rRNA 前体分子，越到最后，rRNA 分子越成熟（变得越长）。合成中的 rRNA 分子与其基因（rDNA）大体呈垂直关系，分立在基因的两侧。

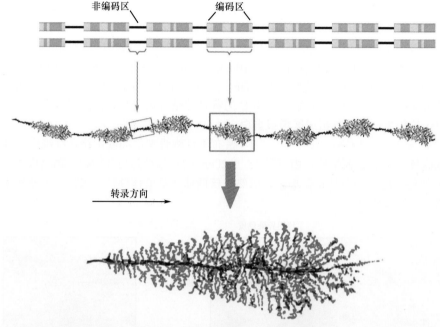

图 9-25　核仁中 rRNA 合成示意图

　　人类细胞中，转录完成的 rRNA 前体分子为 45S rRNA，离开 rDNA 后，很快与蛋白质结合成颗粒状，即为电镜观察到的核仁颗粒组分。它们最终将形成核糖体大、小亚基的主体。

　　但是，构成核糖体大亚基的 5S rRNA 却不是核仁组织区的 rDNA 转录形成的，它是由核仁以外的染色体基因在 RNA 聚合酶 III 的作用下转录的，然后运输到核仁内参与核糖体的装配。人类细胞中，5S rRNA 基因的数量比 45S rRNA 转录单位多，大约有 500 个拷贝，并且在 1 号染色体上串联排列。

（二）核仁是核糖体亚基装配形成的场所

　　核糖体大、小亚基的各自装配均是在核仁内进行的。核仁内 rDNA 最初合成的 rRNA 分子为 45S rRNA。研究表明，45S rRNA 分子离开 rDNA 后，很快地与进入核仁的蛋白质结合并形成颗粒状结构，成为 80S 核糖核蛋白颗粒。在酶的帮助下，80S 的核糖核蛋白颗粒逐渐失去一些 RNA 和蛋白质，其中的 45S rRNA 开始裂解为 32S rRNA 和 20S rRNA。前者进一步被剪切为 28S 和 5.8S rRNA，后者则进一步被剪切成 18S rRNA。最后由 28S rRNA、5.8S rRNA、5S rRNA 和蛋白质一起共同形成核糖体的大亚基。而 18S rRNA 与蛋白质一起形成核糖体的小亚基。大、小亚基分别经核孔复合体被运到细胞质，由于核糖体小亚基体积较小，被运到胞质的速度较快，大亚基则相反，所以，核仁中大亚基的"库存"量往往比小亚基多（图 9-26）。一般认为，核糖体的成熟作用（大小亚基组装在一起）只发生在大小亚基分别被运送到细胞质之后，在细胞质内装配为成熟的核糖体，成熟核糖体在胞质内装配有不少好处：①成熟核糖体体积大，如在核内装配，从核孔复合体处通过比较困难，造成核内、外大分子物质通道拥挤；②如在核内有成熟的核糖体，则会结合 mRNA，而结合的这些 mRNA 可能还没有被加工成熟（mRNA 前体），如果结合的是 mRNA 前体，则会翻译出错误的蛋白质氨基酸序列。

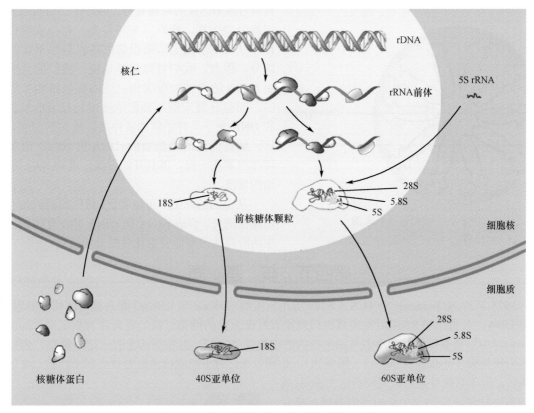

图 9-26　核仁中核糖体亚基组装的基本过程

四、核仁的周期动态变化

在细胞周期中，核仁是一种高度动态的结构，在细胞不同阶段它的形态和功能都会发生很大变化。当它处于分裂间期时，在光镜下能看到典型的核仁；但当进入分裂期后，核仁会消失；而分裂完以后，核仁又重新出现。核仁的这种随细胞周期进程的出现 → 消失 → 出现的周期现象，称为核仁周期（nucleolar cycle）。

迄今为止，关于核仁周期变化的分子机制尚不清楚。但是已有证据证明，若将催化 rDNA 转录的酶（RNA 聚合酶 I）的抗体注射到间期细胞核，会观察到 rDNA 的转录被选择性抑制，进而 DFC 纤维散架并最终导致核仁解体；若将 RNA 聚合酶 I 的抗体注射到分裂中期细胞中，细胞完成分裂进入间期时因缺乏 RNA 聚合酶 I 而无法重建核仁，说明核仁的动态变化是 rDNA 转录活动和细胞周期依赖性的。具体认知如下：

1. 核仁的出现（形成）　以人类细胞为例，在细胞周期间期，细胞核内 46 条 DNA 分子中有 10 条的某个区段高度伸展，呈现活跃的功能性染色质状态。这 10 个高度伸展的区段每一个都形成一个袢环，每个袢环上都是成串的转录单位（rRNA 基因）（图 9-27）。因为这一段 DNA 的功能主要是转录（合成）rRNA，所以称为 rDNA。rDNA 及其转录的 rRNA 构成了核仁的主体，再结合一定的蛋白质即构成核糖体大、小亚基前体颗粒。因此，我们可以简单地说，核仁是 rDNA 及其转录产物和部分蛋白质形成的。由于 rDNA 袢环与核仁形成有密切关系，因而被称为核仁组织者。电镜下，核仁组织者的位置相当于核仁的纤维中心。人类细胞中，核仁组织者位于第13、14、15、21及22号这5对染色体的次缢痕区。

2.核仁的消失（解体） 细胞从间期进入分裂期后，染色质分子开始折叠、螺旋、凝集聚缩。原来在核仁处形成袢环的那一部分高度伸展的rDNA也不例外，同样发生了聚缩，袢环结构消失，转录合成rRNA的功能暂停，因此核仁结构消失。细胞分裂中期，所有原来相伴在一起形成核仁的袢环状rDNA完全聚缩组装成各自染色单体的一部分。因此，我们可以简单地说，核仁的消失是由rDNA的聚缩（形成染色质的高级结构）导致的。细胞分裂末期，染色单体中包括rDNA在内的DNA分子又开始解螺旋伸展。进入下一个间期后，解旋伸展的染色质的rDNA区域再次形成袢环并相聚在一起，重新开始转录合成rRNA，核仁结构重现。

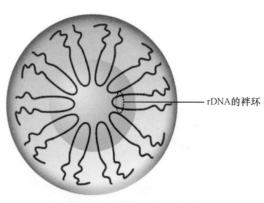

图9-27　核仁形成示意图

rDNA的袢环

从上面的介绍中可以看出，核仁的消失是一种功能性消失，合成rRNA的rDNA并没有因为细胞生活阶段的改变而发生化学成分的改变。

第四节　核　基　质

1974年初，R. Berezney和D. S. Coffey等用核酸酶（DNase和RNase）和高盐溶液处理细胞核，抽提DNA、组蛋白和RNA后发现核内仍残留有纤维蛋白的网架结构，将其称为核基质（nuclear matrix）。由于核基质的基本形态与细胞质内的细胞骨架相似，且在结构上有一定的联系，所以也被称为核骨架（nuclear skeleton）（图9-28）。长期以来，对于细胞核的研究重点在于核膜、染色质和核仁。近年来核骨架的研究取得很大进展，成为细胞生物学研究的一个新的前沿领域，核骨架与DNA的复制、转录、RNA加工、染色体组装、病毒感染以及肿瘤的发生等一系列重要的生命活动密切相关。对于核骨架的理解有两种：广义的细胞核骨架包括核基质（网络状不溶性结构）、核纤层-核孔复合体体系、残存的核仁和染色体骨架；狭义的细胞核骨架仅指核基质，是除核膜、核纤层、染色质、核仁和核孔复合体以外的以蛋白纤维为主的网络骨架体系。目前较多使用狭义概念。我们明确提出核基质是指间期细胞核除核被膜、核孔复合体、核纤层、染色质及核仁以外的由纤维蛋白构成的核内网架结构，不包括核内的可溶性成分。

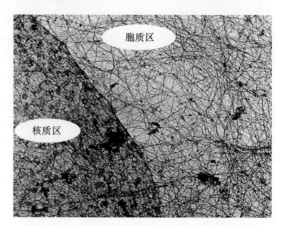

胞质区

核质区

图9-28　小鼠成纤维细胞核基质的透射电镜图

一、核基质的化学组成

核基质成分复杂，不同细胞类型、细胞周期的不同阶段及正常细胞与癌变细胞的核基质都可能有所差别。其主要成分是蛋白质，分为核骨架蛋白及核骨架结合蛋白，占核基质的90%以上。其中包括10多种非组蛋白，分子量40～60kDa，其中有相当一部分是含硫蛋白，二硫键对核基质完整性起着极其重要的作用，破坏二硫键可引起核基质的瓦解。另外，核基质蛋白成分常与一些DNA和RNA紧密结合。但有人认为DNA不应是核骨架的成分，而仅仅是一种功能上的结合。而

RNA 和蛋白质结合成 RNP 复合物被认为是核基质的结构组分，是保持核骨架三维网络的完整性所必需的。

（一）核骨架蛋白

核骨架蛋白与富含 AT 的 DNA 序列即核骨架结合序列（matrix association region，MAR）结合，又称为 MAR 结合蛋白，没有严格的 DNA 序列结合特异性，通常与 DNA 袢环两端的 MAR 结合，将其锚定在核骨架上，形成 DNA 袢环。已经鉴定的核骨架蛋白有：①核基质蛋白（nuclear matrix protein），分子量大于 50kDa，呈纤维颗粒样分布，已发现核基质蛋白有 D、E、F、G 等几种，很可能是核基质上与 DNA 袢环结合的蛋白；② Nuc²⁺ 蛋白，分子量为 76kDa，存在于核基质和染色体支架中，与富含 AT 的 DNA 序列有特异性结合，可能与细胞有丝分裂过程中染色体的分离有关；③核内肌动蛋白，是核骨架蛋白的主要成分，核基质中的肌动蛋白可能与核内不均一 RNA（hnRNA）的加工过程有关；④附着区结合蛋白（attachment region binding protein，ARBP），ARBP 分子量为 95kDa，是一种 MAR 结合蛋白，各组织细胞中均有发现，无组织特异性，ARBP 常与 DNA 袢环两端的 MAR 特异性结合，将其锚定于核基质上形成袢环；⑤ DNA 拓扑异构酶 Ⅱ，是间期核基质和分裂期染色体骨架的重要成分之一。

（二）核骨架结合蛋白

核骨架结合蛋白（nuclear matrix binding protein）又称核基质结合蛋白，核基质的功能不仅依靠核基质本身的蛋白质完成，更重要的是要通过多种核基质结合蛋白的共同参与，完成核基质复杂多样的生物学功能。它们是一些与 DNA 和 RNA 代谢密切相关的酶类、细胞信号识别因子和细胞周期的调控因子及病毒特异性的调控蛋白，紧密结合在核基质上，协助核基质蛋白共同完成核基质网架的构建和生物学功能。核骨架结合蛋白包括 NF-1（核因子 -1）、DNA 聚合酶 α 及 DNA 聚合酶 β（与 DNA 合成及修复有关）、PKC（蛋白激酶 C）、钙调蛋白、RB 蛋白（视网膜母细胞瘤蛋白）、*c-myc* 癌基因产物、核内热休克蛋白和许多细胞核内激素受体等。

二、核基质的结构

电镜下观察，核基质是以纤维蛋白构成的网架结构，由一些直径 3 ～ 30nm 粗细不等的蛋白纤维和一些颗粒状结构相互联系构成。纤维粗细不均，单体纤维直径 3 ～ 4nm，几个单体纤维常聚合形成较粗的纤维。二硫键对核基质完整性起着极其重要的作用，破坏二硫键可引起核基质的瓦解。核基质蛋白成分常与一些 DNA 和 RNA 有紧密结合。但有人认为 DNA 不应是核骨架的成分，而仅仅是一种功能上的结合；而与核基质结合的 RNA 被消化处理后，核基质的网状颗粒结构会变得稀疏，三维纤维网架结构也发生很大的改变，因此，研究者认为 RNA 在核基质纤维网络之间可能起着一定的连接作用，它常和蛋白质结合成 RNP 复合物，是保持核基质三维网络的完整性所必需的。

三、核基质的功能

核基质为细胞核内各种各样的组分布局提供了一个结构支架，许多重要的生命活动均与核基质有关，如 DNA 复制、DNA 包装及染色体的组装与构建等。

（一）核基质参与 DNA 复制

原核细胞的 DNA 复制是结合在细胞膜上进行的，而真核细胞中 DNA 复制与核膜没有直接的关系，更无专一的结合位点。核基质在 DNA 复制中起着重要作用，主要体现在：

1. 复制中的 DNA 锚定于核基质上 DNA 合成部位在细胞核内不是随机分布的，而是相对集中在某些部位，而且 DNA 聚合酶和 DNA 拓扑异构酶 Ⅱ 均在核基质上有特定的结合位点，并且通过结合于核基质上而被激活。复制时 DNA 袢环的基部结合在核基质纤维上，DNA 以袢环的形式通过核基质结合序列（MAR）与 DNA 拓扑异构酶 Ⅱ 结合，调控 DNA 复制。因此，核基质可能是真核细胞 DNA 复制的空间支架。

2. 新合成的 DNA 结合在核基质上 1980 年 Coffey 等发现，放射素标记的胸腺嘧啶核苷酸加入体外培养的 3T3 成纤维细胞，半小时后 90% 的放射素掺入到与核基质结合的 DNA 上，表明新合成的 DNA 分子首先是结合在核基质上的。

3. 缺乏核基质的 DNA 复制效率降低　体外实验发现，高度纯化的 DNA 离体进行 DNA 复制时，复制效率极低且出错率增加，而在含有核基质组分的非洲爪蟾卵母细胞提取物中进行复制，则效率很高，说明核基质可能是 DNA 复制的高效性和准确性的空间结构保障。

（二）核基质参与基因转录和加工

真核细胞中 RNA 的转录和加工均与核基质有关，主要表现在以下方面：

1. 核基质与基因的转录活性密切相关　D. A. Jackson 等发现，放射素标记的尿嘧啶加入体外培养的 HeLa 细胞后，95% 的放射素出现在结合于核基质上的 RNA 分子中，说明 RNA 的合成也是结合在核基质上的。原因可能是在哺乳动物细胞中，具有转录活性的基因是结合在核基质上的，RNA 聚合酶也结合在核基质上，所以 RNA 的合成也是结合在核基质上进行的。

2. 核基质参与 RNA 的加工修饰　hnRNA 的剪切加工常以 RNP 复合物的形式进行，而用 RNase 消化掉 RNP 复合物后，剩下的蛋白质能组装成核基质样的纤维网架，由此推测，核基质可能参与了 RNA 转录后的加工修饰。

（三）核基质参与染色体构建

染色质组装形成染色体的放射环模型提示，30nm 的染色质纤维（螺线管）折叠形成的祥环锚定在非组蛋白构成的染色体骨架（核基质成分之一）上，每 18 个祥环放射状排成一圈构成一个微带，多个微带沿着核基质骨架轴心纵向贯通，形成染色单体。由此可见，核基质参与了 DNA 超螺旋化的稳定过程。

（四）核基质与细胞分化相关

研究发现，相比分化程度低的细胞，分化程度高的细胞中 RNA 合成能力更强，核基质更发达。而干细胞中核基质结构和功能的改变，可导致基因选择性转录活性的变化，引起细胞分化。与正常细胞相比，肿瘤细胞的核基质结构和组成发生异常改变，许多癌基因可结合在核基质上。

第五节　细胞核的功能

细胞核是非常重要的功能单位，含有完整的遗传物质，从根本上控制着细胞的生命。人类体细胞的细胞核中均储存有完整的人类基因组（human genome），基因选择性表达的过程就是细胞内遗传信息的流动，流动的方向是 DNA→RNA→蛋白质。在细胞核中以 DNA 为模板合成 RNA 的过程称为转录。RNA 进入细胞质，合成蛋白质的过程称为翻译。细胞核是遗传信息储存、复制、转录的地方，是细胞功能及新陈代谢、生长、增殖、分化的控制中心。

一、遗传信息的储存

真核生物中，染色质是遗传信息的载体，染色质的主要成分是 DNA 和蛋白质，而遗传信息就储存在 DNA 分子的碱基序列中。RNA 聚合酶以 DNA 上碱基序列片段（基因）为模板，启动转录形成 RNA，将储存的遗传信息进行转移。

二、遗传信息的复制

DNA 复制是指 DNA 双链在细胞分裂之前进行的复制过程，复制的结果是一条双链变成两条一样的双链，每条新生双链基本与原来的双链一样。真核细胞中，这个过程通过半保留性和半不连续性复制方式得以顺利完成，具体特点如下：

（一）多起点同时进行的半保留复制

真核细胞中，一般每个 DNA 分子上有多个复制起始点，包含起始点的复制单位称为复制子（replicon）。复制从复制起始点启动后，可在起点两侧双向进行，电镜下观察到此时的复制子呈一个个泡状结构（也有称眼状结构）。泡状结构每侧形成一个复制叉（replication fork）（图 9-29），两侧的复制叉不断推进延伸，最终与邻近起始点的复制叉相通。DNA 复制主要包括启动、延伸、终止三个阶段，当亲代 DNA 分子上所有复制子都汇合相通时，两条新的子代 DNA 分子形成，复制终止。由于新形成的子代 DNA 分子都含有一条亲代的模板脱氧核苷酸链，因此这种复制具有半保留性特点。

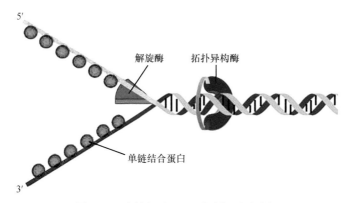

图 9-29　真核细胞 DNA 复制形成复制叉

（二）半不连续复制

　　DNA 双链是由 2 条方向相反的脱氧核苷酸链构成，其中一条为 5′→3′，另一条则是 3′→5′。而 DNA 聚合酶催化合成新脱氧核苷酸链的方向只能是 5′→3′，即新合成的 DNA 链只能沿 5′→3′ 方向延长。也就是说，亲代模板链中那条 3′→5′ 方向的链在根据碱基配对原则合成新链时，新链的方向与它相反，正好是 5′→3′。该链可连续进行复制，速度较快，称为前导链（leading strand）。而以亲代 5′→3′ 为模板合成 3′→5′ 方向互补链时，合成方向与酶催化复制叉前进的方向相反。该链只能在双链打开一段时复制一段，片段性合成，不连续，称为冈崎片段（Okazaki fragment）。且冈崎片段合成过程需要 RNA 引物引导和连接酶连接，速度较慢，称为滞后链或后随链（lagging strand）。因此 DNA 复制具有半不连续性特点（图 9-30）。

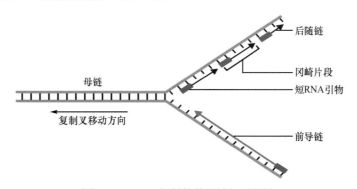

图 9-30　DNA 复制的前导链与后随链

（三）端粒序列的复制依赖于端粒酶

　　1938 年 Müler 用 X 线处理果蝇，观察因这种射线辐射所致的染色体损害情况，经过多次核型分析后，发现了一个奇怪的现象，即染色体末端很少有倒位和缺失。这说明染色体两端有着某种维持染色体稳定的结构，他命名为端粒（telomere）。端粒虽然引起了人们的兴趣，但直到 20 世纪 70 年代以后，随着分子生物学的发展和对 DNA 复制研究的深入，人们对端粒才从本质上得到了认识：端粒位于真核细胞染色单体两端，主要由一段特殊的碱基序列和结构蛋白组成，对维持染色体稳定

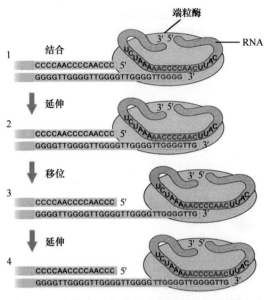

图 9-31 端粒酶以自身 RNA 为模板完成模板链
DNA 3′ 端复制

和细胞的其他一些生物学行为有重要意义。而真核细胞染色体端粒的重复序列并不是 DNA 复制时连续合成的，而是由端粒酶（telomerase）合成后添加到染色体末端的。端粒酶是一种由 RNA 和蛋白质构成的 RNP 复合物，具有反转录酶特性，其 RNA 长约 159bp，含有一段 CAACCCCAA 序列，能为端粒复制提供模板。

DNA 复制到末端时，连续合成的前导链长度与亲本模板链一致，而后随链末端最后一段序列不能复制，导致后随链比对应的亲本模板链短一段（因末端 RNA 引物的切除导致变短），即端粒序列的缩短。端粒酶通过与该处亲本模板链末端的端粒序列识别并结合，以自身的 CAACCCCAA 序列作为模板，利用其反转录酶活性，对亲本模板链 3′ 端的富含 G 的序列进行延长，再通过回折加到新链（后随链）的 5′ 端，从而避免了 DNA 分子随着多次复制可能造成的染色体末端丢失，保证了 DNA 复制的相对稳定性（图 9-31）。

三、遗传信息的表达

真核生物遗传物质 DNA 的表达分为两个阶段：转录和翻译。其中转录在细胞核内进行，是指遗传信息从基因转移到 RNA 的过程。RNA 聚合酶通过与一系列组分构成动态复合体，并以基因序列为遗传信息模板，催化合成序列互补的 RNA，包括转录起始、延伸、终止等过程。而翻译主要在细胞质中进行，由核糖体、tRNA 和 mRNA 合作完成（详见第十章　基因表达及调控）。

第六节　细胞核与疾病

细胞核是细胞生命活动的调控中心，一旦结构或功能受损，将会导致严重的后果，可能会引起细胞生长、增殖、分化等各方面的异常。

一、细胞核异常与疾病

（一）细胞核形态、结构和功能异常与疾病

1. 核大小、形态异常　核的大小通常反映核的功能活性状态。功能旺盛时核增大，核基质淡染，常伴有核仁增大或增多。如果这种状态持续较久，则可出现多倍体核或形成多核巨细胞。多倍体核虽在正常情况下亦可见于某些功能旺盛的细胞，但多在病理状态下出现，如晚期肝炎多倍体的肝细胞明显增多。另外，核的增大除见于细胞功能旺盛时外，也可见于细胞受损时，最常见的情况为细胞水肿。相反，当细胞功能下降或细胞受损时，核的体积则变小，染色质变致密，核仁也常缩小，某些器官萎缩时会出现这些改变。光学显微镜下，正常细胞因种类不同，核的形状为圆形、椭圆形、梭形等。病变情况下，核可以发生多种形状的改变，核的多形性多见于恶性肿瘤细胞，称为核的异型性。细胞在衰老、死亡及损伤过程中的重要表征之一是核结构的改变，主要表现为核膜和染色质的改变。例如，染色质在核基质内聚集成致密浓染的大小不等的团块状，称为核固缩（karyopyknosis），继而整个细胞核收缩变小，最后仅留下一致密的团块。这种核最后还可再崩解为若干碎片而逐渐消失。染色质也可能逐渐边集于核膜内层，形成电子密度较高的染色质团块（图 9-32），核膜起初尚保持完整，以后可在多处发生断裂，核逐渐变小，最后裂解。在核碎裂的基础上，染色质最终完全消失，称为核溶解。核溶解也可以不经过核固缩或核碎裂而一开始

即独立进行。

2. 核内包涵物异常 某些细胞损伤时核内出现了线粒体、内质网断片、溶酶体、糖原颗粒、脂滴等细胞质内成分或病毒颗粒等非细胞成分，这些成分称为核内包涵物（图9-33）。例如，糖尿病患者的肝细胞核内可有较多糖原沉积；在铅、铋、金等重金属中毒时，核内可出现丝状或颗粒状包涵物，有时还含有相应的重金属（如铅中毒时）；某些病毒性疾病如DNA病毒感染时，可在电镜下见到核内病毒颗粒聚集。

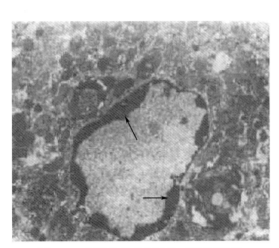
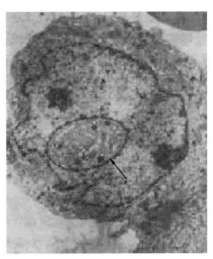

图 9-32 细胞核染色质边集（箭头所示）　　　图 9-33 核内包涵物（箭头所示）

3. 核仁的功能异常 细胞合成蛋白质能力降低时，核仁的纤维中心会相对集中在核仁中央区，颗粒成分则富集在外周，形成所谓的壳状核仁。相反，合成能力强盛时，核仁主要由颗粒状成分构成，着色很深，形成所谓的高颗粒性核仁。

4. 核纤层蛋白异常 在电镜下观察人类早老征患者的表皮细胞时，发现其核纤层有增厚现象。核纤层的主要功能是维持核膜的稳定性，并与染色质组装、基因转录及DNA复制等密切相关。若编码核纤层蛋白的基因发生突变，可能直接引起核纤层的结构损伤，造成细胞衰老，并引发机体发生一系列退行性病变。研究发现，lamin A及其结合蛋白的基因突变会影响核膜蛋白的定位及基因组的稳定性，导致早老征的发生。且人类早老征患者的lamin A合成障碍，毒性lamin A前体物质在细胞中累积。正常衰老细胞中同样出现lamin A含量减少的现象。

5. 核转运功能异常 已知带有核定位信号的蛋白（亲核蛋白）均会被定向转运到细胞核内发挥作用。例如，雄激素受体（androgen receptor，AR）就是一种亲核蛋白，在男性第二性征发育及前列腺生长过程中起着重要作用，因此正确的核定位转运对个体正常生理功能至关重要。正常情况下，胞质中的核输入蛋白α先识别并结合AR的NLS序列，然后与核输入蛋白β形成AR-核输入蛋白α/β复合物，并通过核孔复合体转运到细胞核内将AR释放，产生相应的生理功能。若AR或其NLS序列发生基因突变，将会影响AR与核输入蛋白α的识别，导致AR不能正常入核，这种异常与某些前列腺癌及雄激素不敏感综合征相关。

（二）细胞核异常与肿瘤

肿瘤是目前对人类危害最大的疾病。它是细胞在某些因素的长期作用下，基因的结构和功能出现了异常，导致细胞过度增生或异常分化而形成的赘生物。由于基因绝大部分集中在细胞核内，所以，细胞核与肿瘤发生发展十分密切。

1. 肿瘤细胞中的细胞核形态结构改变 与正常细胞相比，肿瘤细胞核的外形不规整，常出现分叶、出牙、凹陷和弯月形等异型（图9-34）。通常，相比正常细胞，肿瘤细胞核的体积增大，因此核质比例增加。肿瘤细胞核中常染色质所占比例增大，异染色质颗粒化，明显粗糙，在核内分布很不均匀，核膜内侧分布更为集中，着色很深（图9-34）。在临床实际工作中，病理科医生通过光镜下观察患者的组织标本，参照上述形态结构改变，基本能对标本区的正常细胞是否已经转化成肿瘤细胞做出初步诊断。

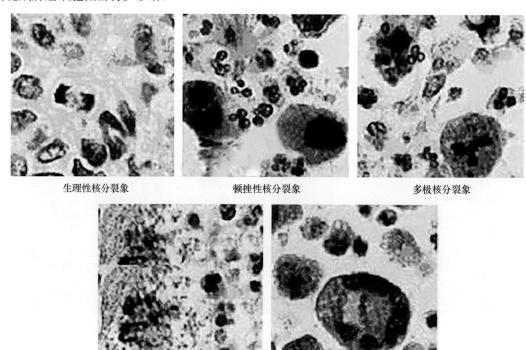

生理性核分裂象   顿挫性核分裂象   多极核分裂象

不对称性核分裂象   多核瘤巨细胞

图 9-34 肿瘤细胞的异型核

2. 肿瘤细胞中的染色体改变 肿瘤细胞中的染色体常发生变化。这些变化基本包括两个方面：一是数量，二是结构。数量方面，非整倍体改变是肿瘤细胞中常表现的形式。例如，不少肿瘤细胞的第8、9、12和21号染色体数量增加，形成所谓的超二倍体；也有的肿瘤细胞是第7、22号或Y染色体数量减少，形成所谓的亚二倍体。在不少实体肿瘤或癌性胸腔积液及腹水中，染色体数目表现十分紊乱，既可以是正常染色体数量成倍地增多，也可以是染色体不对称增减的假二倍体。总之，多数肿瘤细胞中，染色体数量比正常细胞染色体多，较少见到肿瘤细胞中的染色体比正常细胞的染色体少。结构方面，最常见的是肿瘤细胞中1条或1条以上染色体某片段发生断裂、易位、缺失、倒位等。例如，临床上有一种称为Burkitt淋巴瘤（又名非洲儿童恶性淋巴瘤）的疾病，第8号染色体长臂末端断裂并脱落。脱落的这一段染色体易位到第14号染色体的长臂末端，使该染色体长臂变长了（14q+）。慢性粒细胞白血病患者白细胞中第2号染色体长臂的一段染色体断裂并脱落、易位到第9号染色体，因为这种结构畸变的染色体是1960年在美国费城发现的，所以易位后的染色体称为费城染色体（Ph染色体）。这类肿瘤出现某种特征性染色体的现象，称为某肿瘤特异性标记染色体。除了上述非洲儿童恶性淋巴瘤、慢性粒细胞白血病外，还有一些肿瘤也有特异性标记染色体，但不那么典型。例如，脑膜瘤细胞中的第22号染色体长臂缺失（22q-）或整个丢失（-22）；部分视网膜母细胞瘤细胞中第13号染色体长臂缺失（13q-）等。

必须指出，通过核型分析的方法寻找肿瘤特异性标记染色体，确诊虽然有用，但对大多数肿瘤来讲，还找不到这种特异性标记染色体。因此，肿瘤细胞的染色体数量或结构异常虽然普遍存在，但目前并没有发现所有肿瘤细胞中都共同存在的染色体某种规律性改变。

3. 肿瘤细胞中基因的改变 肿瘤发生的根源是基因突变。所谓基因突变是指DNA序列特别是基因本身及相关DNA调控序列结构发生了改变，这种改变伴随着基因表达的全过程，导致蛋白质表达异常，正常细胞转化成肿瘤细胞。引起细胞发生肿瘤改变的基因称为癌基因（oncogene），在正常情况下，细胞中还存在着抑制肿瘤发生的基因，称为抑癌基因（tumor suppressor gene）。癌基因和抑癌基因矛盾斗争的结果，决定着肿瘤的发生发展。已知癌基因的高度激活导致肿瘤发生是公认的事实。具体的激活方式大致有以下几种：①多个癌基因的协同。人们发现，许多肿瘤并不是一次性生成的，而是经过了组织细胞良性增生、异型增生、良性肿瘤、原位癌，最后发展为浸润癌和转移癌的过程。当然，各种恶性肿瘤发展时间的长短和具体过程不尽相同。在这个过程中，基因突变呈现累积和协同的效应。例如，结肠癌在肠上皮增生阶段有两种癌基因发生突变——家族性多发性腺癌基因和结肠癌突变基因；在早期腺瘤阶段，DNA 序列出现低甲基化；在中、晚期腺瘤阶段，涉及 KRAS 基因、结肠癌缺失基因的突变和丢失；进展为腺癌阶段时，$p53$ 基因（一种抑癌基因）功能消失；进入转移阶段时，一种称为 $Nm23$（nonmetastatic protein 23）的基因发生突变，编码血管生长因子的基因异常活跃，血管生长因子明显增多，导致肿瘤内血管增生活跃。②抑癌基因、癌基因的功能此消彼长，使细胞周期过程紊乱，调控失灵，特别是 DNA 复制监控作用降低，造成细胞恶性改变。③癌基因的高度激活抑制了肿瘤细胞凋亡。某些已经失去正常生理功能的衰老细胞或有恶性改变趋势的细胞，机体主动启动某种机制让这些细胞凋亡，以保证机体的健康状态。抑癌基因的表达可诱导细胞发生凋亡，但在肿瘤细胞发展到一定阶段时，抑癌基因失活，癌基因的活性起支配作用，使本该凋亡的细胞继续繁殖增生，导致肿瘤进一步发展。

（三）细胞核异常与遗传病

由遗传物质的结构或数目异常所导致的疾病称为遗传病。遗传物质由生殖细胞（精子和卵子）传给后代。染色体数目、结构异常引起的遗传病又称为染色体病。大家比较熟悉的先天愚型（Down综合征）就是典型的染色体病，患者第 21 号染色体多了 1 条染色体，因此又称 21 三体综合征。生殖细胞染色体中单个基因突变引起的疾病称为单基因遗传病，如白化病、血友病和色盲等。多个基因突变引起的疾病称为多基因遗传病，如原发性高血压、原发性癫痫和精神分裂症等。

因为是亲代生殖细胞核内遗传物质的异常，所以形成的配子携带这种异常传给后代，后代的所有细胞（含生殖细胞）核中也继承了异常改变，如后代有生育能力，还可以将病变基因一代一代传下去，这是遗传病的典型特点之一。

二、端粒异常与疾病

细胞每分裂一次因端粒缩短而趋向老化，端粒酶因能防止端粒缩短而阻滞细胞趋向老化。换句话说，细胞要"长生不老"，基本条件之一是端粒酶始终要活跃地存在。但令人遗憾的是，人出生后（其他生物也类似）除了极少数几种细胞（如生殖细胞、干细胞）外，其他细胞中都几乎测不出端粒酶的存在。所以在正常情况下，细胞的衰老是不可避免的。

（一）端粒异常与肿瘤

肿瘤细胞是一种病态细胞，它可以无限次数地分裂而不显衰老迹象。端粒酶被发现后，人们开始注意它与肿瘤细胞的关系。实验证明，端粒酶的活跃存在是大多数肿瘤细胞获得永生化的主要原因。这一重大研究成果，使人们对诊断和治疗肿瘤又多了一条很好的新思路。首先，我们可以将端粒酶作为诊断细胞是否癌变的标志物（临床上称为肿瘤标志物）。正常细胞转变为肿瘤细胞需要一个过程，端粒酶刚出现时细胞还不一定癌变，如果在查到端粒酶阳性的早期阶段对"变坏"细胞进行治疗，会起到事半功倍的效果。其次，端粒酶可作为肿瘤治疗的靶向目标。有人用 RNA干扰技术阻断 HeLa 细胞内端粒酶的活性，4 周左右细胞开始停止生长。类似实验还揭示某些肿瘤细胞内的端粒酶被抑制后，原来"疯狂"增殖的细胞当天就停止分裂，随后趋向衰老死亡。通过抑制肿瘤细胞中端粒酶活性的方法来治疗某些肿瘤在 20 世纪 80 年代开始引起人们的浓厚兴趣。目前，具体的手段有以下几种：①采用端粒酶特异性的抑制剂，抑制酶的活性；②采用 RNA 干扰技术阻止酶的活性；③诱导酶蛋白产生突变以废除酶的作用。肿瘤的发生是一个十分复杂的问题，除端粒酶外，还有癌基因、抑癌基因等多种因素综合作用的结果。它们之间的关系，有人用"汽车模型"来加以形容：癌基因激活好比踩油门，抑癌基因失活好比刹车系统失灵，端粒酶好比汽车前行路上的加油站，为汽车前行源源不断地提供汽油。在防治肿瘤时，任何只考虑单方面因素的措施，都可能只起到有限的作用。还需要指出，目前在 10% ~ 15% 的肿瘤细胞中，检测不出端粒酶的活性，但细胞分裂后端粒照样可保持原来的长度，说明这些肿瘤细胞可以通过另外的机制来维持端粒的长度。

（二）端粒异常与其他疾病

研究发现，某些高血压患者的血管内皮细胞中端粒长度异常。通过对体外高血压动物模型的研究，人们发现高血压动物的血管平滑肌细胞的端粒消耗较血压正常动物加速，进而可能对血管平滑肌细胞的增殖和凋亡产生影响。另外，在 2 型（非胰岛素依赖型）糖尿病人的白细胞染色体中也发现端粒长度变短的现象。因此，有人推测一些与衰老有关的疾病，如高血压、糖尿病、动脉粥样硬化等，其病理机制可能与年龄增加导致的端粒损耗加速、长度缩短密切相关，因为端粒的这些异常增加了染色体异常丢失的机会，发病风险升高。

三、细胞核研究的新进展

正如前文所述，人们对于细胞核结构功能的认知已非常清楚，细胞核是真核细胞内最大、最重要的细胞结构，是细胞遗传与代谢的调控中心，是真核细胞区别于原核细胞最显著的标志之一，它主要由核膜、染色质、核仁、核基质等组成。细胞核的作用是维持基因的完整性，并通过调节基因表达来影响细胞活动。但细胞核内许多结构功能异常引起生理活动障碍的分子机制仍不明确，目前关于细胞核研究的新进展主要集中在以下几个方面。

（一）核膜研究新进展

1. 核膜稳定与异染色质断裂修复密切相关　长期以来，核膜被认为只是包裹和保护 DNA 的一道屏障，上面留有物质运输所需的通道。南加州大学 Irene Chiolo 的研究团队不久前发现，核膜实际上拯救了灾难性的 DNA 断裂。研究显示，异染色质的断裂链被带到核膜进行修复。细胞核里的常染色质特别受人关注，因为那里聚集着绝大多数编码基因。异染色质主要由重复性 DNA 序列组成，一直被视为"垃圾 DNA"而受到忽视。现在科学家开始重视基因组的这一神秘部分，异染色质有助于细胞分裂过程中的染色体维持，但也对基因组稳定性构成了一定威胁。为了修复频繁发生的 DNA 损伤，细胞配备了非常有效的分子机制。但对异染色质起作用的修复机制非常特别：重复性序列在 DNA 修复的时候容易相互重组，造成癌细胞中常见的染色体异常。因此 Irene Chiolo 团队认为异染色质是推动癌症发展的最大动力之一，它属于基因组的"暗物质"。核膜功能障碍在癌细胞中很常见，且这种功能障碍会影响异染色质修复，进而推动癌症发展。

2. 核膜相关蛋白的翻译后修饰参与调控核膜稳定装配　核膜在细胞周期中进行去组装和再组装等一些有序动态变化。保持核膜结构的完整性及其在细胞周期进程中有序的动态变化，对于基因组的稳定性、细胞的各项生命活动乃至生物个体的生存等具有重要的生物学意义。编码不同核膜蛋白的基因若发生突变，将会引起一系列严重的核膜相关疾病。例如，BAF（barrier to autointegration factor）是一种内层核膜结合蛋白，在高等动物中高度保守，可以与 DNA、LEM 结构域蛋白、核纤层蛋白、组蛋白及转录因子等相结合，在有丝分裂进程、核膜重建、病毒侵染、染色质结构、基因转录调控、DNA 损伤修复、个体发育、人类衰老相关疾病的发生等生命活动中具有重要作用。已有的研究表明，BAF 的翻译后修饰参与调节核膜装配、基因表达、染色质重塑等过程。北京大学张传茂教授等研究发现，BAF 的 SUMO 化修饰是一个具有高度动态性和可逆性的过程，且核纤层蛋白 lamin A/C 对于 BAF 在核内的定位起关键作用，而 BAF 与 lamin A/C 的相互作用也依赖于 BAF 的 SUMO 化修饰，且发现 BAF 的 SUMO 化修饰程度在 S 期最高。说明 SUMO 化修饰维持 BAF 在间期细胞核内定位，进而维持细胞周期调控下的细胞核结构的完整性、DNA 复制及其他功能。

（二）核孔复合体研究新进展

1. 近乎完整的核孔复合体三维结构 2018 年洛克菲勒大学 Michael P. Rout 团队首次报道了酵母核孔复合体（NPC）近乎完整的三维结构。NPC 是细胞中最大的通道，跨越细胞核双层膜。NPC 为细胞核和细胞质之间来回运输大分子提供了通道。由于其庞大的体积和动态性，迄今为止科学家针对 NPC 的完整结构和功能的研究一直受到阻碍。Michael P. Rout 团队利用一种新颖的综合建模方法确定了 NPC 的结构，其中使用了来自许多不同实验的信息计算确定最适合所有输入数据的一组模型。最终研究人员精确定位了通道中的 552 个 NPC 蛋白（称为核孔蛋白），这个通道形状有点像带有 8 个辐条的货车车轮，将核心脚手架连接到更灵活的中央通道区域（中央运输区域）。Christopher Akey 认为这个运输通道为调控发育和细胞生长提供了一个控制点。揭开这个庞然大物的架构，能帮助我们深入了解这个通道是如何构建的，以及如何运作的，甚至这些发现可能有一天有助于解释癌细胞的变化机制。

2. 核孔复合体的不对称环结构 在真核细胞中，细胞核通过核膜与细胞的其余部分隔开。所有进入和离开细胞核的运输过程都是通过称为"核孔复合物"（NPC）的圆柱形通道进行的。每个 NPC 由 8 个重复的蛋白质复合物组成，其中含有至少 30 种不同类型的蛋白质——核孔蛋白（nucleoporin）。NPC 两端的核孔蛋白形成环状结构，构成通道的开口。到目前为止，真核细胞中核膜的功能状态表明这些外环是相同的，包括相同数量的 9 个或 10 个不同的核孔蛋白，它们在重复的 Y 形结构中连接在一起。但 Haruhiko Asakawa 等发现，裂殖酵母具有一组保守的核孔蛋白，但与其他物种不同的是，其外环结构由数量不等、不同类型的蛋白质组成，且构成外环结构的蛋白质是不对称排列的。核质环不但具有相同的结构，而且只包含两种类型的核孔蛋白，其余七种核孔蛋白都是胞质环结构的一部分。有趣的是，不对称环结构对于裂殖酵母正常细胞的生长至关重要，且这种外环结构的多样性可以提供关于核孔如何形成的线索，以及从进化的角度对细胞核的结构和功能进行深入了解。

（三）核纤层研究新进展

1. lamin B1 基因参与神经发育和精子成熟 长期以来，人们对核纤层蛋白家族的研究主要集中在 A 型上，随着研究逐渐深入，B 型核纤层蛋白尤其是 lamin B1 的功能也逐渐受到重视。近年来研究发现，lamin B1 参与多种细胞活动，其异常表达与神经系统疾病及肿瘤发生发展有关。对 lamin B1 的深入研究，将为多种疾病的病理机制研究奠定基础，更有望为肿瘤研究找到新标志物和治疗靶点。人类 lamin B1 由位于 5 号染色体 q23.3—q31.1 上的 *LMNB1* 基因编码，*LMNB1* 序列高度保守，在人和小鼠中完全相同。作为核纤层蛋白之一，lamin B1 主要定位于内核膜，锚定在脂质层，可与染色质连接，对细胞核骨架的维持有重要作用。现有研究表明，除肌肉组织和结缔组织外，lamin B1 在人体大多数组织细胞中均有表达。在啮齿类动物中，lamin B1 在脑部高表达，如果 *Lmnb1* 基因缺陷，将导致小鼠脑部发育异常。在哺乳动物精子发生过程中，lamin A/C 和 B2 呈阶段性表达，仅有 lamin B1 全程表达，其定位随着精子的成熟从核周逐渐向后移至核的后极，在精子中定位于顶体后核后极部位。对人精子发生过程的研究发现，lamin B1 参与圆形精子核膜和精子头部的形成，主要通过形成 SEPT12/SPAG4/ lamin B1 蛋白复合物实现，该复合物对维持减数分裂后雄性生殖细胞核膜的完整性是必需的。

2. lamin B1 的异常表达影响细胞增殖 Dreesen 等发现，在成纤维细胞中，当 *LMNB1* 表达被干扰时，核空泡率明显增高，细胞增殖受到破坏；但当 *LMNB1* 过表达后，细胞增殖同样受损，而且细胞出现了衰老特征，包括 β- 半乳糖苷酶染色阳性细胞比率明显上升、DNA 损伤、p53 通路激活等。

3. lamin B1 通过抑制 DNA 损伤修复途径诱导细胞凋亡 研究发现，紫外线照射结合 *LMNB1* 干扰后的细胞凋亡率远远超过对照组，提示可能是 *LMNB1* 干扰造成紫外线诱导的 DNA 损伤应答和修复途径受损。具体机制可能是 lamin B1 通过与同源重组修复途径维持基因组完整性的重要蛋白（RAD51 蛋白）发生相互作用，导致 RAD51 蛋白的表达受到明显抑制，无法在核内聚集，因此 RAD51 依赖的 DNA 损伤修复途径受损，细胞存活率显著降低。

（四）核仁研究新进展

核仁主要功能是进行 rRNA 的合成和核糖体大、小亚基的装配。然而，近年来的研究提示核仁可能还参与了一系列其他功能活动，如 mRNA 和 tRNA 的加工成熟、信号识别颗粒的组装、维持端粒酶活性和调节细胞周期等。对多个物种核仁蛋白质组数据的分析也显示核仁中具有许多与核糖体生物合成无关及功能未知的蛋白，表明核仁在组成和功能上远比人们以前的认识复杂。

1. 核仁 rRNA 基因沉默影响其结构功能　尽管 rRNA 基因转录水平很高，并且存在许多 rRNA 基因，但并不是细胞内所有的 rRNA 基因都能胜任转录。在哺乳动物细胞中，rRNA 基因可以根据转录状态和染色质的表观遗传特征细分为三大类：沉默、非活性基因（或假基因）和活性基因。在体细胞中，启动子区 DNA 甲基化的存在区分了沉默的 rRNA 基因和其余的重复序列，沉默的 rRNA 基因显示异色结构，启动子处存在 CpG 甲基化，并与抑制性组蛋白标记，如 H3K9me2、H3K9me3 和去乙酰化组蛋白相关。此外，补骨脂素交联实验表明，沉默的 rRNA 基因属于未转染和核小体填充的 rDNA 染色质组分。在哺乳动物细胞中，沉默的 rRNA 基因在中晚 S 期复制，并通过细胞分裂遗传。新的研究发现，沉默的 rRNA 基因不仅影响核糖体的发生，还可以在核仁结构、基因组稳定性上发挥重要作用。

2. 核仁参与应激反应、DNA 修复和重组、转录调控等　核仁在核功能中的作用还远未被全面理解。除了参与核糖体发生，核仁是许多核功能的组织枢纽，通过蛋白质和核酸在核仁和核质之间的穿梭来完成包括基因组的三维组织、应激反应、DNA 修复和重组、转录调控、端粒维持和其他必需的细胞功能。核仁将相邻的染色质组织成一个大规模的抑制中心，间期染色体通过核仁相关结构域（NADS）附着在核仁上。另外，核仁内蛋白质还参与等位基因排斥和 X 染色体沉默。

3. 核仁异常与疾病　核仁功能与神经退行性疾病之间的联系正逐渐明确。最近发现，核仁很可能通过改变其在视网膜发育和神经变性中的作用，在眼睛的发育中发挥至关重要的作用。另外，一些蛋白质组学、基因组学和细胞功能研究证实，核仁在调节重要的细胞过程包括基因组稳定性、细胞周期控制、细胞衰老、应激反应和核糖核蛋白（RNP）颗粒的发生等时均起着一定的作用。核仁与癌症之间的联系，首先是通过细胞学和组织病理学研究提出的，表明核仁的数量和形状在几乎所有类型的癌症中通常都会发生改变。最近，针对癌症细胞中核仁的靶向治疗方法已经开始被认为是治疗癌症的一个新的"标志"，并且已经开发了几种治疗干预措施。

另外，核仁异常在失活 X 染色体易受损并引发自身免疫性疾病中扮演重要角色。失活 X 染色体易受破坏的原因如下：①它对甲基化抑制基因表达的强烈要求；②它在核膜上的外周位置；③它的晚期复制时间；④它与核仁的密切联系。动态核仁可以在细胞应激反应中急剧膨胀，可能会破坏邻近的非活性 X 染色体，特别是在复制过程中，导致先前受抑制的染色质的表达。在失活 X 染色体表面特别脆弱的是从 Xp22 到 X 短臂末端的基因和元素。这些基因和元素的表达会干扰核仁的完整性、核仁效率和未来的核仁应激反应，甚至导致核仁的碎裂，而在核仁中组装的核糖核蛋白复合物可能处于不完全状态和不适当的构象，或含有病毒成分，这些异常复合物即可能启动自身免疫反应。在系统性红斑狼疮和其他自身免疫性疾病中报道的许多自身抗原至少是短暂的核仁成分。

（五）核基质研究新进展

1. 核基质与核内三维结构调控　已知间期染色质被逐级组装成高度有序的结构，是基因功能正常执行的必需步骤。然而对调控这些三维结构的生物分子仍然知之甚少。近期有人发现，支架附着因子 B（SAFB）是一种具有 RNA 结合功能的核基质相关蛋白，可调节染色质凝聚，稳定小鼠细胞中的异染色质聚集。SAFB 通过其富含 R/G 的区域与异染色质相关的重复转录本（如卫星RNA）相互作用，从而促进 SAFB 驱动的相位分离。缺失 SAFB 会导致基因组三维结构的变化，这揭示了核基质相关蛋白和重复 RNA 在异染色质三维结构中的整合作用。

2. 核基质与核矩阵 核矩阵是组织和维持核结构的结构框架，然而，人们对这种非染色质区室的构造和管理机制知之甚少。骨骼肌细胞中分离出的核矩阵蛋白质分析表明，核矩阵蛋白具有细胞形态特异性，与细胞某些动态和潜在的调节功能相关，其主要功能包括维持细胞核的稳定、保守、结构组成，以及 RNA 剪接、细胞骨架组织和染色质修饰等，并参与细胞周期调控、谱系决定和分化的控制。

3. 核基质异常与疾病 皮肤肌炎是一种具有独特皮肤特征的临床异质性炎症性肌病，与核基质蛋白 -2（NXP-2）抗体异常表达有关。肌炎特异性抗体有助于疾病诊断和预测患者预后。具有抗 NXP-2 抗体的皮肤肌炎通常表现为肌肉多灶性缺血性病变。肌肉缺血包括局部肌肉水肿、椎管周围萎缩、微梗死和局灶性穿孔液泡。抗 NXP-2 抗体阳性皮肤肌炎患者体内小动脉密度较高，电镜观察证实毛细血管和管状结构受损。股周小动脉最常参与抗 NXP-2 抗体阳性皮肤肌炎，导致肌肉缺血。

本章学习思维导图

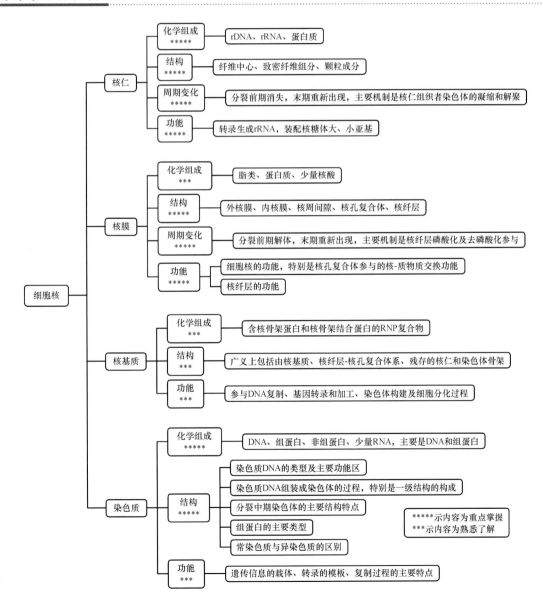

复习思考题

1. 简述完整细胞核的基本结构及其主要功能。
2. 简述核仁的超微结构及其在细胞周期的进程中发生的周期性变化，其机制是什么？
3. 简述核孔复合体的超微结构及其主要功能。
4. 简述从 DNA 到染色体的包装过程，并详述一级结构核小体的构成。
5. 常染色质与异染色质的主要区别是什么？
6. 试述核被膜的亚微结构，其在细胞周期的进程中是如何变化的？机制是什么？
7. 简述核仁组织区的概念，并以人类细胞为例，说明参与核仁构建的主要染色体。
8. 简述核基质的主要结构与功能。

（杨翠兰　罗深秋）

第十章 基因概述

第一节 基　因

一、基因的概念

20 世纪，遗传学的发展举世瞩目，基因的概念及其理论的建立，打开了人类了解生命并控制生命的窗口。

1854 ～ 1865 年，遗传学之父孟德尔对豌豆的遗传性状进行了长期的探索，发现豌豆的很多性状如豆粒的颜色能够有规律地传给下一代，他认为有一种因素控制着这一遗传过程。于是他称这一控制因素为遗传因子，并提出基因分离、基因自由组合两大遗传学定律。此时的"基因"是逻辑推理的产物，是一种与生物性状相对应的符号。

1909 ～ 1911 年，美国的遗传学家摩尔根以果蝇为实验对象，探明了遗传学的第三大定律：基因的连锁和交换定律。丹麦的遗传学家 W. Johanssen 根据希腊语"给予生命"之义，创造了"gene"一词。

1930 ～ 1952 年，美国的噬菌体研究小组经过一系列的实验确定：DNA 是遗传物质。但 DNA 如何储存并表达遗传信息，仍不得而知。

1953 年，借助威尔金斯、鲍林、查加夫等人的研究基础和富兰克林出色的 X 射线晶体衍射照片，沃森和克里克提出了 DNA 的双螺旋结构模型。

1954 年，物理学家伽莫夫提出三联体密码的概念，认为 mRNA 的三个相邻核苷酸组成一个密码子，决定蛋白质中的一个氨基酸。

1961 年，尼伦伯格和马太采用蛋白质的体外合成技术，在每一个试管中加入一种氨基酸，再加入除去了 DNA 和 mRNA 的细胞提取液，以及人工合成的多聚尿嘧啶核苷酸，结果在加入了苯丙氨酸的试管中出现了多聚苯丙氨酸的肽链，因此破译了第一个密码子：苯丙氨酸（UUU）。

1963 年，64 种遗传密码的含义全部得到了解答，形成了一部密码辞典。由此科学家认为，基因是 DNA 分子的一个个片段。直到克里克提出"中心法则"，阐明了从 DNA 到蛋白质的遗传信息传递方向和过程。

因此，经过一百多年全世界科学家的努力，确定细胞的生物学特性是由其遗传物质携带的遗传信息所决定的，基因（gene）是遗传的物质基础，是 DNA 分子上一段具有遗传信息的特定核苷酸序列。

二、基因的分子结构

（一）原核细胞的基因结构

原核细胞基因的基本结构由编码区（coding region）和非编码区（non-coding region）组成。编码区中功能相关的结构基因串联排列，受上游共同调控区控制，同时转录翻译，最终形成功能相关的蛋白质（图 10-1）。作为原核细胞的典型代表，大肠杆菌的基因组含有 3500 个基因，已被定位的有 900 个左右。在大肠杆菌已知的基因中 8% 的序列具有调控作用，大多是编码参与氨基酸、嘌呤、嘧啶、脂肪酸和维生素合成代谢的一些酶类的基因，以及参与大多数碳、氮化合物分解代谢的酶类的基因。

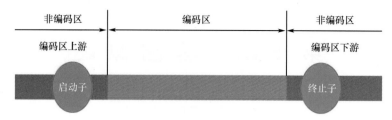

图 10-1　原核细胞基因的基本结构

原核细胞基因启动子（promoter）位于编码区的上游，是 RNA 酶识别和结合的部位，控制同一条 DNA 上紧密连接的一个或几个基因的转录。启动子含有两个主要的功能区域：① –35 区，转录起始位点是 DNA 模板链上开始进行转录作用的位点，以"+1"标识，–35 区位于转录起始位点上游 35bp 处，其共有序列为 5′-TTGACA-3′，是 RNA 聚合酶的识别部位。② Pribnow 盒（Pribnow box），其中心位于转录起始位点上游约 10bp，共有序列为 5′-TATAAT-3′，富含 A 和 T，故又称为 TATA 盒或 –10 区，是 RNA 聚合酶的结合部位。启动子来源不同，Pribnow 盒的碱基顺序稍有变化。在 Pribnow 盒中的 DNA 双链容易解开，利于 RNA 聚合酶的进入而促使转录作用的起始（图 10-2）。

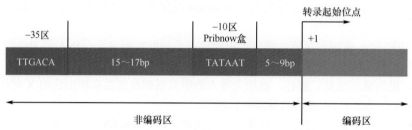

图 10-2　原核细胞基因启动子的基本结构

（二）真核细胞的基因结构

真核生物的基因组一般比较庞大。例如，人的单倍体基因组由 3×10^9 对碱基组成，大概是原核生物大肠杆菌基因组的近 700 倍。按 1000 个碱基编码一种蛋白质计算，人类基因组理论上可以编码 300 万个基因。但实际上，人类细胞中所含基因总数不超过 4 万个。说明在人类细胞基因组中有许多 DNA 序列并不转录成 mRNA 用于指导蛋白质的合成。因此原核细胞与真核细胞基因基本结构最大的不同点就是原核细胞基因序列是连续的，不含内含子，在转录后不需要剪切、连接及加工；真核细胞基因的基本结构主要由外显子、内含子和 5′- 上游区及 3′- 下游区的非编码调节序列组成（图 10-3）。

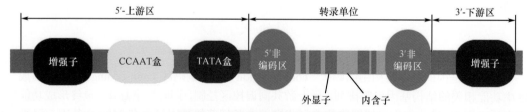

图 10-3　真核细胞基因的基本结构

外显子（exon）：基因内部能被转录，并能指导蛋白质生物合成的编码序列。内含子（intron）：基因内部能被转录，但不能指导蛋白质生物合成的非编码序列。因此，真核细胞基因结构中的编码区是间隔的、不连续的。能够编码蛋白质的外显子序列被不能编码蛋白质的内含子序列分隔开，称为断裂基因（split gene）。

断裂基因每个外显子和内含子的接头区都有一段高度保守的共有序列，即内含子的 5′ 端大多数是 GT，3′ 端是 AG，这种接头方式称为 GT-AG 法则，是普遍存在于真核生物中 RNA 剪接的识别信号。

　　启动子（promoter）：是位于基因转录起始位点上游 100bp 范围的 DNA 序列，是 RNA 聚合酶特异结合部位，能促进转录过程。这一特殊序列以 TATA 为核心，称为 TATA 盒（TATA box）。它是一段高度保守序列，9bp，TATAATAAT，位于转录起始点上游 25～30bp。TATA 盒与转录因子 TFⅡ结合，再与 RNA 聚合酶Ⅱ形成复合物，从而准确地识别转录起始位点，对转录水平有定量效应。同时，位于 TATA 盒上游，距离转录起始位点上游 –70～–80bp 区含有 CCAAT 序列，–80～–110bp 区含有 GGGGGG 序列，这两段保守序列分别称为 CAAT 盒（CCAAT box）和 GC 盒（GC box）。它们是许多蛋白质转录因子的结合位点。

　　增强子（enhancer）：是增强基因转录的 DNA 序列，是许多真核基因高效表达不可缺少的调控因子。具有以下特点：①能远距离影响转录的调控元件，如 Beta 珠蛋白基因的增强子是由串联重复的两个 72bp 序列组成，位于转录起点上游 –1400bp 或下游 3300bp 处，均可增强转录效率 200 倍；②无方向性，5′→3′ 方向或 3′→5′ 方向对启动子的活性均有影响。

　　终止子（terminator）：由一段回文序列及特定的序列（Poly A）5′-AATAAA-3′ 组成。回文序列为转录终止信号，Poly A 为附加信号。终止子为反向重复序列，是 RNA 聚合酶停止工作的信号。反向重复序列转录后，可以形成发夹结构，并且形成一串 U。发夹结构阻碍了 RNA 聚合酶的移动。一串 U 结构与 DNA 模板中的 A 结合不稳定，从模板上脱落下来，终止转录。

第二节　基因转录

　　转录需要完整的双链 DNA，但每次转录仅以其中一条链为模板，称为模板链，另一条链称为编码链。转录的过程分为起始（initiation）、延伸（elongation）和终止（termination）三个阶段。DNA（基因）转录的基本特征如下：

　　（1）在一个基因组（genome）中，转录只发生在一部分基因，而且每个基因转录都受到相对独立的调控。

　　（2）转录是不对称的，基因转录只能以双链 DNA 分子中的一条链作为模板，而另一条链不能作为模板。其中与 mRNA 具有相同序列的 DNA 单链称为有义链（sense strand），而另一条作为转录模板的那条链称为模板链，也称为反义链（antisense strand）。

　　（3）基因转录的底物是 4 种核糖核苷三磷酸，即 ATP、GTP、CTP、UTP。

　　（4）RNA 的核苷酸序列由 DNA 模板的核苷酸序列决定，即 RNA 的碱基与 DNA 碱基互补配对（G-C、A-T、C-G、U-A）。RNA 按 5′→3′ 方向延伸，新加入的核苷酸分子以 5′- 三磷酸基团与 RNA 链的游离 3′-OH 反应，RNA 链的极性与模板 DNA 链极性相反。

　　（5）与 DNA 聚合酶不同，RNA 聚合酶不需引物。RNA 合成起始的第一个核苷酸以其 3′-OH 供延伸反应，因此新合成的 RNA 的 5′ 端具有三磷酸结构。第一个参与的一般都是嘌呤核苷酸。

一、原核细胞的基因转录

（一）原核细胞的 RNA 聚合酶、转录单位和转录子

　　E. coli RNA 聚合酶是原核生物中研究较清楚的一种 RNA 聚合酶。全酶由 5 种亚基组成（$\alpha_2\beta\beta'\omega\sigma$）（图 10-4），各亚基功能：①α 主要参与特定基因表达，对转录子有一定选择性；②β 主要参与转录起始及酶与底物的结合；③β′ 与酶的催化功能有关；④ω 与酶的组建和功能调节有关；⑤σ 识别启动子并与 DNA 形成稳定的起始复合物。σ 易于从全酶解离，全酶去掉 σ 后称为核心酶。核心酶具有聚合酶活性，但不能起始 RNA 的合成。

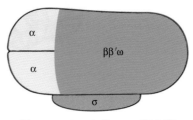

图 10-4　*E. coli* 的 RNA 聚合酶

原核生物 RNA 聚合酶在转录过程中的主要作用：①识别 DNA 分子的启动子。一个大肠杆菌约含有 2000 个启动子。②使 DNA 部分双链解开，长度约 17bp，从而产生单链 DNA 模板。③正确选择核糖核苷三磷酸，整个过程一个 RNA 聚合酶连续作用。④识别转录终止信号。⑤与调节基因产生的活化蛋白或阻遏蛋白相互作用，从而调节基因表达。

转录单位（transcription unit） 是指 RNA 聚合酶作用的起始点与终止点之间的 DNA 序列。原核生物的基因表达是以操纵子作为转录单位。

转录子（transcripton） 是指由 2 个和 2 个以上紧密连锁并共同转录出一条 mRNA 分子的结构基因组成的复合单位。以转录子为模板转录生成的 mRNA，可以同时编码 2 种或 2 种以上的蛋白质，并参与相同代谢途径中的反应。例如，大肠杆菌乳糖操纵子 Z、Y 和 A 三个结构基因分别编码 β- 半乳糖苷酶、β- 半乳糖苷通透酶和 β- 半乳糖苷乙酰转移酶，这三个结构基因就组成一个转录子，共同转录一条 mRNA，翻译三个参与乳糖代谢的酶。转录子只存在于原核生物，它相当于一个操纵子的结构基因区。

（二）原核细胞的转录过程

1. 转录的起始

（1）RNA 聚合酶识别结合启动子：σ 亚基沿 DNA 双链滑动寻找启动子，RNA 聚合酶以 σ 亚基与启动子牢固结合。

（2）形成闭链复合物：RNA 聚合酶与启动子形成疏松复合体，此时启动子的双链尚未打开，称为闭链复合物。全酶继续滑动到一定区域后紧密结合。

（3）形成开链复合物：全酶一旦与启动子结合后，就能发挥其解开启动子区域双螺旋结构的功能，使闭合的启动子复合物（closed promoter complex）解开，解开双链的距离相当于 17 个碱基对。

（4）RNA 合成的开始：DNA 双链解开，随后进入 2 个三磷酸核糖核苷，开始合成 RNA 的第一个磷酸二酯键，形成全酶、启动子及三磷酸核苷三元复合物。合成 6 ～ 9 个核苷酸时，σ 亚基从全酶中解离出来，至此完成转录的起始（图 10-5）。

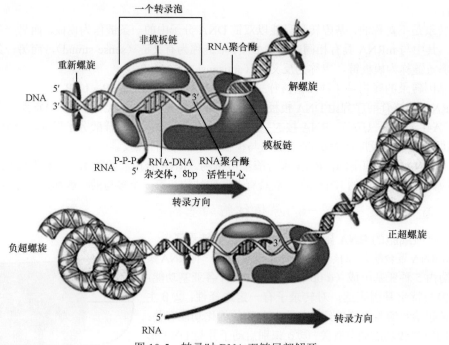

图 10-5 转录时 DNA 双链局部解开

2. 转录的延长

（1）转录方向：在整个延长阶段，核心酶处于与模板结合的状态，直到转录终止。核心酶沿模板链的 3′→5′ 方向移动，并按模板链的碱基序列互补配对加入 4 种核苷酸，进行 RNA 的合成，RNA 合成方向为 5′→3′。

（2）转录泡（transcription bubble）：RNA 链延长过程中，要求 RNA 合成位点处的模板 DNA 解链，产生一个长度为 17±1 个碱基对的转录泡，同时，合成的 RNA 链暂时与 DNA 模板链形成 12bp 的杂交体。核心酶移动过程中，解开的局部 DNA 长度（17bp）和 RNA-DNA 杂交体长度（12bp）保持不变，说明随着 RNA 的延长，核心酶前面的 DNA 双链不断解开，而核心酶后面的 DNA 又重新恢复双螺旋结构。同时 RNA 链不断地从 RNA-DNA 杂交体中分离出来。

（3）转录速度和错误率

1）转录速度：大肠杆菌在 37℃条件下，每秒合成 20～50 个核苷酸，相当于核心酶移动 17mm。

2）错误率：RNA 聚合酶不具备核酸外切酶活性，转录忠实性比复制低，转录错误率为 10^{-4}～10^{-3}。由于体内大多数基因重复转录，并且遗传密码具有简并性，错误合成不影响子代的性状，因此这样的错误率是可以耐受的。

3. 转录的终止

（1）不依赖 ρ 因子的转录终止：新合成的 RNA 链形成发夹样的茎环局部二级结构，转录终止。RNA-DNA 杂交体因多个 U-A 配对不稳定而释放新合成的 RNA，局部解开的双链又恢复成双螺旋结构，核心酶与双链亲和力小而解离下来。此时，σ 亚基与核心酶结合又形成全酶启动下一轮转录（图 10-6）。

（2）依赖 ρ 因子的转录终止：ρ 因子借助其 ATP 酶活性水解 ATP 供能，使其沿新合成的单链 RNA 滑动，移向转录泡方向，最后 ρ 因子接触到依赖 ρ 因子终止位点暂停的 RNA 聚合酶，并与之作用，使新生的 RNA 链释放出来。

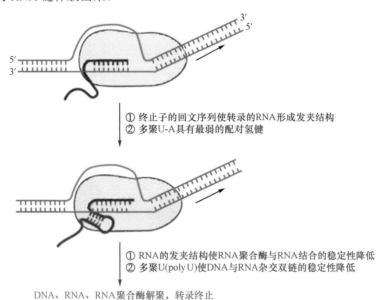

① 终止子的回文序列使转录的RNA形成发夹结构
② 多聚U-A具有最弱的配对氢键

① RNA的发夹结构使RNA聚合酶与RNA结合的稳定性降低
② 多聚U(poly U)使DNA与RNA杂交双链的稳定性降低

DNA、RNA、RNA聚合酶解聚，转录终止

图 10-6 *E. coli* 不依赖 ρ 因子的转录终止

（三）原核细胞基因转录后加工

按照 DNA 模板转录生成的初级转录物需经过修饰、切除和拼接等反应，去除非编码序列，形成成熟的具有功能的 RNA 分子，这一过程称为 RNA 转录后加工。转录生成的 RNA，称为初级转录产物（前体 RNA 或 RNA 前体）。

1. 原核生物 tRNA 和 rRNA 的加工

（1）内切酶在 tRNA 两端切断，大肠杆菌 RNA 酶 P 是 5′ 成熟酶。

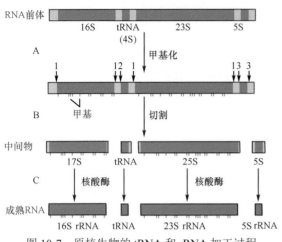

图 10-7　原核生物的 tRNA 和 rRNA 加工过程

（2）外切酶从 tRNA 3′ 修剪，除去附加序列，RNA 酶 D 是 3′ 成熟酶。

（3）tRNA 3′ 端添加 CCA-OH，由转运 RNA 核苷酰转移酶催化，某些转运 RNA 已有此结构，切除附加序列后即露出。

（4）核苷的修饰：tRNA 修饰成分包括甲基化碱基和假尿苷，修饰酶具有高度特异性，tRNA 甲基化酶对碱基和 tRNA 序列都有严格要求，一般以 S- 腺苷甲硫氨酸为甲基供体（图 10-7）。

2. 原核生物 mRNA 的加工　细菌 mRNA 多数不用加工，转录与翻译是偶联的（边转录边翻译）。少数 mRNA 必须由内切酶切成较小的单位，然后翻译。

二、真核细胞的基因转录

真核细胞基因转录比原核细胞更为复杂。真核细胞基因转录形成初级转录产物的基本过程与原核细胞相似，也分为转录的起始、延伸和终止，但所需酶及各种蛋白因子有所不同。最为复杂的是真核细胞中转录形成的 RNA 前体分子通常需要经过复杂的加工修饰过程才能成为成熟的功能形式。

（一）真核生物 RNA 聚合酶

真核生物 RNA 聚合酶有三类：RNA 聚合酶 I、RNA 聚合酶 II、RNA 聚合酶 III，其结构比原核生物要复杂（图 10-8）。它们分布在细胞核内不同部位，选择性转录不同产物。其中，RNA 聚合酶 II 合成 mRNA 及部分非编码 RNA，是决定基因表达、细胞命运及器官发育等生命活动的关键调控机器。

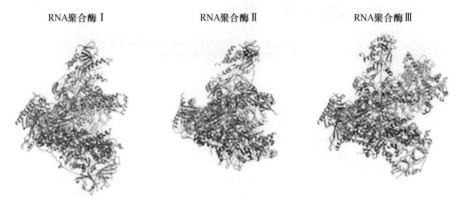

图 10-8　真核生物的 RNA 聚合酶 I、RNA 聚合酶 II、RNA 聚合酶 III

RNA 聚合酶 I 存在于细胞核的核仁中，转录产物是除 5S rRNA 外的各种 rRNA；RNA 聚合酶 II 存在于细胞核质内，负责转录 mRNA；RNA 聚合酶 III 位于细胞核质内，转录产物是 tRNA、5S rRNA 和 snRNA。RNA 聚合酶 I、RNA 聚合酶 II、RNA 聚合酶 III 分别包含 14、12、17 个亚基，且具有类似的 10 亚基组成的核心，其中最大的两个亚基组成它们的活性中心。RNA 聚合酶 II 是这三个聚合酶中研究较为清楚的。Rpb1 是 RNA 聚合酶 II 最大亚基，在其羧基末端结构域（CTD）上包含大量重复的 7 肽序列，重复序列的数量随着生物的复杂性增加而增加，酵母和人类的重复序列分别为 26 个和 52 个，重复序列中第 2 位丝氨酸残基的磷酸化是真核生物 RNA 聚合酶 II 功能保守的原因之一。除细胞核 RNA 聚合酶外，真核生物线粒体和叶绿体中还存在不同的 RNA 聚合酶。

（二）真核细胞基因转录后加工

1. 真核生物 tRNA 和 rRNA 的加工 有关真核生物 tRNA 的加工处理了解还不多，可能和原核生物有相似之处。真核生物有 4 种 rRNA，即 5.8S rRNA、18S rRNA、28S rRNA 和 5S rRNA。真核生物 28S、18S、5.8S rRNA 的基因处于同一个转录单位，转录形成 47S rRNA 前体，进而形成 45S rRNA 前体。45S rRNA 前体上有许多甲基化的位点，在转录过程中或转录后被甲基化。甲基主要是加在核糖上。甲基化是 45S rRNA 前体最终成为成熟 rRNA 区域的标志。目前还不清楚 45S 前体是在剪切位点断裂后就产生成熟的末端，还是要经进一步的加工。整个加工过程需要蛋白质的参与，可能形成核糖体的形式。真核生物的 5S rRNA 是与 tRNA 转录在一起的，经加工处理后成为成熟的 5S rRNA。真核生物的 rRNA 加工过程示意图如下（图 10-9）。

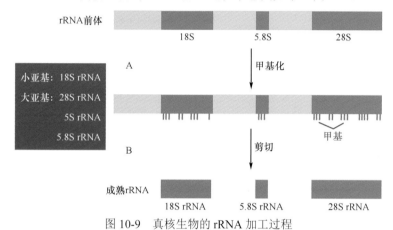

图 10-9 真核生物的 rRNA 加工过程

2. 真核生物 mRNA 的加工

（1）mRNA 5′ 端加 "帽"：真核细胞 mRNA 前体又称核内不均一 RNA（hnRNA）。在鸟苷酸转移酶催化下，在 mRNA 前体的 5′ 端加上一分子鸟苷酸残基并进行甲基化修饰，使其成为 7- 甲基鸟苷酸（m7GTP）。该结构俗称 "帽子"（图 10-10）。

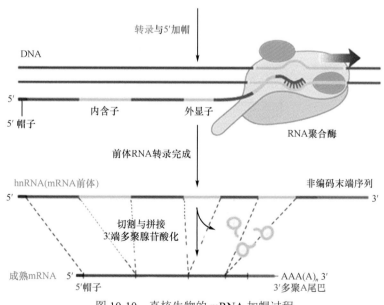

图 10-10 真核生物的 mRNA 加帽过程

（2）mRNA 3′ 端加尾：在多聚腺苷酸聚合酶的催化下，以 ATP 为底物，在 mRNA 前体的 3′ 端加上一段多聚腺苷酸（poly A）。该结构称 "尾"（图 10-11）。

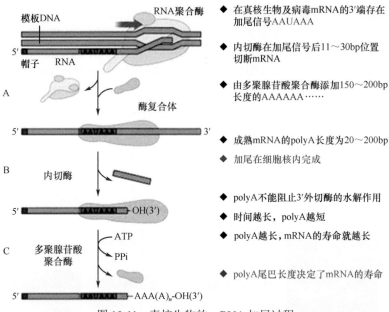

图 10-11　真核生物的 mRNA 加尾过程

（3）mRNA 前体的剪接：表达蛋白质的基因（外显子）中间被一些不能表达蛋白质的核苷酸序列（插入序列或内含子）隔开，致使一个结构基因断裂成若干部分，这样的基因被称为断裂基因（split gene 或 interrupted gene）。

大多数真核生物的基因都是断裂基因，但也有少数编码蛋白质的基因及一些 rRNA 和 tRNA 的基因是连续的。断裂基因的转录产物需要通过拼接，去除内含子，使外显子的编码区连接成为连续的序列。内含子有多种多样的结构，拼接机制也是多种多样的（图 10-12）。

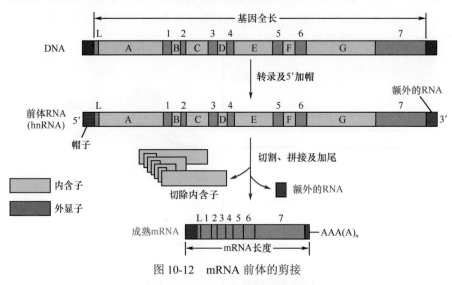

图 10-12　mRNA 前体的剪接

三、逆　转　录

逆转录是指遗传信息从 RNA 流向 DNA 的一种与一般转录相反的遗传信息的转移，因此称逆转录（reverse transcription）。逆转录酶（reverse transcriptase）是 RNA 指导的 DNA 聚合酶。所有 RNA 肿瘤病毒都含有逆转录酶，因此 RNA 肿瘤病毒被称为逆转录病毒。

逆转录酶在理论上和应用上都有重要意义。逆转录酶是分子生物技术中重要的工具酶。逆转录病毒可引起癌症和艾滋病。

逆转录病毒颗粒感染宿主细胞是通过与宿主细胞特异的受体结合，然后再进入细胞。在胞质中，以病毒 RNA 为模板，在逆转录酶催化下，合成单链 cDNA，水解除去 RNA，再以 cDNA 单链为模板合成双链 cDNA。因此，逆转录酶具有三种酶活性：RNA 指导的 DNA 聚合酶、RNA 核酸酶和 DNA 指导的 DNA 聚合酶。

第三节　基因表达及调控

一、基因表达的概念

基因能转录（合成）RNA，RNA 指导蛋白质的合成，蛋白质具体承担或参与细胞的生命活动，这个过程称为基因表达，即所谓的生命中心法则（图 10-13）。

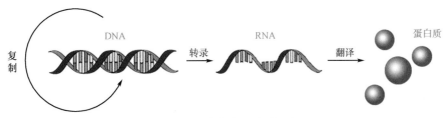

图 10-13　生命中心法则形式

（一）基因表达的一般特点

真核生物表达调控与原核生物的不同：①染色体结构不同；②原核生物具有正调控和负调控并重的特点，真核生物目前已知的主要是正调控；③原核生物的转录和翻译是相偶联的，真核生物的转录和翻译在时空上是分开的；④多细胞的真核生物，在其个体发育过程中，它们的基因表达在时间和空间上具有特异性，即细胞特异性或组织特异性表达（图 10-14）。

基因表达的时间特异性：又称阶段特异性（stage specificity），按功能需要，各基因的表达严格按特定的时间顺序发生。

基因表达的空间特异性，又称细胞或组织特异性，在个体生长全过程，各基因产物按不同组织空间顺序出现。

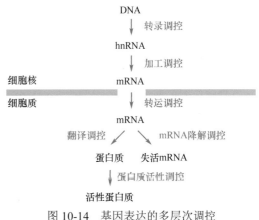

图 10-14　基因表达的多层次调控

（二）原核基因的表达调控

无论原核生物还是真核生物，基因表达调控主要是转录水平的。原核生物的基因结构不同于真核生物，存在转录单位，即操纵子。原核生物的转录受操纵子控制，任何开启和关闭操纵子的因素都会影响基因的转录，从而控制基因的表达。

1. RNA 聚合酶与启动子的影响　DNA 指导合成 RNA，首先依赖于 RNA 聚合酶的催化作用。合成起始时，只有带有 σ 因子的全酶才能专一地与 DNA 上的启动子结合。σ 因子提高 RNA 聚合酶辨认启动子的能力，转录起始后，σ 因子则解离。核心酶负责 RNA 链的延伸。启动子是 DNA 上一段短序列，是负责转录起始的元件，绝大多数原核生物的启动子具有 TATAAT 保守序列。若启动子与聚合酶结合紧密，则基因获得较高水平的转录，否则，转录水平较低。另外，人们还发现有些基因有增强子，它不是启动子的一部分，位于转录起始点的上游，是强化转录起始的序列。

2. 代谢产物的调控

（1）诱导调节：在代谢产物或化合物的诱导下，基因活化，操纵子由关闭状态转为工作状态。

例如，大肠杆菌的乳糖操纵子。大肠杆菌在含有葡萄糖的培养基中生长良好；在含有乳糖的培养基中，开始生长不好，后来在乳糖的诱导下，开启乳糖操纵子，基因开始转录 RNA，编码促进乳糖代谢的三种酶：β-半乳糖苷酶、β-半乳糖苷通透酶和 β-半乳糖苷乙酰转移酶。编码这三种酶的结构基因分别为 *LacZ*、*LacY* 和 *LacA*，串联排列于大肠杆菌 DNA 的编码区。大肠杆菌内这三种酶从葡萄糖作为培养基时几个酶分子，增加到乳糖作为培养基时的 3000 多个酶分子。

（2）阻遏调节：基因转录平时是开启的，但某些特殊代谢产物或化合物的积累将使其关闭，阻遏基因的转录，不能合成蛋白质或酶。例如，大肠杆菌的色氨酸操纵子平时一直是开启的，若在培养基中加入色氨酸，色氨酸操纵子则完全关闭。大肠杆菌完全可利用现成的色氨酸维持生活，无须开启操纵子合成色氨酸。

（3）弱化子对基因的影响：原核生物的基因转录和翻译偶联，发生在同一时间内，可以一边转录一边翻译。转录形成的 mRNA 的某一段序列存在二级结构的变构。核糖体的位置受到起信号作用的氨酰 tRNA 浓度的影响。例如，大肠杆菌的色氨酸操纵子。当色氨酸浓度高时，核糖体翻译速度较快，顺利通过两个相邻的色氨酸密码子，此时，RNA 聚合酶刚好将 DNA 转录成茎环状的终止子结构，转录停止。当色氨酸浓度低时，核糖体翻译速度较慢，还达不到两个相邻的色氨酸密码子区，转录成的 RNA 不具有此终止子结构，转录继续。上述 mRNA 中起到终止转录信号作用的那一段核苷酸序列就是弱化子。具有弱化子结构的 mRNA 转录受到细胞中某一氨基酸或嘧啶的调节。

（4）降解物对基因转录的调节：大肠杆菌在有葡萄糖存在的培养基中，即使加入乳糖、半乳糖、阿拉伯糖或麦芽糖等诱导物，与其相应的操纵子也不会启动。这是由于葡萄糖抑制了细菌的腺苷酸环化酶（AC），减少了环腺苷酸（cAMP）的合成。当培养基中的葡萄糖减少时，腺苷酸环化酶的活力提高，cAMP 的合成增加，cAMP 与 cAMP 受体蛋白（CRP）形成复合物并与操纵子结合，促进乳糖操纵子的表达。降解物的抑制作用是通过抑制基因转录来调节基因表达的。

（5）细菌的应急反应对基因表达的调控：细菌在生存条件危急时，如氨基酸全面匮乏，细菌会产生一个应急反应——包括生产各种 RNA、糖、脂肪、蛋白质在内的几乎全部生物化学反应过程均停止。因为此时细菌细胞中存在大量不携带氨基酸的 tRNA，空载的 tRNA 激活焦磷酸转移酶，使鸟苷四磷酸（ppGpp）大量合成，ppGpp 的出现会关闭许多基因。除 ppGpp 外，实施应急反应的信号分子还有鸟苷五磷酸（pppGpp）。它们的作用十分广泛，影响一大批操纵子，是基因转录的超级调控因子。

（6）亮氨酸的影响：亮氨酸通过亮氨酸反应蛋白 Lrp 对基因表达的激活或阻遏起调节作用。亮氨酸影响某些基因表达的操纵子。另外，丙氨酸也有类似效果。

（三）真核基因的表达调控

1. 顺式作用元件的调控　真核生物无操纵子及与结构基因相邻的调节基因，但其转录受到与结构基因相距一定距离的特定顺式作用元件的影响。例如，增强子、启动子、位点控制区（locus control region，ICR）。真核生物的启动子，在 –25 ～ –35 区含有 TATA 序列，在 –70 ～ –80 区含有 CCAAT 序列，在 –80 ～ 110 区含有 GCCACACCC 或 GGGCGGG 序列（GC box），前者精确地保证转录起始，后两者控制转录起始的频率，不参与起始位点的确定。真核生物基因启动子区较大，转录成的 mRNA 具有"帽子"结构。真核生物基因的增强子能使与它连锁的基因的转录频率明显增加，一般为 10 ～ 200 倍。增强子常含有一个核心序列（G）TGGA/TA/TA/T（G），增强效应不受它在 DNA 上位置的影响，也不具有基因的专一性，但有严格的组织和细胞特异性，受外部信号的调控。

2. 反式作用因子的调控　真核生物基因转录还需相应的反式作用因子调节，是通过顺式作用元件与反式作用因子复杂的相互作用实现的。反式作用因子主要是一些调控蛋白，不具有基因的特异性，有的反式作用因子参与组成 RNA 聚合酶的亚基，有的参与转录的起始或终止，有的参与特异性调控。例如，识别 GGGOGGG 区的 SP1、识别 CAAT 区的 CTE、识别 TATA 区的 TFIID 等。RNA 聚合酶 II（RNA pol II）与启动子共同参与转录的过程中，需要多种转录因子的参与。

RNA pol Ⅱ结合转录辅助因子形成的复合体称为通用转录因子（GIF）。体外实验表明，由 RNA pol Ⅱ作用的转录中，BP（TATA-binding protein）、TFⅡB、TFⅡE、TFⅡF、TFⅡH 等 5 种因子是必需的。另外，还有一些转录因子能与某个（类）蛋白质因子结合，控制基因特异性表达的上游序列，如热激应答元件（HSE）、糖皮质应答元件（GRE）、金属应答元件（MRE）等，这些应答元件与细胞内高度专一的转录因子相互作用，协调相关基因的转录。真核生物的 DNA 能根据发育阶段的需要，以基因丢失、拷贝数扩增、基因重排与移位等方式进行发育调控，这种调控是可逆的，可从根本上改变某些细胞的基因组。人类 β 珠蛋白基因表达调控有关的反式作用因子包括通用转录因子、红系特异性反式作用因子及发育阶段特异性反式作用因子。红系特异性反式作用因子 GATA-1 是一种锌指蛋白，它不仅能反式激活携带其结合位点的报告基因，而且还能与 YY1 协同作用，形成完整阻遏物，以抑制 ε 基因表达。已鉴定的人发育阶段特异性反式作用因子有红系 Kruppel 样因子（erythroid Kruppel-like factor，EKLF）和发育阶段选择蛋白（stage selector protein，SSP）。EKLF 在红系发育的各阶段均有表达，但在成人红系组织中的表达明显高于胎儿红系组织，为红系发育阶段富集性反式作用因子。SSP 为胎儿发育特异性的，调节 ε 基因至 γ 基因的开关。

3. 激素水平的调控 真核生物基因表达的激素调节相当于原核生物对环境变化所作出的反应。激素由细胞产生，再运送到靶细胞内实施调控。许多固醇类激素及代谢性激素的调节作用是起始转录。在正常的情况下，受体蛋白与激素的结合区反而妨碍了 DNA 结合区和转录调控区发挥其功能，只有相应的激素才能破坏这种障碍作用。激素调节具有很强的组织特异性，具有受体蛋白的靶细胞才能受到高效的调控。

二、基因表达（蛋白质合成）的过程

蛋白质生物合成（protein biosynthesis）又称翻译（translation），是指以新生的 mRNA 为模板，把核酸的碱基序列转变为蛋白质中氨基酸序列的过程。

（一）参与蛋白质合成的物质

1. mRNA 和遗传密码

（1）mRNA 是遗传信息的携带者：mRNA 由 4 种核糖核苷酸以各种方式排列，蛋白质由 20 种氨基酸以各种方式排列，mRNA 与蛋白质之间的关系是通过遗传密码“翻译”实现的。遗传密码阐明了 mRNA 分子中 4 种核苷酸线性序列同由它编码的蛋白质多肽链 20 种氨基酸线性序列之间的关系。mRNA 上每 3 个相邻核苷酸组成一个三联体，编码一个氨基酸，称为密码子（codon），密码是密码子的总和。将所有密码子汇集成表即为遗传密码表（图 10-15）。

第二个字母

密码子的第一个字母	U		C		A		G	
U	UUU	Phe	UCU	Ser	UAU	Tyr	UGU	Cys
	UUC	Phe	UCC	Ser	UAC	Tyr	UGC	Cys
	UUA	Leu	UCA	Ser	UAA	终止	UGA	终止
	UUG	Leu	UCG	Ser	UAG	终止	UGG	Trp
C	CUU	Leu	CCU	Pro	CAU	His	CGU	Arg
	CUC	Leu	CCC	Pro	CAC	His	CGC	Arg
	CUA	Leu	CCA	Pro	CAA	Gln	CGA	Arg
	CUG	Leu	CCG	Pro	CAG	Gln	CGG	Arg
A	AUU	Ile	ACU	Thr	AAU	Asn	AGU	Ser
	AUC	Ile	ACC	Thr	AAC	Asn	AGC	Ser
	AUA	Ile	ACA	Thr	AAA	Lys	AGA	Arg
	AUG	Met	ACG	Thr	AAG	Lys	AGG	Arg
G	GUU	Val	GCU	Ala	GAU	Asp	GGU	Gly
	GUC	Val	GCC	Ala	GAC	Asp	GGC	Gly
	GUA	Val	GCA	Ala	GAA	Glu	GGA	Gly
	GUG	Val	GCG	Ala	GAG	Glu	GGG	Gly

图 10-15 遗传密码表

（2）遗传密码的特性

1）密码的简并性（degeneracy）：每种氨基酸至少有一个密码子，最多的有 6 个密码子。由一种以上密码子编码同一个氨基酸的现象称为密码的简并性。编码相同氨基酸的密码子称为同义密码子（synonymous codon）。除精氨酸和亮氨酸外，同义密码子之间的不同仅在三联体中第三位（3′ 端）核苷酸，第一和第二位都相同，密码子的专一性主要由前两位碱基决定。由于密码的简并性，某些密码子的第三位碱基发生突变，仍能翻译出正确的氨基酸，减少了有害的突变。某一氨基酸同义密码子越多，该氨基酸在蛋白质中出现的频率越高。

2）密码的方向：翻译是沿着 mRNA 分子的 5′→3′ 方向进行的，靠近 mRNA 5′ 端的密码子代表多肽链中靠近氨基末端的那一个氨基酸，因此，多肽链合成方向是 N 端到 C 端。对于每一个具体的密码子而言，如 GCU 是丙氨酸（Ala）的密码子，G 为 5′ 端碱基，U 则为 3′ 端碱基。

3）信号密码子：密码子共有 64 个，其中 AUG 既代表甲硫氨酸的密码子，又代表肽链合成的起始信号，故称为起始密码子（initiation codon）。UAG、UAA、UGA 不代表任何氨基酸，是多肽链合成的终止信号，称为终止密码子（termination codon），又称无义密码子（nonsense codon）。起始密码子在 mRNA 的 5′ 端，终止密码子在其 3′ 端。

4）密码的连续性（commaless）：编码蛋白质氨基酸序列的各个三联体密码连续阅读，密码间既无间断也无交叉。

5）密码的不重叠性：遗传密码在 mRNA 上的排列不重叠，即前后两个相邻的密码子没有共用的碱基，每个碱基仅参与形成一个密码子中的一部分。

6）密码具有近于完全通用性（universal）：绝大多数原核和真核生物密码子含义相同，可共用一套密码子。但真核生物细胞线粒体中 mRNA 的密码子并不完全符合遗传密码子的适用性。线粒体中 UGA 不代表终止密码子而代表色氨酸。

2. tRNA

（1）tRNA 的两个活性部位

1）3′ 端 CCA 氨基酸接受位点：在 tRNA 分子中，有一个氨基酸臂，它是由碱基配对茎和 3′ 端未配对序列组成，3′ 端序列总是 CCA，最后一个核苷酸有 3′ 或 2′ 自由羟基（CCA-OH），氨基酸就连接在该序列的腺苷酸（A）上。氨基酸臂又称接纳臂。

2）反密码子位点：tRNA 是氨基酸的搬运者，但同时它具有识别 mRNA 上密码子的功能，这一功能是由 tRNA 的反密码子决定的。tRNA 中的反密码环含有三联体反密码子（anticodon）。反密码子与 mRNA 中相应的密码子互补配对结合。

（2）氨基酸的激活：氨基酸与 tRNA 连接形成氨酰 tRNA，称为氨基酸的激活。它是在细胞质内进行的。每一种氨基酸以共价键连接于一种专一的 tRNA，这个过程要消耗 ATP，形成的酯键是一个高能键，使生成的复合物激活。

（3）氨酰 tRNA 合成酶（aminoacyl-tRNA synthetase）：作用是将氨基酸连接于 tRNA 上，因此，它必须同时能够专一地与氨基酸的侧链基团及 tRNA 相结合。原核生物有 20 种氨酰 tRNA 合成酶，每种合成酶对一种氨基酸专一，但可以和该氨基酸的多个同工受体 tRNA 结合。在真核生物内，细胞质、叶绿体和线粒体内的合成酶是不同的。

3. 核糖体的结构与功能 　核糖体（ribosome）又称核糖核蛋白颗粒（ribonucleoprotein particle），是细胞内进行蛋白质合成的场所，在蛋白质合成中起着中心作用。

（1）核糖体的组成和结构：不论何种来源的核糖体，均由 rRNA 和一定数量的蛋白质组成，其共同特征是 rRNA 的含量比蛋白质高。rRNA 是所有 RNA 中含量最多的一类，占总 RNA 的 80% 以上。它对核糖体结构的形成和承担功能都起着重要作用。所有生物的核糖体都由大小两个亚基构成。当 Mg^{2+} 浓度为 10mmol/L 时，亚基聚合；Mg^{2+} 浓度下降为 0.1mmol/L 时，亚基解聚。

（2）原核细胞的核糖体：大肠杆菌的核糖体沉降系数为 70S，分子量为 2750kDa。

1）组成：70S 核糖体由 30S 小亚基和 50S 大亚基两部分组成。30S 小亚基含有一个 16S rRNA

和 21 种蛋白质，50S 大亚基则含有两个 rRNA（5S、23S）和 31 种蛋白质。

2）结构：70S 核糖体是一个椭圆球体。30S 小亚基形似动物胚胎，由头部（head）、基部（base）和平台（platform）组成，平台与头部之间有一缝隙（cleft）；50S 大亚基很像一个沙发，由柄（stalk）、中央突（central protuberance）、峭（ridge）和谷（valley）组成，中间凹下去的部位有一个很大的空穴。当 30S 小亚基与 50S 大亚基结合成 70S 核糖体时，30S 小亚基的平台伸到 50S 大亚基的谷中而嵌合在一起（图 10-16）。

3）活性位点

A 位：称为受位（acceptor site），又称氨基酰位（aminoacyl site）。当 tRNA 携带一个新的氨基酸参与多肽链的合成时，这个 tRNA 携带着氨基酸就进入核糖体的 A 位。

P 位：称为供位（donor site），又称肽酰位（peptidyl site）。已合成的肽链位于此位，即肽酰 -tRNA 定位于此。

E 位：称为排出位（exit site），tRNA 携带氨基酸进入 A 位，经转位进入 P 位，然后通过 E 位离开核糖体。

EF-G 位点：负责转位功能。

肽酰转移酶位点：穿过 A 和 P 位点顶部延伸，该酶负责肽键的形成。

mRNA 结合部位：核糖体小亚基的 16S rRNA 3′ 端富含嘧啶序列，可与 mRNA 5′ 端 SD 序列互补结合。此外，还有与起始因子、延伸因子、释放因子及各种酶相结合的位点（图 10-17）。

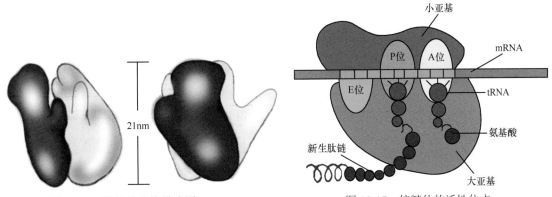

图 10-16　核糖体结构模式图　　　　　图 10-17　核糖体的活性位点

（3）真核细胞的核糖体：真核细胞中，核糖体进行蛋白质合成时，既可以游离在细胞质中，称为游离核糖体（free ribosome），也可以附着在内质网的表面，称为膜旁核糖体或附着核糖体（membrane-bound ribosome）。真核细胞含有较多的核糖体，每个细胞平均有 50 万个，而原核细胞中核糖体较少，每个细胞平均只有 $15\times10^2\sim18\times10^3$ 个。真核细胞核糖体的沉降系数为 80S，大亚基为 60S，小亚基为 40S。在大亚基中，有大约 49 种蛋白质，另外有三种 rRNA：28S rRNA、5S rRNA 和 5.8S rRNA。小亚基含有大约 33 种蛋白质，一种 18S 的 rRNA。

（4）多聚核糖体：无论哪种核糖体，在执行功能时，即进行蛋白质合成时，常由 3 ～ 5 个或几十个甚至更多核糖体聚集并与 mRNA 结合在一起，由 mRNA 分子与小亚基凹沟处结合，再与大亚基结合，形成一串，称为多聚核糖体（游离多聚核糖体及固着多聚核糖体，polyribosome 或 polysome）。mRNA 的长短决定多聚核糖体的多少，多聚核糖体是合成蛋白质的功能团，可排列成螺纹状、念珠状等。此时，每一核糖体上均以 mRNA 的密码为模板，翻译成蛋白质的氨基酸顺序。在活细胞中，核糖体的大小亚基、单核糖体和多聚核糖体处于一种不断解聚与聚合的动态平衡中，形态随功能而变化，执行功能时为多聚核糖体，功能完成后解聚为大、小亚基。

（二）蛋白质合成的过程

mRNA 的碱基序列是从 5′ 端自左向右书写至 3′ 端，肽链的氨基酸序列从 N 端自左向右书写至

C 端。翻译过程从 5'-AUG 开始，按 mRNA 模板三联体密码子的顺序延长肽链，直至终止密码子出现，翻译过程分为起始、延长和终止三个阶段。

1. 翻译的起始（initiation） 翻译的起始是把带有甲硫氨酸（Met）的起始 tRNA 连同 mRNA 结合到核糖体上，生成翻译起始复合物。此过程需要多种起始因子参与，原核生物与真核生物所需的起始因子不相同，但是氨酰 tRNA 及 mRNA 结合到核糖体上的步骤，大致是一样的。

（1）翻译起始复合物的生成（原核生物）（图 10-18）

1）核糖体亚基的解离：以利于 mRNA 和甲酰甲硫氨酰 -tRNA（fMet-tRNA）先结合到小亚基上。

2）mRNA 在核糖体小亚基上就位（图 10-19）：在 mRNA 的起始密码子 AUG 的上游有 SD 序列，其核心序列为 AGGA。在核糖体小亚基的 16S rRNA 的 3' 端，有一段与 SD 序列互补的 UCCU 序列，二者可互补结合。因此，称 SD 序列为核糖体结合位点（ribosome binding site，RBS）。在 AGGA 下游的一小段序列，又可被小亚基的蛋白质（rps-1）辨认结合。因此，原核生物就是靠这种核酸 - 核酸、核酸 - 蛋白质之间的结合而把 mRNA 连接到核糖体小亚基上的。

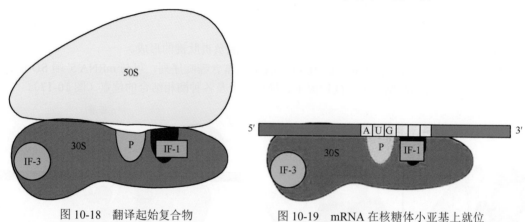

图 10-18　翻译起始复合物　　　　图 10-19　mRNA 在核糖体小亚基上就位

3）fMet-tRNA 的结合：fMet-tRNA 与 mRNA 同时结合到小亚基上，fMet-tRNA 只能辨认起始密码子 AUG（图 10-20）。

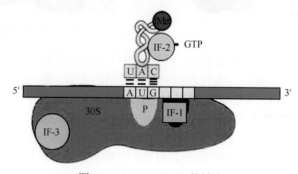

图 10-20　fMet-tRNA 的结合

4）核糖体大亚基的结合：形成翻译起始复合物。这时，核糖体的 P 位已被 fMet-tRNA 和 mRNA 的 AUG 所占据，而 A 位是留空的，而且 mRNA 上紧邻 AUG 的第二个密码子已位于 A 位上，第二个密码子所对应的氨酰 tRNA 即可加入 A 位而进入延长阶段（图 10-21）。

（2）起始因子 IF 和 eIF

1）原核生物起始因子（IF）共有三种：IF-1、IF-2、IF-3。

IF-1：占据 A 位，防止结合其他 tRNA。

IF-2：促进起始 tRNA 与小亚基结合。

IF-3：促进大小亚基的解离，提高 P 位对结合起始 tRNA 的敏感性。

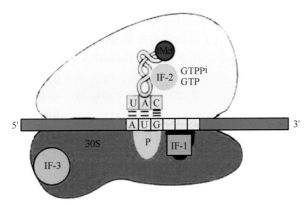

图 10-21　核糖体大亚基的结合

IF-2 先与 GTP 结合，再结合起始 tRNA 并生成 fMet-tRNA-IF2-GTP 复合物，这一复合物就位时，推动 mRNA 在 30S 小亚基上前移，使起始 tRNA 到达 P 位，这是耗能过程。IF-1 也促进这一结合。mRNA 和起始 tRNA 都结合了 30S 小亚基后，IF-3 脱落，50S 大亚基与 30S 小亚基结合，形成 70S 核糖体起始复合物，IF-2 和 IF-1 也脱落。

2）真核生物起始因子（eIF）

eIF-2：促进起始 tRNA 与小亚基结合。

eIF-2B、eIF-3：最先结合小亚基，促进大小亚基分离。

IF-4A：eIF-4F 复合物成分，有解旋酶活性，促进 mRNA 结合小亚基。

eIF-4B：结合 mRNA，促进 mRNA 扫描定位起始密码子 AUG。

eIF-4E：eIF-4F 复合物成分，结合 mRNA 5′帽子。

eIF-4G：eIF-4F 复合物成分，结合 eIF-4E 和多聚腺苷酸结合蛋白。

eIF-5：促进各种起始因子从小亚基解离，进而结合大亚基。

eIF-6：促进核糖体分离成大小亚基。

（3）真核生物翻译起始的特点

1）真核生物核糖体是 80S（40S+60S），eIF 比 IF 种类多；起始 tRNA 携带的是甲硫氨酸，不是甲酰甲硫氨酸。

2）帽结合蛋白（cap binding protein，CBP）与 mRNA 的帽子结合，促进 mRNA 与 40S 核糖体小亚基结合。CBP 有 CBP-1、CBP-2 两种，或称 CBPa 和 CBPb。CBP-1 即 eIF-4E，CBP-2 即 eIF-4F。CBP-2 兼有螺旋酶和 ATP 酶活性，是主要的帽结合蛋白。eIF-4A、eIF-4B、eIF-4E 共同促进这一结合过程。

3）真核生物的翻译起始先由 eIF-2 与 Met-tRNAi^{Met} 及 GTP 结合成复合物，在 eIF-3 和 eIF-4c 协助下，结合到 40S 小亚基上，然后 mRNA 上的 AUG 辨认 tRNAi^{Met} 上的反密码子，在 eIF-4 的协助下结合到 40S 小亚基上。所以，eIF-2 是生成真核生物起始复合物的首要蛋白质因子。

2. 肽链的延长（elongation）　肽链延长分三个步骤：进位或称注册（registration）、成肽和转位。每循环一次，肽链延长一个氨基酸，如此不断重复，直至肽链合成的终止。

（1）进位（entrance）：指氨酰 tRNA 按遗传密码的指导，进入核糖体的 A 位上（图 10-22）。起始复合物形成

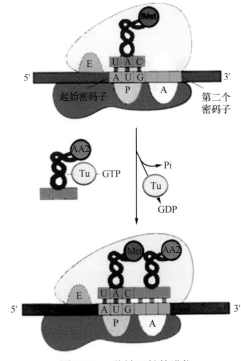

图 10-22　肽链延长的进位

后，fMet-tRNAi^fMet 占据 P 位，而 A 位是留空的，并对应着 mRNA 的第二个密码子，紧邻 AUG。需加入 A 位的新的氨酰 tRNA 上携带由该密码子所决定的氨基酸，此时需延长因子 EF-Tu 与 EF-Ts 协助。

（2）成肽（peptide bond formation）：在 P 位上的 fMet-tRNAi^fMet 的酰基（相当于氨基酸的羧基部位）与 A 位上的氨酰 tRNA 上的氨基酸的氨基反应生成肽键。催化这一反应的酶称为转肽酶。成肽完成后，生成的二肽 -tRNA 在 A 位上，这是第一个核糖体循环。第二个循环，A 位上为三肽，第三次循环为四肽，以此类推。

（3）转位（transposition）：在 A 位的二肽 -tRNA 连同 mRNA 从 A 位进入 P 位，这实际上是整个核糖体的相对位置移动。催化转位作用的酶称为转位酶。转位酶是延长因子 G（EFG）。

由于肽 -tRNA-mRNA 与核糖体位置相对改变，此时，肽 -tRNA-mRNA 占据了 P 位，A 位是留空的。情况和第一循环开始时一样，不同的只是 P 位为肽 -tRNA-mRNA，而第一循环开始时 P 位是 fMet-tRNA-mRNA。总之，A 位对应着 mRNA 链上的第三个密码子，于是第三个氨基酸按遗传密码的指导又进入 A 位进位，开始下一循环。

3. 肽链合成的终止（termination）　终止过程需要释放因子（RF、RR），个别起始因子（IF、eIF）在终止过程参与大小亚基的解离。RF 的作用是释放终止密码子和促进肽链 C 端与 tRNA 3′-OH 酯键水解，使肽链从核糖体释放下来。RR 的作用是把 mRNA 从核糖体释放出来。

终止过程如下：

（1）当翻译至 A 位出现 mRNA 的终止密码子时，无对应的氨酰 tRNA 进入 A 位，RF-1 或 RF-2 能识别终止密码子，进入 A 位。

（2）RF-3 激活核糖体的转肽酶，使其变构成酯酶，水解 P 位上的肽与 tRNA 3′-OH 形成的酯键。

（3）在 RR 作用下，tRNA、mRNA 和 RF 均从核糖体脱落。然后在 IF 作用下，大小亚基解离（图 10-23）。

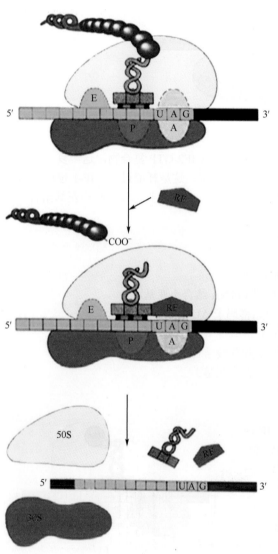

图 10-23　原核生物肽链合成终止过程

（三）蛋白质合成后加工和运输

1. 蛋白质前体的共价修饰

（1）N 端 fMet 或 Met 的切除：原核细胞的蛋白质约有一半都不保留 fMet 中的甲酰基。原核细胞的大多数蛋白质中的 Met 也被切除。真核细胞蛋白质中的 Met 则全部被切除。

（2）二硫键的形成：二硫键又称 S-S 键，是 2 个巯基被氧化而形成的 -S-S- 形式的硫原子间的键。此键在蛋白质分子的立体结构形成上起着重要作用。二硫键与蛋白质高级结构的生物活性有关，同时与蛋白质的复性也有关联。

（3）特定氨基酸侧链的修饰

1）磷酸化：是将磷酸基团加在中间代谢产物上或加在蛋白质上的过程。磷酸基团的添加或除去（去磷酸化）对许多反应起着生物"开 / 关"作用。磷酸基团的添加或除去能使酶（enzyme）活化或失活，控制诸如细胞分裂这样的过程。

2）甲基化：是指从活性甲基化合物（如 S-腺苷甲硫氨酸）上将甲基催化转移到其他化合物的过程。甲基化可形成各种甲基化合物，或对某些蛋白质或核酸等进行化学修饰形成甲基化产物。甲基化是蛋白质和核酸的一种重要的修饰，调节基因的表达和关闭，与癌症、衰老、老年痴呆等许多疾病密切相关，是表观遗传学的重要研究内容之一。最常见的甲基化修饰有 DNA 甲基化和组蛋白甲基化。

3）乙酰化：通常在蛋白质的 N 端加入乙酰基。乙酰化修饰功能主要集中在对细胞染色体结构的影响及对核内转录调控因子的激活方面。如果能通过调控乙酰化而调整代谢的速度，那么就意味着可以调控疾病的发展进程。

4）腺苷酸化：是指多聚腺苷酸与信使 RNA（mRNA）分子的共价连接。

5）糖基化（glycosylation）：是在酶的控制下，蛋白质或脂质附加上糖类的过程。蛋白质经过糖基化作用之后，可形成糖蛋白。

（4）新生肽链中非功能片段的切除：不少多肽类激素和酶的前体需要经过加工才能变为活性分子，如胰蛋白酶原经过加工切去部分肽段才能成为有活性的胰蛋白酶。

2. 蛋白质的折叠 新生肽链要折叠成一种或几种特定的三维空间结构时，才是具有生物学功能的蛋白质。在此过程中，有一种称为分子伴侣的蛋白质家族起到十分重要的作用。该家族主要包括两类成员：一是蛋白因子，如热休克蛋白；二是酶，如蛋白质二硫键异构酶。分子伴侣虽参与细胞内新生肽链折叠、装配或转运，但本身并不参与形成最终的蛋白质分子，是货真价实的"助人为乐者"。

三、基因表达调控研究的新进展

（一）原核生物基因的转录后调控

1. 稀有密码子的影响 大肠杆菌复制时，冈崎片段之前的 RNA 引物是由 dnaG 基因表达的酶催化合成的，该酶在细胞中不多，否则会导致细胞死亡。已知 dnaG、rpoD、rspU 位于大肠杆菌基因组的同一个操纵子上，每个细胞内仅有 50 拷贝 dnaG，而 rpoD 为 2800 拷贝，rspU 高达 4000 拷贝。分别计算大肠杆菌中 25 种非调节蛋白和 dnaG、rpoD 序列中 64 种密码子的利用率，发现三者对 AUA 的利用率依次为 1%、32%、0%。可能是由于稀有密码子对应的 tRNA 较少，高频率使用这些稀有密码子的基因，翻译过程极易受阻。

2. 重叠基因的影响 色氨酸操纵子由 5 个基因（trpE、trpD、trpC、trpB、trpA）组成，在正常情况下，这 5 个基因的表达产物的产量是相等的，当 trpE 发生突变后，其邻近的 trpD 的产量比下游的 trpB、trpA 要低。这是因为 trpE 基因的终止密码子和 trpD 的起始密码子之间共用了一个含碱基 A 的核苷酸（图 10-24）。

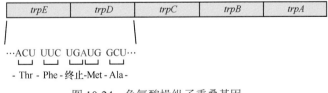

图 10-24 色氨酸操纵子重叠基因

这种重叠的密码是保证同一核糖体对两个连续基因进行翻译的机制。而在 trpC 和 trpB 之间相隔 11 个核苷酸，因此没有这种机制。trpB 和 trpA 之间的核苷酸序列也是重叠的。

3. MicRNA 对翻译的影响 大肠杆菌中与渗透压有关的调节子是由 ompB、ompC 和 ompF 相互不连锁的 3 个基因组成。当培养基中渗透压变化时，ompF 蛋白质产量下降，同时 ompC 蛋白质产量上升，保持这两种蛋白质总量恒定。在 ompC 基因上游不远处存在另一个转录单元（反向 –10 区和 –35 区）。当渗透压增高时，ompC 可以双向转录，除转录 ompC 基因外，还可以相反于 ompC 基因转录出 174 个核苷酸的 RNA。这段转录产物与 ompF mRNA 5' 端具有较强的同源性，通过分子杂交抑制了 *ompF* mRNA 的翻译。这 174 个核苷酸序列称为 MicRNA（mRNA interfering complementary RNA）。

4. 魔斑核苷酸对翻译的影响　大肠杆菌缺陷型（trp⁻his⁻）在缺少任何一种氨基酸的培养基中，不但蛋白质合成速率下降，而且 RNA 的合成速率也下降。后来人们又发现大肠杆菌突变株在色氨酸不足时，蛋白质合成停止，而 RNA 合成速率却没有下降。进一步研究发现，前者能合成魔斑（ppGpp 和 pppGpp）。由于氨基酸缺乏，空载 tRNA 增多，空载 tRNA 在核糖体上将正常合成蛋白质需要的 GTP 合成魔斑。ppGpp 可以在大范围内作出应急反应，以控制核糖体和其他大分子的合成，活化蛋白水解酶。

（二）真核生物基因的转录后调控

1. RNA 对基因表达的调控　tRNA、rRNA、mRNA 为蛋白质翻译所必需。真核生物的前体 tRNA 先要经过核苷酸的修饰，生成 4.5S RNA，再剪接为成熟的 4S RNA。真核生物的前体 rRNA 需经过核糖甲基化才能成熟；而原核生物的 rRNA 主要是甲基化。真核生物转录产生的 mRNA，需进行一系列的加工，才能生成成熟的 mRNA，包括 mRNA 5′ 端加"帽子"，3′ 端加 poly A，以及内含子的精确剪接加工；原核生物却无此特点。此外，mRNA 还会进行核苷酸的替换、插入、删除等编辑修饰，改变 DNA 模板的遗传信息。

2. 翻译起始的调控　真核生物 mRNA 具有"帽子"结构，翻译效率受到"帽子"的制约。"帽子"结合蛋白 CBP 具有促进 mRNA 翻译蛋白的活性。但在高盐溶度下，有"帽子"的 mRNA 的翻译能力严重受阻。在"帽子"与起始密码子之间，mRNA 5′ 端的先导序列也影响翻译效率，若先导序列产生复杂的二级结构，翻译起始会削弱。许多可溶性蛋白因子的修饰会影响翻译起始，如 eIF 磷酸化会抑制蛋白质合成。

3. 翻译延伸的调控　翻译起始后，核糖体并非一定能从起始密码顺序移至终止密码，mRNA 编码区也会形成一些二级结构，使翻译速率下降，甚至中途停止。另外，mRNA 3′ 端的 poly A 的长短及与 rRNA 的互补性也影响翻译水平。

4. 蛋白质的加工成熟　翻译最初产生的原始蛋白质大多无生物活性，必须经过一系列加工才能成为有活性的蛋白质。这些加工包括切割多肽、多肽的有限水解、多肽的化学修饰（如磷酸化、糖基化）、多肽的剪接。

（三）基因表达调控研究的动态

1. RNA 干扰的研究进展　2002 年 12 月 20 日，RNA 干扰（RNA interference，RNAi）被 *Science* 杂志评为年度十大科技成就之首，*Nature* 杂志亦将 RNAi 评为年度重大科技成果之一。2006 年，美国科学家法尔和梅洛因发现了 RNA 干扰机制，获得了当年的诺贝尔生理学或医学奖。RNAi 作为一门新兴技术以其高特异性、高效性等显著优势成为研究基因功能的全新手段，在生物医学领域有着广阔的应用前景。

RNA 干扰是通过内源性或外源性双链 RNA（double strand RNA，dsRNA）的介导，特异性降解相应序列的 mRNA，导致靶基因的表达沉默，产生相应的功能型缺失，属于转录后水平的基因沉默（post-transcriptional gene silencing，PTGS）现象。RNAi 是广泛存在于生物中的一种古老现象，是生物抵抗异常 DNA 的一种保护机制，在生物生长发育过程中扮演着基因表达调控的角色，在基因信息流控制过程中也非常重要。作为古老的、进化保守的基因沉默机制，RNAi 对细胞防御病毒的感染、修复遗传损伤及调节正常的基因功能具有重要作用。

RNAi 包括起始阶段和效应阶段。在起始阶段，加入的小分子 RNA 被切割成 21 ～ 23bp 长的干扰小 RNA（siRNA）片段。Dicer 酶是 RNase Ⅲ 家族中特异性识别双链 RNA 的成员之一，它可以一种 ATP 依赖的方式逐步切割由外源导入的或是由转基因、病毒感染等各种方式引入的双链 RNA（dsRNA），将 RNA 降解为 21 ～ 23bp 的 siRNA 双链，并且每个片段的 3′ 端都有 2 个突出的碱基。在效应阶段，siRNA 双链结构结合一个核酶复合物，形成了 RNA 诱导的沉默复合物（RNA-induced silencing complex，RISC）。其有义链被释放出来后，反义链将作为引导链与靶 mRNA 作用。激活 RISC 需要一个 ATP，激活的 RISC 通过碱基配对定位到同源 mRNA 转录体上，并且在距离 siRNA 3′ 端 12 个碱基的位置切割 mRNA。尽管切割的确切机制尚不明了，但是每个 RISC 都含有一个 siRNA 和一个不同于 Dicer 的 RNA 酶。

RNAi 较反义寡核苷酸核酶、基因敲除等技术有着无可比拟的特点和优势：①高效性，少量的 siRNA 可以显著抑制目的基因的表达，具有催化放大效应；②高特异性，RNAi 只降解同源 mRNA，而其他 mRNA 的表达则不受影响；③传播性，RNAi 具有强大的细胞穿透力，抑制效应可以穿过细胞界限，干扰效应可遗传给后代；④ ATP 依赖性，RNAi 的发生依赖于 ATP 的参与，因为在 Dicer 酶将 dsRNA 切割成 siRNA 过程及 RISC 激活过程均需要 ATP 的参与。

目前 RNA 干扰的方法最常用的是直接转染 siRNA 和构建 shRNA 载体。目前获得 siRNA 主要有三种方法：化学合成、体外酶法合成和体内转录。因为 siRNA 分子量较小，在血浆中半衰期较短，极不稳定，所以 siRNA 在体内作用时间短，直接转染 siRNA 应用受到限制。shRNA 是一段具有紧密发卡环的 RNA 序列，通过载体将克隆其编码序列的 DNA 导入细胞，在细胞中，shRNA 被加工成 siRNA，发挥抑制特异 mRNA 表达的作用，这种装载了 shRNA 的载体可以通过筛选稳定地传递到子代细胞中去。载体介导 shRNA 表达技术能长期和稳定地抑制靶基因的表达，这使不能持久抑制基因表达的问题迎刃而解，可用来构建理想的实验细胞模型，与化学合成 siRNA 法相比具有更大的应用潜力，因此 shRNA 表达载体技术成为肿瘤基因治疗的强大工具。

RNA 干扰的载体主要分为病毒载体和非病毒载体。病毒载体易于制备、纯化、浓缩，且具有宿主范围广、感染率高、理化性质稳定、不整合宿主基因组等优点，因此使用频率较高。其中应用较多的为逆转录病毒载体、腺病毒载体、慢病毒载体。非病毒载体由于具有系统安全性高、负载量大、生物相容性好、便于保存和检验等优势近年来受到广泛关注。较常用的非病毒载体主要有阳离子脂质体、阳离子细胞穿膜肽、树枝状大分子、阳离子聚合物载体、纳米无机材料、纳米粒子等。

RNA 干扰技术最为重要的是在基因功能研究中的应用，通过 RNAi 特异性地抑制基因的表达来阐明基因在生物体中的功能。而 RNA 干扰技术在抗病毒治疗、抗肿瘤治疗、自身免疫性疾病治疗及药物开发与应用中尚处于基础研究阶段，有着广阔的应用前景。

2. 基因诊断和基因治疗

（1）基因诊断（gene diagnosis）：是利用 DNA 重组技术分析基因进行疾病的诊断。疾病的常规诊断主要是以疾病的表型改变为依据，由此推测疾病的发生原因及机制，然而表型改变通常是非特异性的，而且是在疾病发生一定时间后才出现，因此常不能及时做出明确的诊断。各种表型的改变是由基因异常造成的，基因结构或功能的改变是引起疾病的根本原因。基因诊断正是采用分子生物学的技术方法来分析受检者某一特定基因的结构或功能是否异常，以此来对相应的疾病进行诊断。与传统方法比较，基因诊断具有显著的优越性，可以直接对个体基因状态进行检测，既特异又灵敏，从而可以对表型正常的携带者及特定疾病的易感者做出诊断和预测。

人类的一切疾病都与基因受损有关。因为凭借人体基因密码可以预测相关疾病的风险性，做到早检测、早预防、早治疗，所以科学家越来越重视在后基因组时代如何发展和利用基因检测技术解码个体基因、评估患病风险和对个体进行基因诊断和治疗，基因检测与基因诊断随之迅速兴起，并正在逐渐改变现有的医疗模式。相信随着医学技术的不断发展，基因诊断技术在临床的应用会有一个更加广阔的前景。

（2）基因治疗（gene therapy）：遗传病的基因治疗是指应用基因工程技术将正常基因引入患者细胞内，以纠正致病基因的缺陷而根治遗传病。纠正的途径既可以是原位修复有缺陷的基因，也可以是用有功能的正常基因转入细胞基因组的某一部位，以替代缺陷基因来发挥作用。基因是携带生物遗传信息的基本功能单位，是位于染色体上的一段特定序列。将外源的基因导入生物细胞内必须借助一定的技术方法或载体，目前基因转移的方法分为生物学方法、物理方法和化学方法。腺病毒载体是目前基因治疗最为常用的病毒载体之一。基因治疗目前主要是治疗那些对人类健康威胁严重的疾病，包括遗传病（如血友病、囊性纤维病、家庭性高胆固醇血症等）、恶性肿瘤、心血管疾病、感染性疾病（如艾滋病等）。

基因治疗的基本程序：①治疗性基因的获得；②基因载体的选择；③靶细胞的选择；④基因转移方法；⑤转导细胞的选择鉴定；⑥回输体内。

3. 绿色荧光蛋白研究进展及应用 绿色荧光蛋白（green fluorescent protein，GFP）是一类存在于某些腔肠动物体内的生物发光蛋白。GFP 具有同宿主蛋白构成融合子的性质，利用这一性质，可以将 GFP 定位到特定的细胞器和膜系统中，进行细胞生理过程、细胞动力学等的实时观测，或直接应用于定量分析。目前，GFP 已经被成功地用于靶向标记包括线粒体、质体、内质网等在内的细胞器。用 GFP 进行亚细胞定位，避免了提纯蛋白、标记异硫氰酸荧光素等荧光染料、经显微注射或其他方式导入细胞的复杂方法，从而使研究蛋白质在活细胞内的准确定位变得简单易行。在分子生物学方面，GFP 基因可作为报告基因用来检测转基因效率，把 GFP 基因连接到目的基因的启动子之后，通过测定 GFP 的荧光强度就可以对该基因的表达水平进行检测；GFP 还能作为融合标签融合到主体蛋白中来检测蛋白质分子的定位、迁移、构象变化及分子间的相互作用。GFP 还能用于细胞的筛选及药物的筛选。利用 GFP 对目的物进行标记，追踪 GFP，分析目的物在细胞中的变化情况，如酶分子分布状态、生物活性、受体、离子通道等变化，从而筛选出与体内信号分子功能相似的化合物。

GFP 具有易于检测、灵敏度高、荧光性质稳定、对细胞无毒害、构建载体方便、可直接用于活细胞测定、不受假阳性干扰、不受种属范围的限制、容易得到突变体等诸多优点而得到广泛应用。尽管 GFP 作为报告基因或分子探针有许多无可比拟的优点，但是野生型 GFP（wtGFP）具有一定的缺点，如 GFP 有两个激发峰而影响了其特异性，并且长波激发峰强度较小，不易观察；GFP 合成及折叠产生荧光的过程慢，蛋白质折叠受温度影响大，表达量较低；GFP 在某些植物细胞中并不表达等。所以，研究人员运用定点突变、DNA-shuffling 等技术对 GFP 进行了改进，如除去 GFP 基因中隐蔽型内含子、消除编码蛋白的积累、改变碱基组分、更换 GFP 生色团氨基酸、插入植物内含子、增加增强子和更换强启动子等，获得了荧光光谱、量子产率、溶解性、密码子嗜性、温度敏感性等改变的多种突变体，扩大了 GFP 的应用范围。

4. 非编码 RNA 的研究进展 非编码 RNA（non-coding RNA，ncRNA）是指转录组中不翻译为蛋白质的 RNA 分子。包括分子量较小的核内小分子 RNA（small nuclear RNA，snRNA）、核仁小分子 RNA（small nucleolar RNA，snoRNA）、微小 RNA（microRNA，miRNA）、与 piwi 蛋白互相作用形成 RNA-protein 复合体的 piRNA（piwi-interacting RNA）、干扰小 RNA（small interfering RNA，siRNA），分子量较大的长链非编码 RNA（long non-coding RNA，lncRNA）及呈封闭环状结构的环状 RNA（circular RNA，circRNA）等。

miRNA、lncRNA 及 circRNA 是 RNA 领域最新的研究热点。

miRNA 是一类由内源基因编码的长度约为 22 个核苷酸的非编码单链 RNA 分子，通过与靶标 mRNA 的 3' 端非翻译区特异性结合，引起靶标 mRNA 分子的降解或翻译抑制，在动植物中参与转录后基因表达调控。miRNA 负调控基因表达的作用机制可分为抑制蛋白质在内质网上翻译的翻译抑制、介导对 mRNA 进行切割的转录本切割和切割转录本后的产物形成次生 siRNA 三种。最近，miRNA 正调控基因表达的证据越来越多，其作用机制可分为有别于常规翻译的翻译激活、与靶基因上游增强子作用加强基因转录的转录增强及类激素的功能。

lncRNA 是缺乏开放阅读框，长度为 200 ～ 100 000bp 的非编码 RNA。lncRNA 的生物学功能涉及转录调控、细胞内物质运输和染色体重塑，参与细胞分化、生长发育、应激反应和疾病发生发展等多种生物学进程，成为遗传学研究热点。根据 lncRNA 编码序列与蛋白质编码基因的相对位置，lncRNA 可分为以下 5 类：①正义（sense）lncRNA，lncRNA 序列与蛋白质编码基因的有义链重叠；②反义（antisense）lncRNA，lncRNA 序列与蛋白质编码基因的反义链重叠；③双向（bidirectional）lncRNA，lncRNA 序列位于蛋白质编码基因的相反链；④内含子（intron）lncRNA，lncRNA 序列完全来自另一个转录物的内含子，这可能是真正的独立转录物或 mRNA 前体加工产物；⑤基因间

（intergenic）lncRNA，lncRNA 序列不位于任何其他蛋白质编码基因座附近。lncRNA 可与 DNA、RNA 或蛋白质分子相互作用，调节基因表达，并通过多种机制发挥细胞效应。lncRNA 可通过转录水平调控、表观修饰水平调控和转录后水平调控参与基因表达的调控，参与细胞核和细胞质中多种反应过程的调控，涉及免疫学、神经生物学、癌症和应激等生物学发展过程，还可作为细胞增殖和死亡的关键调节剂。

circRNA 与传统的线性 RNA 含 5′ 和 3′ 端不同，circRNA 分子呈封闭环状结构，不受 RNA 外切酶影响，表达更稳定，不易降解。在功能上，近年的研究表明，circRNA 分子富含 microRNA（miRNA）结合位点，在细胞中起到 miRNA 海绵（miRNA sponge）的作用，进而解除 miRNA 对其靶基因的抑制作用，升高靶基因的表达水平，这一作用机制被称为竞争性内源 RNA（competing endogenous RNA，ceRNA）机制。通过与疾病关联的 miRNA 相互作用，circRNA 在疾病发生中发挥着重要的调控作用。circRNA 的产生方式不同于线性 RNA 的标准剪切模式，是通过反向剪切形成。现有的 circRNA 形成机制有外显子跳跃、直接反向剪切、环状内含子 RNA（ciRNA）形成模式、依赖于 RNA 结合蛋白（RBP）环化模式、类似于可变剪切的可变环化模式。circRNA 通过 miRNA 海绵、调控母本基因表达、与 RNA 结合蛋白相互作用及直接编码蛋白质等方式在多种疾病发生中发挥重要的功能。

5. CRISPR-Cas9 基因编辑技术 基因编辑技术分别于 2012 年、2013 年和 2015 年 3 次登上 *Science* 年度十大科学突破。2019 年 12 月，*Nature* 列出近 10 年最具影响力的 5 个重大科学事件，其中 CRISPR 基因编辑技术入选。可见基因编辑技术对人类生活的巨大影响力。2020 年度诺贝尔化学奖花落 CRISPR-Cas9 基因编辑技术。当研究人员比较差异极大的细菌和古菌的遗传物质时，他们发现其中的 DNA 重复序列保存得非常好。相同的代码一遍又一遍地出现，但是其中又有不同的序列。这些重复序列称为成簇的规则间隔的短回文重复序列（clustered regularly interspaced short palindromic repeat，CRISPR）（图 10-25）。CRISPR-Cas 系统是细菌和古菌在长期演化过程中形成的一种免疫系统，用来抵抗外源遗传物质的入侵，为它们提供获得性免疫（图 10-26）。

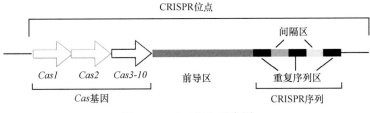

图 10-25 CRISPR 示意图

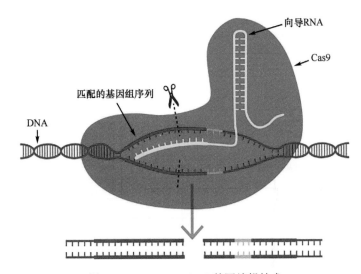

图 10-26 CRISPR-Cas9 基因编辑技术

CRISPR-Cas 系统可以识别出外源 DNA，并将它们切断，沉默外源基因的表达。正是由于这种精确的靶向功能，CRISPR-Cas 系统已被开发成一种高效的基因组编辑工具。在自然界中，CRISPR-Cas 系统拥有多种类别，而 CRISPR-Cas9 系统是其中研究最深入，应用最成熟的一种类别。凭借成本低廉、操作方便、效率高等优点，CRISPR-Cas9 迅速风靡全球的实验室，成为生物科研的有力帮手和基因编辑的强大工具，在疾病治疗、基因功能调控、基因检测、药物研发和作物育种等方面有着广阔的应用前景，目前已经应用到多种人类疾病治疗的临床试验中，如 HIV 治疗、遗传性疾病治疗、肿瘤免疫治疗等。尽管如此，基因编辑技术目前在应用中还存在脱靶、基因毒性等副作用，Cas9 蛋白具有潜在致癌性，以及基因编辑技术滥用等问题，因此需要对基因编辑技术进行精准调控，减少潜在的治疗风险。

　　根据 CRISPR-Cas9 精准攻击外源 DNA 的工作原理，就可以实现基因敲除。如果在此基础上为细胞引入一个修复的模板质粒（供体 DNA 分子），就可以实现基因的定点突变。对受精卵细胞进行基因编辑，并将其导入代孕母体中，可以实现基因编辑动物模型的构建，进而用于基因激活或失活、疾病模型构建，甚至是基因治疗。CRISPR-Cas9 最令人激动的应用之一是治疗遗传疾病。已有研究利用 CRISPR-Cas9 技术治愈了小鼠的迪谢内（Duchenne）肌营养不良。安全高效的 CRISPR-Cas9 技术让我们看到了人类遗传疾病的治疗新方向。CRISPR-Cas9 也可用于感染性疾病的治疗。美国天普大学路易斯卡茨医学院（Lewis Katz School of Medicine at Temple University）的研究人员证实，利用 CRISPR-Cas9 技术能够安全高效地将 HIV 从体外培养的人 T 细胞的 DNA 中清理掉。CRISPR-Cas9 技术为根治艾滋病等疾病带来了新的希望。

本章学习思维导图

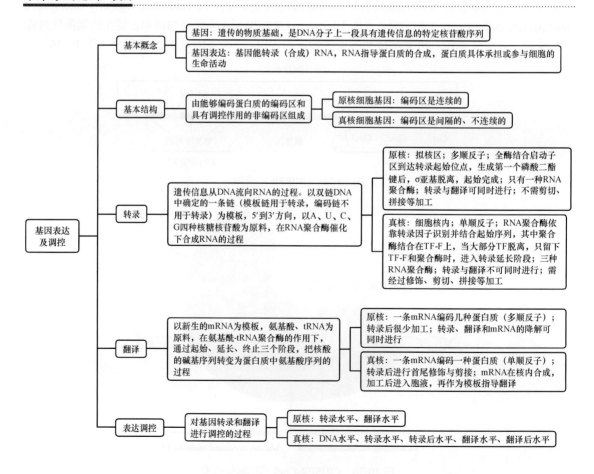

复习思考题

1. 什么是基因表达？试述基因表达变化的特点及其调控对生物体的重要性。

2. 为什么说转录起始的调控是基因表达调控的中心环节？

3. 举实际例子说明操纵子的组成元件及其作用，并分析可阻遏的操纵子和可诱导的操纵子的调控方式。

4. 比较真核和原核生物的基因表达和基因表达调控的相似和不同之处。

5. 论述启动子、增强子和转录因子的概念、结构、功能及其相互关系。

6. 反式作用因子有几大类？其特征是什么？

（魏文祥　缪竟诚　王　琦）

第十一章　细胞生长增殖与细胞周期

　　细胞生长（cell growth）主要通过细胞体积的增大和细胞数目的增加来实现。细胞数目的增加即细胞增殖（cell proliferation），是指以细胞分裂（cell division）的方式，由原来的亲代细胞变成两个子代细胞的过程。细胞增殖是生物体的重要生命特征之一。细胞的遗传物质经过复制，通过细胞分裂，将复制的遗传物质平均分配到两个子细胞中去。细胞的种类繁多，单细胞生物如细菌、酵母菌、原生动物等，均是依赖大量的细胞增殖来增加个体的数量，保持物种的延续。多细胞生物以细胞分裂的方式产生新的细胞，用来补充体内衰老和死亡的细胞。多细胞生物由一个受精卵开始，经过多次细胞分裂和分化，最终发育成一个完整的多细胞个体。成体生物本身也需要细胞增殖，以补充新陈代谢过程中的细胞损失。就人体而言，一个成年人体大约有 10^{14} 个细胞，其中有大量细胞保持分裂状态，以补偿衰老和死亡的细胞，如皮肤、血细胞、肠上皮细胞、黏膜细胞等。要维持细胞数量的平衡和集体的正常功能，就必须依赖细胞增殖。此外，有机体的创伤愈合、组织再生、病理性修复等，同样都要依赖细胞增殖。

　　各种细胞在分裂之前，必须进行一定的物质准备（包括遗传物质复制、生化变化、形态改变等），否则将无法进行分裂，且物质准备和继后的分裂过程呈现高度受控和相互连续的特征。分裂产生的新细胞再经过下一轮物质准备和细胞分裂，形成更多的子代细胞，如此周而复始，使细胞数目不断增加。因此，细胞增殖过程被称为细胞周期（cell cycle）或者细胞分裂周期（cell division cycle），也有人称之为细胞生命周期（cell life cycle）或细胞繁殖周期（cell reproductive cycle）。通常来说，一个细胞周期是指细胞从上次分裂结束到下次分裂结束所经历的规律性变化过程。

　　真核细胞的细胞周期比较复杂，人们根据细胞在周期中的生理、生化及形态变化将一个细胞周期划分为两个相互连续的时期，即细胞有丝分裂（mitosis）期和位于两次分裂之间的分裂间期（interphase）。各阶段进程的调控在进化中是保守的，其调控机制不仅精细协调细胞周期中不同事件的发生顺序，还可以将细胞外调控增殖的信号与相应阶段联系起来，使整个细胞周期呈现出高度有序的时空性和协同性。如果由于细胞自身或者外界环境的影响，干扰了正常的调控体系，则可能出现异常的细胞周期，导致肿瘤等细胞增殖失控性疾病的发生。

第一节　细胞分裂

　　细胞增殖是生命的基本特征之一，是生命延续的根本保证。细胞增殖是通过细胞分裂过程实现的。随着生物的进化，细胞分裂也是由简单而逐渐臻于完善。原核细胞的分裂直接而简单，是通过二分裂的方式，细胞直接分裂成两等份，从而产生新的后代，如细菌、变形虫、衣藻等。真核细胞因其结构复杂化，出现了核膜和其他细胞器。细胞分裂主要有有丝分裂、减数分裂和无丝分裂三种细胞分裂形式。

一、有丝分裂

　　有丝分裂最早是由 Flemming（1882）在红细胞和蝾螈的上皮细胞中发现的。有丝分裂包括核分裂（karyokinesis）和胞质分裂（cytokinesis）两个过程。母细胞要通过核分裂和胞质分裂才能分裂成两个完整的子细胞，又称为间接分裂（indirect division）。在这个时期，细胞发生一系列形态的变化，包括核的分裂、染色体（chromosome）和纺锤体（spindle）的出现等。这些变化把已复制好的双套遗传信息平均分配到两个子细胞中，确保了遗传的连续性和稳定性。有丝分裂过程是一系列复杂的核变化，包括染色体和纺锤体的出现，染色体平均分配到每个子细胞的过程。根据细胞形态结构的变化，人们将有丝分裂过程人为地划分为前期、前中期、中期、后期、末期和胞质分裂几个时期（图 11-1）。前 5 个时期是一个连续的核分裂过程，伴随每次核分裂发生，通常开始于核分裂后期，完成于末期之后。

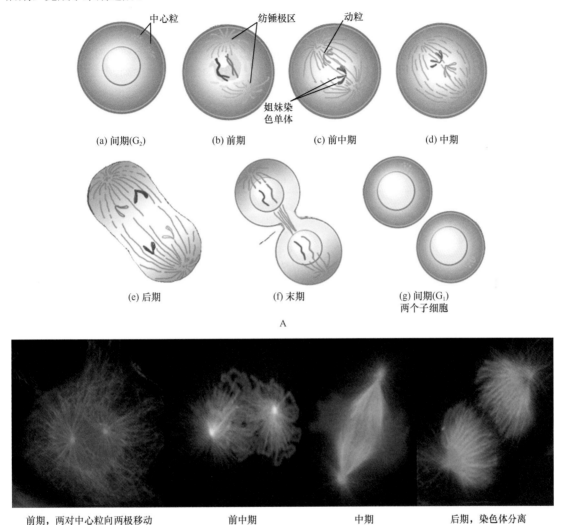

图 11-1 动物细胞有丝分裂过程

A. 有丝分裂模式图；B. 有丝分裂荧光照片（蓝色为染色体，绿色为微管）

1. 前期（prophase） 是细胞有丝分裂的开始阶段。这一时期的主要特征是染色质凝集、折叠和螺旋形成染色体，分裂极的确定，有丝分裂器的形成，核膜、核仁解体。

有丝分裂最主要的特征之一是有丝分裂装置的产生。有丝分裂装置也称为有丝分裂器（mitotic apparatus），是指有丝分裂过程中，由梭形纺锤体（spindle）和围绕着中心体的星体（aster）组成的结构，包括从中心体形成的各种微管，如动粒微管、极微管、星体微管等。有丝分裂器不是一个固定的结构，它在有丝分裂过程中发生稳定的变化，尤其在中期形态极为典型。它在维持染色体的平衡、运动和将染色体均等分配到两个子细胞中起重要作用。有丝分裂器的纺锤体微管源自中心体，因此，有丝分裂器的形成首先依赖于中心体的复制。

中心体（centrosome）是一种与微管组装和细胞分裂密切相关的细胞器。每个高等动物间期细胞通常含有一对中心体。中心体一般由一对中心粒和其周围的无定型物质组成。构成中心体的两个中心粒呈直角排列。中心粒为一个圆筒状结构，直径约 0.25μm，长度不定。圆筒的壁由微管蛋白构成的 9 组三联体微管构成。中心粒要经过复杂的发育周期才能达到成熟并具有微管组织中心（MTOC）的作用。G_1 期细胞有一对相互垂直的中心粒，到 S 期，两个中心粒稍有分离，并在与其垂直的方向复制出一个子中心粒。在 G_2 期到 M 期，子中心粒不断长大，两对中心粒逐渐移动到细胞的两极，并组织纺锤体及星体的形成。到 M 期末，每个子细胞获得一对中心粒（母中心粒及其复制的子中心粒）（图 11-2）。Alliegros 等对浪蛤（surf clam）卵的中心体进行研究时发现，中心体含有 RNA，但无 DNA。并发现该 RNA 有 5 种与任何已知的 RNA 都不同的序列，而在卵的其他部位没有发现这种 RNA。其中一个片段可编码 RNA 复制有关的酶——逆转录酶（reverse transcriptase）。逆转录酶可能促使第二个中心体形成时复制自己的 RNA。

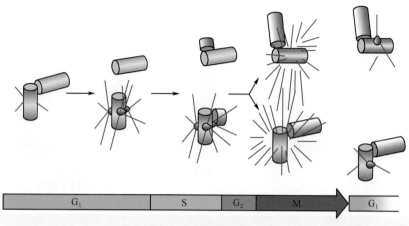

图 11-2　中心粒的复制

前期开始时，细胞核染色质开始凝缩（condensation），由原来细长弥漫样分布的线形染色质，经过一系列螺旋化、折叠和包装等过程，逐渐变短变粗，形成光镜下可辨的早期染色体结构。染色体的凝集是由核内已经复制完成的染色质（chromatin）装配成染色体的过程。首先是在成熟促进因子（maturation promoting factor，MPF）的作用下，染色质螺旋化，随后形成在光镜下可以看到的染色丝，进而在前期末凝缩成高度螺旋化的染色体，每一条染色体是由两条染色单体（chromatid）组成，而每一染色单体又由一个 DNA 分子组成。同一染色体的两条染色单体（姐妹染色单体）由着丝粒（centromere）把它们连在一起。两条染色单体的两个着丝粒对应排列，因此处的结构比较狭窄，又被称为主缢痕。

动粒（kinetochore）是在着丝粒处组织而成的一种蛋白复合体，与着丝粒紧密相连。每一个中期染色体含有两个动粒，位于着丝粒的两侧。在细胞分裂后期，动粒微管变短，将两条染色单体拉向两极，遗传物质平均分配到两个子细胞中，两个动粒也分别被分配到两个子细胞中。哺乳动物的动粒可分为三个不同的区域：内板、中央区和外板，直径约为 200nm。中央区染色浅，它将内层和外层隔开，中间层有一些纤维，起着联系内外两层结构的桥梁作用。内板是染色质的特化层，它附着在着丝粒的异染色质上。外板含有与微管正端结合的蛋白质。动粒是细胞内推动染色体移动的重要装置（图 11-3）。动粒通过牵拉动粒微管驱使染色体移动，在此过程中动粒微管不断地聚合和解聚。

细胞分裂极的确定和中心粒的活动有关。S 期以前的中心粒为一对相互垂直的筒状结构，到 S 期时中心粒复制成两对。G_2 期时，已形成的两对中心粒便分开，至有丝分裂前期，两对中心粒移向细胞的两极。中心粒移动的方向决定了细胞分裂的方向。中心粒是微管的组织中心，两对中心粒之间靠近核膜处由微管聚合形成纺锤丝，最后在前期末形成纺锤体。

核膜、核仁的解体标志着前期的结束。核膜解体与核纤层蛋白的磷酸化有关。核纤层（nuclear lamina）是由中等纤维性质的纤维蛋白（lamin A，lamin B，lamin C）所构成的网状结构，它与核孔复合体一起组成核骨架（核基质）。核纤层蛋白（lamin）被磷酸化成为可溶状态，然后核膜崩解

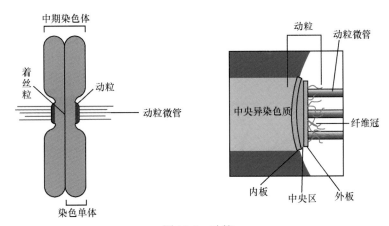

图 11-3 动粒

成小囊泡，lamin A 和 lamin C 分散于胞质中，而 lamin B 则结合于核膜囊泡上。当有丝分裂到达末期时，lamin 发生去磷酸化，核膜又重新形成。与此同时，核仁也逐渐解体，构成核仁的一部分物质转移到染色体上，被分配到子细胞核中，参与新核仁的形成。

2. 前中期（prometaphase） 核膜解体后，细胞进入前中期。核膜解体后，以小膜泡的形式分散到细胞质中。核质与细胞质之间因核膜消失而混合。核纤层也随之解聚成核纤层蛋白。核骨架结构发生剧烈变化，如结构 DNA 的拓扑酶 Ⅱ、参与组成细胞分离器的蛋白等都将发生结构和位置变化。这一时期的主要事件是染色体进一步凝集、变粗变短，形成明显的 X 形染色体结构。

位于染色体上的动粒逐渐成熟，纺锤体组装。在细胞进入前期末时，纺锤体微管向细胞中心侵入，与染色体的着丝粒结合，形成着丝粒微管。每一染色体的两条染色单体各与一组着丝粒微管相连，着丝粒微管的分子马达蛋白使染色体逐渐向细胞中央的赤道板移动，最后两侧微管的牵引力趋于平衡，使染色体排列在赤道板上。

纺锤体是真核细胞有丝分裂或减数分裂过程中形成的中间宽两端窄的纺锤状结构，主要由大量纵向排列的微管构成（图 11-4）。纺锤体一般产生于分裂前初期（preprophase），并在分裂末期（telophase）消失。纺锤体主要元件包括极微管、动粒微管、星体微管、区间微管、附着在微管上的动力分子马达及一系列复杂的超分子结构。动粒微管一端与中心体相连，另一端与染色体的动粒（kinetochore）相连。极微管的一端与中心体相连，另一端游离。从两极发出的极微管常在赤道板处相互重叠搭桥。动物细胞内的纺锤体两端具有由中心粒构成的"星体"，所以动物细胞的纺锤体也称为"星纺锤体"（图 11-4）。

在含中心体的细胞中，纺锤体的形成开始于细胞分裂前初期，核膜破裂之前。初期的结构为两个相互独立的以中心体为核的星状体（asters）。当核膜消失后，星状体和原本位于细胞核内的染色体发生一系列复杂的相互作用，所有的染色体在纺锤体的中央（赤道板）排列整齐，每一个染色体上的两个着丝粒各被一束极性相同的微管（通常称为纺锤丝）附着。此时细胞处于分裂中期，纺锤体清晰可见。动物细胞在中心体被激光捣毁后仍然能够构建纺锤体，但其位置通常不在细胞的几何中心，其后的胞质分裂会受严重影响。在不含中心体的细胞中，纺锤体的生成是由染色体本身主导的。此过程由一小分子量的 GTP 连接蛋白（Ran GTPase）控制。核膜破裂后，纺锤丝在染色体周围生成。其后，这些纺锤丝会在动力分子与微管的协同影响下自动排列为极性相反、数目大致相同的两组。在微管远端的动力蛋白会将这些微管束集中到一点，形成纺锤极区（spindle polar zone）。同时，染色体会自动在赤道板排列整齐。

纺锤体的主要功能可分为两个方面。①染色体的排列与分离。纺锤体的正常生成是染色体排列的必要条件。纺锤体生成完毕后一般会有 5 ～ 20 分钟的延迟，以供细胞调整着丝粒上微管束的极性，以及确定是否所有的着丝粒都附着正确。此后，细胞进入分裂后期，染色体分离为两组数目相等的姐妹染色单体。纺锤体的完整性决定这个分离过程在时间和空间上的准确性。②决定细胞质分裂的分裂面。染色体分离的同时，纺锤体中的一部分微管不随染色体分布到两极，而是停止在纺锤体中央，形成中心纺锤体（central spindle）。在纺锤体的中央为两组极性相反的微管交叠的区域，称为"纺锤中间区"（spindle midzone）。这个区域就是接下来的胞质分裂面。

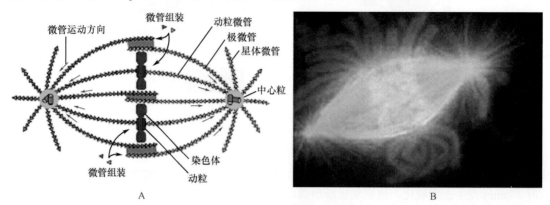

图 11-4 纺锤体

A.纺锤体模式图；B.荧光染色的纺锤体照片

3. 中期（metaphase） 染色体最高程度地凝缩，呈典型的形态结构；染色体的着丝粒分布在细胞中央的赤道板（equatorial plate）上，并与纺锤丝相连。纺锤体完全形成，呈现典型的纺锤状。染色体的两个动粒分别面向纺锤体的两极，位于染色体两侧的动粒微管长度相等，作用力均衡。除了动粒微管外，很多极微管在赤道区域相互搭桥，看起来似连续的微管结构。

染色体向赤道板上的运动过程，称为染色体中板集合（chromosome congression）或染色体整列（chromosome alignment）。如果染色体整列不齐，细胞就不能从分裂中期向后期转化，两条染色单体也不能彼此分离；个别情况下，细胞分裂虽然可以继续进行，但通常导致染色体不能平均分配，最终导致细胞的死亡。有研究发现，至少有数种蛋白质与染色体整列直接相关，其中首要的两组蛋白称为 Mad 蛋白和 Bub 蛋白。Mad 和 Bub 可以使动粒敏化，促使微管与动粒接触。某些染色体不能被微管及时捕捉而滞后，Mad2 和 Bub1 不能从这些染色体的动粒上消失，后期则不能启动，染色单体不能彼此分离。只能等到这些染色体也被微管捕捉并排列到赤道板上，Mad2 和 Bub1 从动粒上消失，后期才能开始启动，所以人们认为 Mad2 和 Bub1 与动粒的结合为有丝分裂中期向后期转换提供了一种"等待"信号（图 11-5）。

当染色体上的两个动粒被微管捕获后，细胞通过什么机制将染色体整列到赤道板上？目前主要有两种假说——牵拉假说和外推假说。牵拉假说认为,染色体向赤道板方向运动是动粒微管牵拉的结果。动粒微管越长，拉力越大。当来自两极的动粒微管的拉力相等时，染色体被稳定在赤道板上。外推假说认为，染色体向赤道方向移动，是星体的排斥力将染色体外推的结果。染色体距离中心体越近，星体对染色体的外推力越强，当来自两极的推力达到平衡时，染色体即被稳定在赤道板上。

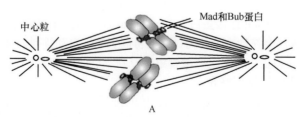

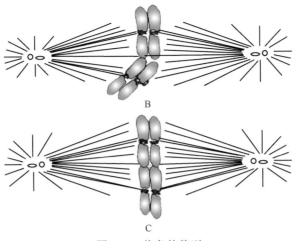

图 11-5　染色体整列

染色体向两极移动的机制，现在还没有完全了解清楚，主要也有两种假说：①微管解聚假说，最早由 inoue（1967）提出。他认为染色体向两极移动的动力来源于着丝粒微管向极的一端不断解聚，长度变短，从而牵引染色单体向极移动。与此同时，解聚的着丝粒微管蛋白又在极微管端聚合，使极微管伸长，导致两极的远离。这两种作用的结果是使染色体移向两极，纺锤体拉长，两组子染色体分开得更远。②微管滑动假说，由 Mclntosh（1969）提出。他认为染色体在后期向两极的移动是由着丝粒微管和极微管滑动造成的，而这种滑动又是由一种横桥来实现的，横桥在微管上的附着与脱开，使微管相互滑动。在电镜下可看到微管上的横切结构，其化学成分为动力蛋白（dynein），与纤毛中的一样，它具有 ATP 酶活性，可水解 ATP，从而为微管的滑动提供能量。马达蛋白沿动粒微管向极部运动，微管在动粒端解聚，动粒微管变短，染色单体移向两极。B 极微管在重叠区产生滑动将两极外推，星体微管产生拉力直接将染色单体拉向两极（图 11-6）。

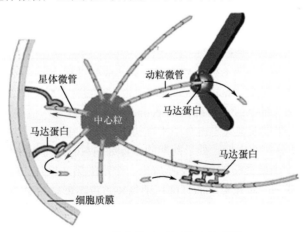

图 11-6　染色体向两极移动模式图

4. 后期（anaphase）　中期染色体的两条姐妹染色单体在着丝粒分离，并分别向两极移动，标志着后期的开始。着丝粒部位的分离，导致两侧动粒微管对染色单体的拉力与黏连蛋白黏合力的平衡被打破，着丝粒受到不断缩短的动粒微管的牵引而使染色体向两极移动。

在细胞分裂过程中，姐妹染色单体之间是如何分离的呢？研究发现，在分离之前，姐妹染色单体通过一种称为 cohesin 的蛋白复合体相互粘连在一起。Cohesin 至少含有四种亚单位，即 Smc1、Smc3、Scc1/Mcd1 和 Scc3。只有在去除该复合体的情况下，姐妹染色单体才分离。进一步研究发现，在姐妹染色单体分离过程中，cohesin 蛋白复合体是被一种称为分离酶（separase）的蛋白酶所分解。分离酶主要剪切 cohesin 的 Scc1 亚单位，结果导致姐妹染色单体的分离。分离酶剪切 Scc1 的过程是在严格细致的调控下进行的。通常情况下，分离酶与一种抑制性蛋白 securin 结合而不表现出蛋白酶活性。CDK1 也通过磷酸化分离酶而抑制其活性。当后期开始时，APC 介导 securin 的降解，解除其对分离酶的抑制作用，APC 也通过介导周期蛋白 B 降解，使 CDK1 活性丧失，失去对分离酶的磷酸化作用，促进分离酶活化。活化的分离酶剪切 Scc1，导致姐妹染色单体分离。

5. 末期（telophase）　两组子染色体达到细胞两极，即进入末期。动粒微管消失，极微管继续加长，较多地分布于两组染色单体之间。到达两极的染色单体开始去凝集，在每个染色单体的周围，核膜开始重新组装。核纤层蛋白去磷酸化，核膜前体小膜泡结合到染色体表面，分别形成两个子细胞核。在核膜形成过程中，核孔复合体同时在核膜上组装。染色单体去凝集，解旋伸展变为细丝，形成染色质。核仁重新组装，RNA 合成能力逐渐恢复。

6. 胞质分裂（cytokinesis）　开始于分裂后期较晚的时候。胞质分裂开始时，细胞赤道板周围细胞表面下陷，形成环形缢缩，称为分裂沟（furrow）。随着细胞由后期向末期转化，分裂沟逐渐加深，直至两个子细胞完全分开。分裂沟的形成与多种因素相互作用有关。肌动蛋白和肌球蛋白参与分裂沟的形成和整个胞质分裂的过程。在分裂沟的下方，除肌动蛋白和肌球蛋白外，还有微管、小膜泡等物质聚集，共同构成一个致密层中间体，随着胞质分裂，中间体将一直持续到两个子细胞完全分离。分裂开始时，大量肌动蛋白和肌球蛋白在中间体处组装成微丝束，环绕细胞，称为收缩环（contractile ring），收缩环不断收缩，分裂沟逐渐加深，直至两个子细胞完全分开，细胞一分为二（图 11-7）。分裂沟的定位与纺锤体的位置密切相关。人为地改变纺锤体的位置就可以使分裂沟的位置发生改变。用抑制肌动蛋白的细胞松弛素 B 处理细胞，则可抑制胞质分裂，使已经形成缢缩的细胞恢复成圆球状，分裂沟消失。胞质分裂一般结束于分裂末期之后的 $1 \sim 2h$。

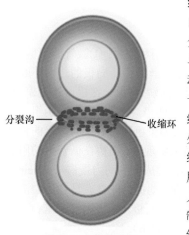

分裂沟　　　　收缩环

图 11-7　胞质分裂

二、减数分裂

减数分裂（meiosis）是发生于有性生殖细胞形成和成熟过程中的一种细胞分裂，是一种特殊形式的有丝分裂，又称为成熟分裂（maturation division）。卵细胞在成熟期，初级卵母细胞完成第一次减数分裂，形成一个很大的次级卵母细胞（secondary oocyte）和一个很小的极体（polar body），两者核物质相等，但次级卵母细胞几乎占有了所有初级卵母细胞质。紧接着，次级卵母细胞进行第二次减数分裂，并停滞在分裂的中期。处于此期的卵母细胞只有通过受精作用才能完全成熟，完成分裂后期和末期，形成一个已受精的合子并释放出一个小的第二极体。精子发生在睾丸内的曲细精管中，精原细胞分化成为初级精母细胞（primary spermatocyte）。初级精母细胞经第一次减数分裂形成两个次级精母细胞（secondary spermatocyte），经第二次减数分裂形成 4 个单倍体的精细胞，精细胞经过特化形成 4 个精子。

减数分裂的特点是细胞的 DNA 只复制一次，细胞却经过连续两次分裂，结果形成的 4 个只含单倍（n）染色体的精子或一个单倍（n）染色体卵细胞，染色体数目减少了一半。产生的单倍体精、卵细胞经受精后，形成的受精卵的染色体数又恢复原来的二倍体数目（2n）。

减数分裂的意义在于既能有效地获得父母双方的遗传物质，保持后代的遗传性，又可以增加后代更多的变异机会，保证生物的多样性，增强适应环境变化的能力。减数分裂是生物有性生殖的基础，是生物遗传、生物进化和生物多样性的重要保证。

减数分裂首先是保持了遗传性状的相对稳定。人类体细胞染色体数为 46 条，体细胞是二倍体。在性成熟过程中，经减数分裂产生的精细胞或卵细胞染色体数都减少了一半，成为单倍体（染色体

数 $n=23$），精卵结合后形成的受精卵，染色体又恢复为原来的 46 条。因此，既保持了人类染色体数目的相对稳定，又保证了人类遗传特性的相对稳定。

减数分裂是孟德尔分离定律和自由组合定律的细胞学基础。第一次减数分裂中存在同源染色体的联会和分离，经过减数分裂后，成对的同源染色体分别进入不同的生殖细胞，同源染色体上的基因也随之分离。同时，在减数分裂后期Ⅰ的同源染色体分离过程中，非同源染色体都可以随机自由组合，进入不同的生殖细胞，因此，不同对的染色体上的基因也可自由组合于一个配子中。

减数分裂还是人类复杂的遗传和变异的基础。减数分裂过程中许多基因发生重组，同源染色体上的非姐妹染色单体发生部分交换，产生了基因新的连锁关系，导致生殖细胞之间的大量差异。精卵结合后产生的新个体，既继承了父母双方的遗传性状，又产生了大量不同于双亲的变异现象。

减数分裂是生殖细胞成熟时的特有的分裂方式，它与一般的有丝分裂不同，整个分裂过程可人为地划分为第一次减数分裂（减数分裂Ⅰ）和第二次减数分裂（减数分裂Ⅱ）两个部分（图 11-8）。

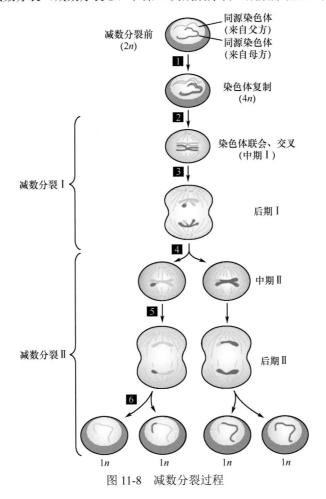

图 11-8　减数分裂过程

1. 减数分裂Ⅰ（meiosis Ⅰ）　与体细胞有丝分裂相似的是，其过程也可人为地划分为前期Ⅰ、中期Ⅰ、后期Ⅰ、末期Ⅰ和胞质分裂等时期，但其染色体配对、基因重组和染色体分离方式独特而不同于有丝分裂。

（1）前期Ⅰ：前期Ⅰ相对复杂，减数分裂特有的染色体配对、重组交换等均发生在这个时期。此期持续时间长，高等生物中，可持续数周、数月、数年甚至数十年，而且染色体表现出减数分裂的特征性形态变化。根据染色体的形态特征又可将前期Ⅰ分为细线期、偶线期、粗线期、双线期和终变期五个时期。

1）细线期（leptotene）：又称凝集期（condensation stage），首先发生染色质凝集，染色质纤维逐渐折叠、螺旋化、变短变粗，包装成显微镜下可见的纤维样染色体结构（图 11-9）。染色体虽已复制，但染色体仍呈单一细线，看不到成双的结构，称为染色线（chromonema）。染色线上有许多部位由于 DNA 分子更加凝集而膨大呈粒状，称为染色粒（chromomere）。有的物种细长的染色线由端部与核膜相连，形如花束状，故也称此期为花束期（bouquet stage）。

2）偶线期（zygotene）：又称配对期（pairing stage），即分别来自父母双方、形态及大小相同的同源染色体（homologous chromosome）逐渐靠拢，相互配对（图 11-10）。同源染色体配对的过程称为联会（synapsis），配对后，两条同源染色体紧密地结合在一起所形成的复合体结构，称为二价体（bivalent）。由于每个二价体由两条染色体构成，共含有 4 条染色单体，所以又称之为四分体（tetrad）。

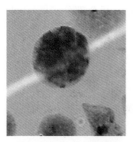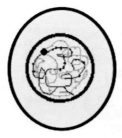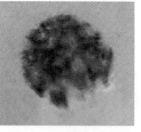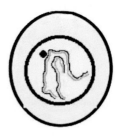

图 11-9　细线期　　　　　　　　　　　　　图 11-10　偶线期

联会初期，同源染色体端粒与核膜相连的接触斑相互靠近并结合。从端粒处开始，这种结合不断向其他部位延伸，直至整对同源染色体的侧面紧密联会。联会也可以同时发生在同源染色体的几个点上。在联会过程中，配对的同源染色体之间形成一种特殊的复合结构，称为联会复合体（synaptonemal complex，SC）。它是在同源染色体之间沿纵轴形成的，在电镜下，两侧是约 40nm 的侧生组分（lateral element），电子密度很高，两侧之间为宽约 100nm 的中间区（intermediate space），在电镜下是明亮区，在中间区的中央为中央组分（central element），宽约 30nm。侧生组分与中央组分之间有横向排列的粗 7～10nm 的 SC 纤维，使 SC 外观呈梯子状（图 11-11）。联会复合体被认为与同源染色体联会和基因重组密切相关。此外，减数分裂发生之前，间期的 S 期只合成全部染色体 DNA 的 99.7%，剩余的 0.3% 的 DNA 合成则是由偶线期完成，称这一部分 DNA 为偶线 DNA（Z-DNA）。在细线期或偶线期加入 DNA 合成抑制剂，能抑制 Z-DNA 的合成，并能抑制联会复合体的组装。偶线期 DNA 的转录活跃，被认为与同源染色体配对有关。

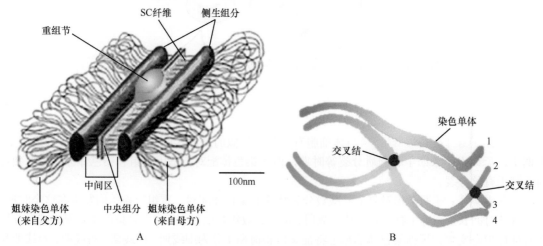

图 11-11　联会复合体与染色体重组交叉

A. 联会复合体；B. 染色体交叉

3）粗线期（pachytene）：配对的同源染色体进一步缩短、变粗，在显微镜下可以看到每一条染色体由两条染色单体组成。同源染色体仍然紧密结合，并发生等位基因之间部分DNA片段的交换和重组，产生新的等位基因组合（图11-12）。此时，同源染色体的非姐妹染色单体之间出现交叉，它是同源染色体上基因互换或重组的结构基础。在联会复合体的梯状结构中出现一些新的结构，呈球形、椭圆形或棒状的直径约90nm的蛋白质复合体，称为重组节（recombination nodule）（图11-11）。重组节中含有大量的与DNA重组有关的酶，其数目与交叉的数目大致相等。重组节可能直接参与了染色体的交换和基因重组。此外，在粗线期发生交换的部位能合成少量的DNA，称为P-DNA，编码一些与DNA切点和修复有关的酶，修补因交换而产生的染色单体断头。因此，P-DNA与染色体交换中DNA的重组有关，保持了染色体的完整性。粗线期另一重要的生化事件是合成减数分裂特有的组蛋白，并将体细胞类型的组蛋白部分或全部置换下来。这种置换可能在一定程度上参与基因的重组过程。

4）双线期（diplotene）：染色体长度进一步变短，联会复合体因发生去组装而逐渐消失，紧密配对的同源染色体相互分开，而在非姐妹染色单体之间的某些部位上，可见其相互间有接触点，称为交叉（chiasma）（图11-13）。

在多种动物双线染色体阶段，染色体或多或少会发生去凝集，RNA转录活跃，染色体与核膜脱离接触。在爬行类、鸟类及两栖类动物的卵母细胞中，染色体去凝集成一种特殊的巨大染色体结构，形似灯刷，称为灯刷染色体（lampbrush chromosome）。灯刷染色体上伸出许多侧环，是进行mRNA和rRNA合成活跃的区域。RNA转录、蛋白质合成及相关其他物质的合成等是双线期卵母细胞体积增长所必需的。

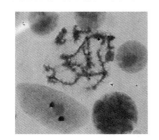
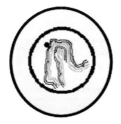
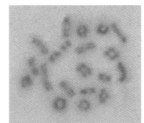
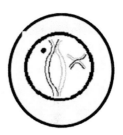

图 11-12　粗线期　　　　　　　　　　　　图 11-13　双线期

双线期持续时间一般比较长，长短变化也很大。两栖类卵母细胞双线期可持续近1年，而人类的卵母细胞双线期从胚胎期第5个月至性成熟开始，短则可持续十几年，长者可达四五十年，直到生育期结束。

5）终变期（diakinesis）：染色体高度凝集，显著变短，呈短棒状结构。核膜、核仁消失，四分体均匀地分布在细胞核中（图11-14）。同时，交叉向染色体端部移行，这个移行过程称为端化（terminalization）。纺锤体也逐渐开始形成。终变期的完成标志着减数分裂前期I的完成。

（2）中期I：前期结束，细胞逐渐转入减数分裂中期I（metaphase I）。在这个过程中，首先进行纺锤体的组装。纺锤体的结构和形成过程与有丝分裂相似。核膜的破裂标志着中期I的开始。纺锤体微管进入核区，捕获分散的四分体。四分体逐渐向纺锤体中部移动，最终排列在赤道板上。与有丝分裂中期染色体不同，四分体上有4个动粒，其中一条同源染色体的2个动粒位于一侧，另一条同源染色体的2个动粒则位于另一侧。从纺锤体一极发出的微管也只与同一条同源染色体的2个动粒相连。另一极发出的微管则与另一同源染色体的两个动粒相连。

（3）后期I：同源染色体彼此分离，在纺锤体微管的牵引下，分别向两极移动，标志着减数分裂后期I（anaphase I）的开始。移向两极的同源染色体均含有两条染色单体，所以到达每一极的染色体数目为细胞内染色体总数目的一半。各四分体之间同源染色体向两极的分离移动是一个随机的过程，不同的同源染色体对之间在染色体分别向两极移动时相互独立，所以，到达两极的染色体会出现许许多多不同的组合方式。例如，人的细胞有 23 对染色体，理论上会产生 2^{23} 种不同的组合方式，因此会具有复杂的遗传性状多样性。

（4）末期Ⅰ：末期（telophase Ⅰ）是进行胞质分裂和进入减数分裂间期（interkinesis）的时期，染色体移至两极，去凝集成细丝状、核膜重建、核仁形成，形成两个子细胞核。随着染色体分离并移向两极，胞质开始分裂，形成两个减数分裂间期子细胞，各含有比亲代细胞少一半的染色体。此时的间期细胞没有 DNA 的复制，也没有 G_1、S、G_2 期之分。此期持续时间很短，只作短暂停留，称为减数分裂间期。也有些细胞进入减数分裂末期Ⅰ后，甚至不完全回复到间期阶段，而是立即准备进行第二次减数分裂。

2. 减数分裂Ⅱ　减数分裂Ⅱ的过程与有丝分裂过程非常相似，包括减数分裂前期Ⅱ、中期Ⅱ、后期Ⅱ、末期Ⅱ、胞质分裂等过程。

1）前期Ⅱ：染色质发生凝集，核膜、核仁消失，中心体向两极移动，并形成纺锤体。

2）中期Ⅱ：二分体通过着丝粒与纺锤丝连接，染色体排列在赤道板上。

3）后期Ⅱ：着丝粒纵裂，姐妹染色单体分离，并移向两极。

4）末期Ⅱ：各染色体移至两极后解旋伸展，核膜重新组装，核仁重现，纺锤体消失。

5）胞质分裂：细胞质分裂，细胞一分为二。

经过减数分裂，1 个卵母细胞最终形成 4 个子细胞，但每个子细胞只含有母细胞染色体数的一半，每个细胞都变成了单倍体细胞。减数分裂产生的 4 个子细胞随生物种类而异。雄性动物中，一个精原细胞经减数分裂形成 4 个大小相似的精细胞，最后发育成 4 个精子。雌性动物中，卵母细胞在第一次分裂时为不对称分裂，产生一个大的次级卵母细胞和一个小的极体（有的极体可经减数分裂Ⅱ产生 2 个第二极体）。次级卵母细胞第二次分裂也是不对称分裂，产生一个大的卵细胞和一个第二极体（图 11-15）。极体没有功能，很快会解体。

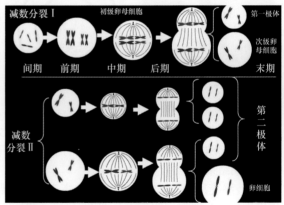

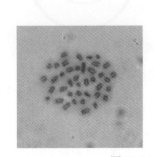
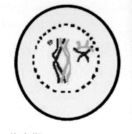

图 11-14　终变期　　　　　　图 11-15　卵母细胞减数分裂过程

三、无丝分裂

无丝分裂又称为直接分裂（direct division），是指处于间期的细胞核和细胞质直接分裂成两个大小大致相等的子细胞。因为在分裂过程中没有出现纺锤丝和染色体的变化，与有丝分裂有很大区别，故被称为无丝分裂。该分裂过程简单、快速，在分裂中既没有染色体、纺锤体的形成，也无核膜、核仁的解体，而是直接进行细胞核与细胞质的分裂。无丝分裂因为是直接分裂，故不能保证两个子细胞获得与亲代细胞一样的遗传物质。

无丝分裂则是发现最早的一种真核细胞的分裂方式，在真核生物中普遍存在，不仅在体细胞中，甚至在生殖细胞中都能进行无丝分裂，如人体大多数腺体的部分细胞、肝细胞、肾小管细胞、低等植物或高等植物营养丰富的细胞、蛙的红细胞、蝉的睾丸上皮细胞等。无丝分裂也常见于高等动物的高度分化的细胞及创伤修复、病理代偿的细胞等，如血液中的变形白细胞，在无丝分裂后，子细胞仍具有母细胞的全部性质。

　　早在 1841 年，R. Remak 首先在鸡胚血细胞中观察到这种分裂方式，是发现最早的一种细胞分裂方式。这种分裂过程中没有出现纺锤丝和染色体的变化。1882 年，Flemming 提出无丝分裂的概念。在分裂过程中，细胞体积增长，核仁先行分裂，并向核的两端移动，随后核伸长呈哑铃形，细胞中部缢缩并断裂，最终形成两个子细胞（图 11-16）。无丝分裂的过程大致可划分为 4 个时期：

　　（1）核内染色质复制倍增，核及核仁体积增大，核仁及核仁组织中心分裂。

　　（2）以核仁及核仁组织中心为分裂制动中心，以核仁与核膜周染色质相联系的染色质丝为牵引带，分别牵引着新复制的染色质和原有的染色质。新复制的染色质在对侧核仁组织中心发出的染色质丝的牵引下，离开核膜移动到核的赤道板上。

　　（3）核拉长成哑铃形，中央部分缢缩变细。

　　（4）核膜内陷加深，最终缢裂成为两个完整的子细胞核；接着，整个细胞从中部缢裂成两部分，形成两个子细胞。

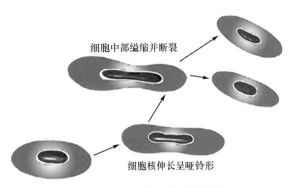

细胞中部缢缩并断裂

细胞核伸长呈哑铃形

图 11-16　蛙红细胞的无丝分裂

　　无丝分裂和二分裂有着本质的区别：

　　二分裂指的是生物进行的一种最原始的细胞增殖方式。例如，细菌没有核膜，只有一个大型的环状 DNA 分子。细菌细胞分裂时，DNA 分子附着在细胞膜上并复制为二，然后随着细胞膜的延长，复制而成的两个 DNA 分子彼此分开；同时，细胞中部的细胞膜和细胞壁向内生长，形成隔膜，将细胞质分成两半，形成两个子细胞，这个过程就被称为细菌的二分裂。二分裂也是原生动物最普遍的一种无性生殖。分裂时，细胞核先由一个分为二个，DNA 分子均等地分布在两个子核中，随后细胞质也分别包围两个细胞核，形成两个大小、形状相等的子体。二分裂可以是纵裂，如眼虫；横裂，如草履虫；或者斜分裂，如角藻。

　　无丝分裂则是真核生物独特的细胞增殖方式，通过这种分裂，可同时形成多个核，且分裂时细胞核仍可执行其生理功能。

第二节　细胞周期

一、细胞周期概述

　　细胞周期是一个由物质准备到细胞分裂高度受控的连续过程。细胞需要经过各种必要的物质准备，才能进行细胞分裂。细胞周期就是细胞经过物质准备与细胞分裂，完成一个循环的过程。细胞周期是一个十分复杂而又必须精确的生命活动过程，在细胞周期过程中需要解决的根本问题：一是细胞在分裂前遗传物质 DNA 如何精确地复制？二是完整复制的 DNA 如何在细胞分裂过程中准确分配到两个子细胞？三是物质准备与细胞分裂如何调控？

　　20 世纪 50 年代，人们对细胞增殖的认识仅限于光镜下有丝分裂时期染色体形态的变化，而对于分裂间期的细胞活动却知之甚少，把分裂间期视为"细胞静止期"。1953 年 Howard 和 Pele 利用 ^{32}P 作为标记物对蚕豆根尖 DNA 进行了研究，结果发现有丝分裂所必需的遗传物质 DNA 的复制并非发生在有丝分裂期，而是发生在间期阶段。进一步研究发现，DNA 复制期（S 期），既不在分裂间期开始，也不在分裂间期末尾，而是在中间的某个时期。由此推断在 S 期之前与前次分裂之间必然存在一个时间间隔，这个时间间隔称为 DNA 合成前期，即 G_1 期。在 S 期后与细胞分裂之前也必然存在一个时间间隔，这个时间间隔称为 DNA 合成后期，即 G_2 期。据此，他们率先提出了细胞周期的概念，并将细胞周期划分为四个时期：G_1、S、G_2 和 M 期（图 11-17）。随后，在各种细胞中普遍证实了细胞增殖周期的四个时期，为后来研究细胞周期的变化奠定了理论和方法学的基础。

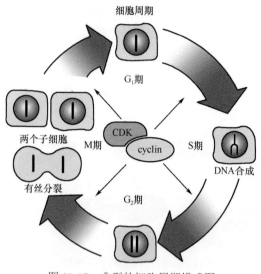

图 11-17　典型的细胞周期模式图

这一概念的提出被认为是 20 世纪 50 年代细胞生物学领域的重大发现之一。

细胞周期（cell cycle），是指连续分裂的细胞从一次有丝分裂结束到下一次有丝分裂完成所经历的整个连续的过程，是细胞生长和增殖的全过程。细胞周期是细胞分裂的完整体现，是生物学研究的重要内容。有机体对这一周期性的增殖过程具有十分精确的调节能力，从而使细胞增殖过程表现出严格的时空顺序。细胞周期中每一事件都是有规律地、精确地发生，并且在时间与空间上受到严格调控。

细胞周期通常由 G_1、S、G_2 和 M 期四个时相组成，人们常把含有这样四个时相的细胞周期称为标准细胞周期（standard cell cycle）（图 11-17），其中 G_1、S、G_2 期合称为间期（interphase），M 期即为有丝分裂期（mitotic phase），简要归纳如下：

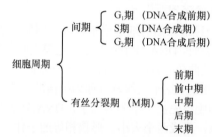

细胞周期时间的长短不一，同种细胞之间，细胞周期时间长短相似或相同，不同种细胞之间，细胞周期时间差别很大。自然界细胞种类繁多，有的细胞繁殖一次只需要几十分钟，如细菌；有的需要几十小时，甚至几十年的时间，如高等动物体内的细胞。就高等生物体的细胞而言，细胞周期的时间长短主要差别在 G_1 期，而 S 期、G_2 期和 M 期总时间相对恒定。尤其是 M 期持续时间非常恒定，常为 30min 左右。

多细胞生物，尤其是高等生物，可以看作由一个受精卵经过许多次分裂、分化所形成的细胞社会。在这个细胞社会中，可将细胞群体分为三类：

（1）持续分裂细胞，也称周期中细胞（cycling cell）：这类细胞可能会持续分裂，即细胞周期持续运转。机体内组织细胞需要不断更新，就需要这类细胞持续分裂、分化产生新的细胞。例如，造血干细胞不断地分裂产生红细胞、白细胞和淋巴细胞等；上皮组织的基底层细胞，通过持续不断的分裂，增加细胞数量，弥补上皮组织表层细胞死亡脱落所造成的细胞数量损失。

（2）G_0 期细胞，也称静止期细胞（quiescent cell）：这类细胞会暂时脱离细胞周期，停止细胞分裂，但仍然活跃地进行代谢活动，执行特定的生物学功能。细胞周期中的细胞转化为 G_0 期细胞多发生在 G_1 期。G_0 期细胞只是暂时脱离细胞周期，一旦得到信号指使，会快速返回细胞周期，分裂增殖。例如，结缔组织中的成纤维细胞，平时并不分裂，一旦所在的组织部位受到伤害，它们会马上返回细胞周期，分裂产生大量的成纤维细胞，分布于伤口部位，促使伤口愈合。体外培养的细胞，在某些营养物质缺乏时，也可以进入 G_0 期。此时的细胞仅可以生存，但不能进行分裂。一旦得到营养物质补充，G_0 期细胞很快会重返细胞周期，开始细胞分裂。对 G_0 期细胞的产生和它们重返细胞周期机理的研究，已越来越受到人们的重视，这不仅涉及对细胞分化和细胞增殖调控过程的探讨，而且对生物医学如肿瘤发生和治疗、药物设计和药物筛选等，都具有重要的指导意义。

（3）终末分化细胞（terminally differentiated cell）：在机体内另有一类细胞，由于分化程度很高，一旦特化定型后，执行特定功能，则终生不再分裂。如大量的横纹肌细胞，血液多型核白细胞，某些生物的有核红细胞等。G_0 期细胞和终末分化细胞的界限有时难以划分，有的细胞过去认为属于终末分化细胞，也有人认为是 G_0 期细胞。

二、细胞周期时相

一个典型的细胞周期可以人为划分为 4 个时相（G_1 期、S 期、G_2 期和 M 期），每个时相均会经历许许多多不同的事件。科学家通过不同的实验方法和手段进行深入研究，基本了解了细胞周期各时相中发生的生化变化及调控机制。

1. G_1 期　即 DNA 合成前期，是一个细胞周期的第一阶段。上一次细胞分裂之后，产生两个子代细胞，标志着 G_1 期的开始。新生成的子代细胞立即进入一个细胞生长期，开始合成细胞生长所需的各种蛋白质、糖类、脂类等。在 G_1 期的晚期阶段有一个特定时期。如果细胞继续走向分裂，则可以通过这个特定时期，进入 S 期，开始细胞核 DNA 复制，并继续运行，直到完成细胞分裂。在芽殖酵母中，这个特定时期被称为起始点，起始点过后，细胞开始出芽，DNA 也开始复制。起始点最初的概念是指细胞出芽的开始，但事实上控制着新一轮细胞周期的运转。在其他真核细胞中，这一特定时期称为限制点（restriction point，R 点）。限制点被认为是 G_1 期晚期的一个基本事件。细胞只有在内、外因素共同作用下才能完成这一基本事件顺利通过 G_1 期，进入 S 期并合成 DNA。任何因素影响到这一基本事件，都将严重影响细胞从 G_1 期向 S 期转换。影响这一事件的外在因素主要包括营养供给和相关激素刺激等。内在因素主要是与细胞分裂周期相关基因（cell division cycle gene，cdc 基因）的调控过程有关。cdc 基因的产物是一些蛋白激酶、蛋白磷酸水解酶等。这些酶的变化将直接影响到细胞周期的变化。

G_1 期相关的蛋白质合成也会显著增加，包括 S 期 DNA 合成所需的相关酶系（DNA 聚合酶、胸苷激酶等），G_1 期向 S 期转变所需的相关蛋白（钙调蛋白、细胞周期蛋白、抑素等）。钙调蛋白（calmodulin）是真核细胞内 Ca^{2+} 的重要受体，广泛调节细胞内多种代谢过程，调节细胞内 Ca^{2+} 的水平，是细胞代谢调节的综合剂。钙调蛋白在晚 G_1 期可达峰值，用抗钙调蛋白药物处理细胞，可延缓其从 G_1 期到 S 期的进程。

G_1 期的另一个重要特点是多种蛋白质发生磷酸化作用，如组蛋白、非组蛋白、蛋白激酶等的磷酸化。组蛋白 H1 的磷酸化在 G_1 期开始增加，这有利于染色体结构成分的重构。G_1 期蛋白激酶磷酸化则与细胞周期蛋白的活化和细胞周期调控直接相关。

RNA 在 G_1 期初期大量合成。在 G_1 初期 RNA 聚合酶活性快速升高，cAMP、cGMP 的合成，氨基酸及糖的转运迅速进行，三种 RNA（rRNA、tRNA、mRNA）大量合成，用 RNA 合成抑制剂可以阻止从 G_1 期向 S 期前进，所以，G_1 期合成 RNA 是细胞进入 S 期的必要条件。中心粒在这个时期也开始复制。

2. S 期　即 DNA 合成期。细胞经过 G_1 期，为 DNA 复制的起始做好了物质准备。进入 S 期，细胞立即开始 DNA 的合成。S 期组蛋白、非组蛋白在这个时期大量合成。同时，与 DNA 合成相关的一些酶类，如 DNA 聚合酶、DNA 连接酶、胸苷激酶、核苷酸还原酶等含量和活性显著增高。细胞周期中 S 期是最重要的一环，DNA 的复制具有严格的时序性，常染色质先复制，异染色质后复制；能转录的 DNA 先复制，不能转录的 DNA 后复制；G-C 含量高的 DNA 先复制，A-T 含量高的后复制。

组蛋白的合成主要是在 S 期，在 S 期，组蛋白的 mRNA 水平可增加 50 倍。也就是说组蛋白与 DNA 的合成在时间上是同步的，从而使新合成的 DNA 能够及时包装成核小体。另外，组蛋白还具有 DNA 复制延长因子的作用，没有组蛋白，DNA 的复制就会停止。

　　DNA 的复制起始和复制过程受到严格监控。在一个细胞周期中，DNA 只能复制一次，因此，有人提出了"DNA 复制执照"假说，认为细胞中存在一种复制执照因子（replication licensing factor，RLF），它能保证 DNA 仅能复制一次。该复制执照因子在启动复制后马上被降解从而保证 DNA 复制只进行一次，直到下一个细胞周期重新接触到复制因子才能再次复制。复制执照因子的功能就是严密监控每次细胞周期中 DNA 只能复制一次。

　　复制执照因子具有三个特点：①可启动 DNA 的复制；②启动复制后立即丧失其活性；③不能通过核膜进入核内。有实验证明，细胞质中的微染色体维持蛋白（minichromosome maintenance protein，Mcm）和起始识别复合物（origin recognition complex，ORC）构成了复制执照因子。细胞质中的 Mcm 蛋白和 ORC 因子在 M 期核膜破裂时与染色质结合，使之获得 DNA 复制必需的执照；在复制过程中 Mcm 不断脱落，当 DNA 复制结束后，染色质上不再有 ORC 与之结合，从而阻止 DNA 再次复制。所以，复制执照因子准许 DNA 的复制起始，并且保证 DNA 不再重复复制。DNA 复制能否启动以及在细胞中的复制频率与细胞衰老、凋亡、免疫、癌变及疾病的发生等密切相关。

　　在 DNA 的复制过程中，蛋白激酶 Cdc6 也是一个重要的细胞周期调节因子。在 G_1 期，Cdc6 含量升高，结合在 ORC 上，在 ATP 供能下，促进 6 个亚单位构成的 Mcm 复合体和其他一些蛋白结合到 ORC 上，形成前复制复合体（pre-replicative complex，pre-RC），Mcm 实际上就是一种 DNA 解旋酶（helicase）。S-CDK 触发 pre-RC 的启动，同时阻止了 DNA 再次进行复制，因为 S-CDK 将 Cdc6 磷酸化，使其脱离 ORC，磷酸化的 Cdc6 随后被泛素化降解；S-CDK 还可以将某些 Mcm 磷酸化，使其被输出细胞核。其他一些 CDK 也参与阻止 pre-RC 的再次形成，从而保证了一个细胞周期中，DNA 只复制一次（图 11-18）。

　　3. G_2 期　即 DNA 合成后期，是从 DNA 复制完成到有丝分裂开始以前的时期。此时，细胞核内的 DNA 的含量已经增加一倍，即每条染色体含有 2 个拷贝的 DNA。其他物质和细胞结构也已经完成进入 M 期的必要准备。在这一时期，主要大量合成 ATP、RNA、蛋白质，包括微管蛋白和促成熟因子（MPF）等。微管蛋白在 G_2 期合成达到峰值，为 M 期纺锤体微管的形成提供丰富的原料。MPF 能促使组蛋白 H1、H3 及核纤层蛋白磷酸化，促进染色质的凝集和核膜崩解。

　　G_2 期细胞快速生长并大量合成与有丝分裂有关的蛋白质，为有丝分裂进行物质和能量的准备。中心粒在 G_2 期逐渐长大，并开始向细胞两极分离。但是，G_2 期似乎并不是细胞周期必需的一部分，一些细胞，如爪蟾胚胎和一些癌细胞，可不经 G_2 期而在 DNA 复制完成后直接进入有丝分裂。

　　4. M 期　即分裂期，是细胞完成有丝分裂的时期。这一时期主要事件是染色质凝集成染色体，姐妹染色单体分离并均等地分配到两个子细胞的过程，并伴随细胞核的一系列变化和细胞质的分裂，

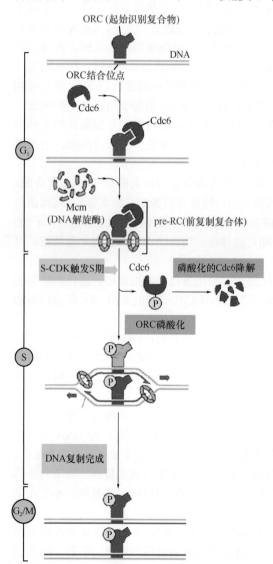

图 11-18　细胞周期启动一次 DNA 复制过程

最后分裂形成两个子细胞。M 期根据细胞核的形态学变化被人为地划分为前期、前中期、中期、后期和末期。

三、细胞周期同步化

在自然界中已经存在一些细胞群体处于细胞周期的同一时相。例如，黏菌（*Physarum polycephalum*）的变形体（plasmodium）只进行核分裂而不进行细胞质分裂，结果形成多核原生质体结构，所有细胞核在同一细胞质中进行同步分裂。无脊椎动物的早期胚胎细胞，有的可同步十多次，形成数量可观的同步化细胞群体。这种自然界存在的细胞周期同步化过程，称为自然同步化（natural synchronization）。

在同种细胞组成的细胞群体中，不同的细胞可能处于细胞周期的不同时相，但为了某种目的，人们常常需要整个细胞群体处于细胞周期的同一个时相。细胞周期同步化也可以进行人工选择或人工诱导，统称为人工同步化（artificial synchronization）。人工同步化是指人为地将处于周期不同时相的细胞分离开来，从而获得不同时相的细胞群体。常用的细胞同步化方法主要有悬浮细胞收集法、密度梯度离心法和药物诱导法。

1. 悬浮细胞收集法　处于对数生长期的单层培养细胞，细胞分裂活跃，大量处于分裂期的细胞变圆，从培养瓶壁上隆起，与皿壁的附着力减弱。若轻轻振荡培养瓶（皿），处于分裂期的细胞就会从瓶（皿）壁上脱落，悬浮到培养液中，通过离心收集悬浮细胞，即可获得一定数量的分裂期细胞，将这些分裂期细胞重新悬浮于培养液中培养，细胞即开始分裂，进行细胞周期同步运转，由此可以获得不同时相的细胞。这种人工选择同步化方法目前仍被采用。其优点是细胞未经任何药物处理和伤害，能够真实反映细胞周期状况，且细胞同步化效率较高。但此方法也有不理想之处，即分离的细胞数量少，要获得足够数量的细胞，其成本大大高于采用其他方法。

2. 密度梯度离心法　有些种类的细胞，如裂殖酵母，不同时期的细胞在体积和质量上差别显著，可以采用密度梯度离心方法分离出处于不同时相的细胞。这种方法简单省时，效率高，成本低。但缺点是对大多数种类的细胞并不适用。

3. 药物诱导法　是目前最普遍的细胞同步化方法。通过药物诱导，使细胞同步化在细胞周期的某个特定时相。目前广泛采用的诱导同步化方法主要有两种，即 DNA 合成阻断法和分裂中期阻断法。

1）DNA 合成阻断法：是一种采用低毒或无毒的 DNA 合成抑制剂特异地抑制 DNA 的合成，而不影响处于其他时相的细胞进行细胞周期运转，从而将被抑制的细胞抑制在 DNA 合成期的实验方法。目前采用最多的 DNA 合成抑制剂为胸腺嘧啶脱氧核苷（TdR），5- 氟脱氧尿嘧啶（5-fluorodeoxyuridine，FUDR）、羟基脲（hydroxyurea，HU）、阿糖胞苷（cytarabine，Ara-C）、氨基蝶呤（aminopterin）等 DNA 合成抑制剂均可抑制 DNA 的合成，使细胞同步化。将一定剂量的抑制剂加入培养液并继续培养一定时间（G_2+M+G_1），所有细胞即被抑制在 S 期。此时细胞可能处于 S 期中的任何时期，其时间区段较宽，若将抑制剂去除，细胞仍然不能有效地进行同步化运转。要解决这一问题，通常的做法是采用两次 DNA 合成抑制剂处理，将细胞最终抑制在 G_1/S 交界处狭窄的时间区段，抑制剂去除后，细胞即可同步化周期运转。由于高浓度胸腺嘧啶核苷对 S 期细胞的毒性较小，因此常用于诱导细胞同步化（图 11-19）。其优点是同步化程度高，几乎适合于所有体外培养的体系，将几乎所有的细胞同步化，缺点是会造成非均衡生长，个别细胞体积增大。

2）分裂中期阻断法：是利用破坏微管的药物将细胞阻断在分裂中期，从而得到同一时相细胞的方法。秋水仙碱（colchicine）、秋水仙酰胺（colchamine）和诺考达唑（nocodazole）等药物可以抑制微管聚合，进而抑制细胞纺锤体的形成，将细胞阻断于有丝分裂中期，然后释放使细胞达到同步化。处于间期的细胞受药物的影响相对较弱，常可以继续运转到 M 期。因而在药物持续存在的情况下，处于 M 期的细胞数量会逐渐累加。通过轻微振荡，将变圆的 M 期细胞摇脱，经过离心，可以得到大量的分裂中期细胞。将分裂中期细胞悬浮于新鲜培养液中继续培养，可以继续分裂并沿

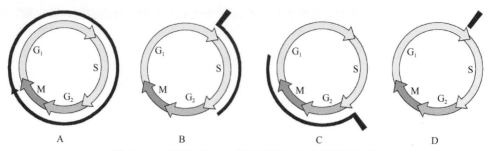

图 11-19　应用过量 TdR 阻断法进行细胞周期同步化

A. 处于对数生长期的细胞；B. 第一次加入 TdR，所有处于 S 期的细胞立即被抑制，其他细胞被抑制于 G_1/S 交界处；C. 将 TdR 洗脱，解除抑制，被抑制的细胞沿着细胞周期运行；D. 在解除抑制的细胞达到 G_1 期终点前，第二次加入 TdR 继续培养，所有的细胞被抑制于 G_1/S 交界处

细胞周期同步运转，从而获得 G_1 期不同阶段的细胞。该方法的优点是操作简便，效率高，细胞非均衡生长现象不明显。缺点是这些药物的毒性相对较大，可逆性比较差，若处理的时间过长，有的细胞会产生异常分裂，有的细胞常不能恢复正常的细胞周期运转。

四、细胞周期的调控

高等生物是多细胞有机体，无论是整体还是局部的细胞增殖都受到精确控制。细胞周期各时相的结构、功能及生化特性的变化都按照一定的时序性受到不同基因的严格控制。细胞增殖的调节除受基因及其产物的作用外，还受到生长因子及其受体、外界刺激信号引起的信号传导等的调节。细胞周期的调控是一个非常复杂的过程，涉及多种因素，并在不同层次上进行调控。研究细胞周期的调控，对于深入了解生物机体的生长发育机制和控制肿瘤生长等具有非常重要的意义。

早在 20 世纪 50 年代，S 期的发现和细胞周期 4 个时相的划分开启了细胞增殖调控的研究。20 世纪 60～80 年代，Hartwell、Hunt 和 Nurse 对细胞周期调控分子机制进行了开创性的研究，发现了细胞周期的调控过程。Hartwell 通过裂殖酵母，以遗传突变的方法筛选出大量的细胞周期调控基因，并发现了控制细胞周期的 start 基因，提出了细胞周期检验点的概念。Hunt 根据海胆胚胎细胞中的一种蛋白质的周期性浓度变化，提出了细胞周期蛋白的合成与降解决定了细胞分裂的开始和结束。Nurse 在裂殖酵母细胞中发现了细胞周期调控中最重要的蛋白激酶 CDC2（CDK1），并发现它与周期蛋白的结合具有调控细胞周期的作用。他们也因此获得 2001 年的诺贝尔生理学或医学奖（图 11-20）。他们的发现也为肿瘤学研究开辟了全新的领域。

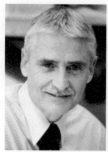

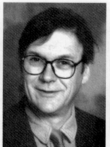
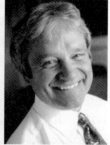

| Leland H. Hartwell | Tim Hunt | Paul M. Nurse |

图 11-20　2001 年诺贝尔生理学或医学奖获得者

1. 细胞周期蛋白和周期蛋白依赖性激酶

（1）MPF 的发现：MPF（maturation promoting factor）即促成熟因子，或促分裂因子（mitogenic factor）、M 期促进因子（M phase-promoting factor）。MPF 被看作是 CDK 激酶和周期蛋白的复合物，也逐步明确了 MPF 在细胞周期调控中的作用。

1970 年，Johnson 和 Rao 将 M 期与间期的 HeLa 细胞进行融合，出现了形态各异的染色体凝集。他们将此称为超前凝聚染色体（premature chromosome condensation，PCC）。不同时期的间期细胞与 M 期细胞融合，产生的 PCC 的形态各不相同。G_1 期 PCC 为细单线状；S 期 PCC 为粉末状；G_2 期 PCC 为双线染色体状（图 11-21）。实验证实，PCC 的形成正是由于 M 期细胞中 MPF 作用的结果。

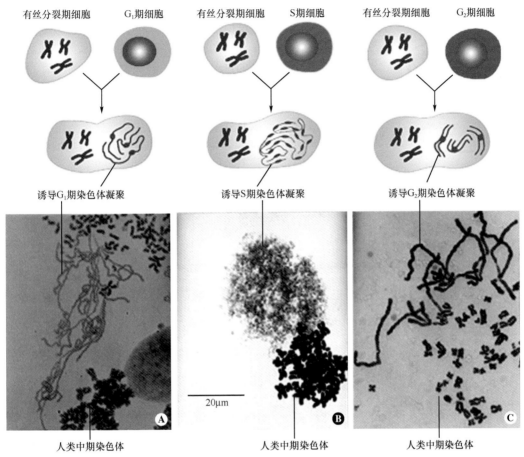

图 11-21　不同时期的间期细胞与 M 期细胞融合，产生各不相同的 PCC

1971 年，Masui 和 Markert 提出了 MPF 这一概念。他们解剖分离处于Ⅵ期的非洲爪蟾卵母细胞（停留于减数分裂Ⅱ中期），用孕酮进行体外刺激诱导卵母细胞成熟，然后进行细胞核移植。将成熟的卵母细胞的细胞质显微注入一个未成熟的卵母细胞中，可诱导其成熟。他们认为在成熟卵母细胞中一定存在一种活性因子可诱导卵母细胞成熟，并将这种活性因子命名为促成熟因子，即 MPF。进一步实验表明，MPF 几乎普遍存在于从酵母到人体所有真核细胞分裂期的细胞中。

1988 年，Maller 实验室从非洲爪蟾卵中纯化出 MPF，证明其主要含 P32 和 P45 两种蛋白，表现出激酶活性。Hartwell 和 Nurse 等分别以芽殖酵母和裂殖酵母为实验材料，利用限制温度阻断细胞周期等实验，从不同细胞周期阶段的温度敏感突变株中分离出了多个与细胞分裂有关的基因，被称为细胞分裂周期基因（cdc），如 cdc 2、cdc 25、cdc 28 等，在 G_2/M 转换点发挥重要的功能。

cdc 2 是第一个被分离出来的 cdc 基因，其编码产物是一个 34kDa 的蛋白，称为 P34^{cdc2}。P34^{cdc2} 具有激酶活性，可以使许多蛋白磷酸化，在裂殖酵母的周期调控中起关键性作用。cdc 28 是第二个被分离出来的 cdc 基因，是芽殖酵母中的一个关键调控基因，其编码产物是一个 34kDa 的蛋白，具有激酶活性，称为 P34^{cdc28}，是 P34^{cdc2} 的同源物，在 G_2/M 转换过程中起着中心调控作用，对 G_1/S 转换也是必需的。P34^{cdc28} 或 P34^{cdc2} 单独存在时并不具有激酶活性，需要同相关蛋白结合后才具有活性，如 P34^{cdc2} 和 P56^{cdc13} 结合后才发挥作用。随后，Maller 和 Nurse 实验室开展合作，很快证明 MPF 中的 P32 与 P34^{cdc2} 是同源物，二者均具有激酶活性并促进 G_2/M 转换。后来的序列分析进一步证实了它们之间的同源性。与此同时，Maller 和 Hunt 实验室合作研究进一步证明了 MPF 的另一主要成分为周期蛋白 B。至此，MPF 的成分被确认，它含有两个亚单位，Cdc2 蛋白和周期蛋白 B（图 11-22）。当二者结合时，表现激酶活性。Cdc2 为催化亚单位，周期蛋白 B 为调节亚单位。MPF 在卵细胞成熟、受精及受精卵分裂过程中起着核心的作用，它的活性的升高或降低决定着细胞有丝分裂的进入和退出。丝裂原激活蛋白激酶（MAPK）则参与卵泡破裂，维持 M Ⅱ 期停滞和极体的形成与释放。在卵细胞减数分裂起始阶段、第二次减数分裂中期（M Ⅱ 期）停滞以及受精卵发育过程中均发挥重要作用。

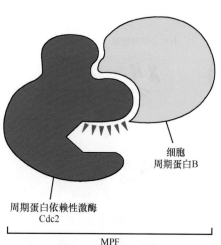

细胞周期蛋白B

周期蛋白依赖性激酶 Cdc2

MPF

图 11-22　MPF

（2）细胞分裂周期基因 cdc：cdc 是指与细胞分裂和细胞周期调控有关的基因。它们的表达产物是一些激酶和磷酸酶。cdc 基因在细胞周期不同阶段表达，从而调节代谢过程，调节细胞周期进程。cdc 基因最早是 Hartwell 和 Nurse 等在酵母细胞周期调控研究中发现的。目前已先后发现了上百种 cdc 基因（表 11-1）。

表 11-1　细胞周期中重要的 cdc 基因及其产物和功能

cdc 基因名称	cdc 基因产物	细胞周期中的作用
cdc2	CDK1	MPF 的组成成分，促进 G_2 期向 M 期转换
cdc6	蛋白激酶	介导 S 期启动中复制复合体的形成，参与 S 期启动
cdc7	蛋白激酶	磷酸化 S 期启动因子 Mcm 蛋白，参与 S 期启动
cdc13	周期蛋白 B 类似物	MPF 组成成分，促进 G_2 期向 M 期转换
cdc14	蛋白激酶	介导周期蛋白 B 经多聚泛素化途径降解，促进后期向末期转换
cdc20	APC 特异性因子	介导 APC 对 securin 的多聚化作用，促进中期向后期转换
cdc25A	蛋白激酶	使磷酸化 CDK2 去磷酸化，促进 G_1 期向 S 期转换
cdc25C	蛋白激酶	使磷酸化 CDK1 去磷酸化，促进 G_2 期向 M 期转换
cdc28	CDK	促进 G_2 期向 M 期转换
cdc48	蛋白激酶	与 S 期 DNA 复制启动中复制复合体的形成有关

cdc2 基因是裂殖酵母细胞中最重要的基因之一，也是第一个被分离出来的 cdc 基因。cdc2 基因表达产物为一种分子量为 34kDa 的蛋白，所以称为 P34^{cdc2}，具有蛋白激酶活性，可使多种蛋白底物磷酸化，所以又称为 P34^{cdc2} 激酶。cdc28 基因是第二个被发现的 cdc 基因。它是芽殖酵母中的一个关键性 cdc 基因，其表达产物也是一种分子量为 34kDa 的蛋白，称为 P34^{cdc28}，是蛋白激酶，是 G_1/S 期转换必需的，同时在 G_2/M 期转换过程中也起着重要调节作用。它对细胞周期的第一步进行调控，因而又称为 "start"。进一步研究发现 P34^{cdc28} 与 P34^{cdc2} 是同源物，而且必须与其他蛋白结合才能发挥作用。如人 cdc2 基因产物与细胞周期蛋白依赖性激酶（CDK）结合后形成 MPF，才具有激酶活性，参与细胞周期进程的调控。

（3）细胞周期蛋白：1983 年，Evans 等在实验中发现在海胆卵细胞中存在两种特殊蛋白质，它们的含量随着细胞周期的进程而变化，在细胞间期内积累，在细胞分裂期消失，在下一个细胞分裂周期中又重复。因而，他们将这两种蛋白命名为细胞周期蛋白（cyclin）。随后，这些周期蛋白很快被分离出来，并被证明广泛存在于从酵母到人类的各种真核生物中。

随后，许多科学家纷纷开展周期蛋白研究，很快从各种生物体中克隆分离了数十种周期蛋白，如酵母的 Cln1、Cln2、Cln3、Clb1 ～ Clb6，高等动物的周期蛋白 A1、A2、B1、B2、B3、C、D1、D2、D3、E1、E2、F、G、H、L1、L2、T1、T2 等。这些周期蛋白在细胞周期内表达的时期有所不同，所执行的功能也多种多样。有的只在 G₁ 期中表达并只在 G₁ 期到 S 期的转化过程中执行调节功能，被称为 G₁ 期周期蛋白，如周期蛋白 C、D、E、Cln1、Cln2、Cln3 等。有的虽然在间期表达和积累，但到 M 期才表现出调节功能，所以常被称为 M 期周期蛋白，如周期蛋白 A、B 等。G₁ 期周期蛋白在细胞周期中存在的时间相对较短，而 M 期周期蛋白在细胞周期中相对稳定。

细胞周期蛋白是随着细胞周期变化呈现周期性出现与消失的一类蛋白质。周期蛋白不仅起激活 CDK 的作用，还决定了 CDK 何时、何处、将何种底物磷酸化，从而推动细胞周期的进程。不同的周期蛋白在细胞周期中表达的时期不同。在哺乳动物细胞中，周期蛋白 A 在 G₁ 期开始表达并积累，浓度峰值维持在 S 期和 G₂ 期，进入 M 期开始降解。周期蛋白 B 的合成起始于 G₁ 期晚期，浓度峰值维持在 M 期的前期和中期，降解发生在 M 期的后期，降解速度极快。周期蛋白 D 在整个细胞周期中持续表达并维持在一个相对稳定的浓度水平，周期蛋白 E 合成起始于 G₁ 期早期，浓度在 G₁ 期晚期达峰值后逐渐下降，到 G₂ 期降至最低点，降解速度较缓慢（图 11-23）。

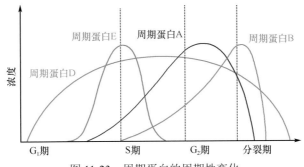

图 11-23　周期蛋白的周期性变化

各种周期蛋白之间有共同的分子结构特点，但也各具特色。首先，它们均含有一段相当保守的氨基酸序列，称为周期蛋白框（cyclin box）（图 11-24），周期蛋白框中含有 100 个左右的氨基酸残基。周期蛋白框介导周期蛋白与周期蛋白依赖性激酶（CDK）结合。不同的周期蛋白识别并结合不同的 CDK，组成不同的周期蛋白 -CDK 复合体，表现出不同的 CDK 激酶活性。M 期周期蛋白分子结构的另一个特点是在这些蛋白质分子的 N 端附近有一段 9 个氨基酸组成的特殊的序列，称为破坏框（destruction box，RXXLGXIXN；X 代表可变的氨基酸）。在破坏框之后为一段约 40 个氨基酸组成的赖氨酸富集区。破坏框主要参与由泛素（ubiquitin）介导的周期蛋白 A 和 B 的降解。G₁ 期周期蛋白的分子中不含破坏框，但其 C 端含有一段特殊的 PEST 序列，有人认为 PEST 序列与 G₁ 期周期蛋白的更新有关。

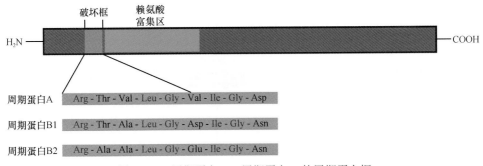

图 11-24　周期蛋白 A、周期蛋白 B 的周期蛋白框

（4）细胞周期蛋白依赖性激酶（cyclin-dependent kinase，CDK）：是一类富含特征性丝氨酸/苏氨酸，且必须与细胞周期蛋白结合才具有激酶活性的蛋白质激酶。CDK 在所有真核细胞中控制细胞周期的整个过程。目前已经发现多个这个家族的成员，如 CDK1、CDK2、CDK3、CDK4、CDK5、CDK6、CDK7、CDK8、CDK9 等。所有成员含有两方面的共同特点：①它们含有一段类似的 CDK 激酶结构域，在该结构域中有一段保守序列，即 PSTAIRE 区域；②该序列可与周期蛋白框结合，并将周期蛋白作为其调节亚单位，进而表现出蛋白激酶活性。CDK 激酶分子中发现一些重要位点，对这些位点进行磷酸化修饰，将对 CDK 激酶活性起重要调节作用。细胞内存在多种因子，对 CDK 分子结构进行修饰，参与 CDK 激酶活性的调节。例如，CDK1 即 Cdc2，激活的 CDK1 可将靶蛋白磷酸化而产生相应的生理效应，如将核纤层蛋白磷酸化导致核纤层解体、核膜消失，将 H1 磷酸化导致染色体的凝缩，等等。这些效应的最终结果是细胞周期的不断运行。因此，CDK 激酶和其调节因子又被称作细胞周期引擎。

（5）细胞周期蛋白依赖性激酶抑制物（cyclin-dependent kinase inhibitor，CKI）：是一类对 CDK 激酶进行负调控的蛋白，在细胞周期各阶段，不同的 CKI 可与相应的 cyclin-CDK 结合，形成复合物，参与细胞周期的调控。G_1 期和 S 期是 CKI 作用的主要阶段。在哺乳动物细胞中，CKI 可分为两大类：一类是 INK4 家族，可特异性抑制 CDK4-cyclin D1 的磷酸化激酶活性。受 INK4 家族成员抑制的 CDK 主要是 CDK4/6，主要成员有 p16^{INK4}、p15^{INK4}、p18^{INK4} 和 p19^{INK4} 等，典型代表是 p16^{INK4}，它可通过与周期蛋白 E 竞争结合 CDK4/6，阻止 G_1 期细胞通过 R 点向 S 期转换。另一类是 CIP/KIP 家族，抑制目前已知的大部分 CDK-cyclin 磷酸化激酶活性，主要作用于 CDK2/4，主要成员包括 p21$^{CiP/WAF1}$、p27^{KiP1} 和 p57^{KiP2}，典型代表是 p21$^{CiP/WAF1}$。在 DNA 损伤时，P21$^{CiP/WAF1}$ 表达水平增高，与 cyclin E-CDK2 结合，抑制细胞 G_1/S 转换。p21$^{CiP/WAF1}$ 还对 G_1 期 CDK 激酶（CDK3、CDK4 和 CDK6）起抑制作用，还可与 DNA 聚合酶 δ 的辅助因子增殖细胞核抗原（proliferating cell nuclear antigen，PCNA）结合，直接抑制 DNA 复制。

（6）泛素（ubiquitin）：由 76 个氨基酸组成，高度保守，因普遍存在于真核细胞，故名泛素。共价结合泛素的蛋白质能被蛋白酶识别并降解，这是细胞内短寿命蛋白和异常蛋白降解的普遍途径。泛素相当于蛋白质被摧毁的标签。26S 蛋白酶是一个大型的蛋白酶，可将泛素化的蛋白质分解成短肽。

周期蛋白 A、周期蛋白 B 主要通过多聚泛素化途径降解。泛素化酶 E1 可活化泛素并生成 E1-泛素复合体，后者可将泛素转移到泛素结合酶 E2 上，经泛素连接酶 E3 即后期促进复合物（anaphase-promoting complex，APC）催化，泛素就连接到周期蛋白 A、周期蛋白 B 分子破坏框附近的赖氨酸残基上，构成多聚泛素链。泛素链相当于一个标签，打上该泛素标签的周期蛋白，可被蛋白酶识别，进而被降解。

在蛋白质的泛素化过程中，泛素活化酶（ubiquitin-activating enzyme，E1）通过水解 ATP 获取能量，通过其活性位置的半胱氨酸残基与泛素的羧基末端形成高能硫酯键而激活泛素，然后 E1 将泛素递交给泛素结合酶（ubiquitin conjugating enzyme，E2），最后在泛素连接酶（ubiquitin ligase，E3）的作用下将泛素转移到靶蛋白上。参与细胞周期调控的泛素连接酶至少有两类，其中 SCF（SKP1-Cullin-F-box protein，三蛋白复合体）负责将泛素连接到 G_1/S 期周期蛋白和某些 CKI 上，APC 负责将泛素连接到 M 期周期蛋白上，并经蛋白酶水解（图 11-25）。

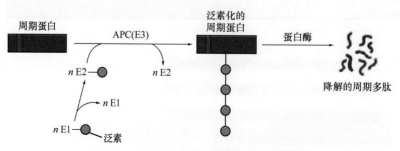

图 11-25　细胞周期蛋白的降解盒与降解途径

2. 细胞周期蛋白和周期蛋白依赖性激酶对细胞周期的调控 细胞周期是高度精确和有组织的时序调控过程。该过程一方面依赖于细胞内部由 CDK 激酶和周期蛋白为中心的引擎分子周期变化所诱发的一系列事件的顺序发生，以及与细胞周期有关的基因的有序表达，从而使细胞周期能严格按照 $G_1 \rightarrow S \rightarrow G_2 \rightarrow M$ 顺序循环进行；另一方面在细胞周期正常事件受到影响时采取有效措施，通过检验点的反馈调控机制，监视和调控细胞周期时相正常运转，从而保证细胞周期中的关键事件高度准确地完成。CDK 激酶对细胞周期起着核心性调控作用。不同种类的周期蛋白与不同种类的 CDK 结合，构成不同的 CDK 激酶（即 cyclin-CDK 复合物）。不同的 CDK 激酶在细胞周期的不同时期表现出活性，因而对细胞周期的不同时期进行调节，引发细胞周期的进程中的特定事件，促成 G_1 期向 S 期、G_2 期向 M 期、中期向后期等关键过程的不可逆转换。

（1）G_1 期的调控：G_1 期起主要作用的周期蛋白为周期蛋白 D 和周期蛋白 E，它们与 CDK2、CDK4/6 结合，激活的 cyclin-CDK 复合物能导致 G_1 期细胞跨越 G_1/S 检验点，向 S 期转换（图 11-26）。周期蛋白 D 大量合成，结合 CDK4、CDK6，使下游的蛋白质，如 Rb 磷酸化，磷酸化的 Rb 释放出转录因子 E2F，促进许多基因的转录，如编码周期蛋白 E、周期蛋白 A 和 CDK1 的基因。周期蛋白 E 在 G_1 晚期逐渐合成、积累并与 CDK2 结合，到 G_1/S 检验点时其活性达到峰值，细胞中其他一些转录因子随之活化，由此启动与 DNA 复制相关的基因表达，产生 DNA 复制所需的各种酶类和蛋白质，促进细胞通过 G_1/S 限制点而进入 S 期。此外，G_1 期 cyclin-CDK 复合物还磷酸化 S 期 cyclin-CDK 复合物抑制蛋白 Sic1，使其泛素化而降解，使 S 期 cyclin-CDK 复合物活性恢复，启动 DNA 合成（图 11-27）。

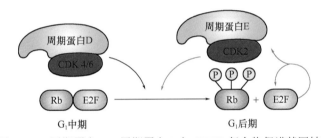

图 11-26 周期蛋白 D、周期蛋白 E 与 CDK2 复合物促进基因转录

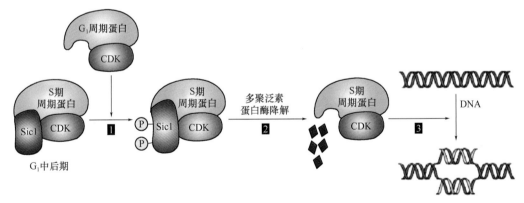

图 11-27 调控 S 期抑制蛋白 Sic1 降解促进 G_1 期向 S 期转换

（2）S 期的调控：细胞进入 S 期，周期蛋白 D 发生降解，cyclin A-CDK2 复合物形成，并构成 S 期细胞中最主要的 cyclin-CDK 复合物，启动 DNA 复制，并阻止 DNA 复制再次发生。DNA 复制起始点的识别是 DNA 复制调控中的重要事件之一。复制起始点识别复合体（Orc）识别 DNA 复制起始位点并与之结合，是 DNA 复制起始所必需的。其次，Cdc6 和 Cdc45 也是 DNA 复制所必需的调控因子。如果将 Cdc6 和 Cdc45 去除，DNA 就不能起始复制。Cdc6 在早 G_1 期与染色质结合，到

早 S 期从染色质上游离下来。Cdc45 约在 G_1 期晚期才与染色质结合。

（3）G_2 期的调控：在 G_2/M 期，周期蛋白 A、周期蛋白 B 与 CDK1 结合，CDK1 使底物蛋白磷酸化，如将组蛋白 H1 磷酸化导致染色体凝缩、核纤层蛋白磷酸化使核膜解体等细胞周期事件。周期蛋白 B 与 CDK1 结合构成 MPF，MPF 在 G_2 期向 M 期转换中起着关键作用。

（4）M 期 CDK1 的激活：M 期 CDK1 的激活起始于分裂期周期蛋白 B 的积累。在胚胎细胞周期中周期蛋白 B 一直在合成，其浓度取决于降解的速度；但在大多数细胞的有丝分裂周期中，周期蛋白 B 的积累是因为在 G_2/M 期中周期蛋白 B 基因转录的增强。随着 M 期周期蛋白 B 的积累，结合周期蛋白 CDK1 增加，但是没有活性，这是因为 Wee1 激酶将 CDK1 的 Tyr^{15} 磷酸化，这种机制保证了 CDK1-cyclin B 能够不断积累，然后在需要的时候突然释放。在 M 期，一方面 Wee1 的活性逐渐下降，另一方面 Cdc25 使 CDK1 去磷酸化，去除了 CDK1 活化的障碍。激活的 CDK1 还可抑制 Wee1 的活性，形成一个反馈环。同时，CDK1 的 Thr^{161} 在 CAK 激酶的作用下磷酸化而被激活，成为有活性的 MPF（图 11-28）。在中期，当 MPF 活性达到最高时，激活后期促进因子 APC，泛素被连接到周期蛋白 B 上，周期蛋白 B 随之被蛋白酶水解，完成一个细胞周期（图 11-29）。

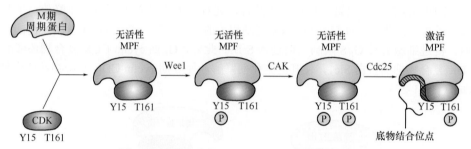

图 11-28　真核生物 MPF 激酶活性的调控方式

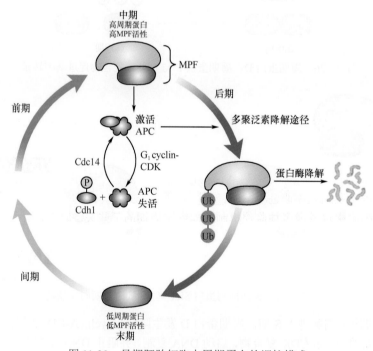

图 11-29　早期胚胎细胞中周期蛋白的调控模式

与细胞周期调控有关的分子很多，其中最主要的有细胞周期蛋白（cyclin）、细胞周期蛋白依赖性激酶（CDK）、细胞周期蛋白依赖性激酶抑制剂（CKI）。这些基因被称为细胞周期基因（*cdc*），其中 CDK 是调控网络的核心，周期蛋白对 CDK 具有正性调控作用，CKI 具有负性调控作用，共同构成了细胞周期调控的分子基础。在细胞周期调控过程中，在 G_1 期激活的 cyclin-CDK，可激活 S 期 cyclin-CDK 组分，并磷酸化 S 期抑制因子，使细胞处于 G_1 期。G_1 期结束时，通过 SCF/ 蛋白酶体解除 S 期磷酸化的抑制因子，细胞进入 S 期。S 期的 cyclin-CDK 又可激活前复制复合体，细胞完成 DNA 的复制。细胞进入 M 期，M 期 cyclin-CDK 激活早期有丝分裂事件，导致细胞进入分裂中期；在分裂后期，APC 被激活，APC-Cdc20/ 蛋白酶体降解分离酶抑制蛋白，染色体分离。分裂末期，APC-Cdh1/ 蛋白酶体降解周期蛋白，形成两个子细胞，细胞返回 G_1 期细胞状态（图 11-30）。

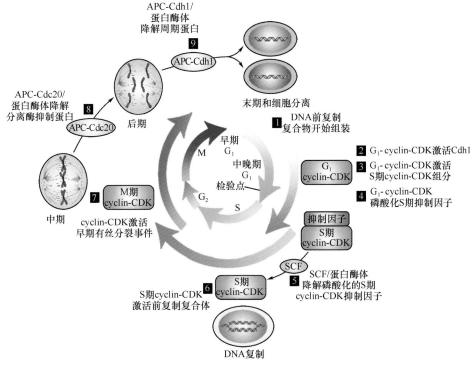

图 11-30　真核细胞周期运转调控模式

3. 检验点对细胞周期的调控　当大肠杆菌 DNA 受到损伤或 DNA 复制受到抑制时，会激活 RecA 蛋白，酶解 LexA 抑制子，诱导 *sos* 基因的大量表达。有些 *sos* 基因产物参与受损 DNA 的修复，有些则参与阻止细胞分裂。这种细胞周期进程被抑制的原因并不是 DNA 损伤或 DNA 复制尚未完成本身所引起的，而是由于细胞内存在一系列监控机制（surveillance mechanism）。这些特异的监控机制可以鉴别细胞周期进程中的错误，并诱导产生特异的抑制因子，阻止细胞周期进一步运行。在真核细胞中也发现多种监控机制，即细胞周期的某些关键时刻，存在一套监控机制，以调控周期各时相有序地进行，并使周期序列过程中后一个事件的开始依赖于前一个事件的完成，从而保证周期事件高度有序地运行。进一步研究发现，这种监控机制不仅存在于 G_1 期，也存在于其他时相，如 S 期检验点、G_2 期检验点、纺锤体组装等。

细胞周期的程序具有高度的精确性和可调控性，多种细胞周期的检查机制是最重要的调控机制之一。可以检查细胞周期事件的完成情况，控制细胞周期的进程，确保细胞周期中 DNA 复制和染色体分配的准确性和时序性，并使细胞周期适应环境变化和机体发育的需要。细胞在长期的进化过程中发展出了一套保证细胞周期中 DNA 复制和染色体准确分配的检查机制——细胞周期检验点（checkpoint）。

检验点是检查和控制细胞周期进程的信号通路，在细胞周期程序出现问题或环境条件发生变化时，检验点机制被激活，通过增强对 Cdk 的结合抑制和磷酸化抑制来阻止细胞周期进程，同时启动 DNA 修复、细胞凋亡等程序。检验点主要检查和控制细胞周期中的一些关键转换,如 G_1/S 转换、G_2/M 转换、中期/后期转换等(图 11-31)。这是一类负反馈调节机制,当细胞周期进程中出现异常事件,如 DNA 损伤或 DNA 复制受阻时,这类调节机制被激活,及时地中断细胞周期的运行,待细胞修复或排除了故障后,细胞周期才能恢复运转。

细胞周期检验点构成了 DNA 修复的完整元件,保证了细胞周期中上一期事件完成以后才开始下一期的事件。细胞周期检验点通过延缓细胞周期的进程,为 DNA 复制前的修复、基因组的复制、有丝分裂及基因组的分离提供充足的时间。检验点功能的丢失或减弱可能会通过降低 DNA 复制效率来增加和诱导基因突变或染色体畸变。

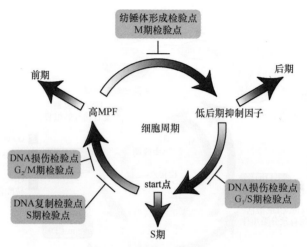

图 11-31　细胞周期检验点

(1)G_1/S 期检验点:是 DNA 损伤检验点(DNA damage checkpoint),是细胞周期中最重要的检验点,是决定细胞的命运的主要阶段。在酵母菌中称 start 点,在哺乳动物中称 R 点(restriction point),控制细胞由静止状态的 G_1 期进入 DNA 合成期,主要检查 DNA 是否损伤、细胞外环境是否适宜、细胞体积是否足够大等。细胞能否顺利过渡到 S 期,受到细胞体积、营养、细胞接触、生长因子、DNA 损伤等多方面因素的影响。有多种检验机制参与 G_1/S 的转换调控。G_1/S 期检验点被认为是 G_1 期晚期的一个基本事件。该点有一系列保护措施确保 DNA 的完整和细胞的正常工作。功能上,这些安全措施以 CDK 或 S 期促进因子的形式存在。当 DNA 受到辐射、自由基、诱变等因素的影响而发生损伤时,DNA 损伤可在复制前和复制中激活 DNA 损伤检验点机制,阻止复制启动或终止复制,为 DNA 修复赢得时间。

如果 DNA 损伤严重,检验点还可激活细胞凋亡机制。DNA 损伤检验点可分为 p53 依赖途径和 p53 非依赖途径。p53 可激活 CDK 抑制因子 p21 的合成,并诱导细胞凋亡。正常情况下,p53 可被 MDM2 蛋白带出细胞核并水解,活性低、寿命短。当 DNA 损伤时,可激活 ATM(ataxia telangiectasia-mutated gene)或 ATR(ATM-Rad3-related),二者的功能属于蛋白质激酶,对 MDM2 磷酸化,使之不能与 p53 结合,滞留在细胞核中的 p53 被磷酸化激活,促使 p21 表达,抑制 CDK 抑制因子的活性,促使细胞停滞在 G_1 期(图 11-32)。p53 非依赖途径,DNA 损伤激活 ATM,进而激活检验点激酶 Chk1/2,Cdc25 被磷酸化出细胞核降解,不能解除细胞核中 CDK2 的磷酸化抑制,从而阻止细胞进入 S 期。

(2)DNA 复制检验点(DNA replication checkpoint):也称 S 期检验点,主要作用于复制完成后和进入 M 期之前,检测 DNA 复制是否完整以及是否被多次复制,防止 DNA 受损和未完成 DNA 复制的细胞进入有丝分裂。如果复制出现问题,检验点将被激活,使 CDK1 保持磷酸化状态,不能启动 M 期。DNA 损伤严重时,检验点将启动细胞凋亡程序。DNA 复制检验点的激活类似 DNA 损伤检验点的 p53 非依赖途径。DNA 错误信号将激活 ATR,进而激活检验点激酶 Chk1/2。后者一

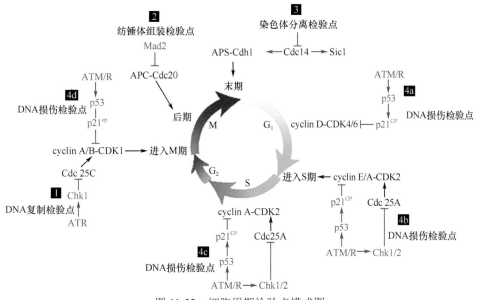

图 11-32　细胞周期检验点模式图

DNA 损伤时，可激活 ATM，促使 p21 表达，阻断细胞周期进程

方面磷酸化激活 Waf1/Cip1，对 CDK1 进行磷酸化，另一方面，Cdc25 被磷酸化出细胞核降解，不能解除细胞核中 CDK2 的磷酸化抑制，阻止细胞进入 M 期。因为细胞分裂的启动依赖于 CDK1 的活性，所以 DNA 复制检验点对 CDK1 的这种双重抑制，保证了在 DNA 复制和修复完成前，细胞不会进入 M 期（图 11-33）。

（3）G_2/M 期检验点：也是 DNA 损伤检验点，细胞在 G_2/M 期检验点停止而限制进入分裂阶段，使细胞有足够的时间修复损伤的 DNA。此时细胞会处理氧化、紫外线或 DNA 嵌入剂等因素造成的 DNA 损伤，防止存在 DNA 损伤的细胞进入分裂期。Cdc2- 细胞周期蛋白 B 激酶是调控这种转换的关键。在 G_2 期，Cdc2 保持着失活状态。细胞接近 M 期，被激活的 Cdc25 就会激活 Cdc2，通过一个反馈扩增的方式有效地驱动细胞进入分裂期。当 DNA 损伤时，就会激活 DNA-PK/ATM/ATR 激酶，启动两个平行的联机机制使 Cdc2-cyclin B 失活。首先是 CHK 激酶磷酸化导致 Cdc25 失活，进而阻止 Cdc2 激活，从而快速地抑制细胞进入分裂期。另一个机制相对缓慢，是通过对转录活化因子 p53 的磷酸化，激活其 DNA 结合活性。p53 作为转录因子，在 DNA 损伤信号刺激下促进多种基因转录，CDK1 则会被 p53 的转录产物 p21、Gadd45 等直接失活。失活的周期蛋白 B/CDK1 会被 p21 隔离，Gadd45 通过与 CDK1 直接作用而切断周期蛋白 B1 与 CDK1 的连接。

（4）纺锤体组装检查点（spindle assembly checkpoint，SAC）：又称为分裂检查点或中 / 后期检查点。它保证中期染色体在赤道板正确排列，纺锤体组装完成前不会启动染色单体的分离，以保证染色体分配的准确性。SAC 监控着纺锤体微管与着丝粒之间的连接并促使有丝分裂中姐妹染色单体或减数分裂中同源染色体之间张力的形成。当所有染色体与来自纺锤体两极的微管正确连接，并排列在赤道板上时，SAC 才会失活，从而解除对细胞从中期进入

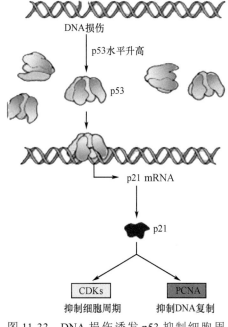

图 11-33　DNA 损伤诱发 p53 抑制细胞周期和 DNA 复制

后期的抑制。任何一个着丝粒没有正确连接到纺锤体上，都会抑制 APC 的活性，引起细胞周期中断。有丝分裂中如果 SAC 功能异常，则可能导致染色体错误分组，进而促发肿瘤。

4. 其他调控细胞周期的因素

（1）细胞生长因子：如 EGF、FGF、PDGF、TGF-β 等，都对细胞增殖有调控作用，生长因子通过结合和激活特定的膜结合受体（典型的酪氨酸激酶）发挥作用。这种相互作用触发特定的细胞内信号通路，最终改变基因表达并调节细胞周期进程。依赖受体被激活，生长因子可以启动有丝分裂、抗增殖或营养作用。

生长因子通过激活 CDK 刺激 G_1 期细胞周期进程。生长因子作用于细胞周期的 G_0 和 G_1（DNA 合成前）阶段的细胞，启动 G_1 期的进展。当生长因子处理的细胞经过 G_1 期时，它们最终变得不可逆转地致力于继续细胞周期的进程。生长因子通常与细胞黏附因子一起作用，使细胞能够通过限制点，在限制点处，细胞周期进程变得独立于外部信号。

（2）第二信使：多种体内因素可以激发或抑制细胞的增殖，如 cAMP、cGMP 以及甘油二酯（DAG）、三磷酸肌醇（IP_3）和 Ca^{2+} 信使系统等。细胞内 cAMP 浓度增加对细胞增殖有抑制作用，凡能使细胞内 cAMP 增高的因素都能抑制细胞的增殖，降低细胞生长速度；反之，凡能使细胞内 cAMP 含量下降的因素都能促进 DNA 的合成与细胞的增殖。细胞周期的各期中的 cAMP 含量也不相同。在中国仓鼠卵巢细胞株中，M 期 cAMP 含量最低，M 期后 cAMP 的水平增高 3 倍，从 G_1 早期至 G_1 晚期，cAMP 降低到中等水平，直至 S 期仍维持低的水平。

cAMP 能抑制细胞的分裂，促进细胞的分化；cGMP 则能抑制细胞分化，促进细胞增殖。在正常生长的细胞中，cAMP 和 cGMP 维持在适当的水平，调节控制细胞周期的运转。

cGMP 也对细胞增殖起调控作用，如将 cGMP 加到停止于 G_1 期的成纤维细胞（3T3 细胞）时，能诱导 DNA 含量的增加，促进细胞的分裂。提高细胞 cGMP 水平，就可促进细胞的有丝分裂；反过来，促进有丝分裂的药物也能增加 cGMP 的浓度。

（3）抑素：是细胞产生的一种小分子蛋白质或多肽，有的还含有糖或 RNA。它无种属特异性，但有细胞特异性，对同类细胞增殖有抑制作用并且可逆。当抑素含量达到一定水平时，可抑制同类细胞的增殖；抑素浓度下降，则细胞增殖活跃。有人认为，抑素作用的机制在于它能激活细胞膜上的腺苷环化酶活性，提高细胞内 cAMP 的浓度，因而抑制细胞的增殖，也可能通过 cAMP-依赖性蛋白激酶对蛋白质的磷酸化作用来影响调节基因的活动。

抑素及其稳定的类似物在体内外对多种正常细胞和癌细胞均有抑制增殖作用。抑素及抑素类似物可诱导 G_0/G_1 细胞周期阻滞，从而阻止肿瘤细胞的 DNA 合成，诱导肿瘤细胞的短暂 G_2/M 阻滞和凋亡。通过 G_1 期和 G_1/S 转换，由包含 G_1 特异性细胞周期蛋白和 G_1 特异性 CDK 的复合物协调：在 G_1 期早期发现细胞周期蛋白 D 家族成员与 CDK4 或 CDK6 相关，在 G_1 期晚期发现细胞周期蛋白 E 与 CDK2 相关。细胞周期蛋白 E-CDK2 活性是进入 S 期所必需的。这些复合物的活性可通过细胞周期蛋白激酶抑制剂（CKI）来抑制。

抑素主要作用在细胞周期的 G_1 后阶段和分裂前的 G_2 期，还延长分裂期和分裂后成熟期。抑素不仅抑制细胞分裂，还延缓衰老过程，增加细胞的预期寿命。抑素在调控体内物质代谢、组织再生和创伤愈合中起重要作用，不仅作用于正常细胞，也可作用于恶变的肿瘤细胞。

（4）RNA 剪接子：研究表明，mRNA 剪接和细胞周期调控有关。例如，酵母中几个剪接因子的条件性突变会导致细胞周期在限制性温度下停止，由于保守剪接体相关蛋白 Cef1p 的温度敏感突变，芽孢酵母的细胞周期在 G_2/M 转变时停止，α 微管蛋白基因内含子的缺失可部分抑制细胞周期。在这种情况下，可能还有许多其他涉及影响细胞周期的剪接成分基因缺陷，因此，阻滞很可能是间接的，由细胞周期进展所需的一个或多个前体 mRNA 剪接中断引起。

哺乳动物激酶 SRPK1 及其在其他物种中的同源物（裂殖酵母中的 Dsk1 和酿酒酵母中的 Sky1）与细胞周期之间存在关系。Dsk1 首先被鉴定为一种激酶，当过量产生时，可以阻止细胞周期的进展。SRPK1 被分离为一种激酶，在有丝分裂期间上调，并诱导富含剪接因子的核"斑点"（也称为染色质颗粒簇）的解体。SRPK1 及其同系物随后被证明在剪接因子的 RS（富含交替的精氨酸和丝氨酸残基）域内磷酸化丝氨酸和苏氨酸残基，包括 SR 家族成员。RS 结构域介导蛋白质与其他 RS 结构域的相互作用，这些相互作用对于组成性剪接和调节剪接所需的多亚单位复合物的组装非常重要。RS 结构域的差异磷酸化可能与细胞周期中剪接调控有关。

第三节　细胞周期与医学

一、细胞周期与干细胞

在早期胚胎发育过程中，核心细胞周期机制的运作方式不同。在发育的苍蝇、鱼和青蛙中，第一个细胞周期非常快，缺乏明显的间隙期，由交替的 S 期和 M 期组成。对着床期小鼠胚胎的分析表明，小鼠胚胎细胞在体内的分裂时间非常短（4.4 ～ 7.5 小时），只有极少数细胞停留在 G_1 期。在发育后期，原肠胚形成并形成内胚层、中胚层和外胚层谱系后，由于间隙期的延长，细胞周期长度显著增加。

1. 细胞周期与胚胎干细胞　小鼠胚胎干细胞（mESC）来源于囊胚的内细胞团，在体外培养条件下有利于保持其多能干性。它们的分裂速度非常快（虽然不如体内的同类快，体内的分裂时间仅约 12 小时），而且 G_1 期较短，仅持续 3 小时。这些细胞表达高水平的细胞周期素 E、A 和 B，并表现出高水平的 CDK1 和 CDK2 激酶，大大超过了体细胞中的水平。在整个细胞周期中观察到高水平的细胞周期素 E 和 A，与它们在体细胞中的周期性表达形成对比。CDK2、细胞周期蛋白 E 和细胞周期蛋白 A 相关激酶在整个细胞周期中具有组成性活性，这些激酶在特定的细胞周期阶段被瞬时激活。小鼠胚胎干细胞中唯一保持周期性的细胞周期激酶是细胞周期蛋白 B——CDK1，其水平明显高于体细胞中的水平。由于过度激活的 CDK1 和 CDK2 激酶，视网膜母细胞瘤蛋白（RB1）在整个细胞周期中被组成性磷酸化和失活，E2F 活性被组成性去抑制。

2. 细胞周期与干细胞多能性　细胞周期蛋白在增强多能干细胞中发挥作用。CDK1、CDK2、细胞周期蛋白 E 或 B1 的敲除及 CDK 抑制剂的治疗均导致多能状态的丧失并触发分化，而细胞周期蛋白 E 或 B1 的异位过度表达促进了胚胎干细胞的自我更新。在分子水平上，G_1 细胞周期蛋白 -CDK 激酶可直接磷酸化核心多能性因子 Oct4、Sox2 和 Nanog，使其稳定。所有 G_1 细胞周期蛋白的切除大大减少了 Oct4、Sox2 和 Nanog 关键残基的磷酸化，从而触发了它们的蛋白酶体降解和多能干状态的衰减。与分化细胞相比，ESC 依赖细胞周期蛋白 A 和 B 进行细胞周期进程，而 G_1 细胞周期蛋白有助于维持多能干细胞状态。

3. 细胞周期与细胞重编程　体细胞重编程过程中，表达一组特定的转录因子，如 Oct4、Sox2、Klf4 和 c-Myc，可以在体细胞重编程的过程中将分化的体细胞转化为诱导多能干细胞（IPSC）。伴随这一过程的早期事件之一是细胞周期的强烈加速。在小鼠成纤维细胞的重编程过程中，一小群"超快"分裂细胞（细胞分裂时间约 8 小时）占重编程的 99% 以上。这些结果表明，细胞周期的加速（仅发生在一小部分细胞中）可能是重编程的限速因素。事实上，几个细胞周期蛋白和 CDK 的异位表达增加了重编程效率。此外，连续传代后，原代小鼠成纤维细胞的重编程潜能下降，同时增殖率降低。相反，增加细胞周期的体细胞遗传损伤，如 p19ARF/p16INK4a、p53 或 p21Cip1 的失活，可提高重编程的效率。在分子水平上，CDK2 介导的 Sox2 磷酸化已显示出促进 Sox2 在重编程期间与其他因子结合建立多能性的能力，这与细胞周期蛋白 E-CDK2 稳定 Sox2 蛋白的结果一致。此外，细胞周期蛋白 B1 和 CDK1 通过上调和维持重编程因子 LIN2895 的表达，在体细胞重编程中发挥限速作用。

二、细胞周期与肿瘤

细胞周期调控以检测点为结构基础，通过各调节因子彼此间相互作用、相互保持的动态平衡来保证细胞周期的正常进行。其中任何一类调节因子过多、过少，非正常激活、灭活等，都会破坏相互间的动态平衡，影响检测点的正常功能，进而为异常细胞逃离正常细胞周期监测、形成自己独立的细胞周期、发生癌变提供基础。肿瘤是一类渐进性细胞周期调控机制破坏的疾病，因此对细胞周期调控机制和肿瘤细胞周期调控机制改变的重大发现，对认识肿瘤发生和演进、临床诊断与治疗有十分重要的意义。

1. 周期蛋白（cyclin）异常与肿瘤 G_1 期检验点是决定细胞是否分裂的关键时期，也是放化疗和生物靶向治疗的敏感点。所以，针对肿瘤细胞检验点进行靶向治疗，可显著提高抗癌疗效，减轻对正常细胞的毒副作用。作为 G_1 期检测点的正性调控因子，周期蛋白的过表达与细胞的癌变有密切关系。周期蛋白 D1 发现最早，研究也最为深入，它是生长因子感受器，可以将生长因子的信号传到细胞内，推动细胞周期的运行。当周期蛋白 D1 基因变异时，周期蛋白 D1 会出现过度表达，使细胞过度增生，产生肿瘤。周期蛋白 D1 与很多肿瘤的发生有关，在各种实体瘤和一些血液系统肿瘤中，均有周期蛋白 D1 的异常表达。在周期蛋白 D1 过量表达的情况下，细胞在没有生长因子刺激时也能增殖，这种异常增殖正是细胞癌变的基础。研究发现，周期蛋白 D1 转基因鼠可以出现乳腺增生、乳腺癌和肝癌等症状。在血液系统恶性肿瘤中周期蛋白 D2 和周期蛋白 D3 异常表达比较常见，周期蛋白 D2 和周期蛋白 D3 的过量表达，能够阻断细胞的分化进程，细胞进而发生恶性转化。

周期蛋白 E 定位于 19q12 染色体，与 CDK2 结合调控细胞周期，周期蛋白 E 表达在 G_1/S 期达到峰值，在控制细胞由 G_1 期到 S 期中起限速作用，周期蛋白 E 与 CDK2 结合形成的复合物，促进细胞的 G_1/S 期的进行。周期蛋白 E 异常表达与一些肿瘤发生和预后有关，在肺癌、乳腺癌、卵巢癌、结肠癌、食管癌、胃癌、膀胱癌及白血病等多种肿瘤中过表达，与肿瘤细胞侵袭能力强、易转移、恶性度高等特性密切相关。

2. CKI 的异常与肿瘤 CKI 是 CDK 的特异性抑制蛋白，它可以和 CDK 或 cyclin/CDK 复合物结合，抑制 CDK 的蛋白激酶活性，是细胞周期进程中的负调控因子。在肿瘤细胞中 CKI 基因常出现突变或者缺失，使 CKI 对 CDK 的负向调控作用降低或者完全丧失。p16 基因的缺失和突变广泛存在于各种肿瘤细胞中，p16 是 CKI 家族中的一员，它可以和 cyclin D/CDK4 或 cyclin D/CDK6 结合，抑制这些复合物的蛋白激酶活性，使细胞不能通过 G_1 期。此外，p16 还能抑制周期蛋白 D 和 *CDK4* 等基因的转录。一旦 *p16* 基因发生变异，细胞便可无限制地通过 G_1 期，最终诱发细胞恶性增殖。据报道，在一些神经胶质瘤、间皮瘤、急性淋巴母细胞性白血病及来源于鼻咽、胰腺、胆道等部位的肿瘤细胞系中均出现高频率的 *p16* 基因的缺失。

p27 主要参与 cyclin E/CDK2 和 cyclin D/CDK4 等多种 CDK 复合物结合并抑制其活性，*p27* 缺失可以导致肿瘤的发展，并与肿瘤的侵袭性有关。据报道，*p27* 在人类肺癌、乳腺癌和膀胱癌中常常缺失，它与预后不良和癌症侵袭紧密相关。在结肠癌等细胞中，*p27* 很少发生缺失突变，其表达水平的降低通常是蛋白降解增多所致。*p27* 缺失小鼠对射线和化学致癌物高度敏感，其肿瘤发生率明显升高，容易形成垂体腺瘤及前列腺良性增生等。

3. CDK 的异常与肿瘤 CDK 在细胞周期中起到了正性调控作用，这种调控作用对正常细胞生长是必需的，但当 CDK 失控时，容易导致肿瘤的发生。随着对细胞周期调控的深入研究，已发现约 90% 的肿瘤中存在 CDK 活性增强，所以，CDK 的调控异常成为肿瘤发生的一个重要标志。

研究发现，在消化系统肿瘤、卵巢癌、乳腺癌、肺癌等癌组织中均有一些 CDK 分子异常表达。研究显示，CDK2 的表达水平与胃癌的恶性潜能密切相关，可作为判断胃癌预后的一项重要指标。此外，CDK 还与肺癌的生物学特性密切相关。对肺癌术后标本和培养的人肺癌细胞的研究表明，CDK4 和周期蛋白 D1 在肺癌组织中的表达显著增高，且高表达 CDK4 和周期蛋白 D1 的人肺癌细胞株中 Rb 蛋白表达较高，三者共同促进了肺癌的发生。

4. 细胞周期检验点与肿瘤发生 细胞周期检验点的存在保证了产生具有正常遗传功能和生理功能的子代细胞。DNA 一旦受到损伤，细胞就会迅速通过周期检验点和损伤修复途径，维持基因组的稳定性。如果 DNA 损伤反应或有丝分裂检验点发生突变,携带错误基因的细胞就会越过检验点,继续生长增殖,这样大大增加了细胞发生恶性转化的概率。例如,作为肿瘤抑制剂,CHK2蛋白不足也会引起检验点功能缺陷,从而诱导肿瘤形成。小鼠乳腺上皮细胞部分缺失 CHK2,表现出 S 期异常,复制过程中 DNA 损伤累积和 M 期异常。另外,*BRCA* 是重要的肿瘤抑制基因。BRCA1 是 ATM、ATR 和 CHK2 激酶作用靶标,在 S 期和 G_2/M 期检验点反应中发挥重要作用。在缺失 *p53* 的情况下,*BRCA1* 部分突变会增加患乳腺癌和淋巴癌的概率。BRCA2 可以直接结合RAD51 重组酶,并参与 S 期检验点和同源重组。进一步的研究表明,当细胞周期检验点失活时,即使发生 *BRCA2* 基因突变也不会出现生长阻滞和基因组结构不稳定。所以,周期检验点基因与*BRCA2* 基因协同作用,促进遗传性乳腺癌和其他基因组不稳定疾病的发生。

但到目前为止,真核细胞的细胞周期的分子调控机制仍未被完整地阐明,细胞周期调控机制完全阐明将有望为肿瘤的治疗提供一个新的途径。此外,细胞周期的调控机制还能帮助人们完整地揭示、理解,以期更深刻地认识生命活动的本质,更好地探索胚胎有序发育、成熟、组织再生与衰老、机体健康与疾病、肿瘤的发生发展,并为肿瘤的治疗提供新的思路。

5. *p53* 与肿瘤 肿瘤发生过程中,监控机制破坏的典型就是 *p53* 基因的突变。大约 50% 的人类肿瘤都存在 *p53* 基因的突变。哺乳动物细胞在受到 DNA 损伤后,细胞周期的进程将会停滞于两个关键点,即 G_1/S 和 G_2/M。p53 在 G_1 检验点上发挥重要作用。研究发现,在含有突变型 p53的细胞受到辐射后,细胞并不停滞于 G_1 期,而能继续进入 S 期,将野生型 p53 导入细胞后可使其停滞于 G_1 期,说明细胞周期调节除了 pRb 机制外,也存在 p53 机制。p53 可作为转录因子,诱导另外几种蛋白的产生,从而达到调控细胞周期的作用(图 11-34)。

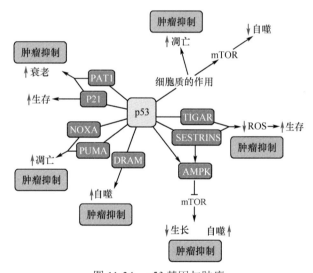

图 11-34 *p53* 基因与肿瘤

1)p53 可诱导 p21 表达:*p21* 基因启动子区域具有 p53 结合位点,野生型 p53 能与其结合激活*p21* 基因转录,而突变型 p53 则不具备此能力。当细胞 DNA 受损后,*p21* 基因在 p53 诱导下表达水平可升高,能抑制 CDK 活性,尤其是 cyclin D2-CDK4 复合物活性,阻止细胞从 G_1 期进入 S 期,使细胞停止于 G_1 期,从而有更多的时间修复 DNA 模板。如果 DNA 损伤严重无法修复,将导致细胞凋亡。

2)p53 可诱导 Gadd45 合成:Gadd45 可以结合 PCNA,抑制 DNA 合成,从而抑制细胞进入 S 期。

3)p53 可诱导 Bax 产生:*Bax* 为凋亡相关基因,与 bcl-2 作用相同,共同调节细胞凋亡。此外,MDM2(munine double minute 2)既是 *p53* 的下游靶位点,同时又能与 p53 形成二聚体,反馈性抑制 *p53* 的转录活性,阻止凋亡相关蛋白质的产生。

p53 调控途径在细胞周期调控中扮演着重要的角色，但 p53 究竟如何被激活，人们对于 p53 上游和下游传导通路仍然是知之不多。

三、细胞周期与组织再生

机体细胞由于各种生理或病理原因而不断死亡，为补充死亡的细胞，机体通过生理性再生及补偿性再生产生新细胞，这一过程即为组织再生。细胞增殖是组织再生的基础，人体组织细胞每天的细胞更新率为 1% ～ 2%。生理性再生常见于正常人体的骨髓、皮肤表皮、肠上皮等组织中，其形成与上述各组织中干细胞的分裂增殖直接相关。例如，造血干细胞的数量仅占骨髓细胞量的 0.25%，但一个造血干细胞分裂后经分化可形成 12 种结构与功能不同的血细胞，其中红细胞的量可达 20 万个，粒细胞量可达 1000 个左右。如果细胞增殖受到抑制，会导致相关疾病。例如，造血干细胞增殖障碍会导致再生障碍性贫血，生殖细胞增殖障碍会导致不育等。

补偿性再生（compensatory regeneration）是指机体一些高度分化、一般不发生增殖的组织，如肝、肾、骨骼等，在受到外界损伤后可重新开始分裂的现象。补偿性再生形成的机制被认为是与损伤刺激了 G$_0$ 期细胞，使其重新进入细胞周期有关。同时细胞周期的进程加快，所需时间显著缩短，可在短时期内产生大量的新生细胞，以促进创伤后组织的快速修复。因此，在临床治疗中，刺激细胞增殖以增强补偿性再生是治疗创伤等相关疾病的重要策略，常使用促使分化细胞重新分裂、增殖的细胞因子、生长因子，常见的有 EGF、IL-2、碱性成纤维细胞生长因子（bFGF）等。例如，角膜移植和外科手术后，常用 EGF 来促进伤口的愈合，而 bFGF 则常用于慢性软组织溃疡的治疗。此外，科学家发现 4 种基因（*CDK1*、*CCNB*、*CDK4*、*CCND*）能使心肌细胞分裂增殖并改善心梗后心肌功能，当这 4 个基因结合在一起时能使 15% ～ 20% 成熟的心肌细胞分裂增殖，同时能显著改善心梗后的心脏功能。

四、细胞周期与疾病

1. 细胞周期与心血管疾病 血管平滑肌细胞增生是高血压血管重构、动脉粥样硬化及血管成形术后再狭窄等心血管疾病的重要病理生理机制。内膜损伤后，多种炎症因子及生长因子等均可刺激中膜平滑肌细胞增生，但它们最后共同通路都是使静止的平滑肌细胞进入细胞增生周期。周期素、CDK 和 CKI 在血管和心脏组织损伤、炎症和损伤修复中也发挥重要作用。心血管系统中的组织重塑是促增生和抗增生分子的调节平衡过程，平衡失调会导致心血管病变。了解周期素 -CDK-CKI 相互作用的正常生理和疾病病理途径，能更好地掌握心血管疾病的分子机制，合理地设计新型的心血管疾病治疗剂。p27 蛋白是一种细胞周期蛋白依赖性激酶抑制剂，通过抑制 cyclin-CDK 复合物活性使细胞停滞于 G$_1$ 期。p27 蛋白能显著抑制血管平滑肌细胞增殖，有望成为治疗动脉粥样硬化以及经皮冠状动脉腔内血管成形术（PTCA）后血管再狭窄的新手段。

2. 细胞周期与阿尔茨海默病 阿尔茨海默病（Alzheimer disease，AD，老年性痴呆）是以进行性记忆力丧失和认知功能损害为特点的神经变性疾病，以进行性神经元空泡样变性和缺失为病理特征，确切病理机制尚不清楚。

AD 患者脑中神经元可能存在细胞周期重启，细胞周期重启将导致神经元死亡。到目前为止，AD 患者脑中神经元细胞周期重启的机制尚不清楚。研究者认为细胞周期重启与 AD 的病理变化密切相关。

神经退行性变假说认为 AD 是一种细胞周期调控异常的疾病。AD 患者的脑内神经元中会出现细胞周期蛋白周期蛋白 A/B、Ki-67、P53 等的异常表达。AD 的病理性蛋白对细胞周期的变化敏感，这些蛋白包括 Tau、β- 蛋白前体和早老素。当细胞处于有丝分裂活性时，CDK 局部分布到 AD 器官内，驱动 Tau 高磷酸化发生。Tau 蛋白异常可导致细胞周期控制异常。Tau 可能参与了原发及继发包括 AD 在内的 Tau 疾病中神经元的细胞周期重启。因此，细胞周期相关蛋白的异常在 AD 的病理改变中扮演重要角色。

在神经退化性疾病中，至少存在三种不同的 CDK。CDK 抑制剂可能阻断退行性疾病进展。此外，在受影响的神经元中 CDK7 和水球样激酶的表达增加。它们是参与 CDK1 活化的酶。此外，还有一些细胞周期相关蛋白与 AD 也有密切关系，如调节细胞周期进程的 BRCA1 蛋白，更进一步显示 AD 与细胞周期异常密切相关。研究发现，在 AD 患者大脑皮质神经元中有活化的细胞周期出现，包括几种周期蛋白、CDK 和 CKI 的异位等。

3. **细胞周期与肾病**　很多肾脏疾病，特别是那些有炎症反应的肾小球病变与肾小管间质病变，都伴有明显的细胞数量增多。肾小球与肾小管间质细胞的增生进而又促进：①生长因子、细胞因子的生成；②释放氧化剂、蛋白分解酶等致损物质；③细胞外基质过度增生，最终可导致肾小球硬化、肾纤维化和肾功能衰竭。肾小球肾炎、肾性高血压、糖尿病肾病晚期，都可出现肾小球系膜细胞增生所致的肾小球硬化或肾小管间质细胞增生所致的肾纤维化。

很多肾脏疾病的病理特征之一是细胞增生。例如，肾小球硬化是多种原因引起肾小球损伤后出现的共同转归，是肾功能衰竭的主要病理基础。而导致肾小球硬化最主要的原因就是系膜细胞增生和细胞外基质增多。其中，细胞外基质增多与系膜细胞增生又密切相关。正常肾小球内细胞处于静止状态，G_1/S 周期蛋白不表达。当肾小球损伤时，可见周期蛋白明显表达。以内皮素 1 刺激系膜细胞增生，周期蛋白 D1 和 CDK4 的表达明显增加。

细胞周期蛋白激酶抑制剂（CKI）是细胞周期的负调控蛋白，其 CIP/KIP 家族表达异常在糖尿病肾病早期发病中起重要作用。CKI 可通过抑制 CDK 活性使细胞停留于 G_1 期，引起肾脏细胞肥大，与晚期肾小球及肾小管间质纤维化密切相关。尽管对细胞周期调节控制肾脏疾病的了解越来越多，但是每一种结果都会带来新的问题。肾小球系膜细胞和肾小球上皮细胞对损伤的不同应答为增生、非增生、肥大和凋亡的细胞周期调控机制提供了有价值的实验系统。细胞周期调节蛋白的应答及其在肾脏疾病中的作用是细胞类型特异性的，同时也依赖于损伤的类型。研究细胞周期的调控作用，最终是为了发展减少慢性肾衰竭的新型治疗手段。

4. **细胞周期与病毒感染**　病毒的复制依赖于宿主细胞多种因子的参与。多种病毒可以操纵宿主的复制机器，导致宿主细胞周期阻滞从而有利于病毒自身的复制。许多病毒可以通过多种机制激活细胞周期检验点调控机制，诱导细胞发生细胞周期阻滞。

（1）人类免疫缺陷病毒（HIV）：其主要靶细胞是 CD4$^+$ T 淋巴细胞和巨噬细胞。当 T 细胞受 HIV 感染后，HIV 复制时将其自身 RNA 逆录成的 DNA 整合于宿主细胞基因组中，导致宿主细胞 DNA 损伤，从而启动细胞周期检验点机制。CD4$^+$ T 细胞是体内 HIV 最广泛的潜伏期储存细胞。潜伏病毒的激活发生在转录延伸的水平，并且需要 HIV 编码延长因子（Tat）与 HIV 转录物起始时的反式激活应答元件结合。CDK9/ 细胞周期蛋白 T1 复合物是 HIV 基因组转录的有效延伸的重要因子，并且 CDK9 的抑制可以改善动物模型中 HIV 诱导的疾病。HIV 感染过程中产生的多种特异性蛋白可直接作用于细胞周期调节通路，影响细胞周期进程，导致细胞周期停滞在 G_2 期，细胞不能向 M 期转换而滞留于 G_2 期最终发生凋亡。

（2）单纯疱疹病毒（HSV）：HSV-1 和 HSV-2 感染机体后，经过溶解、复制、局部病变，直到之后的潜伏期阶段，病毒驻留在感觉神经元中，并且可以通过一系列应激（包括高温和紫外光）频繁地再激活。通常健康个体在 HSV 感染后会有所限制，但是它们仍可导致癌症、脑和眼睛炎症的发生，并且在婴儿和免疫受损的成人中引起显著的死亡风险。

（3）流感病毒：流感病毒感染引起细胞周期阻滞在 G_0/G_1 期，流感病毒的 NS1 蛋白参与这一过程。流感病毒的基质蛋白 M1 位于病毒粒子的包膜内侧，起着关键的功能，并在病毒感染的多个阶段发挥重要功能。多种甲型流感病毒和乙型流感病毒通过 M1 与 SLD5 互作影响 GINS 复合体的功能可能是流感病毒调控宿主细胞周期的一个通用策略。

（4）冠状病毒：主要诱导宿主的细胞凋亡，无论是动物模型还是各种体外系统均发现明显的凋亡现象。在 SARS 冠状病毒感染的肺、脾和甲状腺组织中观察到细胞凋亡的特征，MERS 冠状病毒可以诱导原代细胞凋亡。冠状病毒的蛋白参与诱导凋亡的过程。例如，SARS 冠状病毒的 S 蛋白、

M 蛋白、N 蛋白及 3CLpro 增加了细胞内 Ca^{2+} 浓度，从而使线粒体膜的通透性增加，促进了细胞凋亡。MERS 冠状病毒的 S1 蛋白能通过激活细胞膜的死亡受体 Fas/CD95，触发 Caspase 级联凋亡反应，形成凋亡小体。猪流行性腹泻病毒（PEDV）还能够通过活化 p53 以及促进 ROS 的积累诱导细胞凋亡。

5. 细胞周期与衰老　细胞衰老指细胞被阻滞于某一生长周期中，这种阻滞是不可逆转的，同时出现细胞形态、代谢、相关基因和表观遗传调控的改变，包括细胞周期抑制性调控蛋白表达升高，衰老相关 β- 半乳糖苷酶活性增强及衰老相关染色质聚集等。细胞周期调控着细胞分化、增殖，同时也调控细胞功能下降及细胞衰老。细胞在衰老时，其细胞周期也呈现某些异常的特征，如周期蛋白 A、周期蛋白 B 表达下降，周期蛋白 E 不稳定性增加，变得更易被降解，使 Rb 蛋白不能被磷酸化，与 Rb 蛋白结合的转录因子不能发挥其相应的作用，细胞被阻滞于 G$_1$ 期，而不能进入 S 期。因此，与正常细胞相比，衰老细胞中 G$_1$ 期可持续更长的时间，细胞分裂速度明显下降。在其正常运转中，细胞周期蛋白等调控分子在相关的分子信号通路中发挥着正性或负性作用，是生命活动的基础。任何一个调节细胞正常周期运转的机制被破坏都将导致细胞性衰老。

p16 基因是调节细胞衰老的主要因子之一，在遗传调控中发挥着重要作用。p16 是 CDK4 和 CDK6 的抑制物。p16 和 p21 可同 CDK 竞争性结合，而 CDK4 被周期蛋白激活后对这种竞争性结合又起抑制作用。p16-CDK4、p21-CDK4 结合物均丧失了促进 Rb 磷酸化的作用，故 p16、p21 可阻滞细胞周期的正常运转，进而影响细胞的增殖。

p21 是衰老的标记蛋白，由 p53 活化转录所致的 p21 表达增加可明显导致细胞的衰老，p21 是促使细胞衰老的重要信号分子之一。PTEN/P27 途径介导的信号通路参与调控细胞周期及细胞衰老的过程。

TGF-β 调控细胞周期，影响细胞衰老的作用来自三个方面。TGF-β1 阻断 CDK4 翻译，CDK4 含量减少，同时发现在一些细胞中，TGF-β 也通过负性调控作用下调 CDK4 表达；TGF-β 可通过对 CDK2-cyclin E 的抑制可逆地诱导靶细胞阻滞在 G$_1$ 期；TGF-β 也可通过 p15、p16 和 p27 等抑制蛋白来影响细胞周期。

本章学习思维导图

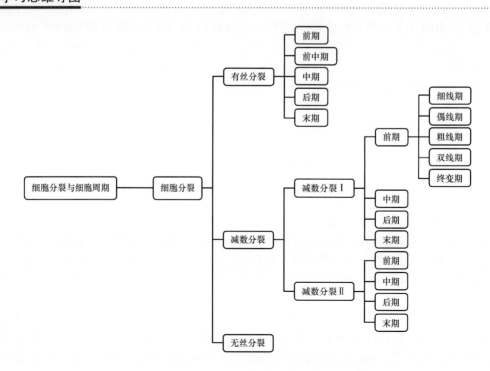

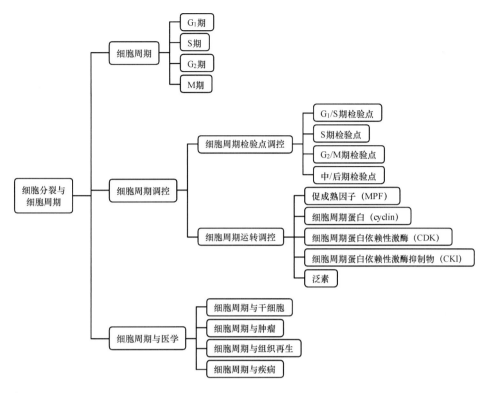

复习思考题

1. 根据增殖情况，细胞分为哪三类？
2. 细胞周期怎样划分？各时相有什么特点？
3. 简述减数分裂的意义。
4. 细胞周期中有哪些主要检验点？各有何作用？
5. 试述调控细胞周期的主要因素及作用机制。
6. 减数分裂前期Ⅰ分为哪几个时期？各有何特点？

（邓　宁　唐　勇）

第十二章 细胞信号转导

细胞是生命活动的基本单元，细胞间的信息交流过程是通过细胞内信号转导网络的精确调节而实现的。细胞信号转导（signal transduction）是指信号分子（signaling molecule）通过与受体（receptor）结合，引发细胞内的一系列生物学反应以及蛋白质之间的相互作用，直至细胞生理反应所需基因开始表达、各种生物学效应形成的过程。信号转导和信号网络的调控包含信号分子、受体、信号转导通路转录调控因子和靶基因以及生物学结构功能的变化等诸多元素，参与控制细胞增殖、分化、发育的整个生物学变化过程。人体正常生理和病理过程的精细调控和整体网络变化是目前分子生物学和细胞生物学共同探索的热点，其研究成果也将为医学细胞生物学崭新模式的构建提供坚实的实验基础和技术支撑。

人体细胞间的信息传递可通过与相邻细胞的直接接触来实现，但更重要的是通过细胞分泌各种化学物质来调控自身与周边细胞或长距离靶细胞（target cell）的代谢和功能。这些可以调节细胞生命活动的化学物质称为信息化学物质（semiochemicals），也称信号分子。细胞间的信息传递是通过跨膜的信号转导。信号转导包括以下步骤：特定的细胞释放信号分子，经扩散或血液循环运送到靶细胞后与相应的受体特异性结合，并启动靶细胞内信息系统，使其产生相应的生物学效应。研究表明，信号分子和受体种类繁多，细胞内存在着多种信号转导方式和途径，各种模式和途径间又有多层次的交叉调控，形成了一个极为复杂的网络系统。

第一节 配　体

在信号转导过程中，细胞与细胞之间的交流需要能与受体特异性结合的生物活性分子与之识别并结合，这类生物活性分子称为配体（ligand）。

一、配体的来源

配体分为外源性配体和内源性配体。外源性的药物、毒物均可作为配体，与相应的受体发生作用而发挥药效或毒性。内源性配体是指神经递质、激素和自体活性物质等，能对相应的受体有激活作用，并引发特定的生理效应。

二、配体的种类

根据配体的化学本质和功能，常见的配体分为四大类：

（1）营养物，如转铁蛋白、低密度脂蛋白（LDL）等。

（2）有害物质，如某些细菌。

（3）免疫物质，如免疫球蛋白、抗原等。

（4）信号分子，如胰岛素、生长激素等多种肽类激素。本章以细胞间信号分子为主体介绍配体。

三、细胞间信号分子是最常见的配体

多细胞生物中，细胞可通过分泌化学物质而发出信号，这些分子作用于靶细胞表面或细胞内的受体，调节靶细胞生命活动，从而实现细胞间的信息交流。这些化学物质统称为细胞间信号分子。细胞间信号分子是最常见的配体。目前已知的细胞间信号分子包括：蛋白质和肽类（如生长因子、细胞因子、胰岛素等）；氨基酸及其衍生物（如甘氨酸、甲状腺素、肾上腺素等）；类固醇激素（如糖皮质激素、性激素等）；气体分子（如 NO、CO 等）。根据信号分子的特点及其作用方式将细

胞间信号分子分为以下四大类。

（一）激素

激素（hormone）又称内分泌信号（endocrine signal）。激素由特殊分化的内分泌细胞释放，多为蛋白质和多肽激素（protein and polypeptide hormone）。其次还有类固醇激素（steroid hormone）、氨基酸衍生物（amino acid derivative）激素，如胰岛素、甲状腺素和肾上腺素等。它们通过血液循环运输到靶细胞，这类信号分子大多与靶细胞的距离较远，可覆盖整个生物体。

（二）局部化学介质

体内某些细胞能分泌一种或数种化学介质，如生长因子、细胞生长抑素和前列腺素等。此类信号分子的特点是不进入血液循环，而是通过扩散作用到达附近的靶细胞，但又不像神经递质那样由专一突触结构释放，因此又称旁分泌信号（paracrine signal）。还有一些细胞间信号分子能对同种细胞或分泌细胞自身起调节作用，称为自分泌信号（autocrine signal），如一些癌蛋白及一些外泌体蛋白。除生长因子外，此类信号分子的作用距离较短。

（三）神经递质

神经递质（neurotransmitter）又称突触分泌信号（synaptic signal），由神经元细胞合成并储存在神经末梢。递质的释放依靠突触前神经元去极化和 Ca^{2+} 进入突触前末梢，与突触后膜受体结合后实现化学信号的跨膜转导。这类信号分子的特点是由神经元细胞分泌，通过突触间隙到达下一个神经细胞，作用时间较短，如乙酰胆碱和去甲肾上腺素等。

（四）气体信号分子

常见的气体信号分子有一氧化氮（NO）、一氧化碳（CO）、硫化氢（H_2S）等。

细胞内信号分子在传递信号时绝大部分通过酶促级联反应进行。它们最终通过改变细胞内有关酶的活性、细胞核内基因的转录、开启或关闭细胞膜离子通道等方式，达到调节细胞代谢，控制细胞生长、繁殖和分化的作用。所有信号分子在完成信息传递后，可通过酶促降解、代谢转化或细胞摄取等方式灭活。

第二节　受　体

受体是细胞膜上或细胞内能特异性识别并结合生物活性分子，进而引起生物学效应的特殊蛋白质。能与受体特异性结合的生物活性分子称为配体。正是通过受体与配体分子的识别，细胞能够在无数生物分子的环境中辨认和接收某一特定信号，同时将识别和接收的信号准确无误地放大并传递到细胞内部，从而启动一系列胞内信号级联反应，最后引起特定的细胞生物效应。

一、受体的位置和种类

受体与配体结合通常会发生分子构象变化，进一步引起细胞应答。根据受体在细胞内的位置，可将受体分为细胞表面受体（又称膜受体，membrane receptor）和细胞内受体（intracellular receptor）。位于细胞膜上的受体为膜受体，它们绝大部分是糖蛋白，少数是糖脂。位于细胞质基质和细胞核中的受体为细胞内受体，它们大多数为 DNA 结合蛋白。

二、受体的生物学特征

（一）膜受体

存在于细胞膜上的受体，绝大部分是镶嵌糖蛋白。膜受体接收的是不能透过细胞膜的水溶性化学信号分子和其他细胞表面的信号分子，如生长因子、细胞因子、水溶性激素、黏附分子等。受体在膜表面的分布可以是区域性的，也可以是散在的。根据其结构和转换信号的方式又分为三大类：

1. 环状受体　又称配体依赖性离子通道。它们主要受神经递质等信息物质调节。当神经递质与这类受体结合后，可使离子通道打开或关闭，不仅实现了离子本身的跨膜转运，而且也实现了化学信号的跨膜转导。这类受体主要在神经冲动传递中起作用，如乙酰胆碱与受体的结合。

2. 七次跨膜 α 螺旋受体 又称蛇形受体（serpentine receptor）或 G 蛋白偶联受体（G-protein-coupled receptor，GPCR），是一大类膜蛋白受体的统称。它们是只含一条肽链的糖蛋白，其 N 端在细胞膜外，C 端在细胞膜内，中段形成七次跨膜 α 螺旋结构和细胞膜内外的各三个环。这类受体的特点是其肽链的 C 端和连接第 5 和第 6 个跨膜螺旋的胞内环上有 G 蛋白（鸟苷酸结合蛋白，guanylate binding protein）的结合位点。其胞质内第 3 个环能与 G 蛋白相偶联，从而影响腺苷酸环化酶（adenylate cyclase，AC）或磷脂酶 C（phospholipase C，PLC）的活性，使细胞内产生第二信使（图 12-1）。此类受体分布广，迄今已鉴定出 800 多种 GPCR，主要参与细胞物质代谢的调节和基因转录的调控，它们在许多细胞和生理过程中发挥关键作用，包括细胞增殖、分化、神经传递、发育和凋亡。受体活性异常已在多种疾病中得到证实，因此 GPCR 已成为治疗多种适应证（如疼痛、炎症、神经性和代谢性疾病）的药物中最成功的药物靶标类别。许多独立的研究也证明了 GPCR 在肿瘤发生中的关键作用，证实了它们与癌症的发生、发展和转移有关。

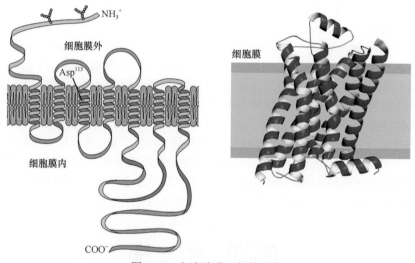

图 12-1　七次跨膜 α 螺旋受体

3. 单次跨膜螺旋受体 该受体是由一条多肽链构成的跨膜糖蛋白，N 端位于细胞膜外，是配体结合的部位，C 端位于胞质内，本身具有激酶功能区域，可与蛋白激酶偶联而表现出酶活性。根据受体的结构可分为四种类型，即受体型酪氨酸激酶（receptor tyrosine kinase，RTK）、非受体型酪氨酸激酶（non-receptor tyrosine kinase，NRTK）、丝氨酸 / 苏氨酸激酶受体（serine/threonine kinases receptor）、鸟苷酸环化酶受体（guanylate cyclase receptor）。

（1）受体型酪氨酸激酶：该受体与相应配体结合后，受体二聚化或多聚化，表现出酪氨酸蛋白激酶活性，催化受体自身和底物酪氨酸磷酸化，又称酪氨酸蛋白激酶（tyrosine protein kinase，TPK）。其配体为胰岛素和多种生长因子，如表皮生长因子（epidermal growth factor，EGF）、血小板衍生生长因子（platelet-derived growth factor，PDGF）、巨噬细胞集落刺激因子（macrophage colony-stimulating factor，M-CSF）、胰岛素和胰岛素样生长因子 -1（insulin and insulin-like growth factor-1，IGF-1）、神经生长因子（nerve growth factor，NGF）、成纤维细胞生长因子（fibroblast growth factor，FGF）、血管内皮生长因子（vascular endothelial growth factor，VEGF）和肝细胞生长因子（hepatocyte growth factor，HGF）等。

该受体由一条多肽链构成，包括细胞外的氨基末端、跨膜区域、近膜结构域、酪氨酸蛋白激酶结构域、激酶插入序列及羧基末端。细胞外的氨基末端为配体结合部位，一般有 500～850 个氨基酸残基，有的含有与免疫球蛋白（Ig）同源的结构，有的富含半胱氨酸区段。跨膜区域为 22～26 个氨基酸组成的一个 α 螺旋高度疏水区，细胞外近膜结构域将跨膜区域与激酶结构域分隔。酪氨酸蛋白激酶结构域为高度保守区，激酶插入序列将激酶结构域分成两部分，绝大多数插入序列由约

100 个亲水性氨基酸组成。羧基末端变化很大，在每一个亚类的 RTK 羧基末端尾巴区域有几个自身磷酸化的位点，可以调节酪氨酸激酶活性。此类受体与细胞的增殖、分化及癌变有关（图 12-2a，b）。

（2）非受体型酪氨酸激酶：该受体是由一条多肽链构成的穿膜蛋白，由胞膜外区、跨膜区和胞质区组成。跨膜区由疏水性氨基酸组成，富含半胱氨酸，胞内区为信号转导区。该受体与配体结合后，可与酪氨酸蛋白激酶偶联而表现出酶活性。其配体大多数为细胞因子，如生长激素（growth hormone，GH）、干扰素（interferon，IFN）、集落刺激因子（colony stimulating factor，CSF）、白细胞介素（interleukin，IL）等，故又称其为细胞因子受体（cytokine receptor）。细胞因子受体存在单链、双链或三链不同形式的结构。最近研究发现，有些细胞因子受体共同使用一条多肽链，如 IL-3、IL-5 和 GM-CSF 共同使用同一 β 链，IL-2、IL-4 和 IL-7 共同使用同一 γ 链。由于细胞因子在受体水平存在相似性，因而会使用共同的信号转导通路，发挥类似的生物学效应（图 12-2c）。

根据细胞因子受体 cDNA 序列及受体胞膜外区氨基酸序列的同源性和结构特征，可将细胞因子受体分为四种类型：免疫球蛋白超家族（immunoglobulin superfamily，IGSF）、造血细胞因子受体超家族（hemopoietic cytokine receptor superfamily）、神经生长因子受体超家族（nerve growth factor receptor superfamily）和趋化因子受体（chemokine receptor）。此外，还有些细胞因子受体的结构尚未完全明确，如 IL-10R、IL-12R 等；有的细胞因子受体结构虽已明确，但尚未归类，如 IL-2Rα 链（CD25）。

（3）丝氨酸 / 苏氨酸激酶受体：是单次穿膜蛋白受体，在胞内区具有丝氨酸 / 苏氨酸蛋白激酶活性，以异二聚体行使功能。主要配体是转化生长因子 -βs（transforming growth factor-βs，TGF-βs）家族成员，包括 TGF-β1 ～ TGF-β5，这些成员具有相似的结构与功能，对细胞具有多方面的效应。依细胞类型不同，可能抑制细胞增殖、刺激胞外基质合成、刺激骨骼的形成、通过趋化性吸引细胞和作为胚胎发育过程中的诱导信号等。

（4）鸟苷酸环化酶受体：具有鸟苷酸环化酶活性的受体有两类，一类是存在于细胞质中的可溶性的受体（胞内受体），如 NO 受体酶；一类是存在于细胞膜上的受体，如心钠素（atrial natriuretic peptide，ANP）受体、鸟苷蛋白和内毒素受体。该受体也是单次穿膜蛋白受体，胞外段是配体结合部位，胞内段为鸟苷酸环化酶催化结构域。在细胞质基质中存在的可溶性的鸟苷酸环化酶，是与亚

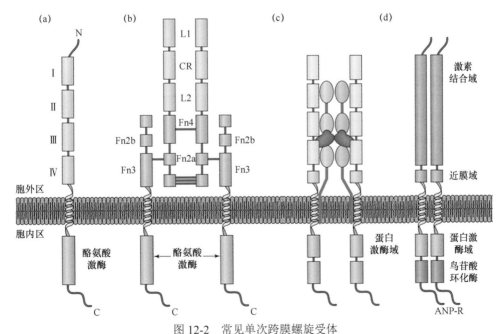

图 12-2　常见单次跨膜螺旋受体

（a）表皮生长因子受体；　（b）胰岛素受体；　（c）神经生长因子受体；　（d）鸟氨酸环化酶受体

铁血红素结合的胞内蛋白，可被 NO 激活。NO 合酶催化精氨酸生成 NO，NO 与亚铁血红素结合并激活可溶性 GC 受体，催化产生 cGMP。

介导 ANP 反应的受体分布在肾和血管平滑肌细胞表面。ANP 与存在于细胞膜上的受体结合直接激活胞内段鸟苷酸环化酶的活性，使 GTP 转化为 cGMP，cGMP 作为第二信使结合并激活依赖 cGMP 的蛋白激酶 G（protein kinase G，PKG），导致靶蛋白的丝氨酸 / 苏氨酸残基磷酸化而活化（图 12-2d）。

（二）胞内受体

胞内受体多为反式作用因子，当与相应配体结合后，能与 DNA 的顺式作用元件结合，调节基因转录。能与此型受体结合的信息物质有类固醇激素、甲状腺素和视黄酸等。

胞内受体通常为 400 ～ 1000 个氨基酸残基组成的单体蛋白质，包括四个区域：①高度可变区：位于 N 端，长度不等，具有转录激活作用。多数受体的这一区域是抗体结合部位。② DNA 结合区：有 66 ～ 68 个氨基酸残基，富含半胱氨酸并有锌指结构，能与 DNA 结合。③铰链区：为一短序列，可能有与转录因子相互作用和触发受体向核内移动的功能。④激素结合区：位于 C 端，由 220 ～ 250 个氨基酸残基构成，其作用是可与配体或热休克蛋白结合，若与配体结合易生成二聚体，利用 DNA 结合区与 DNA 结合而激活转录（图 12-3）。

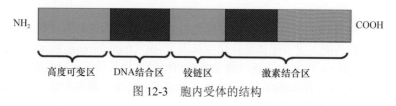

NH_2　　　　　　　　　　　　　　　　　　　　COOH

高度可变区　　DNA结合区　　铰链区　　　激素结合区

图 12-3　胞内受体的结构

（三）受体的作用特点

受体与配体的结合具有以下特点：

1. 高度专一性　受体对配体有高度识别能力，对配体的化学结构、立体结构具有很高的专一性。

2. 高度亲和力　无论是膜受体还是胞内受体，它们与配体间的亲和力都极强。体内信息物质的浓度非常低，通常 ≤ 10^{-8}mol/L，但却表现出显著的生物学效应。

3. 可饱和性　受体与配体的结合曲线为矩形双曲线，可随着配体浓度的升高而使受体饱和。特别是胞内受体，其数量较少，少量激素就可以达到饱和状态。例如，在对甾体激素敏感的细胞中，胞内受体的数量最高为 10 万个，雌激素受体在每个细胞中的含量只有 1000 ～ 50 000 个。故受体在一定浓度的激素作用下可以被饱和。

4. 可逆性　受体与配体以非共价键结合。当生物效应发生后，配体即与受体解离，受体可恢复到原来的状态，并再次被利用。

5. 特定的作用模式　受体在细胞内的分布具有组织特异性，不同配体与不同受体结合后，能发挥其特定的生物学效应。

（四）受体的活性调节

多种因素可以影响细胞的受体数目和（或）受体对配体的亲和力。受体的数量减少和（或）对配体的结合力降低与失敏，称为受体下调（down regulation），反之则称为受体上调（up regulation）。受体活性调节的常见机制有以下几种。

1. 磷酸化和脱磷酸化作用　受体磷酸化和脱磷酸化在许多受体的功能调节中可起到非常重要的作用。例如，胰岛素受体和表皮生长因子受体中的酪氨酸残基被磷酸化后，能促进受体与其配体结合；而类固醇激素受体磷酸化后则无法与其配体结合。

2. 膜磷脂代谢的影响　膜磷脂在维持膜流动性和膜受体蛋白活性中起重要作用。细胞膜的磷脂酰乙醇胺被甲基化转变成磷脂酰胆碱后，可明显增强肾上腺素 β 受体激活腺苷酸环化酶的作用。

3. 酶促水解作用　有些膜受体可通过内化（internalization）方式被溶酶体降解。

4. G 蛋白的调节　G 蛋白可在多种活化受体与腺苷酸环化酶之间起桥梁作用，当某一受体系统被激活而使 cAMP 水平升高时，就会降低同一细胞内该受体对配体的亲和力。

第三节　细胞内信号分子

信号分子除细胞间信号分子外，还包括细胞内信号分子。细胞内信号分子多为细胞间信号分子和受体结合后在细胞内产生的，可以将信号继续传递下去的蛋白因子和小分子活性物质。

在细胞内传递细胞调控信号的化学物质称为细胞内信号分子。细胞内信号分子的组成具有多样化，包括：无机离子，如 Ca^{2+}；脂类衍生物，如二酰甘油（diacylglycerol，DAG）、神经酰胺（ceramide，Cer）；糖类衍生物，如三磷酸肌醇（inositol triphosphate，IP_3）；核苷酸，如 cAMP、cGMP；信号蛋白分子，如 Ras（*ras* 基因编码的蛋白质）和底物酶（一些酶兼底物的大分子）。通常将 Ca^{2+}、DAG、IP_3、Cer、cAMP、cGMP 等这类在细胞内传递信息的小分子化合物称为第二信使（second messenger），而将细胞外的信号称为第一信使（first messenger）。

第二信使在激活特定蛋白激酶的同时，也能激活一类特定的核蛋白。被激活的核蛋白识别并结合靶基因上的特定 DNA 序列，调控基因的表达。这类核蛋白在胞质内合成后进入细胞核内，发挥信使作用，可作为传递生命信息的第三信使（third messenger），负责细胞核内外信号转导。第三信使是一类可特异结合靶基因、调节基因转录的蛋白质，通常为 DNA 结合蛋白。

一、第二信使

随着对信号转导机制的深入研究，人们发现细胞内某些参与代谢的物质或代谢产物可作为信使参与信息的传递，在最终产生生理效应后，其胞内浓度即刻恢复至原来的水平。其胞内浓度取决于其合成和降解的速率。这些物质包括 Ca^{2+}、cAMP、cGMP、IP_3、DAG、NO、磷酸肌醇 4,5- 二磷酸（phosphatidylinositol-4,5-bis-phosphate，PIP_2）、磷脂酸（phosphatidic acid，PA）、溶血磷脂酸（lysophosphatidic acid，LPA）、花生四烯酸（arachidonic acid，AA）等。

（一）Ca^{2+}

Ca^{2+} 作为重要的第二信使，其胞质内浓度的升高源自胞外 Ca^{2+} 的流入和钙库 Ca^{2+} 的释放。胞质内 Ca^{2+} 浓度升高除参与 DAG 诱导的 PKC 激活外，还与钙结合蛋白结合，参与钙结合蛋白激酶的激活、钙结合蛋白依赖的核苷酸环化酶的激活、NO 信号通路的调控及产生脂类第二信使的磷脂代谢。

（二）cAMP

cAMP 是由腺苷酸环化酶（adenylate cyclase，AC）催化 ATP 生成 3′,5′- 环腺苷酸（cAMP）和焦磷酸。cAMP 通过 cAMP 依赖性蛋白激酶 A（PKA）系统来实现调节作用。

（三）cGMP

cGMP 是由鸟苷酸环化酶（GC）催化 GTP 生成 3′,5′- 环鸟苷酸（cGMP）。其主要在精子化学趋化、尿钠排泄、平滑肌舒张过程中，通过对 cGMP 依赖性蛋白激酶 G（PKG）和环核苷酸磷酸二酯酶（cyclic nucleotide phosphodiesterase，PDE）的调控发挥作用。

cAMP/cGMP 可由 PDE 催化分解成 5′ 核苷酸。AC、GC 与 PDE 之间的活性平衡状态决定了 cAMP、cGMP 的胞内水平及其作用强度。

（四）糖、脂类衍生物

细胞内为糖、脂类衍生物的第二信使有 IP_3、DAG、PA、LPA、AA、PIP_2 等。这些糖、脂类衍生物都是由体内磷脂代谢而产生，参与其代谢的酶包括磷脂酶 $A_{1/2}$、磷脂酶 C/D 和磷脂酰肌醇激酶等。

乙酰胆碱、组胺等激素激活受体后，促使磷脂代谢产生的 IP_3 从膜上扩散至胞质中与内质网和肌质网上的受体结合，促进钙库内的 Ca^{2+} 迅速释放，使胞质内的 Ca^{2+} 浓度升高。DAG 生成后在磷脂酰丝氨酸（PS）和 Ca^{2+} 的配合下激活蛋白激酶 C（PKC）。PKC 对膜离子转运功能、机体的代谢、基因的表达、细胞的增殖和分化起调节作用。

二、蛋白激酶、蛋白磷酸酶

（一）蛋白激酶 A

蛋白激酶 A（protein kinase A，PKA）又称 cAMP 依赖性蛋白激酶，属丝氨酸蛋白激酶，由 2 个调节亚基（R）和 2 个催化亚基（C）组成，全酶为无活性构型。在体内 R 亚基可分为 Ⅰ 型和 Ⅱ 型，Ⅰ 型又可分为 α 和 β 两种亚型。PKA 结构特性为从 N 端至 C 端含有二聚化结构域与 cAMP 结合部位。C 亚基拥有 α、β、γ 3 个亚型。C 亚基可识别底物分子中的"RRXS/T"（其中 R 指精氨酸，X 指任意氨基酸，S、T 分别指丝氨酸和苏氨酸，是磷酸化的位点），C 亚基的 N 端为结合 cAMP 的区域，中部为催化区域，C 端有一些特殊的氨基酸，为金属离子结合的区域，有稳定中间态和降低活化能的功能。R 亚基有 3 个结构域，N 端是二聚化结构域，负责和另一个 R 亚基聚合，C 端有两个 cAMP 结合域，中间为假底物序列，当 cAMP 与调节亚基结合后，假底物序列变构，释放催化亚基，使其发挥作用。

（二）蛋白激酶 G

蛋白激酶 G（protein kinase G，PKG）是 cGMP 依赖性蛋白激酶。PKG 是由相同亚基组成的二聚体，其调节结构域和催化结构域存在于同一亚基内。根据其功能可将其结构分为二聚化结构域、cGMP 结合结构域、催化结构域、C 端结构域。

（三）蛋白激酶 C

蛋白激酶 C（protein kinase C，PKC）属于丝 / 苏氨酸蛋白激酶，在哺乳动物组织内已确定有 10 种 PKC 亚类，所有亚类都由一条单肽链组成。其结构可分为 4 个保守区（C1～C4）和 5 个可变区（V1～V5）。基中 C1 区可能是膜结合区，并且含有富含半胱氨酸的随机重复序列，这段序列与在许多金属 - 蛋白质及转录调节有关的 DNA 结合蛋白中的锌指结构保守序列相似。C2 区与 PKC 对 Ca^{2+} 的敏感性有关。C1 和 C2 区在结构上不同于其他蛋白激酶，能结合 Ca^{2+}、磷脂、DAG 和佛波酯，因此 C1 和 C2 区又称为调节区。C3 区包括一个 ATP 结合序列，该区域与其他蛋白激酶的 ATP 结合位点具有很高的同源性，又称催化区。C4 区包含一个底物结合区，是识别磷酸化底物所必需的。在静止细胞中，PKC 主要存在于胞质中，当细胞受到刺激后，PKC 以 Ca^{2+} 依赖的形式从胞质中移位到细胞膜上。

（四）蛋白激酶 B

蛋白激酶 B（protein kinase B，PKB）属于丝 / 苏氨酸蛋白激酶，与逆转录病毒基因 *v-akt* 同源，故又被称为 Akt。PKB 具有组织分布特异性，有 PKBα、PKBβ、PKBγ 3 种亚型，其中 PKBα、PKBβ 亚型组织分布广泛，PKBγ 亚型主要分布在大肠和睾丸中。PKB 均为单链结构，包括 PH 结构域、激酶活性区和 C 端调节区。PKB 可被多种生长因子激活，并参与糖代谢及抗细胞凋亡过程。

（五）钙调蛋白依赖性蛋白激酶

钙与钙调蛋白（calmodulin，CaM）结合，以此来调控肌球蛋白轻链激酶（myosin light chain kinase，MLCK）、磷酸化酶激酶（phosphorylase kinase）和 CaM 依赖性蛋白激酶（CaM-PK）3 种不同的蛋白激酶的活性而发挥生物学功能。

（六）丝裂原激活蛋白激酶

丝裂原激活蛋白激酶（mitogen-activated protein kinase，MAPK）是胞内信号级联放大的重要系统之一。它是一组进化保守的丝 / 苏氨酸蛋白激酶，包括三级磷酸化依赖的激酶，分为 MAPKK 激酶（MAPK kinase kinase，MAPKKK 或 MKKK）、MAPK 激酶（MAPK kinase，MAPKK，MAP2K 或 MKK、MEK）与 MAPK 三个水平。在这个类似磷酸化接力赛的系统中，MKKK 磷酸化并激活 MEK，MEK 再磷酸化激活 MAPK，MEK 具有双特异性激酶活性，能磷酸化底物的丝 / 苏氨酸位点和酪氨酸位点。研究发现 MAPK 至少有 11 种，常见的包括 ERK（extracellular regulated kinase）、

JNK/SAPK（c-Jun N-terminal kinase/stress-activated protein kinase）、p38 激酶和细胞外信号调节激酶 5（ERK5）4 个子系统。它们是一组酶兼底物的蛋白质分子，通过逐级对下一水平的蛋白丝 / 苏氨酸磷酸化后进行信号转导与级联放大。其组成与信号转导过程如下（图 12-4）。

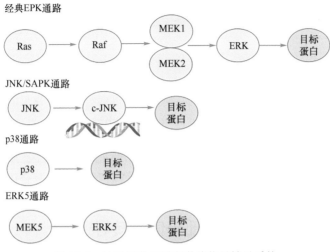

图 12-4　丝裂原激活蛋白激酶信号转导系统

（七）蛋白磷酸酶

蛋白质的磷酸化由上述蛋白激酶催化，而属于另一调控过程的脱磷酸化则由蛋白磷酸酶催化完成。根据其催化特性可分为蛋白丝 / 苏氨酸磷酸酶、蛋白酪氨酸磷酸酶、钙调神经磷酸酶。

三、信号转导蛋白

信号转导途径中，通常会有信号转导蛋白的参与，主要包括 G 蛋白、衔接蛋白和支架蛋白等。

（一）G 蛋白

G 蛋白是一类位于细胞膜和胞质内的外周蛋白，可以与 GTP 或 GDP 相结合，由 α、β、γ 三个亚基组成。G 蛋白有两种构象：一种是以 αβγ 三聚体与 GDP 结合的形式存在，为非活化型；另一种是 βγ 二聚体脱落，而 α 亚基与 GTP 结合，此型为活化型。

目前发现的 G 蛋白已多达 40 余种，常见的有激动型 G 蛋白（stimulatory G protein，G_s）、抑制型 G 蛋白（inhibitory G protein，G_i）和磷脂酶 C 型 G 蛋白（PI-PLC G protein，G_q）。不同的 G 蛋白能特异地将受体和效应酶偶联起来，各种 G 蛋白的功能见表 12-1。

表 12-1　信息传递过程中的 G 蛋白

G 蛋白的类型	α 亚基	功能
G_s	α_s	激活腺苷酸环化酶
G_i	α_i	抑制腺苷酸环化酶
G_q	α_q	激活磷脂酰肌醇的特异磷脂酶 C
G_o^*	α_o	大脑中主要的 G 蛋白，可调节离子通道
G_T^{**}	α_T	激活视觉

*o 表示另一种（other）；**T：传导素（transductin）。

此外，还存在一类小 G 蛋白（small G protein），它也具有 GTP 酶活性，在多种细胞反应中具有开关作用。第一个被发现的小 G 蛋白是 Ras，它是原癌基因 *ras* 基因的产物。其他的还有 Rho、SEC4、YPT1 及微管蛋白 β 亚基等。小 G 蛋白的共同特点是：当结合了 GTP 时，即成为活化形式，这时可作用于下游分子使之活化；而当 GTP 水解成为 GDP 时（自身为 GTP 酶），则恢复到非活化状态。这一点与 Gα 蛋白类似，但是小 G 蛋白的分子量明显低于 Gα 蛋白，故而得名。在细胞中存在着一些专门控制小 G 蛋白活性的调节因子，有的可以增强小 G 蛋白的活性，如鸟苷酸交换因子（guanine nucleotide exchange factor，GEF）和鸟苷酸解离抑制因子（guanine nucleotide dissociation inhibitor，GDI），有的可以降低小 G 蛋白活性，如 GTP 酶活化蛋白（GTPase activating protein，GAP）。

（二）衔接蛋白

衔接蛋白（adaptin）是一些具有特殊结构域的蛋白质，它们本身没有酶活性，但通过识别和结合特异的氨基酸序列而构成信号转导复合物，使信号得以逐级传递。常见的衔接蛋白有生长因子受体结合蛋白 2（growth factor receptor-bound protein 2，Grb2）。

（三）支架蛋白

支架蛋白（scaffold protein）是许多关键信号通路中的重要调控因子。尽管支架蛋白的功能没有被严格定义，但是它们与信号通路中的多个成分互相作用或结合形成复合体。支架蛋白调控信号转导，并将通路组分（以复合体的形式）定位在细胞的特定区域。

第四节 部分信号转导通路

受体介导的信号转导通路包括膜受体介导的信号转导通路及胞内受体介导的信号转导通路。神经递质、细胞因子、生长因子、胰岛素、甲状旁腺素等亲水性信号分子通过膜受体将信号传递入细胞内，经逐级放大调节细胞功能。膜受体介导的信号转导通路主要有 cAMP- 蛋白激酶 A 通路、Ca^{2+}- 依赖性蛋白激酶通路、cGMP- 蛋白激酶 G 通路、酪氨酸蛋白激酶通路、核因子 κB 通路及 TGF-β 通路。胞内受体介导的信号转导通路模式较为统一。

一、cAMP 和 cGMP 信号转导通路

（一）cAMP- 蛋白激酶 A 通路

肾上腺素、胰高血糖素、多巴胺、组胺、促肾上腺皮质激素释放激素、促肾上腺皮质激素、促黑激素、促甲状腺激素，以及一些理化信号（如嗅觉、视觉、味觉）等可介导 cAMP- 蛋白激酶 A 通路。该通路以 cAMP 浓度升高而激活蛋白激酶 A 为主要特征，是激素调控细胞代谢或基因表达的主要通路。

1. cAMP 的合成与分解 cAMP 又称环腺苷酸，cAMP 的生成与特异受体、G 蛋白和腺苷酸环化酶（AC）三部分有关。激素与细胞膜上特异受体结合，通过 G 蛋白的转导作用，激活 AC，催化细胞内的 ATP 生成 cAMP。cAMP 在 PDE 催化下水解成 5′-AMP 而失活。

2. cAMP 的作用机制 cAMP 的作用是通过激活细胞内 PKA 来实现的。PKA 是由 C_2R_2 组成的四聚体别构酶，其中 C 为催化亚基，R 为调节亚基。每个调节亚基上有两个 cAMP 结合位点，催化亚基和调节亚基相结合时，调节亚基抑制了催化亚基的活性，PKA 呈无活性状态。当 4 分子 cAMP 与 2 个调节亚基结合后，调节亚基的构型改变，从催化亚基上脱落，游离的催化亚基显现出蛋白激酶活性。

3. 基本过程 激素与受体结合，激素 - 受体复合物使 Gs 蛋白释放 GDP，α 亚基与 β、γ 亚基解聚，游离的 α 亚基结合 GTP 变为 G_s 活性形式 $G_s\alpha$；$G_s\alpha$ 激活 AC，活化的 AC 催化合成 cAMP，cAMP 作为变构激活剂激活 PKA，PKA 催化底物靶蛋白磷酸化，产生生物学效应（图 12-5）。

4. PKA 的作用 PKA 可使许多蛋白质特定的丝 / 苏氨酸残基磷酸化，进而调节细胞代谢和基因表达。

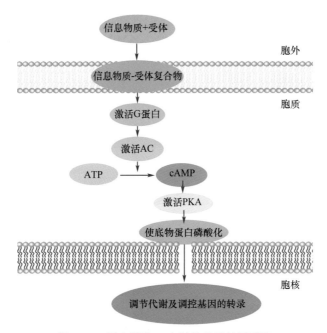

图 12-5 蛋白激酶 A 介导的信号转导通路

（1）对代谢的调节作用：活化的 PKA 可以调节多种代谢通路。例如，肾上腺素与肝细胞膜受体结合后激活 PKA，PKA 进一步催化无活性的磷酸化酶 b 激酶磷酸化转变为有活性的磷酸化酶 b 激酶 a，后者可催化无活性的磷酸化酶 b 磷酸化成为有活性的磷酸化酶 a，磷酸化酶 a 经磷蛋白磷酸酶 -1 脱去磷酸又转变成无活性的磷酸化酶 b。磷蛋白磷酸酶 -1 的活性也受 PKA 的调节，PKA 活化磷蛋白磷酸酶 -1 抑制剂，进一步抑制磷蛋白磷酸酶 -1，从而抑制活性磷酸化酶 b 激酶 a 向无活性磷酸化酶 b 激酶 b 转变，同时抑制有活性的磷酸化酶 a 向无活性的磷酸化酶 b 转变，从而促进糖原的分解。另一方面，PKA 催化有活性的糖原合酶 a 向无活性的糖原合酶 b 转变，同时抑制磷蛋白磷酸酶 -1，进一步抑制糖原合酶 b 向糖原合酶 a 转变，从而抑制糖原的合成，综合两方面作用升高血糖（图 12-6）。

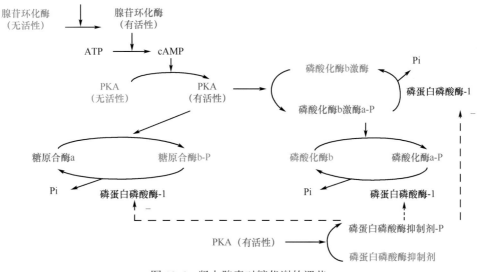

图 12-6 肾上腺素对糖代谢的调节

（2）对基因表达的调节作用：活化的 PKA 可促进特异基因的表达。基因调控区有一共同的 DNA 序列 TGACGTCA，称为 cAMP 反应元件（cAMP response element，CRE），cAMP 激活 PKA，活化的 PKA 进入细胞核，使核转录因子 cAMP 反应元件结合蛋白（cAMP-response element binding protein，CREB）磷酸化，磷酸化的 CREB 与 CRE 结合，从而激活受 CRE 调控基因的转录（图 12-7）。

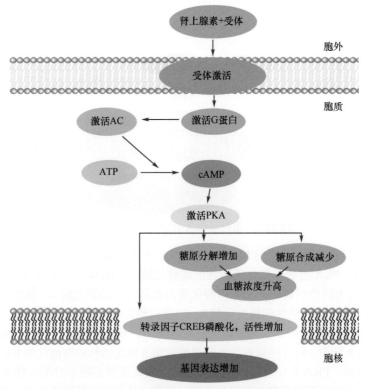

图 12-7　肾上腺素对糖代谢及基因表达的调控作用

（3）对底物蛋白的磷酸化作用：PKA 还可使细胞核内的组蛋白、酸性蛋白以及胞质内的核蛋白体蛋白、膜蛋白、微管蛋白及受体蛋白等磷酸化，从而影响这些蛋白质的功能（表 12-2）。

表 12-2　PKA 对底物蛋白的磷酸化作用

底物蛋白	磷酸化的后果	生理意义
组蛋白	失去对转录的阻遏作用	加速转录、促进蛋白质的合成
核中酸性蛋白质	加速转录	加速转录、促进蛋白质的合成
核蛋白体蛋白	加速翻译	促进蛋白质的合成
细胞膜蛋白	膜蛋白构象及功能改变	改变膜对水及离子的通透性
微管蛋白	构象及功能改变	影响细胞分泌
心肌肌原蛋白	易与 Ca^{2+} 结合	加强心肌收缩
心肌肌质网膜蛋白	加速 Ca^{2+} 摄入肌质网	加速肌纤维舒张
肾上腺素 β 受体蛋白	影响受体功能	脱敏化及下调

（二）cGMP- 蛋白激酶 G 通路

心钠素、鸟苷蛋白、NO、CO 等通过 cGMP- 蛋白激酶 G 通路发挥作用。

1. cGMP 的合成与分解　cGMP 由鸟苷酸环化酶（GC）催化 GTP 水解环化生成，再被

cGMP 磷酸二酯酶（cGMP-PDE）催化而失活。

2. 基本过程 当血压升高时，心房肌细胞分泌心钠素，心钠素与膜 GC 受体结合，从而激活 GC，GC 催化 GTP 转变为 cGMP，cGMP 能激活 PKG，进而催化底物蛋白或酶类丝氨酸 / 苏氨酸残基磷酸化，促进肾细胞排水、排钠，增加尿钠，同时促进血管平滑肌细胞松弛，从而使血压下降（图 12-8）。而 NO 通过激活胞质中的可溶性 GC，使 cGMP 增加，实现预防心血管疾病、消化系统疾病的功能。

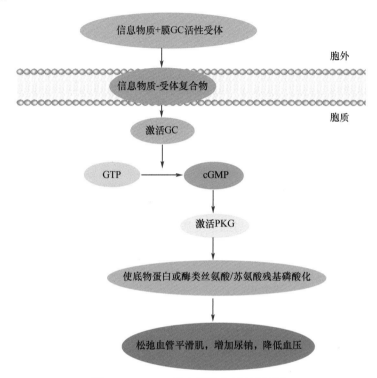

图 12-8 cGMP 蛋白激酶信号转导通路

二、DAG 和 IP₃ 信号转导通路

促性腺激素释放激素、促甲状腺激素释放激素、催产素、抗利尿激素、血管生成素、血管紧张素 II、胃泌素释放肽、血小板衍生生长因子、谷氨酸等通过 Ca^{2+}- 依赖性蛋白激酶通路发挥作用。

细胞外的信号分子与特异受体结合后，通过直接或间接方式改变靶细胞内 Ca^{2+} 浓度，进而表现其生物学效应，在肌肉收缩、腺体分泌、糖原合成与分解、离子转运及细胞生长等方面起重要作用。该通路是以 IP₃ 和 DAG 为第二信使的双信号通路，包括 Ca^{2+}- 钙调蛋白依赖性蛋白激酶通路和 Ca^{2+}- 磷脂依赖性蛋白激酶 C 通路，通过这两条独立而又互相协调的通路参与信号转导。

（一）Ca^{2+} 在信号传递中的作用

正常情况下，细胞外液中 Ca^{2+} 浓度 $\geq 10^{-3}$mol/L，而胞质中 Ca^{2+} 浓度 $\leq 10^{-7}$mol/L，细胞膜两侧 Ca^{2+} 浓度差别近 5000 ～ 10 000 倍。由于胞质和细胞外液 Ca^{2+} 浓度相差悬殊，细胞内外便形成较大的 Ca^{2+} 浓度跨膜梯度，通过瞬时开放细胞膜或内质网膜中的钙通道，急剧提高胞质中 Ca^{2+} 浓度而达到传递信息的

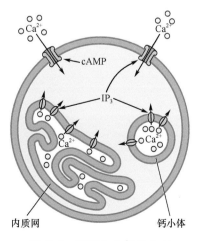

图 12-9 细胞中 Ca^{2+} 的分布

作用，因而将 Ca^{2+} 视为细胞内重要的第二信使（图 12-9）。

（二）IP_3 和 DAG 的生成及功能

信号分子和细胞膜受体结合，激活 G_p 蛋白，进一步激活锚定于细胞膜胞质面的磷脂酶 C（PLC），催化细胞膜内侧上的 PIP_2 水解产生 IP_3 和 DAG。IP_3 可与内质网和肌质网上的受体结合，受体的 IP_3 门控 Ca^{2+} 通道开放，促使内质网和肌质网内的 Ca^{2+} 释放，胞质 Ca^{2+} 浓度迅速增高。DAG 在磷脂酰丝氨酸（phosphatidylserine，PS）和 Ca^{2+} 的协同下激活 PKC。若 Ca^{2+} 与钙调蛋白结合，则通过 Ca^{2+}-钙调蛋白依赖性蛋白激酶通路发挥作用；若 Ca^{2+} 与 PKC 结合，则通过 Ca^{2+}-磷脂依赖性蛋白激酶通路发挥作用。

（三）钙调蛋白

细胞内存在多种钙结合蛋白，其中研究比较清楚的是钙调蛋白（calmodulin，CaM），它是由 148 个氨基酸组成的单链蛋白质，含有 4 个 Ca^{2+} 结合位点，一般在胞质中含量较高。

（四）Ca^{2+}-钙调蛋白依赖性通路

基本过程：IP_3 与受体结合后，Ca^{2+} 与 CaM 结合生成 Ca^{2+}-CaM 复合物，Ca^{2+}-CaM 复合物进一步激活 Ca^{2+}-CaM 依赖性蛋白激酶，促进某些酶或蛋白质磷酸化而改变其活性，产生相应的生物学效应。Ca^{2+}-CaM 复合物作用的底物谱非常广，可以磷酸化许多蛋白质的丝氨酸和苏氨酸残基，使之激活或失活，进一步导致代谢速度或膜通透性改变（图 12-10）。

（五）Ca^{2+}-磷脂依赖性蛋白激酶通路

基本过程：IP_3 与受体结合后，Ca^{2+} 与细胞质基质内游离的 PKC 结合，引导其向细胞膜胞质面转运，并与细胞膜内层脂上的 DAG 结合，激活 PKC。PKC 催化下游效应蛋白磷酸化，最终产生生物学效应（图 12-10）。

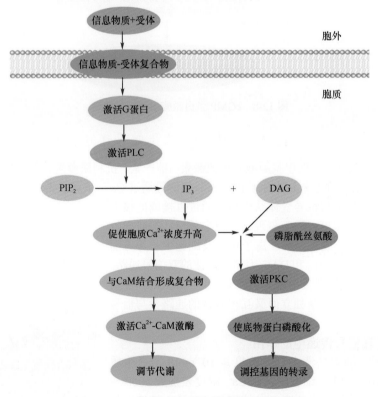

图 12-10　Ca^{2+}-依赖性蛋白激酶信号转导通路

（六）PKC 的生理功能

1. 对代谢的调节作用　活化的 PKC 可引起一系列靶蛋白的丝/苏氨酸残基磷酸化。靶蛋白包括膜受体、膜蛋白和多种酶等。例如，糖原合成酶、肌钙蛋白、微管相关蛋白、Na$^+$-K$^+$-ATP 酶、GTP 酶激酶蛋白、丙酮酸激酶、丙酮酸脱氢酶、丙酮酸羧化酶等都受 PKC 的调节。

2. 对基因表达的调节作用 PKC 对基因的活化分为早期反应和晚期反应。PKC 能磷酸化立早基因（immediate-early gene）的反式作用因子，加速立早基因的表达，引起早期反应，表现为初级应答。立早基因因其基因产物出现早、寿命短而得名。例如，PKC 促进转录因子 *c-fos*、*c-Jun*、*c-myc* 等立早基因的表达。同时 PKC 能够磷酸化其所表达的蛋白，磷酸化的蛋白形成二聚体后活化，可促进靶基因（多与细胞增殖相关）的表达，从而调节细胞的生长、分裂，表现为晚期反应。佛波酯（phorbol ester）是一种化学致癌剂，原因是其可模拟 DAG 结合并持续激活 PKC，促进晚期反应中和细胞增殖相关基因的表达，导致细胞异常生长、分裂而致癌。

三、MAPK 信号转导通路

酪氨酸蛋白激酶（TPK）在细胞的生长、增殖、分化等过程中起重要的调节作用。细胞中的 TPK 包括两大类：受体型 TPK，介导 TPK-Ras-MAPK 通路；非受体型 TPK，介导 JAK-STAT 通路。受体型 TPK 和非受体型 TPK 都能使底物蛋白质的酪氨酸残基磷酸化，但它们的信号转导通路有所不同。

胰岛素、生长因子及 *Erb-B*、*kit*、*Fins* 等原癌基因通过 TPK-Ras-MAPK 通路发挥作用。

（一）MAPK 信号转导通路的组成

该通路由配体、催化性受体、生长因子受体结合蛋白 2（growth factor receptor bound protein 2，Grb2）、SOS（son of sevenless）、Ras 蛋白（原癌基因产物，小 G 蛋白）和丝裂原激活蛋白激酶（MAPK）系统组成。

Grb2 是胞内的信号分子，是一种衔接蛋白，含有 SH$_2$ 和 SH$_3$ 结构域。其中，SH 与原癌基因 *src* 编码的酪氨酸蛋白激酶区同源，即 Src 同源结构域（Src homology domain，SH）。SH$_2$ 是细胞内某些连接蛋白共有的氨基酸序列，可识别含有磷酸化酪氨酸残基的蛋白质并与之结合，SH$_2$ 结构域可以看作是一种第二信使，在酪氨酸蛋白激酶受体与胞质内靶蛋白之间架起一座桥梁。SH$_3$ 富含脯氨酸，可识别富含脯氨酸区域并与之结合。SOS 是一种鸟苷酸释放因子，含有 SH$_2$、SH$_3$ 结构域，同时具有核苷酸转移酶的活性。在细胞静息状态时，Grb2 通过两个 SH$_3$ 结构域与 SOS 结合成复合物，存在于胞质中。Ras 蛋白上具有与 GDP 或 GTP 结合的部位，当其与 GDP 结合时为失活型，与 GTP 结合时为活化型。Raf 蛋白即为 MAPKK 激酶，具有丝/苏氨酸蛋白激酶活性，可催化底物的丝/苏氨酸残基磷酸化。

MAPK 系统包括 MAPK、MAPKK 和 MAPKKK。MAPK/ERKs 为细胞外信号调节激酶，属于丝氨酸/苏氨酸激酶，被 MAPK 激酶激活，可催化细胞核内许多反式作用因子的丝/苏氨酸残基磷酸化，导致基因转录或关闭。MAPKK /MEK 为苏氨酸/酪氨酸激酶（双重激酶），使 MAPK 磷酸化，又可被 MAPKKK 磷酸化而激活；MAPKKK 即 Raf 蛋白，是丝氨酸/苏氨酸激酶，被小 G 蛋白激活，激活后磷酸化 MEK 而使 MEK 激活（图 12-11）。

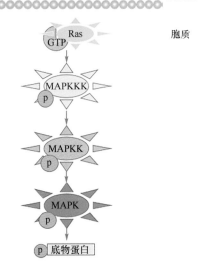

图 12-11 MAPK 级联系统

（二）通路基本过程

当配体与受体胞外区结合后，会引起相邻的单体受体发生二聚化，进而受体胞内区的 TPK 被激活，并将对方的酪氨酸残基磷酸化，这一过程称为自我磷酸化或自身磷酸化（autophosphorylation）。

当 TPK 受体被激活后，便借助自身磷酸化的酪氨酸残基识别并磷酸化 Grb2 和 SOS。Grb2 含 SH$_2$ 结构域，通过 Grb2 N 端的 SH$_2$ 结构域将 Grb2-SOS 复合物与受体相连，并将其移至细胞膜上募集 SOS，提高 SOS 在细胞膜上的局部浓度。SOS 具有核苷酸转移酶的活性，当 SOS 被募集到细胞膜并与底物膜蛋白 Ras 蛋白靠近时，在 SOS 核苷酸转移酶的作用下，使 GDP 脱落，同时结合 GTP，Ras 蛋白即被活化，进而激活 Raf 蛋白即 MAPKKK，进一步激活 MAPKK，后者再激活 MAPK，再进一步活化其下游靶基因。MAPK 主要有四个亚家族，分别是：①细胞外信号调节激酶（ERK）；② p38 丝裂原活化蛋白激酶（p38 MAPK）；③ c-Jun 氨基末端激酶（JNK）；④细胞外信号调节激酶 5（ERK5）。这几种 MAPK 亚家族参与的信号转导通路有着不同的功能：ERK 调控细胞生长和分化；JNK 和 p38 MAPK 信号通路在炎症和细胞凋亡等应激反应中发挥重要作用，也可促进血管内皮细胞增殖和新血管生成，新血管生成后可为肿瘤提供更多的营养，加速肿瘤的生长，促进癌细胞的扩散（图 12-12）。

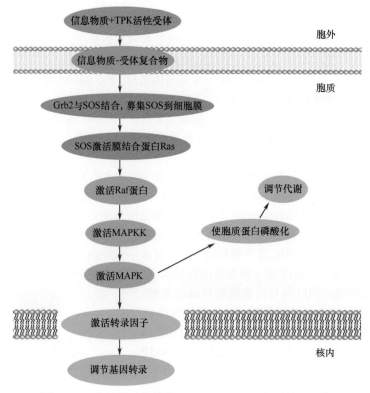

图 12-12　生长因子介导的 TPK-Ras-MAPK 信号转导通路

四、JAK-STAT 信号转导通路

非受体型 TPK 介导 JAK-STAT 通路。一部分生长因子和大部分细胞因子，如生长激素（GH）、干扰素（IFN）、促红细胞生成素（erythropoietin，EPO）、集落刺激因子（CSF）和一些白细胞介素（IL），如 IL-2、IL-6 等参与 JAK-STAT 通路。

组成：配体、非催化型受体、两面神激酶（Janus kinase，JAK，属非受体型 PTK 家族）、信号转导及转录激活因子（signal transducters and activators of transcription，STAT）。

JAK 是一种非受体型酪氨酸蛋白激酶（PTK）。该族成员有 7 个同源区（JH1～7），其中 JH1 区为激酶区，JH2 区为伪激酶区。目前已发现 4 个成员，即 JAK1、JAK2、JAK3 和 TYK1，其结构不含 SH$_2$、SH$_3$，C 段具有两个相连的激酶区。因其既能催化与之相连的细胞因子受体发生酪氨酸磷酸化，又能磷酸化多种含特定 SH$_2$ 结构域的信号分子从而使其激活，故称之为 Janus（罗马神话中前后各有一张脸的门神）。

JAK 的底物为 STAT，STAT 具有 SH$_2$ 和 SH$_3$ 两类结构域，且 C 端有一个保守的酪氨酸残基。STAT 被 JAK 磷酸化后可发生二聚化，然后穿过核膜进入核内调节相关基因的表达。

基本过程：配体与非催化型受体结合后，受体二聚化，增加与 JAK 的亲和力，受体复合物内 JAK 的浓度升高，JAK 相互靠近，自身磷酸化并激活酪氨酸蛋白激酶活性。活化的 JAK 使受体酪氨酸残基磷酸化，从而暴露出 STAT 结合位点，与受体结合的 STAT 也成为 JAK 的底物而磷酸化，磷酸化后的 STAT 与受体亲和力降低并与之解离，由单体形成聚合体而被活化，进而移入细胞核，与调节因子 p48 等形成复合物，结合于特异的位点，调控靶基因的转录，引起细胞增殖、分化等细胞效应（图 12-13）。

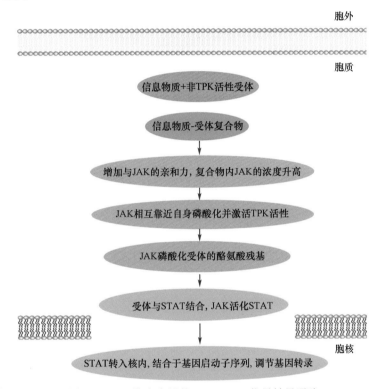

图 12-13　干扰素介导的 JAK-STAT 信号转导通路

五、胞内受体介导的信号通路

类固醇激素、甲状腺素、1,25-(OH)$_2$- 维生素 D$_3$ 等为脂溶性的信号分子，能够通过细胞膜并与细胞内受体（也称为核受体，NR）结合，发挥基因表达调控作用。常见的类固醇激素包括糖皮质激素、盐皮质激素、雄激素、雌激素、孕激素等，与甲状腺素、1,25-(OH)$_2$- 维生素 D$_3$ 等信号分子参与胞内受体介导的信号转导通路。胞内受体包括核内受体和胞质受体。例如，雄激素、雌激素、孕激素及甲状腺素受体位于核内，而糖皮质激素受体位于胞质中。

信号转导通路基本过程：激素与胞内受体结合，受体的构象发生改变，暴露出 DNA 结合区，信号分子 - 受体复合物进入细胞核或本身即在细胞核，作为转录因子识别、结合于特异的 DNA 序列（激素反应元件，hormone response element，HRE），促进特定基因的转录，发挥激素生物学效应（图 12-14）。

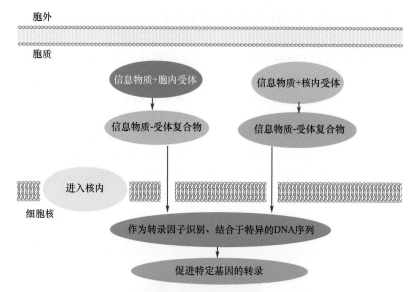

图 12-14 类固醇激素类的信号转导通路

六、细胞信号转导通路与网络

生物细胞内存在着一个动态的信号转导网络，它是由众多的信号转导通路所组成，并且这些信号转导通路间存在着复杂的调控关系。细胞内信号转导通路主要在代谢调节、基因表达、细胞周期调控系统、细胞凋亡程序控制系统等方面发挥作用。广义的信号转导系统还包括蛋白修饰及 mRNA 与蛋白降解控制系统。当细胞接收信号后，通过特定的一个或几个信号转导通路转化为相应的基因转录调控变化，最后通过新合成蛋白的参与导致细胞生物学结构和功能的变化。由此可见，细胞信号转导网络是维系细胞正常生物学功能的重要支撑体系之一。对其新的网络连接与精细调控的研究，将为更进一步了解细胞生物学变化、治疗相关疾病打开新的视野。

七、细胞信号转导通路与临床疾病

（一）肿瘤与细胞信号转导

正常细胞的生长与分化受到精细的网络调节，细胞癌变最基本的特征是生长失控及分化异常。绝大多数的癌基因表达产物都是细胞信号转导系统的组成成分，它们可从多个环节干扰细胞信号转导过程，导致肿瘤细胞增殖与分化异常。

1. 配体和受体的改变　某些肿瘤细胞异常分泌刺激自身的生长因子，同时表达该生长因子受体。例如，结肠癌细胞产生和释放转移生长因子 α，其结果造成细胞脱离外来生长信号的调控，成为"自我刺激"生长的细胞。参与信号转导的受体也将影响下游信号系统。例如，促甲状腺素受体的基因发生突变，使该受体呈持续性激活状态，进而活化 cAMP 信号通路，导致细胞异常增殖。G 蛋白作为 G 蛋白偶联受体介导的信号转导途径的重要中介分子，G 蛋白的突变能引起某些类型细胞的增殖失控。在甲状腺癌和垂体瘤中 G 蛋白的突变体维持其与 GTP 结合的活化型空间构象，不断激活 cAMP 信号通路，刺激细胞增殖。

在肿瘤中，受体型酪氨酸激酶和非受体型酪氨酸激酶的改变形式主要有三种：染色体易位、基因点突变和过表达。关于改变后的激活机制，其学说之一是：突变或易位造成受体或非受体酪氨酸激酶形成不依赖于外界信号的双体形式，激酶双体互为磷酸化，进而激活其下游的信号系统。

2. 细胞内信号通路的改变

（1）磷脂衍生物介导的信号通路（DAG-PKC 通路和 IP_3-Ca^{2+} 通路）改变：PKC 是磷脂代谢刺激细胞增殖通路中关键的组分，其异常激活是肿瘤增殖的机制之一。例如，某些 PKC 家族成员的编码基因发生缺失突变时，将蛋白的调节区丢失，使这一蛋白呈持续激活状态。此外，Ca^{2+} 内稳态的改变与肿瘤关系密切，多种导致 Ca^{2+} 浓度增高的因素都可促进肿瘤细胞的生长。

（2）Ras-Raf-MAPK 通路改变：研究结果表明，在信号转导通路中与肿瘤无限制生长最直接相关的是 Ras 通路。因为这一通路介导着大多数生长因子刺激的细胞增殖，通路中任何环节发生改变，成为持续激活时，就会导致细胞不受控制地增殖。在 *Ras* 突变型细胞中，活化型的 Ras-GTP 处于一种持续结合的状态，因而增殖信号处于持续转导状态，最终导致细胞的迅速增殖，进而导致癌变。

（3）JAK-STAT 通路改变：该通路的异常活化与肿瘤、白血病等多种疾病的发生、发展和预后等密切相关。尤其在白血病患者的病变细胞中，JAK 和 STAT 发生了持续的表达和磷酸化活化，细胞依赖 JAK 和 STAT 生长，用 JAK 和 STAT 抑制剂可有效抑制细胞增殖，并诱导细胞凋亡。在卵巢癌中经常检测到 STAT3 的持续激活。研究表明，STAT3 激活可抑制抗肿瘤免疫反应，促进肿瘤生长和炎症反应。药物抑制 JAK2/STAT3 通路可破坏卵巢肿瘤生长和进展所必需的功能。

（4）NF-κB 通路改变：NF-κB 的异常活化导致细胞周期调节失控，表现为细胞无限增殖和自主分裂，肿瘤形成。NF-κB 因子的持续激活可作为乳腺癌、卵巢肿瘤、结肠癌、胰腺癌、甲状腺癌、胆道肿瘤和前列腺肿瘤等实体肿瘤的标志。

（5）其他通路的改变：Hedgehog 通路、Wnt 通路、整合素通路的异常激活改变，可以在肿瘤的侵袭与迁移、判断肿瘤恶性程度及预后等方面作为重要指标。

（二）糖尿病与细胞信号转导

胰岛素受体属于受体 TPK 家族，由 α、β 亚单位组成。与 PDGF 受体不同，无活性的胰岛素受体在未与配体结合时即以二聚体的形式存在于细胞膜。胰岛素与受体 α 亚单位结合后，引起 β 亚单位的酪氨酸磷酸化，并在胰岛素受体底物 1/2（insulin receptor substrate 1/2，IRS-1/2）的参与下，与含 SH_2 结构域的 Grb2 和 PI3K 结合，启动与代谢和生长有关的下游信号转导过程。胰岛素受体前、受体和受体后异常是造成细胞对胰岛素反应性降低的主要原因，其中与信号转导障碍有关的是胰岛素受体异常。根据胰岛素受体异常的原因可分为以下几类。

1. 遗传性胰岛素受体异常 由基因突变所致，包括：①受体合成减少或结构异常的受体在细胞内分解破坏增多导致受体数量减少；②受体与配体的亲和力降低，如受体精氨酸 735 突变为丝氨酸，使合成的受体不能正确折叠，与胰岛素亲和力下降；③受体 TPK 活性降低，如甘氨酸 1008 突变为缬氨酸，胞内区 TPK 结构异常，磷酸化酪氨酸的能力减弱。

2. 自身免疫性胰岛素受体异常 又称 B 型胰岛素抵抗，是由血中非外源性胰岛素诱导的自身抗体及高浓度免疫活性胰岛素所造成的自发性低血糖症。即尽管从未接受过胰岛素治疗，血液中存在大量抗胰岛素受体的抗体。

3. 继发性胰岛素受体异常 任何原因引起的高胰岛素血症均可使胰岛素受体继发性下调，引起胰岛素抵抗综合征。目前认为 PI3K 作为一个传递受体 TPK 活性到调节丝/苏氨酸蛋白激酶的级联反应的分子开关，在胰岛素上游信号转导中具有重要作用。PI3K 是一种蛋白激酶，由 p85 和 p110 亚基组成。在非胰岛素依赖性 ob/ob 小鼠糖尿病模型中，可见胰岛素对 PI3K 活性的刺激作用明显降低，肝细胞 p85 含量降低 50%。而在胰岛素依赖性糖尿病鼠则未见 PI3K 的抑制。2 型糖尿病患者的肌肉和脂肪组织也可见胰岛素对 PI3K 的激活作用减弱，PI3K 基因突变可产生胰岛素抵抗。目前已发现在 *p85* 基因有突变，但尚未发现 *p110* 的改变。胰岛素受体后信号转导异常除因 PI3K 表达的改变外，也与 IRS-1 和 IRS-2 的下调使胰岛素引起的经 PI3K 介导的信号转导过程受阻有关。在敲除 *IRS-2* 基因的小鼠可见胰岛素对肌肉和肝细胞 PI3K 的刺激作用降低，提示受体后信号转导障碍可发生在 IRS 和 PI3K 两个环节。

（三）神经细胞变性与细胞信号转导

阿尔茨海默病（Alzheimer disease，AD）是指发生在中老年人群中的痴呆性疾病。临床体征为：①起病隐匿，病程长，进行性加重；②以记忆力下降为主要特点，发病初期以近期记忆障碍为主，随后逐渐发展为远期记忆障碍，同时伴随有认知、社会活动和生活能力下降等。关于 AD 的分子发病机制学说众多，其中早老蛋白（presenilin，PS）基因突变被认为与家族性 AD 有密切关系。PS 参与 AD 的过程主要是通过 Notch 信号转导来完成的。PS 突变可以阻断 Notch 剪切和核转位，继而引起编码 Notch 及其配体的 mRNA 水平显著降低。

　　脑缺血是脑损伤中常见的一种疾病，临床所观察到的是受损脑区萎缩，神经细胞数量减少，并伴随相应脑区功能缺失的行为表现。目前研究发现，MAPK 信号转导通路的各个成员在脑内细胞缺血时均会发生相应的变化，可能参与了细胞的损伤调控。在大脑中动脉永久栓塞模型中，ER1/2、JNK 和 p38 分别在缺血后的不同时间表现出活性增高的趋势（即 3 条 MAPK 信号转导通路），说明脑缺血可以快速触发 MAPK 磷酸化。同时，炎性因子也参与了脑缺血后神经元的损伤，运用 MAPK 通路抑制剂也可通过抑制各种炎性因子而起到保护神经元的作用。

　　骨形态发生蛋白（bone morphogenetic protein，BMP）信号通路在神经诱导（神经干细胞的形成）和神经发生（神经干细胞的增殖维持和分化）两个阶段发挥重要作用。利用基因敲除技术发现，在 BMP 的信号转导中，BMP、BMP 受体及 Smad 蛋白是必需的。海马是成年哺乳动物及人类神经发生的重要脑区，该部位的神经发生参与学习与记忆的形成及情绪的调控。对 BMP 受体的检测表明，几种受体亚型在成年脑组织均有较高水平的表达，其中 BMP Ia 受体广泛分布于脑组织，BMP II 受体在小脑蒲肯野细胞层和海马则表达较высок。而在中枢神经系统损伤后，BMP6 的 mRNA 在脑内表达急剧上调，数小时后其蛋白表达也增高。事实上，BMP 信号在神经发育的多个方面是不可缺少的，其功能涵盖了早期的神经外胚层的决定、脊髓的分布模式和增殖以及胚胎和出生后脑的发育。这些都提示信号通路在中枢神经系统中有重要地位。

（四）心血管疾病与细胞信号转导

1. 心肌肥厚　高血压和瓣膜病导致的心肌肥厚与牵拉刺激和化学刺激增多有关。

（1）激素刺激：高血压时，由于神经内分泌系统激活，可使儿茶酚胺、Ang II、ET-1 等分泌增多，它们能通过 G 蛋白偶联受体发挥很强的促增殖作用。

（2）局部体液因子增多：牵拉刺激和一些局部信号可导致心肌组织中生长因子和细胞因子合成分泌增多。这些信号可激活以下信号通路，引起心肌细胞增殖：①激活 PLC-PKC 通路，促进基因表达和细胞增殖；②激活 cAMP-PKA 通路，使多种蛋白磷酸化，并调节其功能；③激活 MAPK 家族的信号转导通路，使转录因子磷酸化促进基因表达；④激活肌细胞中 PI3K-Akt 和 JAK-STAT 通路，促进细胞增殖和基质成分增多与沉积；⑤使细胞内 Na^+、Ca^{2+} 等阳离子浓度增高，心肌细胞内 RNA、蛋白质合成增加。

2. 心力衰竭　持续的心肌负荷过重、心肌梗死、感染等因素均会导致去甲肾上腺素、血管紧张素等神经体液因子大量分泌，引起信号转导的改变，导致心力衰竭的发生。

（1）β- 肾上腺素信号转导缺陷继发性异常：该异常可使血中的去甲肾上腺素长期过度增高，可使 β 受体下调及与 G 蛋白解偶联，造成去甲肾上腺素的负性肌力作用，即心脏收缩力、心脏左心室压力上升最大速率、心肌最大缩短速率，心脏输出量减弱。

（2）诱发促心肌细胞凋亡的信号转导：心肌中 TNF-α 可引起细胞的凋亡。

（五）免疫细胞与细胞信号转导

　　淋巴细胞是免疫系统中重要的免疫活性细胞，其活化过程的信号转导及其分子基础极为复杂，是当前分子免疫学及免疫生物学中研究的热点。

　　T 细胞的活化通路除经典的磷脂酰肌醇代谢通路之外，还包括蛋白酪氨酸激酶通路及 T 细胞活化旁路通路。磷脂酰肌醇代谢通路可在 T 细胞及其他多种细胞类型中发挥作用，通过 PIP_2 的水解以及 IP_3 和 DAG 第二信使的形成，导致细胞内钙离子的流动，从而活化丝氨酸 / 苏氨酸特异的 PKC。蛋白酪氨酸激酶通路是一种不同于磷脂酰肌醇代谢通路的新的 T 细胞活化通路，主要是通过蛋白酪氨酸激酶以及一些调控 PTK 的酶而活化 T 细胞。T 细胞活化旁路通路是指由 T 细胞表面多种分子参与活化信号传递的通路。小鼠 T 细胞参与旁路通路活化的表面分子有 Ly-6、Thy-1 和 Qa-2；在人类有 CD2、CD5、CD28、CD55、CD59、CD73 和 VLA-5（CD49e/CD29）等。酪氨酸磷酸化及去磷酸化是 T 细胞活化过程中重要的早期事件，并受到多种酶的控制，这些酶通过与 T 细胞活化过程中的其他分子的密切联系，一起控制淋巴细胞活化过程中的信号转导。

T 细胞介导的免疫应答效应和免疫调节功能在机体抵抗外来因素的侵袭和各种疾病中起着非常重要的作用。诱导免疫细胞产生免疫反应需要两个信号系统的共同参与：第一信号依赖于 T 细胞抗原受体（TCR）与 CD3 蛋白形成的 TCR/CD3 复合物和 CD4、CD8 协同受体的结合；第二信号是由细胞表面介导重要共刺激信号的分子所提供，又称辅助刺激信号或共刺激信号。

目前认为，在 TCR/CD3 结合抗原后可以导致一个或多个与之相关的 PTK 的活化，随后发生多种底物酪氨酸磷酸化以及 PLCγ1 的活化，进而使 PIP_2 水解形成 DAG 和 IP_3，最后导致 T 细胞的活化增殖。经 TCR 介导信号转导过程中涉及许多相关分子，主要包括 TCR/CD3 复合体、G 蛋白、PTK、蛋白酪氨酸磷酸酶（protein tyrosine phosphatase，PTP）、PLC 及 PKC 等。

在 COVID-19 患者的外周血单核细胞中，发现髓系细胞降低了人白细胞抗原类 DR（HLA-DR）和促炎细胞因子的表达，哺乳动物雷帕霉素靶蛋白（mTOR）信号通路受损，浆细胞样树突状细胞产生 IFN-α。同时检测到增强的血浆炎症介质水平，包括 EN-RAGE（细胞外新鉴定的晚期糖基化终末产物结合蛋白受体）、TNFSF14（肿瘤坏死因子超家族 14）和 oncostatin M（抑瘤素 M），与疾病的严重程度和增加的血浆病毒产物相关。

（六）其他疾病与细胞信号转导异常

1. 霍乱发生的分子机制 霍乱弧菌分泌霍乱毒素催化 Gsα，Gsα 可与 GTP 结合，使 Gsα 处于不可逆性激活状态，不断刺激 AC 生成 cAMP，导致小肠上皮细胞膜蛋白改变，使大量 Cl^- 和水持续进入肠腔，引起严重腹泻和脱水。

2. 家族性肾性尿崩症发生的分子机制 由于基因突变，使抗利尿激素（antidiuretic hormone，ADH）受体合成减少或结构异常，ADH 对肾小管的刺激作用减弱，cAMP 生成减少，对水的重吸收减少而有大量尿排出。

3. 重症肌无力发生的分子机制 患者的胸腺上皮细胞和淋巴细胞内含有一种与乙酰胆碱（ACh）受体结构相似的自身抗原，刺激胸腺产生抗乙酰胆碱受体的抗体，此抗体干扰乙酰胆碱与受体结合，导致运动神经末梢释放的乙酰胆碱不能充分与运动终板上的乙酰胆碱受体结合，使兴奋由神经传递至肌肉发生障碍，影响肌肉收缩。

4. 肢端肥大症和巨人症发生的分子机制 体内的生长激素（GH）受下丘脑分泌的生长激素释放激素（GHRH）和生长抑素的调节。GHRH 经激活 Gsα 而使 AC 活性升高和 cAMP 增多，cAMP 促进分泌 GH 的细胞增殖和分泌。当编码 Gsα 的基因发生点突变时，可抑制 GTP 酶活性，使 Gsα 处于持续激活状态，AC 活性升高，cAMP 含量增加，使分泌 GH 的细胞加速生长和功能活跃，分泌大量 GH，刺激骨骼过度生长，在成人引起肢端肥大症，在儿童引起巨人症。

细胞信号通路在体内构建了细胞和细胞的正常交流途径，精细调节的信号转导是正常生命活动的前提，任何一个环节出现异常，都有可能造成疾病的发生。如上述肿瘤、心血管病、糖尿病及老年性痴呆等，均与控制细胞各项生理功能的信号转导通路障碍有关。细胞信号转导是一个整体，没有一个信号通路是完全独立的，同时每一种疾病的发生、发展又是由多个信号通路或生物过程综合调节的。

细胞信号转导的研究日新月异，有更多的通路及机制仍在研究中。通过对信号通路机制的探索，最终明确疾病的本质及治疗靶点来反哺医疗。

本章学习思维导图

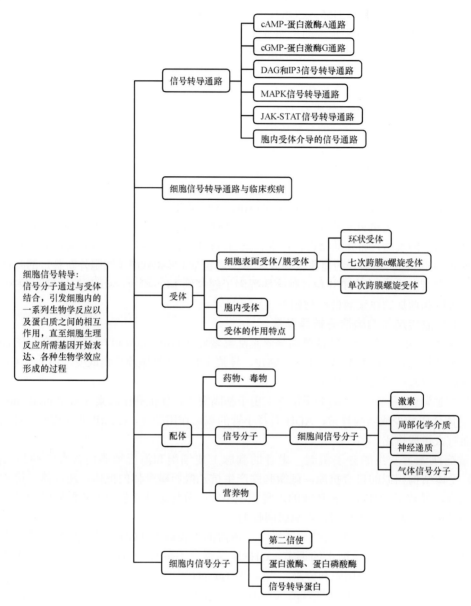

复习思考题

1. 简述常见的受体及其主要功能。
2. 简述细胞间信号分子的常见类型。
3. 简述受体与配体结合的特点。
4. 简述 cAMP 信号途径中蛋白激酶 A 的活化过程。
5. 简述 IP_3 和 DAG 双信使磷脂酰肌醇信号通路过程。
6. 以生长因子为例简述 MAPK 通路过程。
7. 以干扰素为例简述 JAK-STAT 通路过程。
8. 如何理解信号通路的多样性？

（刘　玲）

第十三章　细胞分化

第一节　细胞分化的基本概念

在人体组织中，有 200 多种细胞来维持机体各种正常生命活动。这些细胞都来源于一个受精卵，经过细胞分裂，最终形成总数达几十万亿个细胞的集合体。这些细胞具有特殊机能的关键是发生细胞分化。由同一来源的细胞经过增殖和分裂，产生在形态结构和生理功能上保持稳定的细胞类群的过程称为细胞分化（cell differentiation）。

细胞分化是一个复杂的过程，在这个过程中存在着具有多种分化潜能的细胞类型，它们按照一定的规律在时间和空间上进行分化，形成各种具有特有的形态结构、生理功能和生化特征的细胞。分化的细胞获得并保持特化特征，合成特异性的蛋白质。细胞分化不仅发生在胚胎发育时期，在人的一生中都在进行着，以补充衰老和死亡的细胞。由一个受精卵来源的细胞为什么变得如此多样？数百年来，这一宏大图景经众多生命科学家付出毕业心血仍未完全洞察。

受精卵细胞经过有丝分裂产生的人体组织不同类型细胞的遗传物质是相同的，但不同类型细胞的基因表达调控存在差异，合成的蛋白质种类和数量不同。由于许多特化的动物细胞能够经过许多次细胞分裂仍然维持它们的特征，甚至在培养基中生长的时候也如此，所以参与产生这些细胞的基因调控机制一旦确立后就必须保持稳定且在细胞分裂的时候可以遗传。这些特征赋予细胞记忆其发育历程的能力。探明细胞分化机制，对认识个体发育的机制和规律，以及寻找新的疾病防治措施具有重要意义。

一、胚胎发育过程中细胞分化的去向

从受精卵发育成为成熟个体的过程是细胞分裂、细胞分化和细胞凋亡或死亡的统合过程。多细胞生物的个体发育一般包括胚胎发育和胚后发育两个阶段。胚胎发育包括卵裂、囊胚、原肠胚等几个基本的发育阶段。多细胞生物的卵细胞在受精后立刻进入有丝分裂阶段，这个时期称为卵裂。然后形成由许多细胞组成的球状囊胚或胚盘。囊胚或胚盘形成后进入原肠形成期。原肠期之前细胞间并无可识别的差异。在原肠期，产生了内、中、外三个胚层，它们具有不同的发育和分化去向：内胚层将发育为消化道及其附属器官、唾液腺、胰腺、肝脏及肺泡的上皮；中胚层将发育成骨骼、肌肉、纤维组织和真皮，以及心血管系统和泌尿系统；外胚层则形成神经系统、表皮及其附属物（图 13-1）。

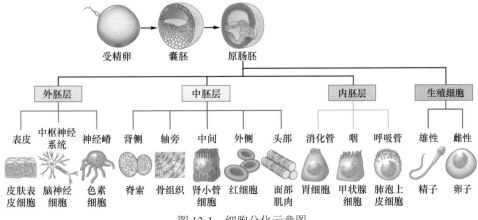

图 13-1　细胞分化示意图

在个体发育过程中，胚胎细胞在发生可识别的分化之前经历一个称作细胞决定（cell determination）的状态。在这种状态下，细胞虽然还没有显示出特定的形态特征，但是内部已经发生了向特定方向分化的变化。在原肠期的内、中、外三胚层形成时，虽然在形态学上看不出有什么差异，但此时形成各器官的预定区已经确定，每个预定区决定了它只能按一定的规律发育分化成特定的组织、器官和系统。细胞决定有早有晚，因动物及组织的不同而存在差异，但一般情况下都是渐进的过程。例如，在两栖类，把神经胚早期的体节从正常部位移植到同一胚胎的腹部还可改变分化的方向，使其不形成肌肉而形成肾小管及红细胞等。但是到神经胚晚期移植体节，就不能改变体节分化的方向。可见，这时期体节的分化已稳定地决定了。这表明，在两栖类的早期原肠胚和晚期原肠胚之间的某个时期便开始了细胞决定，一旦决定之后，即使外界的因素不复存在，细胞仍然按照已经决定的命运进行分化。

细胞的分化去向源于细胞决定，是什么因素决定了胚胎细胞的分化方向？已有的研究资料提示，可能有两种因素在细胞决定中起重要作用：一是卵细胞的极性与早期胚胎细胞的不对称分裂；二是发育早期胚胎细胞间的相互作用。细胞的不对称分裂是指存在于核糖核蛋白（RNP）颗粒中的转录因子 mRNA 在细胞质中的分布是不均等的，当细胞分裂时，这些决定因素（mRNA）被不均匀地分配到两个子细胞中，结果造成两个子细胞命运的差异。

二、细胞的分化潜能

细胞分化贯穿于个体发育全过程，其中胚胎期最典型。人体生命过程中有许多具有不同分化能力的细胞。研究表明，哺乳动物桑椹胚的 8 细胞期之前的细胞和受精卵一样，均能在一定条件下分化发育成完整的个体。通常我们把在一定条件下能够分化发育成为完整个体的细胞称为全能细胞（totipotent cell）。在三胚层形成后，由于细胞所处的微环境发生变化，细胞的分化潜能受到一定的限制。各胚层细胞只能向本胚层组织和器官的方向分化发育，但不能发育成完整个体的细胞称为多能细胞（pluripotent cell）。例如，神经干细胞可以分化成各类神经细胞，造血干细胞可以分化成红细胞、白细胞等各类血细胞。经过器官发生，各种组织细胞的命运最终确定，细胞只能分化成特定类型的细胞，这些细胞称为单能细胞（unipotent cell）。

动物受精卵子代细胞的全能性随其发育过程逐渐受到限制，细胞逐渐由全能细胞转化为多能和单能干细胞，最后失去分化潜能成为终末分化细胞，这是细胞分化的一般规律。但细胞核却不同，终末分化细胞的细胞核仍具有全能性，被称为全能性细胞核。在 20 世纪 60 年代，英国科学家约翰·伯特兰·格登（John B. Gurdon）以两栖类动物非洲爪蟾为材料，将非洲爪蟾的小肠上皮细胞核注入去核的卵细胞，结果发现这种含有小肠上皮细胞核的受精卵有的能发育成囊胚，其中有少数可发育成蝌蚪和成熟的爪蟾（图 13-2）。这一实验表明，已特化的体细胞的细胞核仍保留形成正常个体的全套基因，具有发育成一个有机体的潜能。随后的研究表明，卵子细胞质中有一些因素可以使分化成熟的细胞恢复多能性。

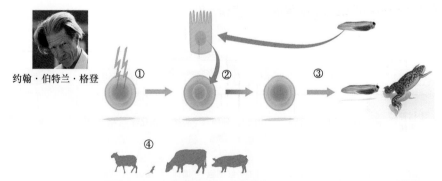

约翰·伯特兰·格登

图 13-2　约翰·伯特兰·格登将非洲爪蟾卵细胞的细胞核移除①，注入取自蝌蚪的上皮细胞的细胞核②，经过核移植的卵细胞发育成一个正常的蝌蚪③。其他科学家通过核移植实验生产了克隆羊、克隆鼠、克隆牛和克隆猪等哺乳动物④

三、细胞分化具有高度的稳定性

一般而言，细胞分化具有高度的稳定性。在高等生物中，细胞总是由一个受精卵开始朝着特定的方向分化，而且这种分化状态能够遗传给子代细胞。在正常生理条件下，已经分化为某种特异的、稳定类型的细胞，如神经元，在整个生命过程中保持其特定的分化状态，一般不可能逆转到未分化状态或者成为其他类型的分化细胞，因此细胞分化具有稳定性（stability）。已分化的终末细胞在形态结构和功能上保持稳定是个体正常生命活动的基础。正常情况下，一旦细胞开始向某一方向分化后，即使引起变化的刺激不再存在，分化仍能进行，并通过细胞分裂不断延续下去。典型的例子是果蝇成虫盘细胞的移植实验。成虫盘是幼虫体内已决定的尚未分化的细胞团，在幼虫发育的变态期之后，不同的成虫盘可以逐渐发育为果蝇的腿、翅、触角等成体结构。如果将成虫盘的部分细胞移植到一个成体果蝇腹腔内，成虫盘可以不断增殖并一直保持于未分化状态，即使在果蝇腹腔中移植多次、经历若干代之后再移植到幼虫体内，被移植的成虫盘细胞在幼虫变态时，仍能发育成相应的成体结构，这说明果蝇成虫盘细胞的决定状态是非常稳定并可遗传的。细胞分化的稳定性还表现在离体培养的细胞。例如，一个离体培养的皮肤上皮细胞保持为上皮而不转变为其他类型的细胞；黑色素细胞在体外培养 30 多代后仍能合成黑色素。

四、细胞分化的可塑性

一般情况下，细胞分化过程是稳定的、不可逆的，然而在某些特殊的条件下，已分化的细胞重新进入未分化或者转分化为另一类型的细胞，这种现象是细胞分化的可塑性。细胞分化的这一特性是目前生物医学研究的热点领域。

在某些条件下，分化了的细胞其基因活动模式发生可逆性的变化，失去原有的分化结构和功能成为未分化细胞，这一过程被称为去分化（dedifferentiation）。动物体细胞部分去分化的例子较多，如蝾螈肢体再生时形成的胚芽细胞及人类的各种肿瘤细胞等，但体细胞通常难以完全去分化而成为全能细胞。然而近年研究发现，一些"诱导"因子能够将小鼠和人的体细胞（如皮肤细胞）直接重编程而去分化为具有多向分化潜能的诱导多能干细胞。一般将成熟终末分化细胞逆转为原始的多能甚至是全能细胞的过程称为细胞重编程（cellular reprogramming）。基于细胞核移植技术进行的动物克隆实验就是细胞重编程的例子。2006 年日本科学家山中伸弥（Shinya Yamanaka）等进一步扩展了细胞重编程概念，他们借助反转录病毒载体，将四个转录因子基因（*Oct3/4*、*Sox2*、*c-Myc*、*Klf4*）导入小鼠皮肤成纤维细胞中，可以使来自胚胎小鼠或成年小鼠的成纤维细胞获得类似胚胎干细胞的多能性（图 13-3）。将通过这种方法获得的多能细胞称为诱导多能干细胞（induced pluripotent stem cell，iPS 细胞）。继山中伸弥的工作之后，基于基因转移技术的细胞重编程研究成果层出不穷。应用细胞重编程技术直接将体细胞（成纤维细胞）转变为组织干细胞，如造血干细胞、神经干细胞及肝干细胞等，也是近年来的热点领域。细胞重编程领域的研究不仅有重要的医学意义，而且也将为成体中的组织干细胞谱系维持机制提供新思路。

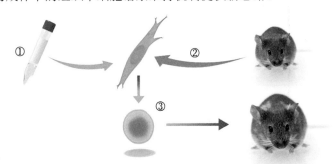

图 13-3　山中伸弥将四个对于干细胞功能很重要的基因①转移到取自小鼠皮肤的细胞时②，它们被重新编程为多能干细胞③，可以发育成成年小鼠的所有细胞类型。他将这些细胞命名为诱导多能干细胞（IPS）

在高度分化的动物细胞中还有一种现象，在一定的条件下细胞可从一种分化状态转变为另一种分化状态，称为转分化（transdifferentiation）。细胞通过转分化既能形成一种发育相关的细胞类型，也能形成不同发育类型的细胞（图13-4）。研究表明，源自松质骨骨小梁的成骨细胞在一定的条件下可以转分化为脂肪细胞；同样，骨髓脂肪细胞，在特定的条件下可以转分化为成骨细胞。说明成骨细胞和脂肪细胞之间存在着可塑性，在特定的条件下二者之间可以互相转分化。转分化的例子还有很多，再比如，经生肌蛋白基因 *MyoD* 转染的成纤维细胞或脂肪细胞可分化为成肌细胞。通常情况下，一些生命周期较长的细胞，如神经元，一旦分化就不再分裂，且分化状态稳定许多年。但近些年研究发现，终末分化的神经元在特定条件下可转变为血细胞和脂肪细胞。通常转分化发生在胚胎形成的初始阶段、位置相互毗邻的组织之间，如肝脏和胰腺在胚胎发育时期处在内胚层中的相邻区域，仅一个或几个转录因子的表达与否或表达量的差异就使它们的发育方向有所不同。在分子水平上，转分化一定发生在关键发育基因表达改变的基础之上。这些基因决定胚胎的各个区域发育为成体的不同部分。在正常发育过程中，这些基因的特定组合在各自的胚胎区域中被诱导信号激活，它们的表达产物调控下一级的基因，并导致不同组织的形成。决定转分化的部分关键基因已经找到：如 *Pdx1* 具有使肝脏细胞转分化成胰腺细胞的作用，*C/EBPa* 和 *PPARY* 具有促使肌细胞转化成脂肪细胞的作用。

需要指出的是，细胞分化的稳定性是普遍存在的。一般情况下细胞分化后都会成为终末分化细胞，因此可以认为分化具有单向性、序列性和终末性。而去分化是逆向变化，转分化是转序列变化。细胞发生这些变化是有前提条件的：一是细胞核必须处于有利于分化逆转环境中，二是分化能力的逆转必须具有相应的遗传物质基础。

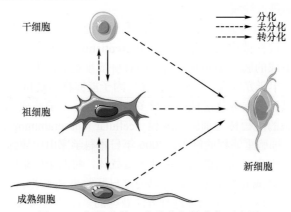

图 13-4　细胞分化、去分化与转分化示意图

第二节　细胞分化的分子基础

多细胞生物中不同类型的体细胞在结构和功能上显著不同。例如，哺乳动物的神经元与淋巴细胞之间存在巨大差异，但这两种细胞具有相同的基因组。细胞分化往往是不可逆转的，所以生物学家最初推测在细胞分化时，基因可能选择性地丢失了。然而现在我们知道了，细胞分化通常依赖于基因表达的变化而不是细胞基因组核苷酸序列的变化。

一、基因的选择性表达是细胞分化的基础

20世纪50年代末，生物科学家揭示了遗传信息从 DNA 传递到蛋白质的规律，即中心法则。基因表达（gene expression）就是基因转录及翻译的过程，也是基因所携带的遗传信息表现为表型的过程，包括基因转录成互补的 RNA 序列，对于蛋白质编码基因，mRNA 继而翻译成多肽链，并装配加工成最终的蛋白质产物。细胞分化的实质是细胞的特化，其本质是基因的选择性表达，即一些基因处于活化状态，同时其他基因被抑制而不活化，使不同的细胞产生具有特异生物学功能的蛋

白质分子，赋予细胞或个体一定的功能或形态表型。

细胞核内含有该种生物的全套基因组遗传信息，在条件具备时，它可使所在细胞发育分化为由各种类型细胞所组成的完整个体。在细胞分化中，基因组的活动起决定作用。多细胞生物个体发育与细胞分化的过程中，基因组 DNA 并不完全表达，而是按照一定的时空顺序，在不同细胞或同一细胞的不同发育阶段发生差异表达，即选择性表达。一般认为，在已分化的成体细胞中能够表达的基因仅占基因总数的 5% 左右，其余大部分基因都处于抑制状态。这种抑制状态通常是可逆的，已分化细胞的基因表达活性可以被改变，其表达与否受基因组所处的微环境和存在于细胞中的因子（转录因子）所控制。当环境发生特定改变时，分化了的细胞的基因表达模式发生改变，引起蛋白质类型的改变，最终导致细胞发生转分化。

在多细胞生物中，大多数特化细胞都能改变它们的基因表达模式以响应外界信号刺激。基因表达模式存在多种特征是响应胞外信号而做出这种调整的基础，基因表达模式一旦固定下来将赋予每种细胞不同的特点。例如，肝细胞接触糖皮质激素后，几种特殊蛋白质的合成量就会显著增加。体内糖皮质激素在饥饿或者剧烈运动时分泌，为肝脏提供信号，增加从氨基酸和其他小分子合成葡萄糖的量，并诱导合成一组功能相关的蛋白质，如催化酪氨酸转变成葡萄糖的酪氨酸氨基转移酶。当这种激素不再存在时，这些蛋白质合成量就会降到正常水平。其他种类的细胞对糖皮质激素做出的反应各不相同。例如，脂肪细胞的酪氨酸氨基转移酶合成量会减少，而一些其他细胞类型不会对糖皮质激素做出响应。这些例子表明细胞分化具有一个重要特征：不同类型的细胞通常以不同的基因表达方式对相同细胞外信号做出响应。而且，分化了的细胞可以保持已有的基因表达方式，并将其传递给子代细胞。

通常细胞内的基因可分为"管家基因"和"奢侈基因"。管家基因（house-keeping gene）是维持细胞生存必不可少的，编码维持细胞生存所必需的基本蛋白，如细胞骨架蛋白、膜蛋白、染色质的组蛋白、核糖体蛋白，以及参与能量代谢的糖酵解酶类等，在生物体各类细胞中持续表达。奢侈基因（luxury gene）是组织特异性表达的基因，编码组织细胞特异性蛋白，如红细胞中的血红蛋白、皮肤表皮细胞中的角蛋白等。奢侈基因的差异表达决定了细胞的特性，以形成不同类型的分化细胞。鸡的输卵管细胞合成卵清蛋白，人的胰岛细胞合成胰岛素，这些细胞都是在个体发育过程中逐渐产生的。

二、基因的表达呈现时间特异性和空间特异性

生物的基因表达都具有严格的规律性。生物物种愈高级，基因表达规律愈复杂、愈精细。高等哺乳动物的细胞分化，各种组织、器官的发育都是由一些特定基因控制的。当某些基因缺陷或表达异常时，则会出现相应组织或器官的发育异常。

某一特定基因的表达严格按照一定的时间顺序发生，这称为基因表达的时间特异性（temporal specificity），也称为阶段特异性（stage specificity）。多细胞生物从受精卵发育成为一个成熟个体，经历很多不同的发育阶段。在每个不同的发育阶段，都会有不同的基因严格按照自己特定的时间顺序开启或关闭，表现为与分化、发育阶段一致的时间性。哺乳动物血红蛋白的表达是一个典型的例子。在胚胎、胎儿和成体中分别生成不同类型的血红蛋白。此外，编码甲胎蛋白（alpha fetoprotein，AFP）的基因在胎儿肝细胞中活跃表达，因此合成大量的甲胎蛋白；在成年后这一基因的表达水平很低，几乎检测不到 AFP。但是，当肝细胞发生转化形成肝癌细胞时，编码 AFP 的基因又重新被激活，大量的 AFP 被合成。因此，血浆中 AFP 的水平可以作为肝癌早期诊断的一个重要指标。

在多细胞生物个体某一生长、发育阶段，同一基因产物在不同的组织器官表达水平也可能不同。在个体生长、发育过程中，一种基因产物在个体的不同组织或器官中表达，即在个体的不同空间出现，被称为基因表达的空间特异性。不同组织细胞其表达的基因数量不相同，基因表达的强度和种类也各不相同，因此也称为基因表达的组织特异性。例如，编码胰岛素的基因只在胰岛的 B 细胞中表达，从而指导生成胰岛素；编码肌浆蛋白的基因在成纤维细胞和成肌细胞中几乎不表达，

而在肌原纤维中有高水平的表达。同一个体内的不同器官、组织、细胞的差异性的基础是特异的基因表达，或称为差异基因表达。细胞的基因表达谱，即基因表达的种类和强度决定了细胞的分化状态和功能。

三、基因表达模式能够传递给子代细胞

一旦生物体中的一个细胞分化成特定的细胞类型，它一般就以那种方式保持分化状态，并将其分化特征传递给子代细胞。例如，肝细胞、内皮细胞和色素细胞等在个体生命中分裂许多次，这就意味着一个分化细胞特异的基因表达模式必须被"记忆"并传递给子代细胞。

基因调节环路是细胞基因表达模式的记忆策略。正反馈调节是细胞"记忆"基因表达模式的常见策略（图 13-5），这一调节方式使基因转录方式可传递给子代细胞。例如，在一些短暂信号的刺激下，参与果蝇发育的多种转录因子基因起始转录并翻译成蛋白质，这些蛋白合成后又可以激活自身基因的转录，从而形成一个正反馈环路，促进转录因子继续合成。同时，这些转录因子蛋白合成后可以调控一系列果蝇发育相关的下游基因。通过这种方式，只需要几个基因调节蛋白的相互影响，调控各自的合成和活性，最终使细胞获得可遗传基因表达模式，进而维持细胞的分化状态。真核细胞广泛地利用了这种策略，而且多个简单的调节环路可以组合起来形成多种多样的调控装置，这种装置类似电脑中简单的电子转换元件组合起来，从而可以进行极其复杂的逻辑运算。

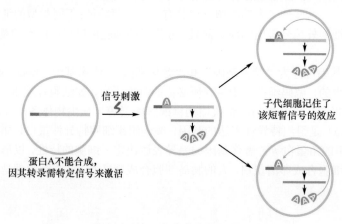

图 13-5　通过正反馈环方式产生细胞基因表达记忆

蛋白 A 是一种基因调节蛋白，能激活自身的转录。一旦在信号的刺激下蛋白 A 进行了表达，所有子代细胞将记住祖先细胞所经历过起始该蛋白质合成的短暂信号

四、基因表达调控呈现多层次和复杂性

近年来的研究显示，真核生物基因表达调控体现在基因表达的全过程中。基因表达调控发生在从 DNA 到 RNA 再到蛋白质这条途径中的每个环节，包括染色质激活、转录起始、转录后修饰、转录产物的细胞内转运、翻译起始、翻译后修饰等各个环节。在上述过程的每一个环节都可以对基因表达进行干预，从而进行基因表达调控。因此基因表达的调控是多层次的复杂过程，改变其中任何环节均会导致基因表达的变化。不同的细胞在其发育过程中基因表达的调控不同；相同的细胞在其发育的各阶段中，调节控制的机制也不同。基因表达调控的研究使得人们了解到多细胞生物是如何从一个受精卵及所具有的一套遗传基因组，最终形成了具有不同形态和功能的多组织、多器官的个体。

首先，遗传信息以基因的形式储存于 DNA 分子中，基因拷贝数越多，其表达产物也会越多，因此基因组 DNA 的部分扩增（amplification）可影响基因表达。在多细胞生物，某一特定类型细胞的选择性扩增可能就是通过这种机制使某种或某些蛋白质分子高表达的结果。为适应某种特定需要

而进行的 DNA 重排（DNA rearrangement）及 DNA 甲基化（DNA methylation）等均可在遗传信息水平上影响基因表达。

其次，遗传信息经转录由 DNA 传向 RNA 过程中的许多环节是基因表达调控最重要、最复杂的一个阶段。在真核细胞，初始转录产物需经转录后加工修饰才能成为有功能的成熟 RNA，并由细胞核转运至细胞质，对这些转录后加工修饰及转运过程的控制也是调节某些基因表达的重要方式。例如，对 mRNA 的选择性剪接、RNA 编辑等。近年来，以 miRNA 为代表的非编码 RNA 对基因表达调控的作用也日益受到重视，使我们可以在一个新的层面上理解基因表达调控。

蛋白质生物合成，即翻译是基因表达的最后一步，影响蛋白质合成的因素同样也能调节基因表达。并且翻译与翻译后加工可直接、快速地改变蛋白质的结构与功能，因而此过程的调控是细胞对外环境变化或某些特定刺激应答时的快速反应机制。总之，在遗传信息传递的各个水平上均可进行基因表达调控。

五、转录因子调控转录起始复合物的组装

尽管基因表达调控可发生在遗传信息传递过程的任何环节，但发生在转录水平，尤其是转录起始水平的调节，对基因表达起着至关重要的作用，即转录起始是基因表达的基本控制点。转录因子对基因转录的调控是比较普遍的一种调节方式，因此本节对这一调控方式进行介绍。此外，基因转录调节还有其他方式，如 DNA 甲基化、组蛋白乙酰化等，以及转录以外的其他环节的调控，在分子生物学课程中会有详细介绍。

转录因子（transcription factor）是一类蛋白因子，能够直接或间接结合 RNA 聚合酶，通过识别并结合特定的 DNA 序列而调节基因转录启动。与基因表达调控区相结合的转录因子可区分为通用转录因子和组织细胞特异性转录因子（简称转录因子）两大类，前者是指为大量基因转录所需要，并在许多细胞类型中都存在的因子；后者则是为特定基因或一系列组织特异性基因所需要，并在一个或很少的几种细胞类型中存在的因子。

启动子是位于基因上游，能够与多种转录因子和 RNA 聚合酶等分子结合的 DNA 序列。在启动子区，多种转录因子和 RNA 聚合酶组装形成一个巨大的复合物，这一复合物被称为转录起始复合物。只有这一复合物组装完成，基因的转录才会开始，而转录因子能够调节转录起始复合物组装的速度，从而影响转录起始。

控制基因表达的 DNA 序列包括参与调节一个基因转录的全部 DNA（包括启动子）片段，这个片段被称为基因调控区（图 13-6）。在高等生物中，有些基因的基因调控区长达 50 000 个核苷酸。这些序列可以位于启动子相邻位置，或在其上游较远位置，甚至位于内含子中或者基因的下游。转录因子中往往有两种结构域，其中一个结构域通常能够特异识别基因调控区上的一小段 DNA 序列，而另一个结构域能够改变转录起始速率，如果这种作用是加快转录起始速率则称为转录激活结构域。真核基因调节蛋白往往通过结合到远离启动子的 DNA 上来调控转录，而 DNA 环化使基因调节蛋白能够结合到这些位置上，以便与启动子上组装的蛋白质相互作用。

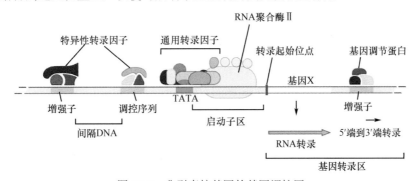

图 13-6　典型真核基因的基因调控区

细胞特异性的基因表达是仅存于某种类型细胞中的组织细胞特异性转录因子与基因的调控区相互作用的结果。组织细胞特异性转录因子通过改变通用转录因子和 RNA 聚合酶在启动子上的定位效率来改变转录起始效率。最初真核基因激活蛋白结合的 DNA 位点称为增强子,因为它们的存在显著地增强了转录速率。增强子这种远距离作用有多种可能的机制,其中一种认为增强子和启动子之间的 DNA 形成一个突环,使结合在增强子上的激活蛋白能与结合到启动子上的蛋白质(RNA 聚合酶、通用转录因子或其他蛋白质)相结合。因此,这段 DNA 能够帮助增强子上的调节蛋白与相距达几千个核苷酸对的启动子上结合的蛋白复合物相互作用。许多转录因子结合增强子序列后能够激活基因转录,也有许多其他的转录因子作为负调节蛋白发挥功能。

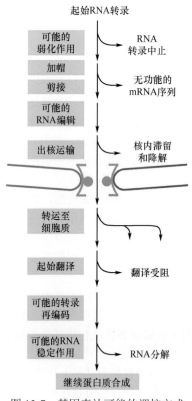

图 13-7 基因表达可能的调控方式

在启动子上装配的通用转录因子是所有聚合酶进行转录所必需的,而对于不同的基因来说,结合组织细胞特异性转录因子的种类和结合位点相对于启动子的位置往往是不同的,导致不同基因具体的调控方式存在差异,最终引起基因的选择性表达。真核细胞中几乎每个基因的调控都不相同。通用转录因子与启动子的结合是所有基因转录起始所必需的,这类蛋白在细胞内含量较高。而基因组中还存在编码数千种不同基因调节蛋白的基因。例如,在大约 30 000 个人类基因中,约 5% ～ 10% 编码了基因调节蛋白,但每一种调节蛋白含量很低,往往不到总蛋白质的 0.01%。不同种类的调节蛋白通过识别特异的 DNA 序列结合到不同基因的转录复合物上,从而调节不同的基因。基因调节蛋白调控某个基因特异性地打开或关闭,不同的细胞中存在不同的基因调节蛋白,因而赋予每种细胞独特的基因表达模式(图 13-7)。

替换组织特异性表达基因调控区的实验证明了组织特异性转录因子的存在。例如,在小鼠中,弹性蛋白酶仅在胰腺中表达,而生长激素只在垂体中形成,将人生长激素基因的蛋白编码区连接于小鼠弹性蛋白酶基因的调控区之后,再将此重组 DNA 注射到小鼠受精卵中并使其整合到基因组中,在由此发育而来的转基因小鼠的胰腺组织中可检测到人生长激素,表明胰腺组织中的特异转录因子通过作用于弹性蛋白酶基因调控区启动了胰腺细胞表达人生长激素的过程。

六、母体效应基因产物的作用

在卵子发生过程中,表达产物在卵质中呈极性分布,受精后被翻译为在胚胎发育中起重要作用的转录因子和翻译调节蛋白的 mRNA 分子称为母体因子。通过一些母体因子影响胚胎发育的基因被称为母体效应基因(maternal effect gene)。该类基因不但影响卵母细胞的生长,而且对精、卵结合后胚胎的早期发育起着决定性作用。母体效应基因在原始生殖细胞和卵母细胞中特异表达,其转录产物 mRNA 或编码的蛋白质在卵子发生过程中由卵巢组织产生并聚集到卵母细胞中,在减数分裂和受精后逐渐衰减。而在另一些物种中,精子中表达的基因提供了不能由卵子替代的重要的发育信息,这些基因被称作父体效应基因(paternal effect gene)。

当卵母细胞中的母体效应基因中的任意一个发生突变或缺失时,即使精子可提供一份正常的野生型基因并正常表达,胚胎也无法正常发育。这说明卵母细胞受精后表达的蛋白不能代替母体效应基因在受精前所表达蛋白的作用。哺乳动物的成功妊娠需要成熟的卵母细胞,而卵子成熟包括细胞核、细胞质及基因的成熟。研究表明,成熟的卵细胞中储存有 20 000 ～ 50 000 种 RNA,其中大部分为 mRNA,这些 mRNA 直到受精后才能翻译出蛋白质。其中部分 mRNA 在卵质中的分布不均，如爪蟾未受精卵中，有些 mRNA 特异地分布于动物极，有些则分布在植物极，它们在细胞发育命运的决定中起重要作用。

七、胚胎细胞分裂时胞质的不均等分配

细胞分化和细胞分裂伴随多细胞生物个体发育的全部过程，两者之间有密切联系。细胞分裂将复制的遗传物质平均分配到两个子细胞中，使多细胞生物产生新细胞，生物幼体由小长大。细胞分化是多细胞生物形成不同的细胞和组织的过程，通常细胞分化是在细胞分裂的基础上完成的。

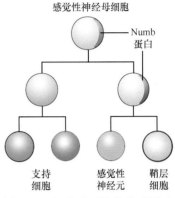

图 13-8 细胞质不均等分配影响
细胞的分化命运

在胚胎发育早期，细胞质成分是不均等分布的，细胞质中某些成分的分布有区域性。当细胞分裂时，细胞质成分被不均等地分配到子细胞中，使子细胞中细胞核基因表达的调控出现差异，最终决定细胞分化的方向和进程。例如，在果蝇感觉器官的发育过程中，*Numb* 基因编码的蛋白是细胞命运的决定物之一。该蛋白在感觉性神经母细胞的胞质中呈非对称分布，以致细胞在第一次分裂时只有一个子细胞中含有 Numb 蛋白，这个子细胞在第二次分裂时产生了神经元及其鞘层细胞，而缺乏 Numb 蛋白的细胞则生成支持细胞（图 13-8）。Numb 蛋白对神经元及鞘层细胞的形成是必需的。在缺乏 Numb 蛋白的胚胎中，那些本应该发育成神经元和鞘层细胞的细胞却发育成为外层的支持细胞。

第三节　细胞分化的影响因素

前面提到基因的选择性表达是细胞分化的基础。细胞多层次的基因表达调控是影响细胞分化的内在因素。此外，细胞间的相互作用、激素调节和环境等外在因素也影响细胞分化。

一、细胞间相互作用对细胞分化的影响

在个体发育过程中，随着胚胎细胞数目的不断增加，细胞之间的相互作用对细胞分化的影响越来越重要。原肠胚以后，三个胚层的发育方向虽已确定，但各胚层的进一步发育还有赖于细胞群之间的相互作用。细胞间的相互作用是各式各样的，可以是诱导作用，也可以是抑制作用。就作用方式来说，有的作用需要细胞的直接接触，另一些则需要间隔一定距离的化学物质的扩散。

1. 诱导作用 在多细胞生物个体发育过程中，细胞分化的去向与不同胚层细胞间的相互作用有关。一部分细胞影响邻近的其他细胞，决定其向特定方向分化的现象被称为诱导（induction），也称胚胎诱导（embryonic induction）。胚胎细胞之间相互作用的主要形式表现是胚胎诱导。对其他细胞起诱导作用的细胞称为诱导子（inductor），它能产生使其他组织细胞行为发生变化的信号；与之相对应的是被诱导变化的组织细胞，称为应答子（responder）。例如，脊索可诱导其顶部的外胚层发育成神经板、神经沟和神经管。这种中轴器官的诱导作用在脊椎动物具有普遍性，一般认为，脊索中胚层细胞释放某种物质，诱导外胚层细胞分化为神经组织。诱导不但在中轴器官的形成中起作用，也在以后器官的发生中起作用。例如，间质细胞的存在对体内腺体上皮的形成和分化是必不可少的。这些腺体包括甲状腺、胸腺、唾液腺和胰腺，它们对间质细胞的依赖程度有很大差异。在离体条件下，胰腺原基只要有间质细胞存在就可以继续发育。胚胎诱导现象最初由德国科学家斯佩曼（Hans Spemann）等在胚胎移植实验过程中发现，他因此获得了 1935 年的诺贝尔生理学或医学奖。

诱导子和应答子之间的信号是如何传递的？诱导是通过信号分子介导的细胞间信息传递而实现的，其中有些诱导信号是短距离的，仅限于相互接触的细胞间；有些是长距离的，通过扩散作用于靶细胞。早年在研究诱导肾小管形成机制时发现，尽管在表皮和间充质细胞之间放置有分隔作用的滤膜，但诱导事件仍会发生。这一现象说明这些诱导子细胞能分泌可穿过滤膜的可溶性因子，

可溶性因子扩散一小段距离之后到达应答子细胞周围，诱导应答子细胞的变化，这一事件被称为旁分泌相互作用（paracrine interaction），相应的扩散因子被称为生长因子或分化因子。研究表明，多数器官的诱导源于一系列的旁分泌因子，如 Wnt 蛋白家族在建立昆虫和脊椎动物肢体的极性方面起重要作用，在脊椎动物中还参与泌尿生殖系统等的发育。旁分泌因子是诱导性蛋白，起配体（ligand）作用，它以诱导组织为中心形成由近及远的浓度梯度信号（gradient signaling），与反应组织细胞表面的受体结合，将信号传递至细胞内，通过调节反应组织细胞的基因表达而诱导其发育和分化。例如，在果蝇中，胚胎的前后轴和背腹轴就是通过这种梯度信号来控制的。

除旁分泌之外，在研究诱导肾小管形成机制时还发现，有些诱导事件因在表皮和间充质细胞之间放置分隔的滤膜而被封闭，提示这类诱导事件的发生需要表皮细胞和间充质细胞的直接接触。这种诱导现象被称为近分泌相互作用，这是由于两个细胞的细胞膜上的膜蛋白与表面受体相互作用，决定了细胞的分化特性。如 Notch 信号途径是胚胎发育过程中侧向信号诱导的典型事例。Notch 蛋白是神经发育过程中的重要受体，Notch 的配体为其邻近细胞膜上的 Delta 蛋白家族。*Notch* 基因最早在果蝇中被发现，Notch 信号途径在果蝇中可以触发侧向抑制，使正在分化的神经元周围的前体细胞不再分化为神经元，而发育成上皮细胞。当 Notch 或 Delta 功能缺陷时，这种侧向抑制消失，神经元产生过多，导致胚胎死亡。

除了上述的典型诱导方式外，还有其他一些方式，如级联信号、拮抗信号、组合信号等。级联信号诱导是指初级诱导产生的组织又可以诱导其他组织的分化，产生逐级诱导过程。最典型的事例是视细胞可诱导其外面的外胚层形成晶体，而晶体又可诱导外胚层形成角膜。拮抗信号诱导是细胞分泌物能与某些信号途径的配体或受体结合，阻断信号途径。许多形态发生的事件是由信号系统的拮抗分子引起的。例如，蛙类神经系统的形态发生场，既可发育为神经细胞，也可发育为上皮细胞，其诱导者释放的脊索蛋白（chordin）能促进神经细胞的分化，而 chordin 能抑制 BMP/TGFB 信号途径，后者能促进上皮细胞的发育。组合信号诱导是一种信号分子决定靶细胞的一种分化命运，而两种信号分子则引起另外一种分化途径。

2. 抑制作用　有些情况下细胞间的相互作用对细胞分化与发育的影响，表现为抑制。分化完成的细胞可以产生抑素，这种化学介质可抑制附近的细胞进行同样的分化，如果将发育中的蛙胚置于含有成体蛙心脏组织的培养液中，蛙胚的分化进程会受到阻碍而不能完成。这种分化抑制是发育过程中常见的负反馈调节现象，它和分化有共同协调作用，维持正常细胞的分化和胚胎的发育过程。

正是有诱导分化和抑制分化的存在，才使胚胎发育有序地进行，使发育的器官间得以相互区别、避免重复。

二、激素对细胞分化的影响

多细胞生物个体在细胞分化与发育过程中，除相邻细胞间可发生相互作用之外，不相邻的远距离的细胞之间也可发生相互作用。邻近细胞之间的相互作用是由旁分泌因子介导的，而不相邻的细胞必须要在相隔距离较远的情况下起作用，由于激素可经血液循环输送至各部位，因此激素可介导远距离细胞间的相互作用。激素所引起的反应是按预先决定的分化程序进行的，是个体发育晚期的细胞分化调控方式。在动物界激素诱导细胞分化是十分普遍的。例如，蜕皮激素促进昆虫变态发育，甲状腺素促进两栖动物的变态发育，性激素促进哺乳类动物第二性征的出现，如乳腺的发育等。所谓变态发育，是指动物从幼体变为在形态结构和生活方式上有很大差异的成熟个体的发育过程。例如，蝇类和蛾类等昆虫，其幼虫身体被一坚硬的角质层所覆盖，运动能力有限，它需要经过多次蜕皮才能成为在空中飞舞的成虫；在两栖类，只能在水中生活的有尾蝌蚪需经过变态发育才能形成可在陆地生活的无尾的蛙。

激素诱导细胞分化的作用是通过调节细胞内的基因表达来实现的。在脊椎动物中存在两大类激素：脂溶性的小分子甾类激素（如蜕皮素、性激素等）和水溶性的多肽激素（如胰岛素、干扰素、抑素等）。甾类激素可以直接穿过细胞膜进入靶细胞的细胞质，与细胞内特异的受体分子非共

价结合形成受体 - 激素复合物。该复合物形成后可进入细胞核，直接结合到 DNA 调控位点上并激活（或在一些情况下抑制）特定基因的转录，从而影响特定基因的表达。甾类激素诱导的基因活化分为两个阶段：①直接活化少数特殊基因转录的初级反应阶段，发生迅速；②初级反应的基因产物再活化其他基因，产生延迟的次级反应，对初级反应起放大作用。水溶性多肽激素的分子量较大，不能直接穿过靶细胞的质膜。因此，多肽激素作为第一信使与靶细胞质膜的表面受体结合，通过细胞内信号转导产生第二信使（如 cAMP、IP_3 等），激活细胞质内的蛋白激酶系统，被激活的蛋白激酶进一步作用于核内遗传物质，引起对基因转录的调控作用，从而影响特定基因的表达。

除此以外，还有许多类似激素的蛋白质可以从某种细胞中释放出来，对周围或较远的细胞发挥作用。例如，表皮生长因子可以影响上皮细胞发育；神经生长因子使神经细胞长出突起；肿瘤细胞中也有各种生长因子，可以抑制或刺激细胞的生长和增殖。

三、环境因素对细胞分化的影响

环境因素，包括物理的、化学的和生物性的因素均可对细胞的分化与发育产生重要影响。两栖类动物受精卵的背 - 腹轴决定除了取决于精子穿透进入卵的位点之外，还受到重力因素的影响。此外，低等脊椎动物性别决定与细胞分化受环境因素的影响较大，环境信号有选择地启动相关基因，进而决定动物性别。比如，温度是低等脊椎动物的性别分化的决定因子。蜥蜴类在受精卵发育的一个特定时期，在较低温度条件下（24℃）全部发育为雌性，而温度提高（32℃）则全部发育为雄性。龟类又出现相反的情况，即在较低温度条件下全部发育为雄性，而温度提高则全部发育为雌性。另外，有研究发现一种蜗牛类的软体动物的性别取决于个体间的位置关系，在它们形成的上下相互叠压的群体中，位于下方的个体发育为雌性，而位于上方的个体发育为雄性。目前已发现许多环境因素可影响人类的正常生理过程，如哺乳动物 B 淋巴细胞的分化与发育依赖于外来性抗原的刺激；碘缺乏将引起甲状腺肿、精神发育和生长发育迟缓等。需要指出的是，细胞分化的基础建立在细胞的内部，环境因素是外部条件，环境因素是通过细胞自身的遗传系统发挥作用的。有关环境因素调控细胞分化与发育的机制还有许多内容尚未阐明，该领域的深入研究可为环境有害物质导致的发育畸形等疾病提供诊断和治疗的新思路。

第四节　细胞分化与医学

细胞分化是多细胞生物个体发育的核心事件。细胞分化异常将导致胚胎发育异常进而导致出生缺陷。出生后，众多疾病与细胞分化异常密切相关，如肿瘤等。此外，在组织损伤修复过程中，细胞分化也发挥着重要作用。本节以再生和肿瘤为例，讨论细胞分化的医学意义。

一、细胞分化与再生医学

（一）再生的基本概念

成年动物个体的整体或器官受外界因素作用发生创伤而部分丢失，在剩余部分的基础上又生长出与丢失部分在形态与功能上相同的结构，这一修复过程称为再生（regeneration）。细胞再分化是再生的基础，也就是说，在再生过程中，有些细胞首先要发生去分化，然后发生再分化，进而形成丢失的器官或组织。不同动物的再生能力有显著差异。一般来说，高等动物的再生能力低于低等动物，脊椎动物低于无脊椎动物，而哺乳动物的再生能力很低，仅限于肝脏、骨骼等少数器官。

再生可分为生理性再生及病理性再生。在生理情况下，有些细胞和组织不断老化、凋亡，由新生的同种细胞和组织不断补充，始终保持着原有的结构和功能，维持组织、器官的完整和稳定，称生理性再生。例如，表皮的复层扁平细胞不断地角化脱落，通过基底细胞不断增生、分化，予以补充；月经期子宫内膜脱落后，又有新生的内膜再生；消化道黏膜上皮细胞每 1～2 天再生更新一次等。在病理状态下，细胞和组织坏死或缺损后，如果损伤程度较轻，损伤的细胞又有较强的再生能力，则可由损伤周围的同种细胞增生、分化，完全恢复原有的结构与功能，称为病理性再生。例如，表皮的Ⅱ度烫伤常出现水疱，基底细胞以上各层细胞坏死，此时基底细胞增生、分化，完全恢复表皮的原有结构与功能。在病理情况下，不能进行再生修复的组织可经肉芽组织、瘢痕进行修复。

按再生能力的强弱，可将人体细胞分为三类：一类是不稳定性细胞（labile cell），是再生能力很强的细胞。在生理情况下，这类细胞就像新陈代谢一样周期性更换；发生病理性损伤时，常常表现为再生性修复。表皮细胞、呼吸道和消化道黏膜被覆细胞等属于此类。另一类是稳定性细胞（stable cell），有较强的潜在再生能力。这类细胞在生理情况下处在细胞周期的静止期（G_0），当受到损伤或刺激时，即进入合成前期（G_1），开始分裂增生，参与再生修复。各种腺体及腺样器官的实质细胞，如消化道、泌尿道和生殖道等黏膜腺体，肝、胰、涎腺、内分泌腺、汗腺、皮脂腺实质细胞及肾小管上皮细胞等属于此类细胞。还有一类是永久性细胞（permanent cell），这类细胞不具有再生能力，脱离了细胞周期，停止了有丝分裂。属于此类的有神经细胞（包括中枢的神经元和外周的节细胞），另外，心肌细胞和骨骼肌细胞再生能力也极弱，一旦损伤破坏则永久性缺失，代之以瘢痕性修复。

生理性再生与病理性再生在性质上有所不同，是由于成体干细胞的增殖对衰老细胞的更新，因此有些人不把生理性再生列入再生范畴。

（二）再生的方式

再生的本质是多潜能分化细胞的再发育，自然界动物的再生方式主要有三种：

（1）微变态再生：组织器官内没有干细胞，受伤部位组织通过去分化过程形成未分化的细胞团，以便再重新分化形成再生器官，这种形式的再生称为微变态再生，是两栖类动物肢体再生的主要方式。当一只成体蝾螈的肢体被切除后，剩余的细胞可以重建一只完整的肢体。例如，当手腕被切除后，蝾螈会长出一只新的手腕而不是新的肘。

（2）变形再生：这种再生通过已存在组织的重组分化，即组织中的多潜能未分化细胞的再分化和部分细胞的转分化来进行，如水螅等低等动物的再生。

（3）补偿性再生：表现为细胞分裂，产生与自己相似的细胞，保持它们的分化功能，如哺乳动物肝脏的再生。这一再生方式介于前两种之间。

（三）再生医学的概念

除肝脏、骨骼等少数器官以外，人类多数器官不能再生。儿童期还可以再生指尖，但是至成人就丧失了这种能力。由于损伤组织再生在医学上的重要性，许多科学工作者希望根据低等生物的再生机制，利用生物技术帮助人类把受到损伤的肢体、器官或者组织再生，形成新的有功能的结构，这被称为再生医学。再生医学可以理解为通过研究机体的正常组织特征与功能、创伤修复与再生机制及干细胞分化机制等，寻找有效的治疗方法，促进机体自我修复与再生，或构建新的组织与器官以维持、修复、再生或改善损伤组织和器官的功能，其技术和产品可用于因疾病、创伤、衰老或遗传因素所造成的组织器官缺损或功能障碍的治疗。再生医学的研究需要多学科的参与，不仅涉及生命科学，同时还涉及材料科学、组织工学及社会伦理等方面的问题，是一门新兴的生物技术与临床医学紧密结合的综合医学。随着近年来干细胞、克隆等技术的飞速发展，再生医学应用于移植外科的重要作用和前景将越来越为人们所重视。

细胞分化的可塑性研究，特别是多能干细胞的获得以及对诱导其分化的微环境方面的研究为再生医学提供了重要理论支持。目前，在多能干细胞的获得及诱导细胞产生多能性的方法上取得了许多进展，如人 ES 细胞的发现、诱导多能干细胞（induced pluripotent stem cell，iPSC）技术的建立等。特别是，iPSC 技术建立以来，基于细胞重编程技术而获取有治疗意义细胞的研究成果不断涌现。应用细胞重编程技术，不仅能将体细胞转变为多潜能未分化干细胞和组织特异性干细胞，还可绕开细胞重编程的干细胞阶段，将皮肤成纤维细胞直接转化为血细胞、神经元等。有人认为，再生医学的最终目的是保存干细胞，在需要某种机体组织的时候，在干细胞中加入细胞增殖和分化因子，于体外再生这一组织以用于治疗（图 13-9）。随着对细胞分化机制研究的不断深入，真正实现按照人们的需要去再生细胞和组织器官，以达到彻底修复和替代病变器官将会逐渐变为现实。

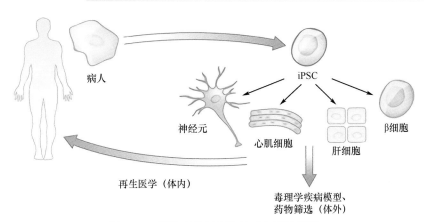

图 13-9 诱导多能干细胞技术与再生医学

二、细胞分化与肿瘤

（一）肿瘤是一种细胞分化疾病

肿瘤（tumor）是由生物体内正常细胞演变而来的，这一演变过程称为癌变。随着肿瘤发病率的升高，肿瘤已经成为导致人类死亡最多的重大疾病之一。肿瘤细胞的本质是正常程序化的增殖分化机制丧失，增殖分化失去控制。人类正常细胞在体外培养传代一般不能超过 50 次，而恶性肿瘤细胞则可以无限传代成为"永生"的细胞系。在体内，肿瘤细胞增殖失控形成新的肿块，如果肿块被限制在基底膜内，这种肿瘤被称为良性肿瘤；恶性（malignant）肿瘤是指其肿瘤细胞获得了侵袭周边正常组织的能力，并突破基底膜进入血管和淋巴管中转移到身体其他部位滋生继发性的肿瘤，这些继发性的肿瘤再侵袭和破坏植入部位的组织。肿瘤细胞在宿主体内广泛地散播，而宿主却缺乏阻止它生长的有效机制，这使得恶性肿瘤成为难以治愈的疾病，是肿瘤导致病人死亡的主要原因。肿瘤是当前生物医学研究的一个重要领域。研究肿瘤细胞的分化特征有助于提高对正常细胞癌变的认识，也有助于为肿瘤性疾病提供合理的治疗对策。

多细胞生物需要胚胎细胞分化为各种具有特殊功能的细胞，并进一步组成各种组织和器官。分化是一个定向的、严密调节的程序控制过程，其关键在于基因按一定的时空顺序有选择地被激活或抑制。多数情况下，终末分化细胞不再具有增殖能力，而正常细胞一旦癌变，肿瘤细胞除了具有其来源细胞的部分特性之外，它们的许多生物学行为，包括生化组成、形态结构和功能等都发生显著变化，表现出低分化和高增殖的特征。肿瘤细胞和胚胎细胞具有许多相似的生物学特性，均呈现出未分化和低分化特点。因此，可以把肿瘤看成一种细胞分化疾病，是由正常基因功能受控于错误的表达程序所致。

肿瘤细胞的分化程度是指肿瘤细胞接近于正常细胞的程度。分化得越好意味着肿瘤细胞越接近相应的正常发源组织，称为"高分化"；而分化越低的细胞和相应的正常发源组织区别就越大，肿瘤的恶性程度也相对较大，称为"低分化"或"未分化"。高度恶性的肿瘤细胞，其形态结构显示快速增殖细胞的特征，细胞核大、核仁数目多、核膜和核仁轮廓清楚。在电镜下观察，其细胞质呈低分化状态，含有大量的游离核糖体和部分多聚核糖体；内膜系统尤其是高尔基体不发达；微丝排列不够规则；细胞表面微绒毛增多变细；细胞间连接减少。分化程度低或未分化的肿瘤细胞缺乏正常分化细胞的功能，如胰岛细胞瘤可无胰岛素合成，肝癌细胞不合成血浆白蛋白等。

肿瘤的良恶性程度可根据其分化程度来确定。按照肿瘤分化的程度，病理学通常将肿瘤分为三个病理等级，级别越高表示细胞分化程度越差。G1，代表高分化，细胞分化程度较好，分裂速度较慢；G2，代表中分化，细胞分化程度居中；G3，代表低分化，细胞分化程度较差，分裂速度较快。肿瘤细胞的分化程度越差，它的恶性程度就越高，肿瘤生长较迅速，而且更容易发生转移。分化好的肿瘤一般生长较慢，而且在治疗后不易复发。但是，肿瘤细胞的分化程度和病人的预后并不一定都呈现正相关。例如，常见的血液恶性淋巴瘤，通过化疗和放疗的联合治疗，某些中高分化的淋巴瘤治愈率可达 40% 左右。而大多数低分化慢性淋巴瘤，药物治疗几乎没有治愈的效果，但病情的发展往往非常缓慢，可持续几年甚至十几年。口腔或咽喉部鳞癌，肿瘤细胞的分化程度和病人的预后则没有直接关联。从治疗的角度来说，某些分化程度低的细胞对于化疗和放疗更敏感，更容易通过化放疗来治疗。因此，肿瘤细胞的分化程度是癌症诊断和治疗中一个重要的参考数据，但治疗的效果还需要结合癌症的种类、分期、治疗方法等综合判断。

（二）诱导细胞分化治疗肿瘤

正常细胞恶变为癌细胞后，能否再逆转为正常细胞呢？是什么原因阻碍了癌细胞的进一步分化？有没有办法诱导癌细胞重新分化为正常细胞？近来的研究发现，在体外培养的恶性细胞有时会自发正常化，如受 Rous 肉瘤病毒感染而转化为恶性的仓鼠细胞，在连续培养中，有 19% 的细胞集落会"逆转"为正常状态；小鼠骨髓瘤细胞株可间断地分化为高度分化的良性瘤；儿童神经母细胞瘤有时会逐渐逆转为良性胶质瘤；精原细胞瘤有时出现与成熟精细胞相似的分化细胞；人类癌瘤的病理切片中也经常可见到具有分化倾向的，甚至接近分化成熟的同源细胞。这些现象均提示癌细胞逆转为正常细胞是有可能的。

目前已经有许多使恶性细胞再分化成高分化低增殖细胞的例子。例如，将蛙肾肿瘤细胞核注入受精的去核卵，结果发现肿瘤细胞核改变了基因的表达，经过正常分化，成长为正常的蝌蚪，直至成年蛙，都没有出现任何恶性肿瘤的迹象。另外，分离含特异标志的小鼠畸胎瘤细胞，直接注入另一种含不同基因标志的小白鼠胚胎，然后将胚胎移植到假孕的寄养母鼠的子宫内，结果胚胎长成了正常鼠。如果癌变都是基因的永久性突变，那么畸胎瘤就不可能再分化为正常细胞。从上面的实验结果可以看出，至少有部分癌细胞的发生是由基因的表达及功能改变所致，而基因的结构并未改变。如果癌细胞可以向正常逆转，就有可能设计出治疗癌瘤的药物，促使癌细胞再分化成正常细胞。很多生长因子或化学物质在体内或体外可促进癌细胞分化而降低肿瘤恶性程度，这些发现为发展抗癌治疗开辟了一条新途径——分化诱导治疗。

肿瘤细胞分化诱导疗法的基本特点为不杀伤肿瘤细胞，而诱导肿瘤细胞分化为正常或接近正常细胞，即在一些化学制剂的作用下，有的肿瘤细胞出现类似正常细胞的表型，增殖减慢，分化加强，走向正常的终末分化，恢复了正常细胞的某些功能，这些诱导分化信号分子称为分化诱导剂。运用分化诱导剂促进体内肿瘤细胞分化来治疗癌症，被称为分化诱导疗法。分化诱导疗法的提出，打破了 50 年代曾流行的"一旦成了癌细胞，便永远是癌细胞"的观点。作为肿瘤治疗的一条新途径，癌细胞的分化诱导疗法近年来研究非常活跃，已成为国际肿瘤研究的新热点。

目前虽然发现了数以千计的分化诱导剂，但真正能够在临床应用并取得良好疗效的却不多。比较成功的临床应用是我国科学家张亭栋、王振义等发明的使用全反式视黄酸和三氧化二砷对人急性早幼粒细胞白血病的诱导分化治疗。急性早幼粒白血病曾是白血病中易致死的一种，而使用全反式视黄酸和三氧化二砷可以使五年生存率达到 90%。这是中国学者对人类健康事业的重大贡献，这一成就获得了国际医学界的广泛认可。这一治疗方案的成功使人们有理由坚信分化诱导治疗肿瘤有着光明前景。

三、细胞分化研究的新进展

（一）细胞谱系追踪与单细胞技术已成为研究细胞分化的常用方法

多细胞生物的组织和器官形成是一个复杂的过程，多细胞生物如何从单一受精卵细胞发育成个体始终是生物学家想要解决的问题。细胞谱系追踪是研究细胞分化的重要方法，可用于再现组织或器官形成过程中细胞及其所有后代细胞分化发育的最终命运及迁移活动。通过谱系追踪，可精确解析细胞的分化路径，探究不同细胞谱系间的关系，对于生殖发育、再生医学及疾病发生发展的研究提供了直观有力的研究方法。

细胞谱系追踪（lineage tracing）最早出现在 19 世纪初，人们通过光学显微镜观察到无脊椎动物早期卵裂的发生，意识到新细胞是由先前细胞分裂产生的。这种直接观察细胞的方法易于操作，且对细胞损伤性小。但这种方法存在局限性，只能观察到透明性好的少数细胞，且无法判断细胞命运决定发生的时间。科学家利用直接观察技术研究了线虫类胚胎细胞谱系发育，并且探究环境对胚胎细胞命运决定发生的影响，发现线虫细胞在受到激光辐射发生融合后，并不能形成正常的子代。此外，科学家从大鼠胚胎中分离到中央神经系统的前体细胞并进行体外细胞培养，以观察这些细胞的分化状态，如神经元和神经胶质细胞的形成。

由于直接观察细胞的方法有很大的局限性，科学家发明了采用染料浸染组织的方法来观察细胞。1929 年，科学家利用染料标记两栖动物的原肠胚细胞，以追踪其子代细胞的命运。染料标记主要是将化学物质，如辣根过氧化酶、荧光素标记的缀合物或羰花青染料等导入细胞，通过观察染料在细胞的位置来追踪细胞的分化过程。但随着细胞的不断分裂，染料会被扩散或者稀释，细胞会逐渐丢失这些标记，从而影响研究结果。对于一些处于细胞周期中的细胞，可采用胸腺嘧啶核苷类似物如乙炔脱氧尿苷（5-ethynyl-2′-deoxyuridine，EDU）来标记，这一化合物在 DNA 复制时可代替胸腺嘧啶（T）从而掺入到正在复制的 DNA 分子中，进而利用免疫荧光技术来追踪其子代细胞。

上述传统的谱系追踪方法从细胞影像角度来解析细胞谱系发育过程，在观测手段上局限于传统的组织形态学技术，不能观察细胞在活体内真实的活动情况。在研究对象上，细胞谱系示踪早期大多以低等动物，如海鞘、果蝇、斑马鱼等为主。随着分子生物学及基因工程等技术的进步，研究对象逐渐扩展到高等动物。基因打靶技术已成为细胞谱系示踪技术有力的工具，尤其是各种基因工程小鼠为细胞谱系示踪研究提供了良好模型，另外 CRISPR-Cas9 系统也应用于细胞谱系示踪研究。

传统细胞系谱追踪技术通常具有效率低、基因标记有限、细胞分类粗糙及过渡细胞类型难以捕获等局限性。单细胞测序技术的发展让我们能够以低成本、高精度获得大量的单细胞转录组、蛋白组、表观组学数据，使其成为揭示细胞间异质性和窥探细胞发育过程的有力工具，为研究细胞周期、细胞分化等细胞动态过程提供了新的机会。使用轨迹推断（trajectory inference，TI）的方法可以根据测序细胞之间表达模式的相似性对单细胞沿着轨迹进行排序，以此来模拟细胞动态变化的过程。此外，科学家还可以借助双光子显微镜等先进光学设备以单分子分辨率在活体内连续地对标记细胞进行实时追踪观察。2020 年，科学家建立了一种基于 CRISPR-Cas9 基因编辑技术的可诱导型细胞谱系追踪小鼠模型，为体内进行谱系追踪及单细胞转录组分析提供了重要的工具。

（二）细胞分化的研究进展

20 世纪 60 年代，英国科学家约翰·格登将两栖类动物美洲爪蟾的小肠上皮细胞核注入去核的卵细胞，结果发现一部分卵依然可以发育成蝌蚪，进而继续发育成为成熟的爪蟾。1963 年，中国著名生物学家童第周首次完成鱼类的核移植研究。1981 年，中科院水生生物研究所的科学家用成年鲫鱼的肾脏细胞克隆出一条鱼，证明成年鱼的体细胞也可去分化和再程序化，具有发育成个体的全能性。这些研究打破了关于成熟体细胞无法重编程的传统观点，证明体细胞的细胞核仍具有发育成一个有机体的潜能。随后的研究表明，卵子细胞质中有一些因素可以使分化成熟的细胞恢复多能性。1987 年，研究者通过过表达 *MyoD* 基因成功实现了小鼠成纤维细胞到成肌细胞的转分化。2006 年，日本科学家山中伸弥获得了诱导性多能干细胞。山中伸弥和约翰·格登因在细胞重编程研究领域的贡献获得了 2012 年诺贝尔生理学或医学奖。

iPSC 具有分化多潜能性，能够分化为三个胚层的组织细胞，并且规避了异体干细胞移植的伦理及免疫排斥问题。然而，后续研究表明 iPSC 的应用仍然面临癌变和分化效率低下等诸多问题。这些问题促成了转分化技术的出现和应用。转分化是指不经过多能干细胞状态，直接将一种特定的体细胞转变为另一种细胞的技术。

近几年来，研究人员发现了大量细胞表型发生转分化的现象，如成体神经干细胞和造血干细胞并不仅限于形成中枢神经细胞和血细胞，它们也能分化为肝细胞、肠细胞、心肌和骨骼肌细胞。不但成体干细胞可以产生不同胚层分化细胞，在某种情况下已分化的细胞也能通过去分化改变其表型。细胞类型的转变主要有两大类：一类是成体干细胞的转分化，另一类是已分化的细胞的转分化。相对于干细胞移植而言，这种治疗策略涉及的免疫学及伦理问题更少。转分化技术有望实现病变组织的原位修复。

1. 成体干细胞的转分化　成体干细胞是从胎儿和出生后个体的不同组织中分离得到的具有一定分化能力的细胞，能够在不断自我更新的同时产生子代定向分化细胞，更重要的是具有分化为其他组织细胞的可塑性。成体干细胞可以从血液、皮肤、中枢神经系统、肝脏、胃肠道和骨骼肌等多处来源中通过免疫磁珠筛选、流式细胞分离等方法进行分离。

（1）骨髓细胞的转分化：骨髓细胞能够转分化为不同类型的细胞，可塑能力比较强。骨髓中包括两种特征明显的干细胞：造血干细胞和间充质干细胞。造血干细胞在正常情况下产生血细胞和免疫细胞，而间充质干细胞则形成软骨细胞和成骨细胞。骨髓间充质干细胞是分化潜能最多的细胞之一，可转分化为肌细胞、成骨细胞、软骨细胞、成纤维细胞、脂肪细胞、上皮细胞、神经细胞、肌细胞和肌腱细胞等。科学家将单个的骨髓间充质干细胞移植到小鼠骨髓组织中，发现它不但可以形成骨髓及血液细胞，还可以进入肝、肺、皮肤、胃及肠等组织中，并分化为相应组织类型的成熟细胞；在体外培养骨髓间充质干细胞，可分化为成骨细胞、软骨细胞、成肌细胞、脂肪细胞或内皮细胞。在骨髓中纯化分离得到的单个造血干细胞可分化成肝、肺、胃肠道和皮肤等上皮细胞。由于骨髓干细胞取材相对容易，所以从骨髓分离培养成体干细胞将会为自体移植治疗骨髓外组织的损伤提供新的思路。

（2）皮肤干细胞的转分化：皮肤衍生前体细胞（skin-derived precursor，SKP）能够被诱导分化成平滑肌细胞、脂肪细胞、神经元和胶原细胞等不同的细胞。科学家将绿色荧光蛋白标记的表皮干细胞注射到小鼠的囊胚，结果在此囊胚发育而来的成体小鼠表皮、椎骨、肝脏和大脑中发现了荧光标记的细胞。皮肤干细胞成为治疗性移植中很有潜力的干细胞来源。

（3）神经干细胞的转分化：过去曾认为成体哺乳动物中枢神经系统损伤后不再具有修复功能，近来在研究中发现成体中枢神经系统存在神经发生，凋亡和缺氧等损伤伴有内源性的神经发生。多项研究表明移植到大鼠或灵长类的神经干细胞，能够在不同区域进行特异性分化。在实验室里将分离纯化的神经干细胞与肌细胞系共培养，荧光标记的神经干细胞分化为表达肌球蛋白的梭形肌细胞，有的会形成多核肌管。另一些研究发现神经干细胞也可以转分化为造血干细胞。

（4）肌源性干细胞转分化为造血干细胞：近些年的研究表明骨骼肌中存在着多能干细胞，这些细胞在体外可分化为肌肉、脂肪、骨和软骨等细胞，还可转分化为造血干细胞。例如，在实验室里通过致死量放射性辐射造成小鼠的造血系统破坏，向其植入外源的骨骼肌细胞，一段时间后观察到在小鼠体内有骨髓细胞再生。还有人用荧光激活细胞分选仪从肌肉中分离出大量与造血干细胞相似的细胞，将其移植到经致死量放射性辐射的小鼠体内后，小鼠的造血系统得到恢复。

（5）脂肪来源的干细胞的转分化：研究发现脂肪组织中含有丰富的成体干细胞，这类细胞可在体外诱导分化为神经、肌肉、骨等细胞。

2. 已分化细胞的转分化　近几年的研究发现，一些终末分化细胞也具有改变其表型的能力，具有潜在研究和应用价值。

胰腺和肝脏都是从内胚层的同一区域发育而来的，两者的细胞可在一定条件下互相转化。用去除铜元素的饲料喂养小鼠一段时间后，在饲料中重新加入铜元素，在小鼠残留的胰腺导管中出现了肝细胞。此外，在胰岛中过量表达角质细胞生长因子的转基因小鼠的胰腺中出现肝细胞。研究还发现了在体外胰腺细胞转分化成为肝脏细胞的例子，将胰腺细胞系或胚胎胰芽用合成糖皮质激素地塞米松和致癌素 M（白细胞介素 -6 家族成员）处理，转分化细胞表达一系列肝脏特有的蛋白，包括转铁蛋白、甲状腺素转运蛋白、白蛋白和葡萄糖 -6- 磷酸酶。

转分化从理论上改写了"组织特异性干细胞只能定向分化"的经典概念，理解转分化的分子基础有助于揭示发育机制，有助于人类把握和改造干细胞。体外诱导模型的建立将细胞与个体、体外基因操作与体内生物学功能之间联系起来，在基因功能研究、转基因动物的制备、基因工程药物的开发、人类疾病的动物模型复制及移植治疗等多领域显示出诱人的前景。尤其是在医学应用上，转分化的存在意味着组织专一性成体细胞能一定程度上替代胚胎干细胞，将不必再为了临床应用而从人胚胎中收集干细胞，从而避开干细胞治疗的政策和伦理上的障碍，为组织器官修复与重建开辟了广阔的前景，有可能为心血管疾病、神经退行性疾病及胰岛素依赖性疾病等提供更好的治疗方法。高效率的细胞转化诱导条件及体外诱导转化模型的建立为今后转分化研究的主攻方向，这不但是转分化研究走向临床应用的关键一步，也为基因工程药物开发等实际应用提供了有用的材料。由于转分化的基因作用机制还不是十分清楚，体外模拟体内微环境的难度很大，所以体外定向诱导分化还有许多技术问题要解决。目前多数研究结果来自动物实验，许多是群体细胞基础上的研究结果，还未能在临床应用中验证。

　　转分化技术有望实现病变组织的原位修复，近年来这一技术获得了神经再生医学等领域的青睐。多发性硬化和脑白质营养不良等疾病往往由少突胶质细胞凋亡引起脱髓鞘所导致。肌萎缩性侧索硬化、帕金森病和阿尔茨海默病等中枢神经系统疾病通常伴随着神经元的逐渐丧失和退化。在上述神经疾病中，除了发生神经元或少突胶质细胞凋亡以外，星形胶质细胞还会因受到刺激而被活化，分泌神经抑制因子阻止神经元的生长。转分化技术的出现为神经修复治疗带来了新的曙光，可以通过将病灶附近的冗余细胞如星形胶质细胞或炎症细胞等转分化为功能性的神经元或少突胶质细胞，从而促进神经环路重建或髓鞘再生。

本章学习思维导图

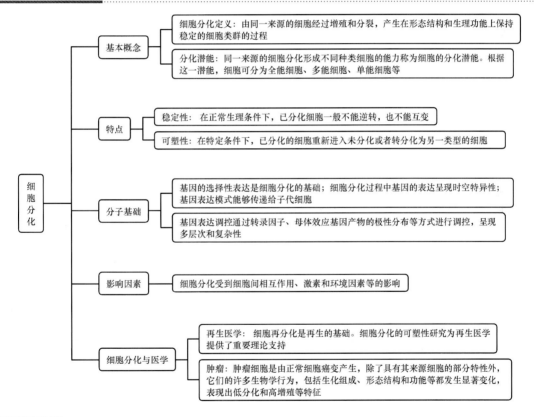

复习思考题

1. 什么叫细胞分化？细胞分化的本质是什么？
2. 影响细胞分化的因素有哪些？
3. 肿瘤细胞具有哪些不同于正常细胞的特点？
4. 简述细胞分化的基本特点。
5. 举例说明细胞分化如何影响疾病的发生发展。

（白晓春　宋千成）

第十四章　细胞衰老与死亡

　　人类个体的生命过程与其他生命体一样，要经过不同的阶段，其中个体的衰老与死亡是生命过程的最后两个阶段，这是生物界的普遍规律。人体是由许多细胞组成的，人体的生命现象是以细胞的功能为基础的。因此，机体衰老、死亡与细胞衰老、死亡密切相关。

　　延缓机体衰老与死亡是人类从古到今最大的愿望之一。要想实现这个梦想，必须研究细胞衰老与死亡的特点及其分子机制。本章主要介绍细胞衰老与死亡的形态、生化方面的特点，细胞衰老与死亡的原理及其与临床的关系等内容。

第一节　细胞衰老

　　细胞衰老（cellular aging，cell senescence）是指细胞的形态结构、化学成分和生理功能逐渐衰退并趋向死亡的现象。在多细胞生物体内，大多数细胞都要经历从未分化到分化、分化到衰老、衰老到死亡的过程。细胞是组成生物有机体的基本结构单位和功能单位，所以细胞的总体衰老反映了机体的衰老，机体衰老是以总体细胞的衰老为基础的，但机体的衰老并不等于机体所有细胞的同时衰老。例如，人到老年时，体内可有多种细胞的衰老和死亡，但是生精细胞仍可以活跃发生。

一、细胞的寿命

　　生物体有一定的寿命，生物体内每时每刻都存在细胞衰老、死亡，同时又有细胞的增殖和新生细胞的补充。细胞像生物体一样也要发生衰老、死亡，有一定的寿命。但对多细胞生物而言，细胞的寿命与机体的寿命是不同的概念。细胞的衰老与机体衰老密切相关，但机体内个别细胞甚至局部许多细胞的死亡，有时并不影响机体的寿命，而机体的衰老也不意味着所有细胞的衰老。体内各种细胞寿命差异很大，根据细胞的寿命可将细胞分为三类：第一类是那些机体内更新较快、寿命较短的细胞，如表皮基底层细胞、小肠绒毛上皮细胞、新生骨髓细胞等，这些细胞在正常情况下终生保持分裂能力，但分化成熟后很快由衰老走向死亡；第二类是缓慢更新的细胞，其寿命比机体的寿命短，如肝细胞、胃壁细胞、肾细胞、淋巴细胞等，这类细胞可暂时脱离细胞周期暂不增殖，但在适当条件下，可重新进入细胞周期；第三类细胞是在机体出生后不再分裂增殖、寿命与机体寿命接近且基本不更新的细胞，如骨细胞、神经细胞、脂肪细胞、肌细胞等，这类细胞在分化成熟后可以保持几乎与机体相同的寿命，并随年龄的增长而逐渐减少。

　　在体内细胞有一定的寿命，体外培养细胞的寿命同样也有一定的极限。早期人们曾认为，在适宜的培养条件下，体外培养的成纤维细胞可以无限次传代，即其增殖能力是无限的。1961 年，L. Hayflick 报道，来自人胚胎的成纤维细胞分裂传代 50 次后开始衰退和死亡，而来自成体组织的成纤维细胞只能培养 15 ～ 30 代就开始死亡。为此，他首次提出：体外培养的细胞是有一定寿命的，其增殖能力不是无限的，而是有一定限度的，这即是著名的 Hayflick 界限（Hayflick life span）。Hayflick 还比较了多种动物成纤维细胞在体外培养条件下的传代次数与寿命的关系。研究显示，体外细胞的增殖能力反映了细胞在体内的衰老情况，即体外培养细胞的增殖能力与细胞传代次数、细胞物种的寿命、细胞供体的年龄有一定的关系。细胞的传代次数与细胞的供体年龄呈负相关，而与细胞的寿命呈正相关（表 14-1）。进一步的细胞融合实验发现：当年轻细胞质与年老细胞融合时，杂交细胞不能分裂，而老年的细胞质与年轻的细胞进行融合时，杂交细胞的分裂能力与年轻细胞几乎相同。这个结果表明，决定细胞衰老的根本原因是细胞核而不是细胞质。

表 14-1　体外培养的成纤维细胞传代次数与寿命及供者年龄的关系

表 14-1　体外培养的成纤维细胞传代次数与寿命及供者年龄的关系

物种	平均寿命（年）	传代次数
龟	175	90～125
人（胚胎）	110	40～60
人（新生儿）	110	20～40
人（成人）	110	15～30
早老症患者	47	2～10
小鼠	3	14～28

二、细胞衰老的特征

细胞衰老是细胞生理、生化发生复杂变化的过程。细胞衰老的主要表现是对环境变化的适应能力和维持细胞内环境稳定的能力下降，生理功能紊乱，细胞结构逐渐瓦解等。总体可归纳为如下两大特征。

（一）细胞衰老的形态学改变

（1）细胞皱缩，原生质失水，体积变小。

（2）细胞膜不饱和脂肪酸被氧化，细胞膜磷脂含量下降，胆固醇含量上升，膜脂之间或脂蛋白之间交联，膜通透性、脆性和黏度增加，膜流动性降低。

（3）细胞核增大，核膜内折，染色质固缩化。

（4）细胞器结构数量发生改变，高尔基体破碎，内质网弥散、减少，尼氏体消失，特别是线粒体变大并且数量减少。

（5）细胞的各种结构呈退行性变化，胞内出现脂褐素等异常物质，代谢降低，结构逐渐瓦解。

（二）细胞衰老的生物大分子改变

（1）核酸的变化：DNA 复制、转录和修复能力受到抑制，个别基因被异常激活，DNA 氧化、断裂、缺失和交联，甲基化程度降低，端粒 DNA 丢失，线粒体 DNA 特异性缺失，mRNA 和 tRNA 含量降低等。

（2）蛋白质的变化：氨基酸、蛋白质合成速率降低，蛋白质发生糖基化、脱氨基反应等，导致蛋白质的稳定性、抗原性发生改变。另外，衰老细胞中由于自由基对蛋白质损伤的积累，可形成多肽链的交联、断裂，导致蛋白质的变性、功能降低或丧失。

（3）酶的变化：衰老细胞中酶含量降低，酶分子的二级结构、溶解度、等电点发生改变，活性中心被氧化，金属离子 Ca^{2+}、Zn^{2+}、Mg^{2+}、Fe^{2+} 等丢失，从而导致酶失活。

第二节　细胞死亡

细胞死亡（cell death）是指细胞生命现象不可逆的终结。它与细胞的增殖、分化、衰老一样都是细胞生命活动的重要组成部分，也是生命的重要表现形式。在正常人体组织中，每天都有千千万万的细胞死亡。细胞死亡的原因很多，根据死亡的模式不同，一般认为细胞死亡主要有两种形式，即细胞坏死和细胞凋亡，近年有些学者将细胞自噬和细胞胀亡也纳入了细胞死亡的表现形式。本节主要介绍细胞坏死、细胞自噬性死亡和细胞凋亡。

一、细胞坏死的概念与特征

细胞坏死（cell necrosis）是细胞的一种死亡方式，是细胞对外来伤害的一种被动的、无规则反应，是细胞的突发性病理性死亡。

（一）细胞坏死的原因

细胞坏死一般是由于严重的病理刺激所致，如严重和急性的损伤（如急性缺氧、局部缺血、缺氧等）、严重的物理化学伤害（如辐射、高温、强酸、强碱）、生物因子的作用等，都可以引起细胞坏死。

（二）细胞坏死的主要特征

在细胞坏死的过程中，细胞发生核固缩、核碎裂，DNA随机降解，细胞膜和内膜系统发生破裂进而引起核溶解。同时，由于细胞外大量水、电解质进入细胞内，细胞内环境的失衡，导致细胞器特别是线粒体肿胀，溶酶体的酶弥散到细胞质中，细胞质外溢，细胞解体并引起周围组织发生炎症反应，且一般是成群细胞的死亡。

二、细胞自噬性死亡

细胞自噬性死亡是指细胞在某种诱因下，以细胞自噬而导致细胞死亡一种的方式。早在1970年前后就有学者研究发现，细胞在饥饿的状态下能够将自身成分用膜包起来形成囊泡，运送至溶酶体将其降解掉，并提出细胞自噬（autophagy）现象。1993年日本科学者大隅良典（Yoshinori Ohsumi）在酿酒酵母中筛选到了一系列与自噬有关的基因，即 *ATG* 基因（autophagy related gene），并对自噬有关的分子机制进行了阐明。细胞自噬是指将胞质内损伤或退化的细胞器、蛋白大分子等成分通过自身内膜进行包裹，形成自噬体后通过转运与转溶酶体融合形成自噬溶酶体，将内容物消化并降解的过程（图14-1）。细胞自噬性死亡是一种非凋亡性的程序性细胞死亡，其特征是利用自噬小体对细胞内容物进行降解，并导致细胞的死亡。

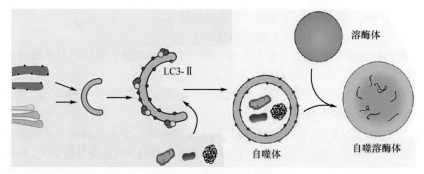

图 14-1　细胞自噬过程

（一）细胞自噬性死亡的特征

细胞自噬典型的形态学特征是形成自噬体，其他形态学特征表现为高尔基体和内质网等细胞器肿胀、胞质无定形、核固缩。由糙面内质网包裹将要被吞噬的底物形成大量自噬体或吞噬泡，随后与初级溶酶体结合形成自噬溶酶体。

（二）细胞自噬性死亡的功能

自噬是广泛存在于真核细胞中的现象。细胞自噬清除细胞内受损的细胞器，引起老化、功能退化细胞的死亡，阻止细胞损伤及癌症的发生，也是细胞营养缺乏时营养的动员。细胞自噬在生物体生长发育、参与免疫应答以防止肿瘤、神经退行性疾病的发生，细胞分化及对环境应激等方面起重要作用。自噬基因的突变可以导致如癌症和神经系统等方面的疾病。

三、细胞凋亡的概念与特征

（一）细胞凋亡的概念

20世纪60年代，英国的病理学家Kerr等在研究肝供血与肝组织结构时，发现了一种与缺血性肝细胞坏死不同的新型肝细胞死亡类型，它不引起周围组织炎症反应，且这种坏死类型的细胞内含有增多的圆形小体。Kerr等通过电镜观察发现，这些圆形小体内包含着膜性结构完整的细胞碎片、细胞器及浓缩的染色质等，且它们可通过肝细胞收缩或出芽产生。当时Kerr等将这种新型细胞坏死命名为"固缩性坏死"。但随着研究的增多与深入，人们逐渐认识到"固缩性坏死"是与经典的细胞坏死完全不同的细胞死亡形式，是一种同时存在于生理和病理情况下的受细胞自身调控的过程，在胚胎形成的过程中起到重要作用，在正常组织和肿瘤的发生、发展中也具有重要意义。因此，Kerr 等认为再以"固缩性坏死"描述这种新型的细胞死亡类型有失准确，并于 1972 年提出了"apoptosis"（细胞凋亡）的概念。"apoptosis"来源于希腊语，在希腊语中"apo"意为脱离；而"ptosis"是指树叶或花瓣的凋零，选用这个组合词是强调这种细胞死亡类型属于自然界的生理学过程。

细胞凋亡现象普遍存在人类及多种动植物中，是多细胞生物个体正常发育、维持成体组织结构所不可缺少的。细胞凋亡（apoptosis）是指细胞在一定的生理或病理条件下，一种主动的、由基因决定的细胞自杀（cell suicide）过程。目前细胞凋亡与细胞程序性死亡（programmed cell death，PCD）经常被人们作为同义词应用，但有些学者提出二者是既有联系，也有一定区别的概念。虽然二者的发生都需要基因的表达和蛋白质的合成，结局都是细胞的凋零，但 PCD 是一个功能性概念，它是指在多细胞生物发育过程中，在一定时间、地点，细胞按一定程序发生的死亡。而细胞凋亡是一个形态学概念，细胞凋亡既可见于 PCD 的生理状态，也可见于 PCD 之外的病理状态，且细胞凋亡也并非都是程序化的。

（二）细胞凋亡的特征

细胞凋亡表现了与细胞坏死完全不同的特征，主要表现在形态学特征和生化特征的不同。

1. 细胞凋亡的形态学特征

（1）细胞质的变化：在细胞凋亡过程中，首先是细胞质因脱水皱缩、细胞密度增加。随着细胞凋亡的进行，细胞器发生不同程度的改变。凋亡早期可观察到线粒体增大、嵴增多，继之出现空泡化。内质网腔增殖膨大，并与细胞膜融合，形成膜表面的芽状突起。细胞骨架由疏松有序变为致密而紊乱，但溶酶体则相对完整。

（2）细胞核的变化：核 DNA 在核小体连接处发生断裂是细胞凋亡的重要特点。这些核小体片段向核膜下或中央部异染色质区高度凝集形成新月形、马蹄形、花瓣形或眼球状等多种形态的染色质块（图 14-2），然后由于染色质的进一步凝集，核纤层发生断裂解体，使核膜在核孔处断裂，并向内包裹高度凝集的染色质块形成若干核碎片或核残片，分散于细胞的不同部位。

（3）细胞膜的变化：细胞膜原有的特化结构，如微绒毛、细胞突起及细胞间连接，以及一些与细胞间连接有关的蛋白质随着细胞凋亡的发生逐渐消失；而某些可能与凋亡细胞清除有关的生物大分子，如磷脂酰丝氨酸等，在凋亡细胞膜上出现，随后胞膜皱缩内陷，分割包裹胞质。

（4）凋亡小体的形成与清除：凋亡细胞特征

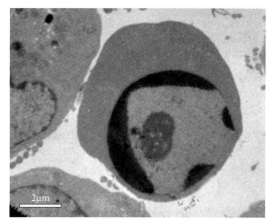

2μm

图 14-2 凋亡细胞核的新月形结构

性的形态学改变是形成凋亡小体。随着胞膜皱缩内陷、分割包裹胞质，并以发泡或出芽等方式排出胞外，凋亡细胞裂解为数个大小不等的内含胞质、细胞器及核碎片的膜包小体，即凋亡小体（图 14-3）；或通过分隔机制，凋亡细胞由内质网分隔成多个大小不等的分隔区，分隔膜再与细胞膜融合、脱落形成凋亡小体；或通过自噬体形成机制，即通过内质网膜包裹线粒体等细胞器和其他细胞质成分形成自噬体，与细胞膜融合后排出胞外，形成凋亡小体；也有的凋亡细胞仅仅是通过核固缩成为单个致密的结构，这也被称为凋亡小体。

由于在细胞凋亡过程中，凋亡小体很快被邻近的细胞（如单核细胞、巨噬细胞、上皮细胞、血管内皮细胞、肿瘤细胞等）吞噬、清除，整个过程无细胞内容物外漏，故不会引起周围组织的炎症反应（图 14-4）。

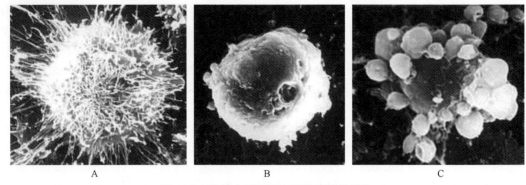

图 14-3　扫描电镜下凋亡细胞表面的变化

A. 正常细胞；B. 微绒毛消失；C. 凋亡小体

2. 细胞凋亡的生化特征

（1）内源性核酸内切酶活化致 DNA 片段化：细胞凋亡时，细胞内源性核酸内切酶活化，在核小体连接区特异地切断 DNA 链，使凋亡细胞的 DNA 形成长度为 180～200bp 或其整数倍的寡聚核苷酸片段。这种有规律的 DNA 片段在琼脂糖凝胶电泳时会形成与细胞坏死时的 "弥散状条带" 完全不同的凋亡细胞特征性的 "DNA 梯状条带"（DNA ladder），这被认为是细胞凋亡最典型的生化特征之一（图 14-5）。

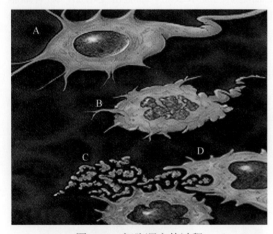

图 14-4　细胞凋亡的过程

A. 正常细胞；B. 凋亡细胞；C. 凋亡小体；D. 吞噬细胞吞噬凋亡小体

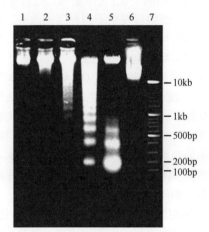

图 14-5　凋亡细胞特征性的 "DNA 梯状条带"

1～5 分别为细胞色素 c 诱导细胞凋亡 0、1、2、3、4 小时后的基因组 DNA；6 为正常细胞的基因组 DNA；7 为 DNA Marker

（2）蛋白酶的级联反应：研究表明，细胞凋亡的启动、发生、发展等一系列过程都受到一系列自杀性蛋白酶的控制。抑制蛋白酶活性在某种程度上就意味着阻止细胞凋亡的发生，这些蛋白酶构成的级联反应是细胞凋亡机制的核心部分。调控细胞凋亡的蛋白酶主要有胱天蛋白酶（caspase）家族、分裂素（mitogen）及钙蛋白酶（calpain）等。这些蛋白酶是细胞凋亡的执行者，并构成级联反应，阻断细胞与周围细胞的联系，灭活细胞凋亡抑制物，阻止 DNA 修复，干扰 DNA、RNA 的拼接，作用于核纤层蛋白而将核纤层降解，破坏核结构，破坏细胞骨架，使细胞裂解为凋亡小体等。

（3）胞质 Ca^{2+} 浓度的改变：有研究显示，胞质 Ca^{2+} 的浓度与细胞凋亡有密切关系。通过胞内 Ca^{2+} 库释放和胞外 Ca^{2+} 内流增加使胞内 Ca^{2+} 浓度持续升高，Ca^{2+} 浓度的升高参与了凋亡早期信号转导和凋亡的执行阶段，而更重要的是在凋亡的早期阶段促凋亡 Bcl-2 家族成员 Bak 和 Bax 可迅速清空内质网 Ca^{2+}，使线粒体对 Ca^{2+} 内流和 Cyt c 释放敏感，线粒体内 Ca^{2+} 超载将引起线粒体损伤，进而导致 Cyt c 释放到胞质，活化胱冬酶，诱导细胞凋亡。

（4）线粒体在细胞凋亡中的变化与作用：①产生活性氧（reactive oxygen species，ROS）介质：活性氧介质是细胞凋亡的信使分子和效应分子。一方面，ROS 自身可以作为信号分子激活一些可引起细胞凋亡的蛋白酶或凋亡诱导因子等，诱导细胞凋亡；另一方面，增加 ROS 产物又可以降低细胞内抗氧化物如 NADH、NADPH、GSH 等的有效性，从而引起细胞凋亡效应。②线粒体渗透转变孔通透性增加：当胞内 Ca^{2+} 浓度提高及氧化应激时，线粒体通透性转换孔（mitochondrial permeability transition pore，MPTP）开放，导致小分子物质与水等进入线粒体基质，线粒体膨胀、内外膜破裂，导致线粒体外膜透化（mitochondrial outer membrane permeabilization，MOMP）。MPTP 开放使呼吸链解偶联，这是凋亡早期的决定性变化。③线粒体呼吸链受损：导致能量代谢破坏，细胞死亡。④ Cyt c 释放：Cyt c 可激活细胞凋亡必需的胱冬酶家族。线粒体呼吸链受损中最为重要的改变是 Cyt c 的释放，该蛋白从线粒体膜间腔释放到胞质，与 Caspase-9 酶原结合并激活 Caspase-9，活化的 Caspase-9 将激活下游的 Caspase-3，引发一系列的凋亡反应。

3. 细胞凋亡与坏死的区别　细胞凋亡与细胞坏死都是细胞死亡的形式，但有完全不同的特征，因此两者属于截然不同的细胞学现象，其主要区别（表 14-2）表现在三个方面：①死亡的原因；②死亡的过程；③死亡的反应。

表 14-2　细胞凋亡与细胞坏死的主要区别

特征	细胞凋亡	细胞坏死
死亡的原因		
诱导因素	生理或病理性信号	强烈刺激病理性信号
死亡的过程		
基因活动	有基因调控	无基因调控
细胞体积	皱缩变小	肿胀变大
细胞质	胞质皱缩，由质膜包围形成凋亡小体	溢出，破碎
细胞核	固缩	弥漫性降解
基因组 DNA	规律性片段化，电泳呈梯状	随机降解，电泳呈弥散状
细胞膜	保持完整，直到形成凋亡小体	破损
溶酶体	完整	破碎
效应蛋白质合成	需要	不需要
凋亡小体	有	无
组织分布	单个散在细胞	成群细胞或大片组织
死亡的反应		
炎症反应	无	有
意义	个体存活需要	破坏作用

4. 细胞凋亡的生物学意义　细胞凋亡是生物进化过程中形成的一种重要的细胞死亡方式，是由基因控制的细胞自主有序的死亡。细胞凋亡不仅在生物界普遍存在，而且贯穿于每个个体生命的全过程，对胚胎的正常发育及维持机体自稳机能都具有重要的生物学意义。主要表现在如下几个方面：

（1）参与发育过程中错位、迷途和多余细胞的清除：通过细胞凋亡机制，不仅可清除哺乳动物在胚胎发育早期出现的祖先进化过程中曾出现的结构，如前肾、中肾、鳃和尾等，而且在动物组织器官形成及变态过程中也起到重要作用，如清除人胚胎发育过程中的指（趾）间组织（蹼），形成正常的指（趾）间隙，促进个体成熟（图 14-6A）；在蝌蚪发育成蛙的变态过程中，清除蝌蚪尾部的细胞（图 14-6B）。同时，一些错位、迷途及发育不正常的细胞也可以通过细胞凋亡机制清除。例如，在发育早期，神经细胞的数量远大于靶细胞数量，但在发育过程中，只有那些与靶细胞建立了良好接触联系并充分接受了靶细胞分泌的存活因子的神经细胞才可以保留下来，而将近一半的未形成正常连接的神经元将发生细胞凋亡。

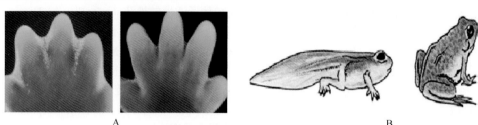

图 14-6　细胞凋亡清除发育过程中错位、迷途和多余细胞

A.细胞凋亡清除发育过程中的指（趾）间组织细胞；B.细胞凋亡清除蛙发育过程中蝌蚪尾部的细胞

（2）参与免疫系统的调节：免疫系统是机体防御系统的重要组成部分。例如，淋巴细胞的发育分化及成熟过程中，由于免疫系统的选择作用，约 95% 的前 T 和前 B 淋巴细胞发生凋亡，其过程涉及到复杂的细胞凋亡机制。另外，在接受抗原刺激而发生的免疫反应中，参与反应的淋巴细胞和靶细胞在一定条件下均发生凋亡，这是一种清除受病毒感染细胞和肿瘤细胞的机制。因此，一旦细胞凋亡过程被破坏，将引起一系列的疾病，如感染、癌症、自身免疫性疾病等。

（3）参与机体损伤、衰老和突变细胞的清除：通过细胞凋亡机制，不仅可以清除机体内损伤或功能丧失的细胞，而且还可以清除那些有潜在危害的细胞，如 DNA 受到损伤后得不到修复、有潜在癌变危险的细胞。因此，细胞凋亡机制是机体清除损伤、衰老和突变细胞，抵御外界因素干扰，维持机体内环境稳定的重要因素。

第三节　细胞衰老、凋亡的调控机制及临床

一、细胞衰老的调控

（一）细胞衰老学说

衰老受到多种因素的影响，是一个十分复杂的生命现象。随着生命科学的发展，揭示衰老的机制、探索抗衰老的有效措施已经成为生命科学研究的一个重要领域。有关衰老的分子研究也取得了许多成果，关于衰老机制的假说有很多，它们相互补充、相互重叠，但目前还没有一种理论能解释所有的衰老现象，归纳起来，影响较大的主要有如下几种：

1.遗传决定学说　该学说认为，衰老是遗传上的程序化过程，在细胞内存在一系列的特定基因，它们按照内在预定的程序控制着细胞的生长发育、衰老和死亡。衰老基因（senescence gene）在特定的时空有序开启或关闭，决定着细胞的衰老进程。遗传基因程序控制生物的衰老及寿命的结论已被大量的调查与研究证实。例如，长寿家族的平均寿命高于一般平均寿命，女性平均寿命高于男性平均寿命。而由于位于 8 号染色体短臂上的 DNA 解旋酶基因突变所致的成人早老综合征（Werner's syndrome）患者，平均 39 岁时即出现衰老，平均寿命仅约 47 岁，其细胞在体外培养的传代次数也远低于同龄正常人的细胞。具有明显家族性的婴幼儿早衰综合征（Hutchinson-Gilford syndrome）患者 1 岁时就出现衰老，平均寿命仅 12 ～ 18 岁。

2. 自由基学说 - 损伤应答学说　该学说是由英国学者 Harman 于 1954 年提出，由于近年获得大量支持证据，目前已经受到广泛关注。学说核心内容是：生物体代谢过程中会产生一些毒性副产品——自由基（如超氧阴离子、羟自由基和过氧化氢）等活性氧基团（reactive oxygen species，ROS）或分子，如氢自由基（H·）、氧自由基（O_2^-·）等。在正常情况下，这些自由基参与机

体的正常生理运行，机体的抗氧化防御体系将维持体内自由基的动态平衡。但随着年龄的增长，抗氧化酶活性降低，自由基发生清除障碍，逐渐累积。研究显示，过多的自由基会对许多细胞成分造成损伤，如：①使质膜中的不饱和脂肪酸氧化、膜蛋白变性、膜脆性增加、膜流动性降低、膜结构破坏，膜功能紊乱或丧失。②使蛋白质的巯基氧化，使蛋白质交联变性、失活。③ DNA 链断裂、交联、碱基羟基化、碱基切除，导致 DNA 损伤而影响 DNA 复制与转录。为此，有学者认为，在导致衰老的诱因中，自由基是最主要的。清除过多的 ROS，可防止细胞结构的破坏，延缓衰老进程。

随着研究的深入，近年有学者发现，氧自由基累积效应不能解释所有的衰老现象，如鼠类与蝙蝠有类似的体积和代谢率，但鼠类的寿命却仅有蝙蝠的 1/10 ～ 1/5，为此他们在自由基理论的基础上提出"损伤 - 应答假说"，对自由基理论进行了补充与完善。损伤 - 应答假说认为：细胞的衰老和寿命是由损伤的累积程度与损伤的应答反应能力共同决定的，损伤的应答能力包括降低损伤因素、修复损伤效应，而应答能力的强弱则是由物种的特定基因决定的。特定基因决定了不同物种对损伤累积的耐受程度即细胞衰老阈值的高低，进而决定了细胞衰老与寿命的进程。

3. 端粒钟学说 端粒是染色体端部的特化结构，其 DNA 序列由简单的串联重复序列组成，并依靠端粒酶催化合成。"端粒钟学说"的主要观点是，端粒随细胞的分裂不断缩短，当端粒长度缩短到一定阈值时，将触发某种信号，使细胞进入衰老进程。该学说是由 Harley 等在实验的基础上于 1990 年提出的，他们以人工合成的与端粒 DNA 同源的 DNA 片段（TTAGGG）$_3$ 为探针，测定了不同年龄的人成纤维细胞中的端粒长度，结果发现细胞每分裂一次，端粒要减少 5 ～ 20bp，即端粒的长度随年龄的增加而缩短，体外培养的成纤维细胞端粒的长度也随传代次数的增加而下降。此后的其他研究也为端粒钟学说提供了令人信服的证据。如 1998 年，Wright 等将人的端粒反转录酶亚基（HTRT）基因通过转染引入正常的二倍体人视网膜细胞和包皮成纤维细胞，结果发现表达端粒酶的转染细胞分裂旺盛，且高效表达端粒酶的细胞比未转染的对照组传代次数至少多 20 代。随后，有研究者对英国科学家 Wilmut 利用 6 岁绵羊的乳腺细胞作为供核细胞培育出的克隆羊多莉（Dolly）出现提前衰老的问题进行了研究，结果也显示，Dolly 的细胞中端粒的长度比同龄羊缩短了 20%。近期关于端粒缩短与细胞衰老发生机制的体外研究揭示，正常体细胞随着细胞分裂，其端粒逐渐丢失，当达到一个特定的阈值时，染色体末端被暴露，裸露的染色体被细胞感知为 DNA 损伤，继而无法通过 P53 检查点，发生细胞周期阻滞，导致细胞进入复制性衰老阶段。大量的研究提示，端粒缩短是细胞衰老的重要特征，并掌控细胞衰老的生理时钟。

当然也有学者对该学说持不同观点，如 Carman 等的研究显示：二倍体仓鼠的胚胎细胞在分裂过程中始终表达端粒酶，且端粒长度恒定。但这些细胞在体外分裂 20 ～ 30 代后，仍然会进入衰老状态，且鼠的寿命远低于人类。这表明"端粒钟学说"不能解释某些物种的寿命差异。2001 年的一项研究对此作了初步解释，研究者发现，体外培养的大鼠少突胶质前体细胞、施万细胞在适宜的条件下可无限制地传代，这表明大鼠细胞内不存在复制衰老，其衰老是由损伤 - 应答机制决定的。为此，有学者指出"端粒钟学说"仅是引起细胞衰老的诸多因素之一，是寿命较长物种在进化过程中的一种选择。

（二）细胞衰老相关基因

目前对衰老相关基因的研究仍处于基础阶段，大多是对体外培养细胞的研究。虽然在细胞水平基因的鉴定及其表达产物的功能的研究已取得一定成果，但距离临床应用仍有很长的路要走。尽管如此，目前的工作已经为揭示衰老发生机制提供了可靠的依据，并为衰老相关疾病的治疗指明了研究方向。近年的许多研究表明，生物体内存在系列细胞衰老相关基因，根据功能不同，主要分为两类：细胞衰老基因和抗衰老基因（阻遏抑制基因），其表达产物分别是可抑制 DNA、蛋白质正常合成的抑制素和阻碍衰老基因表达、阻断衰老进程的阻遏物质。它们的表达水平及相互作用决定着细胞衰老的进程，如 *p19*、*p21*、*p16*、*Rb* 和 *p53* 等。

1. 衰老基因

（1）*p16* 和 *p21* 基因：目前的研究表明，*p16* 和 *p21* 是细胞衰老过程中起主要作用的两个衰老相关基因，其表达量与衰老的表型及衰老进程密切相关。研究显示，*p16* 基因在衰老细胞中表达水平远高于年轻细胞，如果抑制 *p16* 基因，可使 Rb 蛋白发生磷酸化而失去与 E2F 的亲和性，进而导致转录因子 E2F 活性增强，调控多种生命必需基因得到表达，细胞衰老延缓。这一结果揭示 *p16* 基因是细胞衰老遗传控制程序中的重要环节，在功能上表现为衰老基因。而 *p21* 基因是细胞周期蛋白激酶的抑制子家族成员之一，p21（CDK 抑制因子，CKI）可与 G_1/S-CDK 和 S-CDK 结合，并抑制其活性，使细胞周期停留在 G_1/S 点不能进入 S 期，引发复制型细胞衰老。研究显示，细胞一旦收到来自 p16、p21 途径的衰老信号，p16INK4a、p21Cip1 蛋白就成为控制衰老过程的中心环节，细胞则进入衰老程序，停止增殖并且发生一系列形态和功能上的变化。研究证实，*p21* 的转录产物在衰老细胞中较年轻细胞明显增高，相应 p21 蛋白含量也升高，并且在年轻细胞中 p21 过量表达可抑制细胞周期的进程，提示 *p21* 基因是衰老基因。另外，还有学者提出，p21 也可能通过活性氧（ROS）积聚机制诱导衰老，*p21* 基因可增加正常成纤维细胞和 p53 阴性肿瘤细胞内的 ROS 水平，而 ROS 抑制剂 N- 乙酰半胱氨酸可延缓 *p21* 诱导的细胞衰老，即 *p21* 基因表达产物诱导了 ROS 的累积，导致了细胞衰老进程的启动。

（2）载脂蛋白 *Eε4* 基因和 β 淀粉样蛋白基因：它们的活跃可导致冠状动脉硬化和阿尔茨海默病的高发，这已经被许多研究所证实。美国学者对 444 个长寿家庭的调查显示，这些家庭中有 2000 多名成员活到 100 岁以上，百岁老人的女性同胞的死亡率仅是全国水平的 50%，研究发现这些百岁老人普遍缺少载脂蛋白 *Eε4* 基因。而另一项研究显示，转 β 淀粉蛋白基因动物的子代出现明显的老年性痴呆症状。

2. 抗衰老基因　近年来对衰老机制的探讨揭示，衰老基因在年轻细胞中未得到表达的关键是由于细胞中有抗衰老基因的存在，其产物可阻遏衰老基因的表达，或阻断细胞衰老进程。这些基因主要有 *wrn* 基因、*SOD* 基因、*Klotho*（*KL*）基因。

（1）*wrn* 基因：该基因的发现是 20 世纪 90 年代人类在病理性衰老相关基因研究方面取得的重大突破。*wrn* 基因位于 8 号染色体短臂，可编码由 1432 个氨基酸残基组成的 DNA 解旋酶，该基因的突变可影响 DNA 复制与转录，导致成人早老综合征，这是一种常染色体隐性遗传病。该病患者约 39 岁时即可出现衰老，平均寿命也仅约 47 岁。因此 *wrn* 基因被确认为抗衰老基因。

（2）*SOD* 基因：该基因是在对真菌、昆虫和蠕虫等的大量研究中发现的。研究发现，长寿种群常伴有丰富的超氧化物歧化酶（SOD）。氧化损伤的累积是引起衰老的重要途径，为此阻断氧化损伤，必然将在阻断细胞衰老进程、促进长寿中起重要作用。近年在哺乳动物的研究中也得到证实，如 Sohal 等通过培育转 *SOD* 和过氧化氢酶基因小鼠发现，其转基因株 SOD 和过氧化氢酶活性分别提高 26% 和 73%，不仅平均寿命比野生型延长 1/3，而且最高寿命也有所延长。

（3）*Klotho*（*KL*）基因：该基因是新近发现的，并仅限于肾脏和脑脉络膜高表达的抗衰老基因。人和小鼠的 *KL* 基因定位于染色体 13q12 区域，其 mRNA 存在一个可变剪切位点，因而 *KL* 基因能表达膜型和分泌型两种蛋白。Rakugi 等体外研究证实，膜型 KL 蛋白可通过激活 cAMP 信号途径及增加 NO 产物在人脐静脉内皮细胞的产生，增加超氧化物歧化酶表达，并且 KL 蛋白还可抑制血管紧张素 Ⅱ（angiotensin Ⅱ，Ang Ⅱ）引发的反应性氧簇的产生，提示膜型 KL 蛋白对血管内皮具有保护作用。另外，新近的研究证实，对胰岛素 / 胰岛素样生长因子 -1（IGF-1）信号转导通路适度抑制也是 *KL* 基因抵抗衰老的机制之一，KL 蛋白对胰岛素 /IGF-1 的调节包括哺乳动物在细胞和生物水平上对氧化应激的抵抗。*KL* 基因过度表达会使小鼠的寿命延长，而 *KL* 基因断裂、突变的小鼠会过早出现类似人类早衰的症状，如活动减少、生育能力丧失、骨质疏松、动脉硬化等，且寿命缩短。这些结果提示 KL 蛋白本身就是一种抗衰老因子，*KL* 基因可通过多种途径促进长寿，如增加超氧化物歧化酶的表达，抵抗氧化应激，保护血管、肾、脑等。

二、细胞凋亡调控的分子机制

大量的研究揭示，细胞凋亡的调控是一个复杂的过程。不同的诱导因素（射线、活性氧基团和分子、DNA 和蛋白质合成的抑制剂、激素及肿瘤坏死因子等）可通过相同的信号转导途径诱发细胞凋亡，同一诱导因子在不同的信号转导途径中又可表现出截然相反的作用。不同的信号转导途径紧密联系、相互作用，整个信号转导系统形成复杂的网状结构调控细胞凋亡并受到严格调控。近几年，在细胞凋亡相关基因调控机制、凋亡信号转导途径及生化反应机制等方面的研究都取得了显著的进展。但凋亡机制的研究仍有很多问题亟待进一步阐述，如凋亡相关基因及其相互关系的进一步揭示、不同的信号转导途径的调控、生化反应精确机制、相关疾病（如肿瘤）中凋亡分子机制及这些机制在疾病治疗中的意义等。

（一）细胞凋亡相关基因

大量研究表明，细胞凋亡是受到基因严格调控的精确过程，随着一些基因的作用逐渐得到揭示，人们已有可能对细胞凋亡的发生机制作出一些解释，人们也将这些与凋亡调控相关的基因称为凋亡相关基因。其中研究较多的有 *Bcl-2*、*Caspase*、*Fas/FasL*、*C-myc*、*p53*、*ICE* 等。

1. *Bcl-2* 基因家族　*Bcl-2* 基因最先是在 B 细胞淋巴瘤 / 白血病中发现的，并由此命名。在细胞凋亡过程中，Bcl-2 蛋白家族成员起着至关重要的作用。它们具有较高的同源性，且大部分家族成员可形成同源性或异源性多聚体，通过蛋白 - 蛋白之间的相互作用，构成调控细胞凋亡的结构基础。根据其在细胞凋亡中的功能，*Bcl-2* 基因家族被分为两大类：一类是抗凋亡的，主要有 *Bcl-XL*、*Bcl-2*、*Bcl-W* 等；另一类是促细胞死亡的，主要包括 *Bax*、*Bak*、*Bcl-XS*、*Bad*、*Bik*、*Bid* 等。Bcl-2 家族蛋白中抗凋亡蛋白与促凋亡蛋白之间的相互作用是决定细胞生存或死亡的关键因素，其中以 Bcl-2/bax 的作用最重要。研究显示，细胞凋亡的负调控因子 Bcl-2 在许多类型的细胞受到外界刺激时能保护细胞免于凋亡。它们主要定位于线粒体外膜、内质网及核膜的胞质面上，与膜的结合对于其发挥功能是极其重要的，尤其是 Bcl-2 蛋白与线粒体膜的关系更受到人们的关注。研究表明，线粒体膜上的 Bcl-2 可在不同水平上抑制凋亡，既可通过抑制谷胱甘肽（GSH）的外泄降低胞内的氧化还原电位抑制细胞凋亡，也能通过调节线粒体膜对一些凋亡蛋白前体的通透性，封闭促凋亡蛋白 bax 形成孔道的活性，使一些离子和小分子不能自由通透，如使细胞色素 c 等不能穿过线粒体膜进入细胞质，从而保护细胞免于凋亡。但另一方面，*bax* 的过度表达可抑制 bcl-2 蛋白的功能，促进细胞凋亡。

2. *Caspases* 基因家族　Caspases 是一组结构上相关的半胱氨酸天冬氨酸蛋白酶，它们的重要共同点是能特异地断开天冬氨酸残基后的肽键，所以命名为胱冬肽酶家族（cysteine aspartic acid specific protease，Caspase）。这些蛋白酶是引起细胞凋亡的关键酶，一旦信号途径被激活，细胞将不可逆地走向死亡，因此被认为是导致细胞凋亡的重要因素之一。目前的研究发现，Caspases 蛋白家族有十余个成员，在细胞凋亡进程的不同阶段起到不同的作用。例如，Caspase-1 和 Caspase-11 主要参与白细胞介素前体的活化，不直接参与细胞凋亡信号的转导；参与凋亡起始的有 Caspase-2、Caspase-8、Caspase-9 和 Caspase-10；参与凋亡执行的是 Caspase-3、Caspase-6 和 Caspase-7。而与 Ced-4 同源的 Apaf-1 则是凋亡蛋白酶活化因子（apoptosis protease activating factor-1，Apaf-1）。在 *Caspases* 基因家族中，*Caspase-3* 被认为是关键的信息分子和凋亡机制的核心成分。正常条件下，Caspase-3 以无活性的酶原（32kDa）形式存在于胞质中，活化的 Caspase-3 由两个大亚基（17kDa）和两个小亚基（12kDa）组成，它能特异性地切割细胞 DNA，裂解细胞外基质蛋白及骨架蛋白，促使核染色质凝聚，并且使参与 DNA 损伤修复过程的多聚（ADP-核糖）聚合酶（PARP）以及 DNA 依赖的蛋白激酶（DNA-PK）等失活，导致细胞发生凋亡。近年的研究还表明，一方面凋亡的起始者可活化执行者，导致细胞凋亡的启动；同时凋亡执行者 Caspase-3 也可以切割并激活 Caspase-2、Caspase-6、Caspase-7、Caspase-9 等酶原，形成正反馈，促进细胞凋亡的进程。

3. Fas/FasL 基因　Fas 又称为 APO-1，于 1993 年被人白细胞分型国际会议命名为 CD95，是一种穿膜蛋白，分子量为 48kDa，是广泛表达于正常细胞和肿瘤细胞膜表面的 I 型受体，属于肿瘤坏死因子受体（tumor necrosis factor receptor，TNFR）和神经生长因子受体（nerve growth factor receptor，NGFR）家族。它与 FasL 结合可以启动凋亡信号的转导，引起细胞凋亡。

人类的 *Fas* 基因和 *FasL* 基因分别定位于 10 号和 1 号染色体上。*Fas* 基因可在多种哺乳动物细胞表达，其基因的分子结构包括三部分：细胞外的 N 端、中间的膜区及细胞内区。细胞内区的胞质有一段由氨基酸组成的转导凋亡信号的区域，称为死亡结构域，为传递细胞凋亡信息所必需。FasL（Fas ligand，FasL）是 Fas 的配体，是细胞表面的一种膜蛋白，属于肿瘤坏死因子（tumor necrosis factor，TNF）家族的表面分子，且仅表达于活化的 T 细胞。FasL 与 Fas 结合，通过信号转导，最终可导致携带 Fas 受体的细胞凋亡。研究表明，Fas/FasL 系统参与了清除活化的淋巴细胞和被病毒感染的细胞，*Fas/FasL* 基因的突变或功能丧失可导致淋巴增殖性疾病发生以及自身免疫加剧，导致组织破坏。因此，Fas/FasL 系统在维持机体组织细胞群体的动态平衡与稳定，以及病理学上都具有重要意义。

4. C-myc 基因　属于原癌基因，其主要功能是参与基因转录，是一种早期快反应基因。对细胞具有两方面的作用，既可参与细胞的增生转化，又可诱导或促进细胞凋亡的发生。它的表达可以使细胞从 G_0 期过渡到 G_1 期，细胞周期变短，分裂加速，诱导细胞周期进程和分化；也可以使细胞生长受到抑制，阻止细胞分化或引起细胞凋亡。为此，*C-myc* 基因既是细胞凋亡的激活因子，也是细胞凋亡的抑制因素。研究显示，*C-myc* 可以诱导成纤维细胞、杂交瘤 T 细胞、白血病细胞等发生凋亡，且这种作用可因 *Bcl-2* 或突变型 *p53* 的表达而被抑制。

5. p53 基因　人类 *p53* 基因定位于 17p13.1，由 11 个外显子和 10 个内含子组成，长约 20kb，其编码蛋白质含 375 个氨基酸残基。*p53* 基因是重要的细胞周期、凋亡调节基因，活化的 p53 可以影响许多基因的表达，其中包括 *p21* 的表达。*p53* 可分为两种类型，一种是可诱导细胞发生凋亡的野生型（wt p53），另一种是具有抑制凋亡能力的突变型（mt p53），二者均参与细胞凋亡。野生型 *p53* 的生物学功能是在 G_1 期监控细胞基因组 DNA 的完整性，当 DNA 损伤时，*p53* 编码的转录活化蛋白聚集在 DNA 损伤部位，阻止 DNA 受损细胞进入 S 期，阻止 DNA 复制，从而使 DNA 得到修复。对于 DNA 损伤修复失败的细胞，p53 也可通过上调 *p21* 基因表达等途径介导细胞凋亡，以阻止具有基因损伤可能诱发肿瘤的细胞在机体内的复制与累积。因此，野生型 p53 蛋白具有引起细胞周期阻滞、诱导细胞凋亡和促进细胞终末分化等功能，与细胞凋亡的发生发展密切相关。但当 *p53* 基因突变或异常时，可形成突变型 p53 蛋白，则可抑制细胞凋亡并导致细胞转化和过度增殖，使 DNA 受损细胞逃脱 p53 的监控，细胞就在遗传物质变异的基础上不断增殖而癌变。因此，*p53* 基因编码产物与细胞凋亡以及肿瘤的发生、发展都密切相关，是细胞重要的防护机制。近年的研究还显示，目前研究人员已开发出一种类似 p53 的多肽，可用于干扰 p53-MDM2 复合物的形成，促进 p53 释放，并诱导细胞周期停滞或促进细胞凋亡。同时，由于这些小的肽段可以结合到抗原决定簇，妨碍 p53 和 MDM2 之间的相互作用，可用于治疗肿瘤。最近 Svane I M 等还研制出结合 p53 肽段的树突状细胞疫苗，并在临床 II 期试验中发现，接种疫苗后，约 1/3 的患者病情稳定或者出现病情的轻度消退，同时伴随 p53 的高表达。这些新的治疗方法让人类在攻克癌症的路上有了新希望。

（二）细胞凋亡的信号转导途径

作为一种重要的生物学过程，细胞凋亡与细胞增殖、分化等一样，既要受到细胞外多种信号的调控，也要受制于细胞内部一些特有的信号转导途径。这些转导途径既可与细胞增殖、分化等途径存在一些共同通道，也可因细胞的种类、来源、生长环境及诱因的不同而存在差异，同时凋亡的多条信号途径间又存在互通的交叉部分，使细胞凋亡信号转导途径具有多样性，也使调控机制成为非常复杂的系统。其中，死亡受体和线粒体介导的细胞信号转导途径是细胞凋亡信号转导途径中的经典通路，并起到重要作用（图 14-7）。

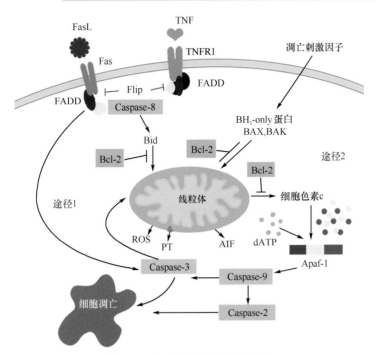

图 14-7　细胞凋亡信号转导通路

1. 线粒体介导的细胞信号转导途径　线粒体是重要的细胞器，对细胞代谢、ATP 产生、氧化应激及凋亡调节都具有重要作用。在细胞凋亡过程中，线粒体被认为处于调控的中心位置。氧化应激或其他凋亡信号刺激可导致线粒体膜渗透性改变，膜间隙蛋白释放，其中细胞色素 c（Cyt c）从线粒体内释放是细胞凋亡的关键步骤。膜间隙蛋白从线粒体膜间隙释放到胞质内，并与 Ced-4 同源的 Apaf-1（凋亡蛋白酶活化因子）结合，激活 Caspase-9；活化的 Caspase-9 激活下游的关键凋亡因子 Caspase-3，引发一系列的凋亡反应。目前的研究显示，两条途径在引起线粒体膜渗透性改变的过程中起到重要的调控作用。① Bcl-2 家族蛋白在调控线粒体的稳定中起重要作用，抗凋亡蛋白表达下调可引起促凋亡蛋白 Bax 或 Bak 寡聚化，并与线粒体上的膜通道结合使线粒体外膜形成孔状结构，允许一些离子和小分子自由通透，继而引起线粒体外膜通透（mitochondrial outer membrane permeabilization，MOMP）。而抗凋亡蛋白则通过与促凋亡蛋白结合形成异源二聚体，使其不能聚集，阻碍 MOMP 发生。②线粒体通透性转换孔（mitochondrial permeability transition pore，MPTP）是位于线粒体内外膜间的由多种蛋白质组成的一种非选择性的复合孔道，其周期性开放对保持线粒体内的电化学平衡及稳定状态具有重要作用。目前已经证实多种因素均可影响 MPTP 的开放，如胞内 Ca^{2+} 浓度提高及氧化应激情况下，MPTP 一旦非特异性开放，则可引起线粒体膜渗透性改变，导致多种细胞致死性后果，如呼吸链脱偶联、线粒体跨膜电位（$\Delta\psi m$）消失、超氧离子的产生、基质 Ca^{2+} 和谷胱甘肽（glutathione，GSH）的外流，并可干扰线粒体的发生及释放一些膜间蛋白成分等，进而激活 Caspase。Caspase 激活后又可以增加膜通透性，小分子物质与水等进入线粒体基质，线粒体膨胀，内外膜破裂，最终导致细胞凋亡。因此，MPTP 的开放是一个自我放大的过程，可以加速凋亡进程及协调某些凋亡反应。

2. 死亡受体介导的细胞凋亡信号转导途径　细胞膜上的死亡受体包括 FasL 受体和 TNF-α 受体等，它们属于肿瘤坏死因子家族，共同特征是都含有一个同源的死亡结构域（death domain，DD）和由 2～6 个重复的、富含半胱氨酸的细胞外结构域。死亡结构域能使死亡受体与胞内凋亡机制相连。死亡受体在受到细胞外凋亡信号（主要包括 FasL、TNF-α 等）刺激后，配体与受体结合，通过跨膜信号转导将死亡信号转入细胞内死亡域，启动凋亡信号转导，引起细胞凋亡。例如，死亡受体 Fas 与配体 FasL 结合后，可引起受体的三聚化，通过接头蛋白形成死亡诱导复合物。

Fas-FADD-Caspase-8 前体组成的死亡诱导复合物可激活特异的 Caspase-8 酶原。活化的 Caspase-8 可直接激活下游 Caspase-3 等，Caspase 家族系列级联活化，导致细胞凋亡。近年的研究还显示，在死亡受体途径中，特异的 Caspase-8 酶原活化后，还可以激活胞质内的 Bid（Bcl-2 家族成员），使其进入线粒体，导致 Cyt c 的高效释放，通过线粒体途径诱导细胞凋亡。

三、细胞衰老、凋亡与疾病

机体通过细胞凋亡清除衰老、损伤及突变的细胞，维持其生理的动态平衡。但当某些致病因子导致调控细胞凋亡、衰老的基因失常时，则必然导致疾病的发生。这些疾病主要包括神经退行性疾病、癌症、自身免疫性疾病及某些病毒病等。

（一）细胞凋亡与神经退行性疾病

细胞凋亡与神经元的丢失密切相关，中枢神经系统特殊类型的神经元在不同部位丢失，是各种神经退行性疾病最基本的病理改变。例如，阿尔茨海默病（Alzheimer's disease，AD）是一种神经退行性疾病，主要病理特点是大脑的神经元丢失。研究表明，β 淀粉样蛋白（amyloid protein β，Aβ）基因的活跃可导致阿尔茨海默病的高发，阿尔茨海默病老年斑的核心组成 Aβ 的水平与该病的严重程度明显相关，而 Aβ 能诱导神经元凋亡。研究发现，Caspase-3 参与了阿尔茨海默病的发生发展，不仅具有凋亡效应器的作用，还可与阿尔茨海默病的致病蛋白分子相互作用，参与致病过程。另外，还有研究显示，在肌萎缩患者中也发现了与神经元凋亡抑制蛋白相关的基因突变，使神经元凋亡抑制蛋白缺乏，最终导致脊髓前角运动神经元凋亡、肌肉萎缩。

（二）细胞凋亡与肿瘤

细胞凋亡在肿瘤的发病机制中占有重要的地位，凋亡活化基因与凋亡抑制基因的异常表达对肿瘤的发生发展具有重要的作用。例如，肿瘤细胞一般高表达 FasL，借以凋亡淋巴细胞，低表达 Fas 降低肿瘤细胞本身的凋亡，从而形成肿瘤细胞的逃避免疫及凋亡耐受的特性。另外，还有大量的研究显示，在人的大多数肿瘤的细胞中可检测到 *p53* 基因的突变或缺失。突变型 p53 蛋白可抑制细胞凋亡并导致细胞转化和过度增殖，使 DNA 受损细胞逃脱 p53 的监控，细胞就在遗传物质变异的基础上不断增殖而癌变。因此，细胞凋亡相关基因的表达与肿瘤的发生、发展都密切相关。

（三）细胞凋亡与自身免疫性疾病

自身免疫性疾病是指对自身抗原发生免疫应答导致自身组织损伤和功能障碍的一类疾病。正常情况下，由于免疫系统的选择作用，约 95% 的前 T 和前 B 淋巴细胞发生凋亡。如果凋亡异常，不能有效地清除自身免疫性细胞，则导致自身免疫性疾病，如系统性红斑狼疮（systemic lupus erythematosus，SLE）。它是一种典型的自身免疫性疾病，是由于 Fas 表达缺陷引起自身反应性 T 细胞阴性选择的凋亡功能丧失；T 淋巴细胞凋亡障碍，外周血出现大量有自身反应性的 CD4$^+$、CD8$^+$ 的 T 淋巴细胞，并进入外周淋巴组织，产生抗自身组织的抗体，最终导致多器官损害。研究还显示，与淋巴细胞的凋亡不足有关的其他自身免疫性疾病还有胰岛素依赖性糖尿病、类风湿关节炎、慢性甲状腺炎等。

（四）细胞凋亡与病毒感染性疾病

细胞凋亡在防御病原微生物感染中具有重要意义。宿主细胞可以通过细胞凋亡来清除病原微生物，保护机体内环境的稳定。有些病毒正是通过抑制细胞凋亡为病毒感染细胞的生存创造条件。研究表明，EB 病毒 *BHRF-1* 基因编码的蛋白与 *Bcl-2* 序列和功能相似，可以抑制细胞凋亡。而痘病毒 *CrmA* 基因可编码一种丝氨酸蛋白酶抑制剂，特异性抑制细胞凋亡信号 ICE 家族，进而抑制多种细胞凋亡。

但另一方面，感染所导致的细胞凋亡又正是导致艾滋病发生发展的主要机制。人类免疫缺陷病毒（human immunodeficiency virus，HIV）感染的宿主细胞表面可表达 gp120，其受体存在于 CD4$^+$ T 淋巴细胞膜上，当 gp120 与 CD4$^+$ T 淋巴细胞结合后，可诱导后者凋亡。另外，HIV 感染的外周血 T 细胞对 TRAIL 和 FasL 诱导的细胞凋亡也特别敏感。HIV 还可以使造血干细胞和未成熟 T 细胞凋亡，最终导致免疫系统崩溃。

本章学习思维导图

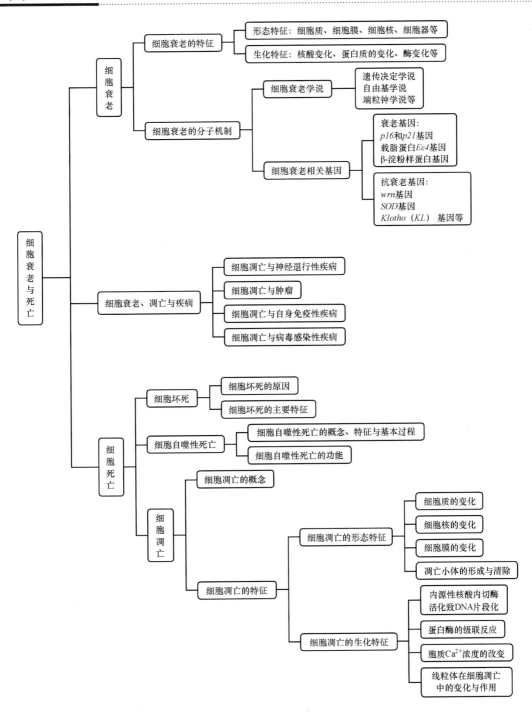

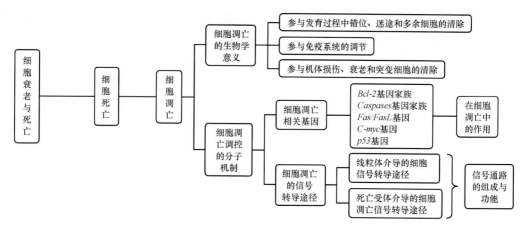

复习思考题

1. 简述细胞衰老的形态特征与生化特征。

2. 简述细胞死亡的几种基本类型与基本特征。

3. 什么是细胞的凋亡？简述细胞凋亡的形态特征与生化特征。

4. 简述细胞凋亡与细胞坏死的区别。

5. 细胞衰老相关基因、抗衰老基因有哪些？简述这些基因的主要功能。

6. 细胞凋亡相关基因有哪些？简述这些基因的主要功能。

7. 简述线粒体介导的细胞信号转导途径、死亡受体介导的细胞凋亡信号转导途径的基本过程。

（任立成）

第十五章 干细胞

"干细胞"一词源于 1896 年，E. B. Wilson 在一篇论述细胞生物学的文献中第一次使用了这个名词，并一直沿用至今。目前随着研究的深入，干细胞一词被赋予了新的内涵。近年来，干细胞研究与应用令人瞩目，其内容涉及所有生命科学领域，除了在细胞治疗、组织器官移植、基因治疗中具有重要意义外，在基因定位与分析、发育生物学模型、新药开发与药效分析等领域也产生了重要影响。当前的研究进展预示着它巨大的应用前景，并屡次被医学界评为生物医学发展的最前沿。本章将对干细胞研究的基本情况、胚胎干细胞和组织干细胞、干细胞与医学研究三个方面做简要介绍。

第一节 干细胞概述

一、干细胞的概念和分类

（一）干细胞的概念

在正常人体组织中，每秒约有 600 万个新生的红细胞替代相同数量死亡的红细胞；在胎儿和幼年期等成长阶段，皮肤要扩展，而且一生中也需要不断地更新；肠黏膜上皮每周需更新一次；在特殊情况下（如损伤），骨骼肌、肝脏等也可以再生得到补充。所以，机体需要一群具有保持分裂、分化能力的细胞，即干细胞。

干细胞（stem cell）是一类具有自我更新和分化潜能的细胞，是能够产生一种以上类型细胞的特化细胞。根据这一定义，在个体发育的不同阶段的不同组织中均存在干细胞，只是随着发育过程的延伸，干细胞的数量和分化潜能会有差异。

（二）干细胞的分类

根据研究角度的不同，干细胞的分类有两种：一是按其分化潜能的宽窄，将干细胞分为全能干细胞（totipotent stem cell）、多能干细胞（pluripotent stem cell）和单能干细胞（monopotent stem cell）。哺乳动物的生命起源于受精卵，受精卵经卵裂进行增殖并分化成 200 多种不同类型的细胞而发育成一个完整个体，细胞的这种潜能称为全能性。相应地，具有这种潜能的细胞即称为全能干细胞。受精卵经卵裂分裂为 8～16 个细胞时，每个细胞仍保持这种全能性，此时，将其中任何一个细胞移入子宫中，均可发育成一个完整个体。进入囊胚期，即开始了整个胚胎的最早期分化，此时形成的内细胞团即已失去了发育成完整个体的能力，但仍具有分化成包括生殖细胞在内的各种类型细胞的潜能，即所谓的多能干细胞。多能干细胞分化的潜能低，只能分化成几种特定类型的细胞，如间充质干细胞能分化成骨、肌肉、软骨、脂肪及其他结缔组织。而单能干细胞则只能分化成某类细胞，如神经干细胞只能分化成神经元或神经胶质细胞。

二是根据细胞来源将干细胞分为胚胎干细胞和成体干细胞。前者是指源自囊胚内细胞团的胚胎干细胞（embryonic stem cell，ES 细胞）和来源于早期胎儿原始生殖嵴的胚胎生殖细胞（embryonic germ cell，EG 细胞）。成体干细胞是指组织和器官特异性干细胞，故有人称其为组织干细胞。过去人们认为，只有不断更新的组织才存在这种干细胞，如血液、小肠黏膜、表皮等，但近年来的研究结果表明，一些曾被认为成熟后不再进行分裂的组织，如神经组织，也存在着干细胞。目前研究发现，成体干细胞广泛存在于各种组织器官中，包括骨髓、外周血、皮肤、胃肠道上皮、脑、脊髓、血管、骨骼肌、肝、胰、角膜、视网膜、牙髓及脂肪等。有关成体干细胞的来源尚未定论，目前有两种看法：一种认为成体干细胞是个体发育中残留下来的胚胎干细胞；另一种认为是成体细胞在特殊情况下（如外伤）经过重新编程后形成。

成体干细胞与胚胎干细胞一样，具有自我更新的能力，并可在适宜条件下分化成特殊形态和特定功能的子细胞，但两者存在着许多不同，最根本的区别是两者的来源不同。如前所述，胚胎干细胞的起源非常清楚，而成体干细胞的起源至今还有待于进一步研究证明。其次，胚胎干细胞和成体干细胞的增殖能力有明显的差别，前者可无限增殖，后者则增殖能力有限。此外，就分化潜能而言，胚胎干细胞为全能干细胞或多能干细胞，而成体干细胞多为多能干细胞或单能干细胞。目前的研究发现，成体干细胞具有一定的可塑性（plasticity），即来自某一组织的干细胞的分化方向并不是不可逆的，还可分化形成其他组织类型的细胞。这表明，来源于各种组织的成体干细胞在一定的条件下可以像胚胎干细胞一样重新分化。目前，还未有实验结果证明成体干细胞可产生体内所有类型的细胞，有研究对这种可塑性也产生了很大的质疑。但成体干细胞可塑性的提出，如同胚胎的干细胞系的建立一样，成为干细胞研究历史的又一里程碑。

二、干细胞的形态、生化、增殖及分化特点

（一）干细胞的形态与生化特点

干细胞在形态上有一些共性，通常干细胞为圆形或椭圆形，体积较小，核质比相对较大，均具有较高的端粒酶（telomerase）活性。不同类型干细胞的形态特征有所不同，生化标志特点也各有差异。例如，各种干细胞表面的标记性分子就有很大差异，这对于寻找和鉴定干细胞有重要意义。然而，干细胞的生存环境可影响其形态和生化特征，不能仅根据干细胞的形态和生化特征来寻找干细胞。具有增殖和自我更新能力，以及在适当条件下表现出一定的分化潜能才是干细胞的本质特征。

（二）干细胞增殖的特点

1. 干细胞增殖的缓慢性　干细胞具有无限的增殖分裂能力，但是干细胞分裂较慢，这有利于其对特定的外界信号做出反应，以决定是进入增殖还是进入分化程序，同时有利于减少干细胞内基因突变的危险。实际上，在干细胞进行分化的时候，干细胞并非直接分化成为有功能的分化细胞，它必须经过一个快速的增殖期，产生过渡放大细胞（transit amplifying cell），又称快速自我更新细胞（rapidly self-renewing cell，RS 细胞）。过渡放大细胞是介于干细胞和分化细胞之间的过渡细胞，过渡放大细胞分裂较快，经若干次分裂后产生分化细胞，其作用是可以通过较少的干细胞产生较多的分化细胞。

2. 干细胞增殖的自稳定性　生物器官组织的自我更新必须通过干细胞的增殖来完成。对于许多干细胞而言，其寿命可伴随生物体个体发育整个过程。在生物体个体发育的漫长的一生中，干细胞不断自我更新并可维持自身数目恒定，这就是干细胞的自稳定性，是干细胞的基本特征之一。干细胞通过两种分裂方式来维持其自稳定性，即对称分裂和不对称分裂。

对称分裂（symmetry division）指干细胞分裂时产生同型的细胞，如两个子细胞全是干细胞或全是分化细胞。

不对称分裂（asymmetrical division）是细胞分裂时产生异型的细胞，如两个子细胞一个是干细胞，而另一个是分化细胞。不对称分裂是无脊椎动物干细胞维持自身数目恒定的方式，受一系列基因的控制。细胞质中调节分化蛋白的不均匀分配，使得一个子细胞不可逆地走向分化的终端成为功能专一的分化细胞，另一个保持亲代的特征，仍作为干细胞保留下来。大多数哺乳动物的可自我更新组织中，干细胞分裂产生的两个子细胞既可能是两个干细胞，也可以产生两个特定的分化细胞；当组织处于稳定状态时，干细胞通常进行不对称分裂，即产生一个子代干细胞和一个特定分化细胞。高度进化的哺乳动物对其干细胞分裂的调控是多角度多层次的、十分精确的，以保持干细胞数目的恒定。

（三）干细胞的分化特点

如前所述，根据干细胞的分化潜能可将其分为全能干细胞、多能干细胞及单能干细胞。胚胎性干细胞属多能干细胞，其进一步分化产生成体干细胞。成体干细胞为专能或单能干细胞，其分化潜能受限。一直以来，成体干细胞被认为只能向一种类型或与之密切相关的细胞分化，如神经干细胞只能向神经系统（神经元、神经胶质细胞）分化而不能分化成其他类型细胞。最近一系列的实验

研究结果对这一观点提出了挑战,成体干细胞可能具有更广泛的分化潜能。例如,骨髓干细胞在适当条件下可分化为肌细胞、肝细胞、肾细胞、心肌细胞,甚至神经元,提示这种已部分特化、具有特殊功能的专能干细胞具有较大的可塑性。由一种组织类型的干细胞在适当条件下分化为另一种组织类型细胞的现象,称为干细胞的转分化。目前有关干细胞转分化的机制,尚未研究清楚。

干细胞向其前体细胞的逆向转化称为干细胞的去分化(dedifferentiation)。去分化现象在植物细胞中很常见,这也是植物组织培养的理论基础。但是,对于高等动物细胞是否存在逆向分化一直存在争论。目前有少量证据表明,造血干细胞植入鼠卵泡的内细胞团后,成体鼠造血干细胞分化发生逆转,提示干细胞的去分化现象的存在。

目前有关干细胞可塑性的机制知之甚少,有关转分化和去分化的生理意义尚未知晓。但是,研究干细胞转分化和去分化对于体外培养诱导干细胞的定向分化并用于细胞治疗具有重要意义。

三、干细胞生活的微环境

干细胞生长、增殖、分化受到外界信号(如生长因子、基质或外部环境)及内部相关因子等生存微环境的影响。我们将一系列的干细胞与细胞外所有物质共同构成的细胞生长的微环境称为干细胞生境或干细胞巢。由于干细胞生境直接影响到干细胞将来发育成什么细胞,因此人们对干细胞生境的研究特别感兴趣。干细胞生境在体内可维持干细胞处于未分化状态,其三维空间环境可支持和控制干细胞的自我更新,以及其后代分化细胞的产生。目前研究较多的是细胞外基质因子 β- 整合素(β-integrin),其高表达对于表皮干细胞的维持是至关重要的。整合素将干细胞置于组织中正确的位置上,否则干细胞会脱离其生存的微环境而分化或凋亡。而整合素的激活和表达受到一系列的基因及胞间基质中蛋白质的调节。干细胞能否维持其未分化的状态,或增殖或分化,均依赖于干细胞生境对它的调控作用。细胞分泌的因子、细胞间的相互作用及细胞外基质成分均对干细胞的生存及发育起到重要的调控作用。例如,将小鼠的内胚层细胞移植入另一只小鼠的胰腺的分散细胞中,内胚层细胞可转变为胰腺细胞的前体细胞。由此可见,干细胞被移植到新的环境后,干细胞的特性会发生改变而带有新环境的烙印,形成与新环境相关的干细胞,从而体现出干细胞的可塑性。

第二节 胚胎干细胞和组织干细胞

一、胚胎干细胞

(一)胚胎干细胞的概念

胚胎干细胞(embryonic stem cell,ES 细胞)是从早期囊胚内细胞团经体外培养、分离、克隆得到的具有发育多能性的细胞。胚胎干细胞具有以下特点:①体外培养可以无限增殖;②可以长期保持原始未分化的状态;③可以分化成为衍生于三个胚层的各类组织细胞,包括生殖细胞。

(二)胚胎干细胞的获得

胚胎干细胞获得方法并不局限于取自内细胞团这一种方法,实际上,一些早期胚胎细胞可以重新获得多分化能力,如小鼠卵黄囊细胞可以在体外诱导分化成为多能干细胞。目前获得胚胎干细胞的方法主要有以下三种:①人多能干细胞可以取自体外受精胚胎囊胚期内细胞团细胞(图 15-1);②人多能干细胞可以取自终止妊娠的胎儿的原始生殖嵴组织;③去核卵细胞经体细胞核移植后产生的融合细胞进一步分裂发育成囊胚,再取其内层细胞培养形成多能干细胞(图 15-2)。

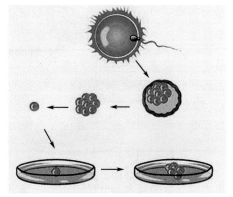

图 15-1 利用体外受精获得囊胚的内细胞团产生多能干细胞

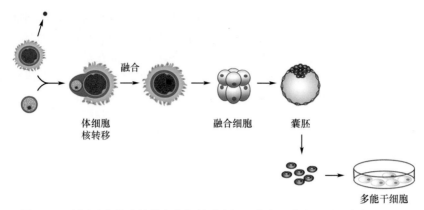

图 15-2　利用动物核移植技术获得的融合细胞发育成的囊胚获得多能干细胞

　　受精卵发育到囊胚阶段，外表是一层扁平细胞，称滋养层，可以发育成胚胎的支持组织，如胎盘等；中心的腔称囊胚腔，腔内一侧的细胞群被称为内细胞团。内细胞团在进一步形成内、中、外三个胚层时开始分化，每个胚层将分别分化形成组成人体的各种细胞，由这些细胞构成各种组织器官，形成完整的个体。内细胞团发育成完整的个体必须要有滋养层细胞的存在，脱离了滋养层细胞，内细胞团不能发育成一个完整的个体。因此，内细胞团细胞被认为具有多能性，而并不像受精卵那样具有全能性。将囊胚中的内细胞团通过免疫外科法或机械切割法分离出来，接种到制好的饲养层上，加入合适的培养基，并添加白血病抑制因子（leukemia inhibitory factor，LIF）。几天后，将离散长成的集落接种到新的培养基上。经过几天，挑选干细胞集落进行传代即可获得胚胎干细胞系（图 15-3）。

（三）胚胎干细胞的主要特点

　　胚胎干细胞都具有相似的形态特点，与早期胚胎细胞相似，细胞较小，核质比高，细胞核明显，有一个或多个核仁，染色质较分散，细胞质内除游离核糖体外，其他细胞器很少；体外培养细胞呈多层集落状生长，紧密堆积在一起，无明显细胞界限。ES、EG 细胞的染色体均为稳定的二倍体核型（图 15-4）。

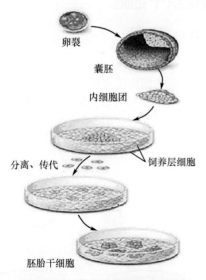

图 15-3　胚胎干细胞系的获得方法

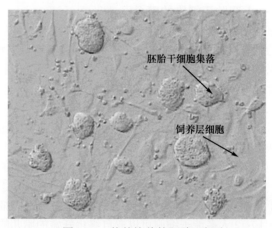

图 15-4　体外培养的胚胎干细胞

　　胚胎干细胞为未分化的多能干细胞，它表达早期胚胎细胞、畸胎瘤细胞的表面抗原，转录因子 Oct-4 为目前广泛用于鉴定胚胎干细胞是否处于未分化状态的一个重要的标记分子。观察发现，它最早表达于胚胎 8 细胞时期，一直到桑椹胚时期，在每个卵裂球中都可检测到大量的 Oct-4 的表达产物，这之后 *Oct-4* 的表达局限于内细胞团细胞。由此可见，Oct-4 为细胞是否具有多能性的一个标记分子。胚胎干细胞表达包括 SSEA-1、SSEA-3、SSEA-4 等种属阶段性胚胎细胞表面抗原（stage-specific embryonic antigen，SSEA）；另外，还有一些其他标记分子，如碱性磷酸酶、Genesis、TRA-1-60、TRA-1-81、GCTM-2、CD30 等。端粒酶具有反转录酶的活性，正常体细胞缺乏此酶，细胞每分裂一次，端粒即减少 50 ～ 100bp，以致细胞逐渐衰老，而胚胎干细胞端粒酶持续高水平表达，因此，这些细胞在分裂后保持端粒长度，维持细胞的不死性。肿瘤细胞的永生性也与端粒酶的存在直接相关。

（四）胚胎干细胞的分化潜能

Thomson 等将从囊胚分离的 5 个人胚胎干细胞分别注入患严重联合性免疫缺陷的棕色小鼠皮下，每个小鼠都产生了胚胎组织瘤，瘤组织包括胃（内胚层）、骨和软骨组织、平滑肌和横纹肌（中胚层）、神经表皮、神经节和复层鳞状上皮（外胚层），证明人胚胎干细胞具有分化为外、中、内三胚层的能力，可分化产生多种组织细胞。ES 细胞的多能性还可利用鼠胚胎干细胞的三个实验予以证实。

1. 体内分化 将胚胎干细胞注射到严重免疫缺陷小鼠的皮下或肾囊中，在注射部位可形成畸胎瘤。检测畸胎瘤组织可观察到来源于三个胚层的不同的细胞类型。

2. 体外分化 若采用悬浮培养，将抑制胚胎干细胞分化的因素去除后，胚胎干细胞会形成类胚体（embryoid body，EB），类胚体中包含三个胚层发育形成的多种细胞类型。

3. 嵌合体的形成 将供体的胚胎干细胞注入受体胚泡中，然后转移到代孕母体子宫中进一步发育，可得到嵌合体动物（图 15-5）。该动物体内既可观察到供体的组织细胞，又有受体的组织细胞，即嵌合体动物的各种组织器官是由供体的胚胎干细胞和受体胚泡共同发育而来的。

目前已建成胚胎干细胞系的动物种属有小鼠（1981）、仓鼠（1988）、牛（1990）、水貂（1993）、兔（1993）、猪（1994）、绵羊（1996）、山羊（1996）、鸡（1996）、恒河猴（1995）、狨（1996）、人（1998）（表 15-1）。

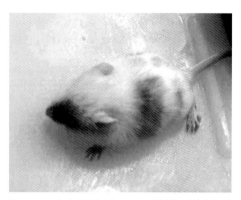

图 15-5 将来源于 C57BL/6J 小鼠（黑色）的 ES 细胞注射到 ICR 小鼠（白色）的囊胚中，移植到 ICR 代孕受体母鼠子宫中，最终产出毛色黑白镶嵌的嵌合体小鼠

表 15-1 小鼠、猴、人胚胎干细胞生物学特点

生物学特点	小鼠 ES 细胞	猴 ES 细胞	人 ES 细胞
集落形态	呈山丘状	扁平	扁平
SSEA-1	+	−	−
SSEA-3	−	+	+
SSEA-4	−	+	+
TRA-1-60	−	+	+
TRA-1-81	−	+	+
碱性磷酸酶	+	+	+
体外形成胚体	+	+	+
体内形成畸胎瘤	+	+	+
生殖系嵌合	+	+	未检测

注：TRA 指肿瘤拒绝抗原（tumor rejection antigen）。

由表 15-1 可以看出，ES 细胞的生物学特征在不同种属哺乳动物之间存在很大的差异。以上所建胚胎干细胞系中，只有小鼠 ES 细胞具有生殖系嵌合能力，猴 ES 细胞没有生殖系嵌合能力，而人 ES 细胞由于伦理道德的约束无法进行胚胎嵌合实验。因而从严格意义上讲，只有小鼠 ES 细胞能称之为 ES 细胞，而其他动物 ES 细胞只能称为类 ES 细胞。

（五）胚胎干细胞增殖与分化的分子机制

ES 细胞增殖含有两层意思：其一是分裂扩增，其二是保持未分化状态。小鼠 ES 细胞体外培养时，需要白血病抑制因子（LIF）来维持其增殖状态。LIF 作用于质膜上的白血病抑制因子受体（leukemia inhibitory factor receptor，LIFR）-gp130 异源二聚体，使 JAK（just another kinase 或 Janus kinase）激活，继而磷酸化 LIFR 和 gp130 上的酪氨酸残基，gp130 上的酪氨酸残基被磷酸化后，有两条信号转导途径与 ES 细胞的增殖相关。一条途径是激活 STAT3 转录因子，促进 ES 细胞增殖；另一条途径是激活各细胞中广泛表达的磷酸酯酶 SHP-2，SHP-2 与底物 Gab1 结合，激活 ERK（extracellular signal-regulated kinase）信号途径，抑制 ES 细胞增殖，促进 ES 细胞分化（图 15-6）。实验表明，STAT3 激活是 ES 细胞增殖必不可少的。

胚胎性细胞研究的另一个主要目的就是按照人的意愿来控制人的 ES 细胞株和 EG 细胞株向特定的细胞转化，并将这些转化的细胞应用于临床治疗。目前，研究人员在 ES 细胞的定向分化中已取得很大的进展。例如，现在已经可以使人的 ES 细胞定向分化为神经元、心肌细胞、血管内皮细胞、类胰岛细胞等。很显然，一旦人们掌握了胚胎干细胞定向分化的规律，必将引起生物医学领域的一场重大革命。

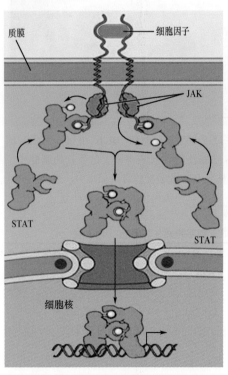

图 15-6　JAK-STAT 信号转导途径

对于胚胎干细胞定向分化的策略就是改变细胞的微环境。目前主要从三个方面进行：一是在体外培养时改变培养条件，包括向培养基中加入不同种类的生长因子及化学诱导剂，如表皮生长因子（EGF）、血小板衍生生长因子（PDGF）、碱性成纤维细胞生长因子（bFGF）、血管内皮生长因子（VEGF）、转化生长因子 -β1（TGF-β1）、肝细胞生长因子（HGF）、神经生长因子（NGF）等，视黄酸（retinoic acid）、二甲基亚砜（DMSO）则是最常用的化学诱导剂。不同的生长因子和化学诱导剂可单独或配伍使用，诱导物不同，干细胞的分化方向亦不同。另外，可以将干细胞与其他细胞一起培养，并加入不同类型的细胞来诱导细胞分化。二是通过转染或其他方法导入外源性基因来激活细胞的定向分化，但必须在明确导入基因定向分化的方向，且选择合适的导入时间及准确的导入位置的条件下才能达到细胞的定向分化目的。目前已有此方面成功的报道。三是体内的定向分化，是指将胚胎干细胞移植到动物体内的某一部位，在体内微环境中，干细胞诱导分化为该部位相应的特异性细胞。例如，Deacon 等将小鼠 ES 细胞直接移植到帕金森病（PD）大鼠模型的心脏和纹状体，ES 细胞成功地分化为相应的心肌细胞和神经元。

二、组织干细胞

组织干细胞位于分化成熟的组织器官之中，它们能够分化形成相应组织的功能细胞，构筑相应的器官。生物体组织需要干细胞来维持正常的更新和损伤后修复，在已经充分发育的组织中也确实存在着这类干细胞，我们称之为组织干细胞。组织干细胞即为存在于不同组织中的未分化细胞，它保持自我更新的能力和具有分化为该组织特定形态特征和独特功能的各种类型细胞的能力。最典型的例子就是造血干细胞,它能分化为各种血细胞。过去认为组织干细胞主要是造血干细胞和上皮干细胞,最近研究表明,以往认为不能再生的神经组织中仍然存在神经干细胞。目前,越来越多地在各种组织中(包括脊髓、脑、血管、骨骼肌、肝脏、视网膜等)均发现组织干细胞,说明成体干细胞普遍存在。但成体组织中干细胞数量稀少,如骨髓中只有 1/15 000 ~ 1/10 000 的造血干细胞,再加上不同组织的组织干细胞存在的部位不一,并缺乏形态及细胞表面标记,尤其是成体组织中成体干细胞的来源到目前为止还无定论,因此,其分离与鉴定均较胚胎性干细胞困难得多。随着研究的深入,组织干细胞的分离与鉴定技术逐步走向成熟,也研究出了许多鉴定组织干细胞的标记(表 15-2)。

表 15-2 几种组织干细胞的生物学特征

成体干细胞类型	存在部位	细胞形态	表面标记
造血干细胞	骨髓、外周血、脐带血	类似小淋巴细胞	$CD34^+$、$CD38$、$CD38Lin^-$、$HLA-DR^+$、$D45RA^+$、$CD71^-$ 等
间充质干细胞	骨髓腔、脐带血、外周血、肌肉、骨、软骨、脂肪、血管	类似成纤维细胞	SH2、SH3、CD29、CD44、CD71、CD90、CD160、CD120a 等
神经干细胞	侧脑室室管膜下区、海马、嗅球、小脑、脊髓、大脑皮层		表皮生长因子、成纤维细胞生长因子、巢蛋白、CD133
表皮干细胞	表皮基底细胞层、毛囊膨胀部位	未分化特点	K5、K4、K19
肝脏干细胞	门管区肝组织、门管区肝管周围、Hering 管	卵圆细胞? 小干细胞?	α- 甲胎蛋白、核糖激酶、醛缩酶、丙酮酸激酶同工酶
胰脏干细胞	胰腺导管周围	类似小淋巴细胞	TH、GLUT-2、CK20、CK19、PDX-1、Bcl-2、波形蛋白
肠黏膜干细胞	肠腺基部或近基部		K8、K18、K19 等

注:? 表示仍有疑义。

(一)造血干细胞

造血干细胞(hemopoietic stem cell,HSC)是第一种被认识的组织特异性干细胞,骨髓中 10 000 ~ 15 000 个细胞中才有 1 个造血干细胞。迄今为止 HSC 还没有特异的形态特征,目前主要通过其表面标志来分离纯化造血干细胞,其主要分选标志为 $CD34^+$ 和 CD38 等。

造血干细胞是体内各种血细胞的唯一来源,它主要存在于骨髓、外周血、脐带血中。造血调控的最新理论认为,正常情况下 HSC 只进行不对称分裂,在一个 HSC 分裂所产生的两个子细胞中只有一个立即分化为造血祖细胞(hemopoietic progenitor cell,HPC),而另一个仍保持 HSC 的全部特征不变。这样的不对称分裂无论进行多少次,人体内原有 HSC 的数量始终不变,可见 HSC 的这种自我更新决定了它不能自我扩增,但它不断产生 HPC,而 HPC 一旦产生,立即出现对称分裂,随着对称分裂的 HPC 增多,其自我更新能力愈加下降,晚期 HPC 则全部进行对称分裂,并边增殖边分化。因此,HSC 能够在体内长期或永久地重建造血,而 HPC 不能。

造血(hematopoiesis)是一个极其复杂和精细的动态调控过程。在哺乳动物的胚胎发育中,血细胞首先出现在卵黄囊,称为胚胎有核红细胞,随胚胎发育,这些前体细胞进一步迁移至造血环境中,如大动脉、性腺嵴和中期肾,再进一步迁移至胎肝。在胎肝中,一些造血干细胞分化成为功能定向的 HPC,可产生髓系和淋巴系细胞。出生前,造血干细胞移位至骨髓。可见造血干细胞到祖细胞再到外周血细胞的这种分化调节过程相当复杂,依赖于各种造血生长因子、造血基质细胞、细胞外基质等多种因素的相互作用与平衡,并涉及细胞的增殖分化、发育成熟、迁移定居、衰老凋亡和癌变等生命科学中的许多基本问题,这也是基础研究的主要热点。

造血干细胞是在临床治疗中应用较早的干细胞,造血干细胞移植是干细胞移植中成功的先行者,从骨髓中分离、纯化造血干细胞进行移植已成功地应用于临床。采用造血干细胞移植技术治疗白血病时,首先应用超大剂量化疗和放疗手段最大限度地杀灭患者体内的白血病细胞,同时也全面摧毁其免疫和造血功能；然后将正常人造血干细胞输入患者体内，重建造血和免疫功能，达到治疗疾病的目的。但是，造血干细胞并不能在人群中随意移植，正如输血需要配 ABO 血型一样，造血干细胞移植需先进行人白细胞抗原（human leukocyte antigen，HLA）配型。HLA 是人体细胞表面的主要组织相容性复合物（major histocompatibility complex，MHC），只有两个个体 HLA 配型相同，才能进行造血干细胞移植，否则会发生移植物抗宿主反应（GVHD）或移植排斥反应，严重者可危及患者生命。骨髓库即是将志愿者 HLA 分型资料储存于电脑，有患者需要供体时，将其 HLA 资料经电脑检索配型，由配型相合者捐献骨髓或外周血用于移植。目前发现，脐带血中含有丰富的造血干细胞，可用于造血干细胞移植，如能建立脐血细胞库，变"废"为"宝"，将会使大批患者受益。脐血干细胞移植的长处在于无来源限制，对 HLA 配型要求不高，不易受病毒或肿瘤的污染。

除了可以治疗急性白血病和慢性白血病外，造血干细胞移植也可用于治疗重型再生障碍性贫血、地中海贫血、恶性淋巴瘤、多发性骨髓瘤等血液系统疾病，以及小细胞肺癌、乳腺癌、睾丸癌、卵巢癌、神经母细胞瘤等多种实体肿瘤。对急性白血病无供体者，也可在治疗完全缓解后采取其自身造血干细胞用于移植，即自体造血干细胞移植进行治疗。还有许多研究报道证明，造血干细胞在体内可向肝脏细胞、神经组织细胞、肌细胞及心肌血管内皮细胞分化，并可在体内迁移至损伤部位，参与组织和器官的修复与再生。

（二）间充质干细胞

在人类、鸟类、啮齿类等生物的骨髓中，可分离出一种骨髓间充质干细胞（mesenchymal stem cell，MSC）。过去认为，骨髓只有一项功能——替换血液中的红细胞和白细胞，而骨髓间充质细胞被认为仅仅在支持血细胞产生中发挥作用。近年来，人们才明确地意识到骨髓间充质干细胞也是组织干细胞。MSC 具有干细胞的共性，即具有自我更新及多向分化的能力。间充质干细胞形成于发育中的骨髓腔，在尚未建立造血功能的骨髓中，间充质干细胞分裂旺盛；在具有造血功能的骨髓中，间充质干细胞是静止的。人的间充质干细胞属于专能干细胞，可分化为多种间充组织，如骨、关节、肌腱、肌肉、骨髓基质等。

一般认为 MSC 只存在于骨髓中，但最近的研究从人的骨骼肌中也分离出了 MSC，它同样可以分化为骨骼肌管、平滑肌、骨、软骨及脂肪。此外，也有人分别从骨外膜、骨小梁及脐带血中分离出 MSC，其特性与造血干细胞相似。目前尚无 MSC 的特异性标志，它可表达间质细胞、内皮细胞和表皮细胞的表面标记，其中 CD29、CD44、CD105、CD144 是 MSC 的重要标记物。利用 MSC 进行组织工程学研究有如下优势：①取材方便。间充质干细胞可取自自体骨髓，简单的骨髓穿刺即可获得，也可从脐带血中分离 MSC，且在体外容易分离培养和扩增。②对机体无害。由于间充质干细胞取自自体，由它诱导而来的组织在进行移植时不存在组织配型及免疫排斥问题。③间充质干细胞分化的组织类型广泛，理论上能分化为所有的间质组织类型，因此成为细胞治疗的理想工程细胞：将它分化为骨、软骨或肌肉、肌腱，在治疗创伤性疾病中具有应用价值；将它分化为心肌组织，则有可能构建人工心脏；将它分化为真皮组织，则在烧伤中有不可限量的应用前景。

（三）神经干细胞

传统观点认为，哺乳动物和人中枢神经系统的神经元在出生后不久就丧失了再生能力，成人脑细胞一旦受损是不能再生的。然而近来的研究发现，在中枢神经系统中部分细胞仍具有自我更新能力及分化产生成熟脑细胞的能力，这些细胞称为神经干细胞。

目前对神经干细胞的生物学特性知之甚少。神经干细胞存在于胚胎神经系统及成年脑的某些特定部位，其特征性的生物学标志为神经巢蛋白（nestin），神经巢蛋白是细胞的骨架蛋白。但不同区域的神经干细胞可能有着不同的生物学特性，如作为神经干细胞的室下带（subventricular zone，SVZ）细胞，可表达神经胶质纤维酸性蛋白（glial fibrillary acidic protein，GFAP），具有星形胶质细胞样的超微结构和多个突起；而从中枢神经系统的任何区域分离培养的神经干细胞在培养状态下具有共同的形态特性，往往呈球形生长，常可见到增殖的细胞，具有多潜能分化能力。

神经干细胞具有干细胞的特性，可以在分化前的培养过程中无限增殖；神经干细胞是一种单能干细胞，受不同因子影响，神经干细胞可以进一步被诱导分化为三类主要的中枢神经系统类型——神经元、星形胶质细胞和少突胶质细胞。神经干细胞在表皮生长因子的作用下可持续进行细胞分裂；而在成纤维细胞生长因子 2 的作用下，胎鼠的海马、脊髓以及嗅球组织均能诱导产生多潜能的神经干细胞。由于神经元、星形胶质细胞、少突胶质细胞都可以用作特定细胞移植材料，所以如何充分利用神经干细胞多分化潜能便成为研究的热点。

尽管在体外可以分离和培养神经干细胞，仍有许多关键性问题尚未解决。目前，对神经干细胞的研究集中在以下几个方面：①确定人类是否也具有神经干细胞；②进一步研究神经干细胞的生物学特征以及分离、纯化和扩增的条件；③人类神经干细胞在脑内的定位及怎样在原位诱导神经干细胞增殖分化以补充因疾病和损伤所丢失的神经细胞；④人类神经干细胞是否也可向其他胚层的细胞转化，等等。

中枢神经系统疾病中有很多是因为某种特定的脑细胞发生退行性死亡，导致一些重要的神经递质、蛋白质因子或某些重要结构的匮乏。因此，在成功地培养神经干细胞之后，人们很自然地想到利用它直接进行移植治疗，或利用病毒载体携带目的基因导入神经干细胞，将筛选得到的体外高效表达目的基因的克隆进行移植，用于细胞治疗。神经干细胞移植的研究虽然起步较晚，但却是当前研究的热点，这与人类社会老龄化带来的老年性疾病的上升趋势有关。例如，老年性痴呆、帕金森病、脑卒中等疾病均伴有脑或脊髓相应部位特定神经元的死亡，而利用干细胞移植治疗这些疾病的动物模型已得获成功。神经干细胞移植还可治疗脊髓损伤、脑外伤等。神经干细胞移植的一个特点是移植入中枢神经系统后不引发免疫排斥反应，脑和脊髓由于血脑屏障的存在成为免疫反应中较为特殊的器官。

（四）表皮干细胞

皮肤是一种更新非常快的组织，其中人的表皮每月更新一次，头皮表层细胞每 24 小时即全部丢失；同时，皮肤又很容易受到损伤。为满足更新和创面愈合的紧急需要，必须依赖其特异性干细胞——表皮干细胞不断增殖、分化产生再生细胞。表皮干细胞是一种在成年期还能维持很高的自我更新能力，并能产生子代细胞进行终末分化的细胞。表皮干细胞存在于皮肤皮脂腺开口处与立毛肌毛囊附着处之间的毛囊外根鞘处，表皮干细胞持续增殖分化可取代外层终末分化细胞，从而进行组织结构的更新，外层细胞的死亡脱落与基底干细胞的分裂维持一定的平衡。

表皮干细胞的生物学特性：①具有分化潜能；②能无限地增殖分裂；③可连续分裂，也可较长时间处于静止状态；④通过两种方式复制和分裂，一种是对称分裂——一个干细胞分裂形成两个相同的干细胞，另一种是非对称分裂——一个子细胞保持干细胞的特征，另一个不可逆地分化成为功能专一的祖细胞。

干细胞在整个增殖过程中处于相对静止状态，当出现损伤等情况时，干细胞的分裂方式会发生改变，它们的增殖速度提高，以适应机体的需要。由此可见，表皮干细胞最显著的两个特征是它的慢周期性与自我更新能力。

表皮干细胞的标志物主要是整合素，干细胞主要通过表达整合素实现对基底膜各种成分的黏附。整合素包括 α 和 β 两种亚基，β1 整合素表达下降可引起基底细胞对基底膜的黏附性减少，从而促使基底细胞的定向分化。表皮干细胞低分化能力的维持与周围看护细胞和细胞外基质密切相关，而整合素家族中包括多种细胞外基质受体，如层粘连蛋白受体、纤维连接蛋白受体和胶原受体。整合素不仅介导表皮干细胞与细胞外基质的黏附，也调控终末分化的启动，整合素功能和表达的下调确保角朊细胞选择性地由基底层定向排出。在正常的表皮内整合素的表达局限于基底层。整合素在控制表皮分化和形态发生中的作用提示整合素功能和表达的差异可以为增殖的基底细胞的不同亚群提供标记。不同部位皮肤，整合素阳性细胞的分布区域有所不同。例如，包皮和头皮的毛囊间表皮，整合素位于真皮乳头的顶端，即真皮最接近皮肤表面处；而手掌部位则位于深部网状层的顶端，即表皮投射至皮肤的最深处存在整合素；在头皮毛囊向外开口于皮肤处，则呈袖套样分布于毛囊外根鞘周围。

角蛋白（keratin）在表皮干细胞的鉴定中具有重要意义。皮肤中表达角蛋白19（keratin 19，k19）的细胞定位于毛囊隆突部，它不仅具有干细胞的特性，而且高表达整合素，故认为角蛋白19可以作为表皮干细胞的一个表面标志。

表皮干细胞的临床应用还在研究中，利用表皮干细胞进行的表皮培养、细胞治疗及基因治疗等策略都因各自存在的问题而不能很好地实现，但表皮干细胞的研究在诸如大面积烧伤、广泛性瘢痕切除和外伤性皮肤缺损等的治疗上具有很大的应用前景。

除了上述提到的几种组织干细胞以外，人们发现还存在肠干细胞、肝干细胞、胰腺干细胞、肌肉干细胞、视网膜干细胞等组织干细胞。对人类组织干细胞的研究表明，这些专能干细胞在细胞疗法中具有极大的应用价值。如果能从患者体内分离出组织干细胞，诱导其分化并进行特化发育，而后将它们回植入患者体内，就可以避免因异体移植而出现的排斥现象。使用组织干细胞进行治疗，还可以降低甚至避免使用人体胚胎或胎儿干细胞所带来的伦理问题。

尽管组织干细胞的应用显示出了广阔的前景，但仍受到一些因素的限制。首先，虽然多种不同类型的专能干细胞已得到确定，但尚未能在人体所有组织和细胞中分离鉴定出组织干细胞。其次，组织干细胞在数量上是非常少的，很难分离和纯化，且随年龄增长，其数目会减少。例如，成人脑组织中的神经干细胞仅在切除癫痫患者部分脑组织后的反应性修复中才能看到，而在正常成人的脑组织中很难获取，因此这种干细胞的实际应用价值就比较低。最后，如果尝试使用患者自身的干细胞进行自体移植治疗，那么首先必须从患者体内分离干细胞，然后进行体外培养，直至有足够数量的细胞才可用于治疗。而对于某些急性病症来说，恐怕就没有足够的时间来培养细胞了。由此可见，研究组织干细胞在体外保持长期增殖和定向诱导其分化的机制极其重要。

第三节　干细胞研究与医学

无论是在基础医学还是应用研究领域，干细胞都具有极其广阔的发展前景。目前干细胞的应用研究还处于初级阶段，随着基础研究的逐步深入，干细胞的应用必将得到迅速的发展。诱导多能干细胞（induced pluripotent stem cell，iPS 细胞）的诞生极大地促进了干细胞研究的进展，如果生产的人类 iPS 细胞能够真正成为 ES 细胞的替代品，将为获得患者所需的特定多能干细胞开辟一条新的途径。

一、干细胞研究现状

（一）应用于组织和器官克隆

由于 ES 细胞具有发育分化为机体中几乎所有类型细胞的潜能，在组织移植中应用人类 ES 细胞是极为激动人心的设想，临床上首选的治疗目标是神经退行性病变、糖尿病、脊髓损伤及造血系统疾病。目前，科学家正试图用自体细胞的核去置换 ES 细胞核，再经定向诱导分化克隆出所需要的组织、器官，从而达到替换病变组织和器官的目的，实现真正意义上的治疗，这就是目前所谓的治疗性克隆。组织工程是生物学和工程学相结合的一项技术，其目标是人工培育用于移植的人类或动物的组织和器官，它的主要操作过程之一是在支架（生物降解聚合物）上种植细胞，而 ES 细胞是最佳的候选者。甚至可以想象用体内已用的器官作为"支架"，让从 ES 细胞衍生而来的细胞替代原有的细胞。

另一方面，细胞生物学家一直致力于分离组织干细胞以制造可供移植用的人体器官，这不仅可以避免使用胚胎或胎儿组织而导致的伦理学问题，还可以克服临床器官供应的短缺和移植后的免疫排斥反应。尽管目前尚只能利用组织工程技术生成一些简单的人体组织和器官，但是可以确信，以干细胞为组织工程的种子细胞的方法将在先天性器官畸形的治疗和器官移植等领域具有不可估量的发展前景。

（二）在基因治疗和细胞治疗中的应用

在基因治疗领域，转导基因往往是补偿缺陷基因的表达或抑制基因的过剩表达，但导入基因的整合表达难以精确控制，特别是外源基因插入对细胞其他基因产物的效应尚无法预知，更大的问题是许多被用作基因操作的细胞体外不易被转染和增殖。ES 细胞是能产生各种类型分化细胞的干细胞，导入外源基因后能稳定地增殖传代并可获得长效的表达。因此，应用遗传学技术对 ES 细胞在体外进行改造，可使基因治疗更具有靶向性，通常应用基因打靶（gene targeting）技术对 ES 细胞进行遗传学操作。其主要过程是：①根据预选靶基因（内源基因）的 DNA 序列，构建打靶基因（外源基因），打靶基因包含一个可选择的标志基因，其两侧序列与内源性基因的相应部位序列同源；②将外源性打靶基因导入 ES 细胞，并根据可选择的标志基因进行筛选，使外源性的打靶基因与内源性的靶基因发生同源重组，获得靶基因被修饰后的 ES 细胞克隆株，这种修饰后的 ES 细胞仍保持其多能性，并能通过生殖系传递；③应用显微注射技术将靶基因被修饰后的 ES 细胞注射到胚泡腔，这些外源性的 ES 细胞将与胚胎的内细胞团协同形成嵌合体小鼠。通过生殖系嵌合体小鼠的交配繁殖，可获得带有特定修饰基因的纯合型小鼠。根据所获得小鼠的表型变化，即可确定靶基因的功能。应用以上方法还可以构建携带有目的基因的转基因动物及人类疾病的研究模型。

细胞治疗是将正常的干细胞或由其分化产生的功能细胞植入病变部位代偿病变细胞丧失的功能。许多疾病都是由细胞功能缺陷或器官损伤造成的，干细胞提供了可用于移植的细胞，尤其是人 ES 的成功建系，有望在体外大量地收获 ES 细胞及由其分化来的功能细胞。例如，造血干细胞移植是治疗血液系统恶性疾病、先天性遗传病以及多发性和转移性恶性肿瘤疾病的最有效的方法之一。许多神经系统的疾病是由神经细胞受损引起的，而成熟的神经细胞不能再生，如帕金森病、小儿麻痹、阿尔茨海默病、脑卒中、癫痫、脑外伤等都涉及神经元的死亡，因此，干细胞在对该神经系统疾病的治疗中独具优势。再如，将多能干细胞注射到心脏，可以治疗某些化疗药物造成的心肌病；干细胞还可以修复高血压、动脉粥样硬化引起的血管损伤。另外，干细胞还可以分化为肝细胞，代替有病的肝组织。

（三）指导药物的研制和应用

对人体干细胞的研究将改变药物开发和药物安全性测试的方式和途径。许多新药在用于人体之前，往往需要先在实验动物身上检测其药效及安全性。尽管这是药物研制与开发的主要手段，但其并不能准确预测药物对人类的真正影响，毕竟人与动物在解剖结构、生化反应和生理功能等方面有很大的差别。因此，人类细胞被用于药物的临床前试验是实验动物的有效补充，而体外培养的普通人类细胞往往失去了其在体内的一些特性，以致难以预测药物最终的体内效应。ES 细胞定向诱导分化形成的细胞能更加准确地模仿体内细胞、组织和器官对药物的反应，可以提高药物筛查的可信性。

（四）制造人类疾病的转基因模型

如前所述，应用 ES 细胞可以制造人类疾病的转基因动物模型。人类已通过用 ES 细胞制造的转基因鼠、兔、猪等动物"复制"了许多种人类疾病，这对了解某些人类疾病的发病机制、发展演化及指导治疗等作出了贡献。例如，用突变的人 β- 淀粉样前体蛋白（β-APP）基因和突变的人早老基因制出的阿尔茨海默病转基因鼠模型为了解该病的发展和表现出的行为特征等提供了有益的资料。

二、干细胞与疾病

干细胞的自我更新、分化与老化发生紊乱均会引起疾病。干细胞的自我更新、分化发生紊乱，可以引起干细胞及其子代细胞的生长失控，形成细胞增生性疾病，特别是肿瘤疾病；干细胞的自我更新能力减弱或障碍、干细胞提前老化，导致干细胞数量减少，在个体生长过程中很容易被消耗殆尽，最终导致组织器官的功能细胞减少；干细胞分化障碍也可导致组织器官的功能细胞减少；当功能细胞的形成数量不能满足组织器官的耗损时，可导致组织器官更新与修复不全，引起组织器官衰竭，形成退行性疾病。

（一）干细胞增殖、分化异常与疾病发生

1. 肿瘤干细胞与肿瘤 肿瘤干细胞（cancer stem cell，CSC）与组织干细胞相似，具有分化和自我复制能力。它与组织干细胞的分化和自我复制的不同之处在于：肿瘤干细胞的自我复制能力

是一种不受限的自我生长；肿瘤干细胞的分化不完全，不能形成成熟的功能细胞，不能构筑功能性组织器官。目前对肿瘤干细胞的认识还处于初始阶段，精确定义肿瘤干细胞目前还有困难，但具有以下几方面的特性即可认定为肿瘤干细胞：在肿瘤组织中具有致瘤性的细胞；其表面标志与非致瘤性肿瘤细胞有显著差异；形成肿瘤的组织与原肿瘤成分相同或相似，并具有自我更新能力。

肿瘤干细胞首先是在急性髓细胞性白血病（acute myelogenous leukemia，AML）中被证明的。在 AML 中，存在一群少量的表面标志为 $CD34^+ CD38^-$ 的细胞，这群细胞能够在裸鼠体内形成 AML。后来在实体乳腺癌组织中也分离出了癌干细胞。目前，在许多肿瘤中均分离出了肿瘤干细胞，如鼠肺腺癌、结肠癌及神经母细胞瘤等。肿瘤干细胞多数起源于组织干细胞，可以看成是组织干细胞功能发生紊乱后形成的细胞，肿瘤干细胞的细胞表面标志与相应的组织干细胞没有明显区别。AML 的白血病干细胞表面标志是 $CD34^+ CD38^-$，与造血干细胞的表面标志相同，并具备多潜能分化能力和自我更新能力。乳腺癌的肿瘤干细胞具有乳腺腺管上皮干细胞的特性，与上皮干细胞的表面标志是一致的。肺腺癌起源于位于细支气管与肺泡交界处的干细胞。通过对肿瘤干细胞的分离鉴定证明组织干细胞的生长紊乱是许多肿瘤组织形成的核心因素。

在肿瘤的起源中，并不是所有肿瘤均起源于组织干细胞。在慢性粒细胞白血病急变时，肿瘤细胞的来源是粒细胞单核细胞系造血祖细胞（granulocyte/monocyte progenitor cell，GMP 细胞）。在正常条件下，这类祖细胞分化形成各种粒细胞和单核巨噬细胞等髓系细胞，不具有自我更新能力。在慢性粒细胞白血病急变期，GMP 细胞突变获得了强有力的自我更新能力，成为肿瘤干细胞，形成白血病细胞。动物实验证实，淋巴细胞祖细胞突变后可成为部分 AML 的肿瘤干细胞。这些肿瘤干细胞是由于细胞分化过程中某阶段的细胞分化障碍获得了自我复制能力而形成，广义上也可以认为是干细胞疾病。

2. 造血干细胞与动脉粥样硬化 动脉粥样硬化是一种炎性反应性疾病，它主要影响大、中动脉。动脉粥样硬化引起的血管阻塞是死亡的主要原因之一。目前认为动脉粥样硬化是由血管损伤引起的。在高脂血症、高胆固醇血症及高血压等高危因素作用下血管发生损伤，血管壁中层的平滑肌细胞移动到内膜层以修复被损害的血管壁，同时，血管平滑肌在修复受损血管壁时可以转变形成吞噬细胞，吞噬脂肪颗粒，形成泡沫细胞。在损伤修复过程中，除血管平滑肌参与外，其他炎性细胞也参与其中。当修复不能完成时，血管壁内存在大量泡沫细胞，这些泡沫细胞最终发生凋亡，形成粥样斑块，诱使平滑肌细胞大量增生，形成阻塞动脉腔的斑块，引起相应器官缺血疾病。近几年的研究表明，血管壁的修复可能并不是由成熟的平滑肌细胞完成。在动物实验中，将静脉移植到动脉，发现在形成动脉粥样硬化时，动脉粥样硬化块内的平滑肌细胞约 60% 来源于静脉，而 40% 来源于循环的祖细胞；在高脂膳食的 ApoE$^{-/-}$ 小鼠体内，移植 ApoE$^{-/-}$ 年轻小鼠细胞可以明显阻止动脉粥样硬化形成；在比较老年小鼠和年轻小鼠后发现，在老年 ApoE$^{-/-}$ 小鼠骨髓内的内皮祖细胞明显降低；在人动脉粥样硬化斑块内检测到了祖细胞和干细胞。这些证据提示，在血管修复过程中，来自血液的内皮祖细胞和来源于血管壁的干细胞是修复血管壁的主要来源，当血管壁的修复发生障碍时，各种损伤因素导致动脉粥样硬化形成。因此，血管干细胞和祖细胞功能不全可能是形成动脉粥样硬化的原因，动脉粥样硬化可能是一种干细胞疾病。

3. 神经干细胞与老年性痴呆 阿尔茨海默病（AD）是一种进行性神经退行性病变，该疾病的特征是失忆和认知障碍。目前，对 AD 的认识尚不充分，无有效的治疗手段。AD 的临床表现是细胞外堆积 β 淀粉样蛋白（amyloid β-protein，Aβ）所致。Aβ 是 Aβ 前体蛋白（amyloidal precursor protein，APP）被酶切割后的产物。在神经发育过程中，APP 在胚胎内广泛表达。在中枢神经系统内，APP 的表达与细胞分化发育和神经纤维生长一致。APP 是一种细胞膜结合蛋白，切割后可形成可溶性多肽；在非病理条件下，APP 主要被分泌酶切割，产生一种可溶性的 APP（soluble APP，sAPP）。在体内，表皮生长因子（epidermal growth factor，EGF）刺激 sAPP 分泌，是 EGF 诱使细胞分裂、完全发挥生物活性所必需的物质。如 sAPP 减少，可导致神经干细胞和祖细胞的分裂与生长发生障碍，使神经元发生退行性病变。AD 患者脑组织中干细胞或祖细胞的生长明显低于正常对照，提示 AD 患者神经系统内的干细胞活性明显降低。以上证据提示，AD 可能是由干细胞生长障碍引起的一种疾病。

随着人类寿命的延长，功能性与退行性疾病明显增加，如老年性不明原因贫血、老年性糖尿病、甲亢及骨质增生等。这些疾病均是由功能细胞数量减少或功能减弱引起的。理论上，组织内的功能细胞不具有自我更新能力，补充的功能细胞需由组织干细胞分化而来。当干细胞功能不全时，功能细胞的补充发生困难，引起疾病。在老年性贫血患者中发现，其造血干细胞不能完全维持血液系统的正常功能，提示该疾病是由造血干细胞功能不全引起。因此，功能性与退行性疾病均可能是由组织干细胞功能不全所致。对组织干细胞自我更新、分化及老化进行研究，将从理论上指导干细胞疾病的研究，并有助于发展干细胞疾病的诊断与治疗方法。

（二）干细胞移植与疾病治疗

干细胞的重要用途就是制造细胞和组织用于临床治疗。目前，捐赠的器官和组织通常被用来修复病变或破损的组织器官，但其数量远远不能满足实际需要。多能干细胞提供了一种可能性，作为替代细胞和组织的一种资源，用来治疗多种疾病和伤残。

1. 血液系统疾病的干细胞治疗 造血干细胞移植治疗恶性血液病是近半个世纪来临床医学取得的重大进展之一，目前已成为恶性血液病最有效的治疗方法。据统计，目前全世界范围内每年进行异体造血干细胞移植 3 万多例，自体造血干细胞移植 5 万多例，且每年以 10% ～ 15% 的幅度增长。

造血干细胞是来源于造血组织中的多能干细胞。造血干细胞移植按其采集来源可分为骨髓移植、外周血造血干细胞移植和脐带血造血干细胞移植。按移植干细胞的免疫学特征可分为自体移植、异基因移植、同基因移植和异种移植。造血干细胞移植需要配型，即使配型成功进行移植，还是会发生许多并发症，如感染、出血、移植失败等，而且不可避免地会发生移植物抗宿主病（GVHD）——一种供者细胞攻击宿主组织和器官，如消化道、皮肤、肝脏等所致的免疫排异性疾病。目前，治疗 GVHD 主要是基于糖皮质激素为主导的免疫抑制剂，这种治疗虽然有一定效果，但是仍然有相当比例的患者对这种治疗反应较差，而且这种治疗本身也会对机体造成很多副作用，因此，寻找一种更为安全有效的治疗方法是必然趋势。研究表明，间充质干细胞具有免疫抑制作用，可以抑制淋巴细胞活性，控制移植排斥反应，而且还能产生多种细胞因子支持造血，促进化疗和放疗后骨髓恢复。基于此，一些研究者尝试将间充质干细胞用于造血干细胞移植以支持造血和减少 GVHD 的发生。临床试验研究发现，间充质干细胞促进了大部分患者的造血恢复，而且可以有效地降低移植副反应，预防和减少 GVHD，提示造血干细胞和间充质干细胞共移植治疗可以对患者产生有益的治疗效果。美国科学家应用异基因骨髓间充质干细胞治疗急性 GVHD 的临床试验证实，急性 GVHD 患者经过两次静脉输注间充质干细胞后，94% 的患者对治疗产生应答，74% 的患者临床症状完全缓解，治疗组患者生存率较常规治疗组显著提高。

2. 血管性疾病的干细胞治疗 近年来，干细胞研究的一个重要进展是造血干细胞在血管疾病治疗中的应用。早在 100 多年前就有人提出，造血细胞和血管细胞来源于一个共同的干细胞——血液血管干细胞。血液血管干细胞可以发育分化成造血干细胞和血管干细胞，后两者进一步分化增殖形成血细胞和血管两大系统。但近年的研究发现，造血干细胞和血管干细胞的界限并不清晰，功能上有重叠，而且能相互转化，两者实质上是一群处于不同分化阶段的多能干细胞。我国学者在国际上首次开展外周血干细胞移植治疗动脉硬化性闭塞症、糖尿病足等重度下肢缺血性疾病的研究，并取得了显著疗效，使众多患者避免了截肢的痛苦。

干细胞用于心脑血管病治疗的研究也在不断深入。心脑血管病是当今世界上严重威胁人类健康的疾病之一，随着人口老龄化的加剧，其发病率与日俱增。冠心病尤其是急性心肌梗死引起的心肌坏死只能通过成纤维细胞取代而形成无收缩功能的瘢痕组织，非破坏区的其他心肌细胞出现反应性肥大，造成离心性肥厚与心脏重构，最后导致心力衰竭。药物、介入治疗等虽然保护了心脏功能，提高了患者生活质量，但却不能从根本上逆转心肌细胞数量减少，而心脏移植则由于供体来源少、风险大、排斥反应等难以广泛开展，因此，寻找新的有效治疗手段成为目前的研究热点。细胞移植是一种很有发展前景的治疗手段。目前用于修复坏死心肌的移植细胞种类很多，如成纤维细胞、平滑肌细胞、骨骼肌卫星细胞、胎儿或新生儿心肌细胞、胚胎干细胞等，但以上细胞或因为不能与宿主细胞形成电-机械偶联，或因为免疫排斥、细胞来源困难、伦理道德等问题难以广泛应用于临床。

间充质干细胞是目前被认为较适宜移植的细胞之一。间充质干细胞可以用于治疗心血管疾病主要因为这些干细胞可分化为心肌细胞，可以替代修复已发生凋亡或已坏死的心肌细胞、增加心肌数量、增强心肌收缩力，使心脏功能逐渐恢复。间充质干细胞还可以分化为血管内皮细胞，在梗死部位形成新生毛细血管，重建梗死部位的血运，增加缺血区的灌注，减少梗死范围，提高心脏功能。此外，间充质干细胞能分泌多种细胞因子，发挥促血管增殖的作用，对周围组织起到保护作用，抑制宿主细胞凋亡，诱导血管形成，对缺血损伤也有保护作用。间充质干细胞的一些其他作用，如下调梗死心肌胶原酶、基质金属蛋白酶抑制剂的表达，调节梗死局部胶原代谢，促进胶原降解，减少胶原沉积，从而减轻梗死区瘢痕的硬度，减轻心肌纤维化程度，抑制心室扩张和梗死后心室重构，改善心脏功能。

目前，间充质干细胞应用于缺血性心脏病的治疗已经进入临床试验阶段。2007 年 5 月的一项随机、对照、双盲实验报道，56 名缺血性心脏病患者接受间充质干细胞治疗耐受性良好，随访 6 个月，治疗组较对照组发生心律失常的可能性减少了 75%，发生室性早搏的可能性减少了 50%。治疗组由于前壁心梗引发心功能不全的患者射血分数于 3 个月提高了 24%，6 个月提高了 25%，而安慰剂对照组的心功能未见明显提高；治疗组肺功能显著改善，有 42% 的患者全身状态得到改善，而对照组仅有 11% 的患者得到相应的改善。在此研究的基础上，间充质干细胞治疗心脏病的更大规模的临床试验正在深入开展。

3. 自身免疫性疾病的干细胞治疗 自身免疫性疾病是一类自身免疫介导的炎症性结缔组织病，患者体内产生多种自身抗体，侵害各个系统、脏器和组织。常见疾病有系统性红斑狼疮、类风湿关节炎、硬皮病、多发性肌炎、重症肌无力、干燥综合征等。自身免疫性疾病目前尚无特效药物，缺乏根本性治疗方法，是当前医疗界研究的热点之一。针对免疫功能紊乱和产生自身抗体破坏自身系统、脏器和组织这一自身免疫性疾病的发病原理，国际上最新应用干细胞移植疗法纠正和重建患者免疫系统和功能，消灭自身抗体的产生，治疗各种自身免疫性疾病取得重大突破，疗效显著。

4. 神经系统疾病的干细胞治疗 许多神经系统疾病实际上是神经细胞的缺失所致，如果这些细胞得不到新生细胞的补充，所形成的疾病就不可能治愈。帕金森病是由多巴胺神经元退化变性引起的，阿尔茨海默病是由产生神经递质的细胞死亡引起的。对于脊髓损伤、多发性硬化，轴突脱髓鞘是导致其功能丧失的一个主要因素。在脑损伤患者的脑内，也存在多种不同类型细胞的死亡或损伤。而且人类社会正在步入老龄化，一些伴随脑或脊髓相应部位的特定神经元死亡的老年性疾病显得越发重要。通过诱导 ES 细胞分化形成新的神经组织细胞并进行移植修复有望治愈这些疾病。

脐血是胎儿出生时脐带内及胎盘近胎儿侧血管内的血液，是胎儿血液循环的一部分。研究表明，脐血干/祖细胞含量丰富，是造血和神经等多种干/祖细胞的丰富来源。按个体发育过程中所处的阶段，干细胞可分为胚胎干细胞和组织干细胞。胚胎干细胞是一种具有发育全能性的细胞，可在未分化状态下无限增殖。与之相比，组织干细胞分化潜能相对受限，多数组织干细胞只能分化为其起源组织的成熟细胞，增殖能力也较差。脐血作为胎儿血液循环的一部分，既具有较为原始、多分化潜能和较强增殖能力的优点，又无形成畸胎瘤的危险，已成为组织工程和细胞移植的理想选择。在脐血细胞中，造血干细胞和神经干细胞标志的共表达以及间充质干细胞的存在说明脐血中含有多能干细胞。多能干细胞的存在为脐血在造血、血管、神经等多系统疾病中的应用奠定了基础。中枢神经系统损伤后的自身修复能力是相当有限的，因此细胞移植替代治疗成为近年来神经科学领域研究的焦点之一。目前，研究较广泛的中枢神经系统移植物主要是胚胎干细胞和神经干细胞，但因来源有限、伦理障碍及免疫排斥等问题，这些细胞的实用性受到极大限制。近来研究表明，骨髓间充质干细胞具有分化为神经元和神经胶质细胞的能力，但骨髓源细胞有较高的病毒感染风险，且随着年龄增长其细胞数量和增殖、分化能力也显著下降，较难满足临床需求。脐血具有来源丰富、采集方便且无伦理学问题等优点，其中不但含有丰富的造血干细胞，而且还含有可向多种组织分化的多潜能干细胞，是适合进行移植以代替受损的神经细胞修复神经损伤的细胞。在特定的诱导条件下，脐血干细胞能够出现类似神经细胞样的形态学变化，并表达不同神经发育标志及电生理特征。在动物体内实验中，脐血干细胞能定向迁移至受损神经组织并植活，改善神经损伤后遗症。脐血干细胞为一种有效的细胞资源，可应用于人类神经系统疾病的细胞替代治疗及神经保护与支持。

5. 糖尿病的干细胞治疗 糖尿病的发生发展是多基因与多种环境因素相互作用的结果，其主要病变是由于体内自身胰岛 B 细胞分泌功能丧失，胰岛素量不足以维持正常代谢需要，或胰岛素作用的靶细胞胰岛素受体异常而产生胰岛素抵抗。当疾病发展到晚期时，会引起各种器官的功能损伤，包括视网膜病变、神经病变、肾功能衰竭、心脑血管疾病等，糖尿病并发症已成为发达国家的第五类致死性病症。

临床上，注射胰岛素是治疗晚期糖尿病的必要手段，但人为注射胰岛素并不能发挥准确的调节血糖功能，也阻止不了各器官的功能损伤。寻找最佳的糖尿病治疗策略已势在必行。胰腺或胰岛细胞移植技术在临床上已有开展，但存在供者细胞来源不足和免疫抑制严重等问题。

干细胞极强的自我更新能力及多项分化潜能无疑是获得大量胰岛 B 细胞的最佳种子细胞，我们可以操纵体外干细胞，先大量扩增，再定向诱导分化，最后将得到的能分泌胰岛素的细胞植入到糖尿病患者体内。

Schuldiner 等（2000）通过培养人 ES 细胞使其自发形成类胚体，类胚体又可以自发分化成胰岛 B 细胞。Lumelsky 等（2001）的研究表明烟酰胺可促进小鼠 ES 细胞向胰岛分泌细胞分化。已有研究者应用碱性成纤维细胞生长因子（bFGF）将人 ES 细胞诱导分化为胰岛分泌细胞。ES 细胞可定向诱导分化为胰岛细胞，为研究人员及医生提供了治疗糖尿病的新思路。深入了解胰腺的个体发育机制及 ES 细胞定向分化为胰岛细胞的分子调控机制，将会加快糖尿病细胞治疗的研究。

三、干细胞研究面临的问题

如前所述，由于干细胞具有巨大的应用前景，因此有关干细胞的研究成为生命科学的研究热点之一。近年来，有关干细胞研究的相关文章在世界各地的权威杂志频频发表，尤其是 1998 ～ 2001 年达到了高峰，但随着研究的不断深入，各研究方向均面临着种种类似的问题，归纳起来体现在两个方面：一是干细胞研究的技术问题，二是干细胞研究的伦理学问题。具体如下：

（一）如何在体外维持干细胞的未分化状态？

目前研究表明，ES 细胞在一定的培养条件下可保持增殖而不分化，研究人胚胎干细胞和胚胎生殖细胞在体外以未分化状态进行增殖的控制机制极为重要，一旦突破，即可应用这一知识来解决组织干细胞的自我更新问题。此方面的研究已取得了一些成果，目前已检出白血病抑制因子可抑制干细胞分化，但作用机制还不十分清楚，对于干细胞的培养条件仍需做进一步摸索、完善。

（二）如何定向诱导干细胞分化？

指导干细胞朝向某一特定途径分化以形成某一特定细胞的内在机制是什么？细胞分化是多种细胞因子相互作用引起细胞一系列复杂的生理生化反应的过程，要诱导干细胞分化为某种特异类型的组织细胞，不但要在错综复杂的过程了解这些细胞因子的作用机制，而且要掌握各种因子具体在何时何地发生作用，以及何时何地停止作用。这是相当困难的问题，可喜的是，科学家发现，只要将胚胎干细胞诱导分化为所需组织细胞的前体（祖细胞），然后移植到受体相应的组织部位，这些移植的细胞便与周围细胞及胞外基质相互作用，有机地整合至受体组织中，并在机体分泌的各种因子作用下分化为所需的组织细胞发挥作用，而不必在体外寻找复杂的影响因素形成精确的多细胞组织结构再移植。相对而言，这属于获得一个定向分化的捷径。但是否所有多能干细胞在变成特化细胞前都要经过一个祖细胞的阶段？假如是这样，那么祖细胞阶段是否能被保存并作为干细胞移植治疗的理想细胞，以及祖细胞的什么阶段是最佳的移植状态等问题还需进一步的研究探讨。

（三）如何克服移植排斥反应？

克服移植排斥反应可能的方法包括：建立胚胎干细胞库，提供多个主要组织相容性抗原位点以供 MHC 配型的需要；建立普遍适用的供者细胞系，在这些细胞系中对 MHC 进行遗传学上的修饰以避免排斥反应的发生，这一目标在小鼠中已部分实现；利用基因工程技术，将干细胞表面的 MHC 基因敲除或替换为受体自身的 MHC 则可避免免疫排斥问题；也可直接把受者细胞的细胞核植入胚胎干细胞中，子代细胞将全部含有受体的 MHC 基因，但核移植后的卵细胞能否激活沉默基因启动 DNA 的合成，会不会发生染色体结构的改变等问题，还有待于进一步的研究，而且胚胎干细胞可形成畸胎瘤，因此必须慎重考虑胚胎干细胞及其衍生细胞移植的安全性问题。

（四）干细胞应用于组织器官替代疗法的研究目前还只是种可能

因为即便是取自健康个体的完整器官，其在体外保存和维持仍是器官移植中的难题，因此，在体外利用干细胞形成一个具有复杂结构且可能为两种不同胚层组织相互作用而产生的完整器官很难实现，还需要技术上的突破。器官的形成是一个非常复杂的立体层面上的过程，每个细胞要获得营养并排泄代谢产物，在分化的组织中需要产生血管，而组织血管化研究目前还处于起步阶段，尤其是像心、肝、肾、肺等大型精细复杂器官，要离体培养并维持其正常的生理功能目前还无法做到。一种可能的方法是将干细胞注射到重度免疫缺陷动物的脏器中，让移植的人干细胞逐步替代动物细胞，并使其脏器人源化，成为可供移植的器官。

（五）有关组织干细胞有许多问题困扰

体内组织干细胞的来源是什么？它们是胚胎干细胞的"遗留物"还是通过另一途径起源的？假如后一推断是正确的（很有可能是正确的），那么组织干细胞产生的精确机制到底是怎样的？此外，为何在体内它们能维持一种未分化状态，而其周边细胞却发生了分化？体内到底有多少种组织干细胞存在？它们存在于何种组织中？这些问题还不十分清楚，有待于进一步研究。

（六）干细胞研究的伦理学问题

有关人胚胎干细胞的伦理学在一定程度上与如何看待干细胞联系在一起，即把胚胎干细胞看作只是组织细胞中较为特殊的一种，还是把它看成一个胚胎。后者的观点主要建立于干细胞的发育潜能上，认为受精卵也应同人一样看待，是生命的一种形式，把它作为研究的工具是对生命的一种不尊重。而赞成者则认为利用胚胎干细胞移植治疗可为无数身患重症的患者带来生的希望，在道德上是无可非议的。

哺乳动物克隆技术的发展证实任何体细胞都具有发展成一个个体的潜在能力，两者不同之处是胚胎干细胞发育成完整胚胎是一种自然行为，而克隆技术显然需要人工干预。这种自然与人工行为的区分使一些人认为所有人体细胞都应划为伦理学保护范围，而胚胎干细胞更是如此。克隆人类胚胎技术自诞生之日起，一方面受到来自宗教、伦理观念的强大反对压力；另一方面由于治疗性克隆具有难以估量的医学价值和商业潜力，世界各国都唯恐丧失了干细胞研究领域的先机，对于治疗性克隆研究采取既慎重又都普遍表示支持的态度。例如，英国是最先培育"试管婴儿"、第一个创造"克隆羊"的国家，为了成为首个成功利用胚胎干细胞技术克隆出完整人体器官的国家，英国政府不顾来自本国和欧盟国家的强烈反对，于 2001 年 1 月第一个将"治疗性克隆"研究合法化。在美国，曾有数十名诺贝尔奖获得者联名上书，要求政府支持"治疗性克隆"研究，为此，政府允许私人机构投资于这项研究。2005 年 5 月 24 日，美国众议院举行投票，又以多数票通过解除胚胎干细胞研究拨款禁令，允许使用"联邦"资金资助克隆人类胚胎。日本政府规定用于研究的胚胎细胞只能从那些本该被废弃、用于生育治疗目的的胚胎中获取。德国虽然强烈指责英国进行治疗性克隆研究，但也批准"进口"人类胚胎干细胞以供德国科学家进行研究，这等于是将这道伦理难题甩给了其他国家，而自己坐享其成。澳大利亚、日本，甚至新加坡等国也准备制定允许进行克隆胚胎的政策或法律，吸引世界上优秀科学家来本国进行研究。

目前，我国干细胞研究已处于世界先进水平。为了促进我国干细胞研究健康、有序和快速发展，2003 年 12 月，国家出台了《人胚胎干细胞研究伦理指导原则》，其中明确规定：禁止进行生殖性克隆人的任何研究，允许进行人胚胎干细胞和治疗性克隆研究，但要遵循规范，即允许利用体外受精、体细胞核移植、单性复制技术或遗传修饰获得的囊胚，其体外培养期限自受精或核移植开始不得超过 14 天；不得将获得的已用于研究的人囊胚植入人或任何其他动物的生殖系统。

此外，由于干细胞研究的应用前景，随之而来的经济效益会给许多私有商家带来机会，他们会投入大量的人力、物力来获取回报，但对于真正需要治疗的人，无疑会面临难以支付的高昂的治疗经费而失去治疗机会，因此，全面合理地发展干细胞技术，也需要政府的干预。

综上所述，干细胞研究及其应用将是生命科学领域的又一里程碑，然而，科学家必须十分谨慎，正如我们看到的那样，在我们确切了解干细胞治疗的实际用途之前，还有许多障碍需要跨越。但必须承认的是，干细胞研究和应用的前景是相当广阔的。

本章学习思维导图

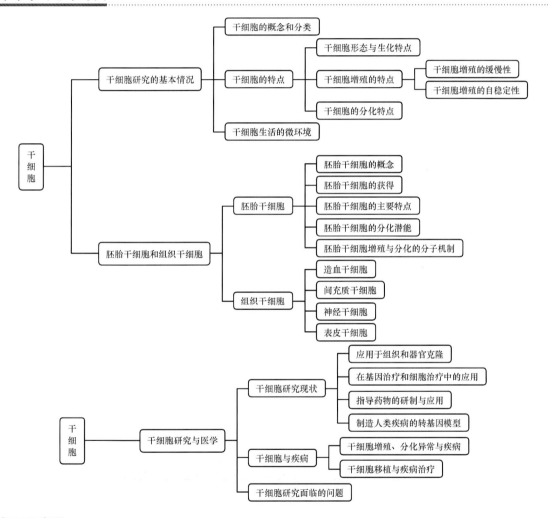

复习思考题

1. 干细胞的概念及分类。
2. 简述干细胞的生物学特征。
3. 试述胚胎干细胞及组织干细胞的应用前景。

（韩彦龙）

第十六章 细胞工程

21世纪被称为生命科学和生物技术的时代，生物技术在医疗卫生、农业、环保、轻工业、食品保健等重要领域对改善人类健康状况及生存环境、提高农牧业及工业的产量与质量均发挥着重要的作用。目前生物技术已经成为现代科技研究和开发重点。生物技术又称生物工程（bioengineering）技术，一般认为是以生物学的理论和技术为基础，结合化工、机械、电子计算机等现代工程技术，通过操纵遗传物质定向地改造生物体或其组分，创造出对人类有益的产物并进行大规模生产的技术。生物工程的应用领域非常广泛，包括农业、工业、医学、药物学、能源、环保、冶金、化工原料、动植物、净化等。如今生物工程已分化为遗传工程（基因与基因组工程）、细胞工程、微生物工程（发酵工程）、酶工程（生化工程）和生物反应器工程等。

以细胞为研究和开发对象的细胞工程（cell engineering）是指应用现代细胞生物学、发育生物学、遗传学和分子生物学的理论与方法，在细胞整体水平或细胞器水平上，按照人们的意愿来改变细胞内的遗传物质以获得新型生物或一定细胞产品的一门综合性科学技术。生命科学发展历程中，细胞工程作出的贡献极为突出，也是该领域中最先应用于生产实践并取得显著效益的应用学科。例如，动物克隆技术、干细胞技术、生物反应器工程等都是细胞工程的代表性结晶。当前细胞工程所涉及的主要技术领域有细胞培养、细胞融合、细胞拆合、染色体操作及基因转移等方面。本章从细胞工程及其发展史、细胞工程的主要相关技术和细胞工程在医学、生物学及临床转化中的应用等几个方面做简要介绍。

第一节 细胞工程概述

一、细胞工程的发展史

1. 动物组织细胞培养技术的建立 自1839年施旺（Schwann）和施莱登（Schleiden）提出了细胞学说后，细胞学的研究进入快速发展阶段。Hertwig和Strassburger分别在1876年和1884年发现了动物和植物中的受精和精卵细胞融合现象；1882年，Flamming在动物细胞中发现了有丝分裂。这些细胞学的研究，推动了细胞与组织培养技术的建立。

动物的组织培养技术是由Harrison于1907年首先创立的，他采用悬滴培养法在体外培养了蛙胚神经管区细胞，并观察到从中长出的轴突细胞（神经纤维）。这项工作被认为是动物细胞培养开始的标志。在此基础上，Thomson于1914年建立了器官培养技术；1951年，Gay分别建立了c3H小鼠结缔组织细胞系的L系和人体宫颈癌HeLa细胞系。

2. 细胞融合的发现和融合技术的建立 虽然细胞培养技术的建立为细胞工程的诞生奠定了基础，但是真正意义上的细胞工程是从细胞融合开始的。细胞融合现象最早是在19世纪上半叶发现的，如Muller于1838年观察到脊椎动物肿瘤细胞能在体内自发地融合产生多核的肿瘤细胞，Virchow于1858年描述了正常组织、发炎组织以及肿瘤组织中的多核细胞现象等。人们在多种生物中发现了多核现象，由此推测多核细胞可能是由单个细胞通过彼此的融合形成的，并且科学家在实验室通过实验方法实现了细胞的融合。1962年，Okata利用仙台病毒诱发艾式腹水瘤细胞成功融合成多核细胞体，这项工作为动物细胞融合技术的创立奠定了基础。此后，在动物细胞融合技术的基础上，人们利用物理、化学等促融合方法成功进行了大量的动物、植物和微生物细胞的融合，实现了种内、种间、属间和科间细胞的融合，为人类培育出了许多新的品种，创造了非常大的经济价值。其中，最具代表性的典范是1975年Köhler和Milstein成功地融合了小鼠B淋巴细胞和骨髓瘤细胞，产生能分泌稳定单克隆抗体的杂交瘤细胞。

3. 杂交瘤技术的诞生　自 1975 年 Köhler 和 Milstein 创建杂交瘤技术以来，单克隆抗体（mAb）的纯生产及其在基础研究和临床上的应用取得了惊人的发展。通过对抗体分子的同源群体的研究，我们对抗体的结构和遗传学方面的认识已达到一定的深度。在应用方面，MAb 替代以抗原抗体特异性结合为基础的各种方法中的常规血清已成为趋势，而且以 MAb 建立起来的方法正不断涌现。1975 年 Köhler 和 Milstein 建立了淋巴细胞杂交瘤技术。杂交瘤能在体外连续增殖并分泌大量均一的、高特异性的单克隆抗体，为免疫学技术开创了新纪元，杂交瘤技术得到迅速发展和广泛应用。国内外在抗乙型肝炎（乙肝）病毒各种抗原的单克隆抗体方面研究较多。

4. 细胞核移植技术开启克隆时代　1938 年德国胚胎学家 Spemann 首次提出了细胞核移植的设想，他认为早期的胚胎细胞具有高度的分化潜力，可以将胚胎的细胞核移植到去核的卵母细胞中发育为新的胚胎。这个构想直到 1952 年才被美国科学家 Briggs 和 Kings 通过实验证实，他们将非洲豹蛙囊胚的细胞核移入去核的卵母细胞中，获得了非洲豹蛙的胚胎克隆后代。1963 年，我国科学家童第周将一只雄性鲤鱼的遗传物质注入雌性鲤鱼的卵中，从而成功克隆了一只雌性鲤鱼，这是世界上首个克隆鱼类的记录，这项工作为 20 世纪 70 ~ 80 年代我国完成鱼类异种间克隆和成年鲫鱼体细胞克隆打下了坚实的基础。这之后，1997 年，世界上第一头由成年羊体细胞经无性繁殖生成的克隆羊多莉诞生，这是世界上首只克隆的哺乳动物，标志着哺乳动物体细胞核克隆时代的到来。

5. 转基因生物的出现　20 世纪 70 年代中期，随着基因重组技术与细胞工程技术的发展，细胞工程的发展进入到了一个新的阶段——转基因生物阶段（包括转基因植物和转基因动物）。1980 年，Gordon 等首次将克隆的基因注入小鼠的单细胞胚胎的原核，然后移植于假孕的母鼠输卵管，培育出第一只转基因动物。1982 年，美国科学家 Palmiter 等首次将大鼠生长激素基因导入小鼠受精卵的雄性原核中，获得了生长速度极快的超级小白鼠（硕鼠）。而我国也于 1984 年开始了转基因动物的研究，并且同年获得了含人类 β- 珠蛋白基因的转基因小鼠。

1985 年和 1986 年，我国科学家利用显微注射法又分别获得了含人生长激素（MT-hGH）基因的转基因泥鳅和转基因小鼠。转基因技术是生物学领域最新重大进展之一，已能渗透到生物学、医学、畜牧学等学科的广泛领域。转基因动物已成为探讨基因调控机制、致癌基因作用和免疫系统反应的有力工具。同时，人类遗传病的转基因动物模型的建立为遗传病的基因治疗打下了坚实的理论和实验基础。

二、细胞工程的分类及主要相关技术

广义的细胞工程包括生物组织、器官及细胞离体操作和培养技术，狭义的细胞工程是指细胞融合和细胞培养技术。

（一）细胞工程的分类

根据研究生物类型不同可分为：动物细胞工程、植物细胞工程、微生物细胞工程。

根据实验操作对象不同可分为：细胞与组织培养、细胞融合、细胞核移植、染色体工程、胚胎工程、干细胞与组织工程、转基因动物与生物反应器等。

（二）细胞工程的主要相关技术

总体来看，细胞工程就是对细胞不同层面上的拆合与重组。细胞工程所涉及的技术方法很多，目前主要有以下技术。

1. 大规模细胞培养（cell culture）技术　细胞培养技术是指在人为创造的无菌条件下，将离体的细胞或组织置于培养基内，并放在适宜的环境中进行连续培养以获得大量细胞、组织甚至个体的技术。此技术已广泛运用于农业、医学和生物学领域的研究。

在一般实验室工作中，用培养瓶等小型容器培养细胞就能够满足某种研究的需要。但在某些特殊的研究项目中，如疫苗的市场化生产，用一般培养瓶来培养细胞就明显不够了。因此，为了短时间内得到大量细胞，人们用大容器（通常叫生物反应器）来培养细胞，称为大规模细胞培养，通常是指培养容量在 2L 以上的高密度、高浓度细胞培养，旨在制备大量的细胞或者相应的细胞产物。大规模细胞培养技术在 20 世纪 60 年代就开始出现，此后技术路线逐步完善，但因其某些方面的特殊要求，目前开展此项工作的单位还不多。一般来说，培养容量 2～100L 为小试（实验室）规模，100～1000L 为中试规模，5000～20 000L 为大试（产业化）规模。

关于细胞培养的基本原理、仪器、试剂、过程及注意事项第三章中已有简述，本章在前述基础上重点介绍大规模细胞培养方法。根据细胞体外生长的特性，主要分为悬浮培养和贴壁培养两大体系。

（1）悬浮培养：指的是一种在受到不断搅动或摇动的液体培养基里培养单细胞及小细胞团的组织培养系统，是非贴壁依赖型细胞的一种培养方式。增加悬浮培养规模相对比较简单，只要增加体积就可以了。深度超过 5mm，需要搅动培养基；超过 10cm，还需要深层通入 CO_2 和空气，以保证足够的气体交换。通过振荡或转动装置使细胞始终处于分散状态悬浮于培养液内的培养方法适用于血液淋巴组织细胞及其肿瘤细胞、融合细胞（如杂交瘤细胞）、转化细胞等的培养，因此多用于大量生产疫苗、抗体和细胞因子等重组设计的药物（图 16-1）。

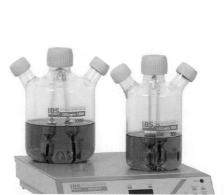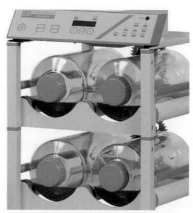

图 16-1　适用于悬浮培养的搅拌瓶

细胞悬浮培养工艺按照培养方式分为批式培养、流加式培养及灌流式培养。

1）批式培养：是细胞规模培养发展进程中较早期采用的方式，也是其他操作方式的基础。该培养方式是采用机械搅拌式生物反应器，将细胞扩大培养后，一次性转入生物反应器内进行培养，在培养过程中其体积不变，不添加其他成分，待细胞增长和产物形成积累到适当的量，一次性收获细胞、产物、培养基。批式培养操作简单、培养周期短（分批培养的周期时间多在 3～5 天）、染菌和细胞突变的风险小、可直观反映细胞生长代谢的过程、可直接放大。在工业化生产中，批式培养操作是传统的、常用的方法，其工业反应器规模可达 12 000L。

2）流加式培养：是在批式培养的基础上，采用机械搅拌式生物反应器系统悬浮培养细胞。初始接种的培养基体积一般为终体积的 1/3～1/2，在培养过程中根据细胞对营养物质的不断消耗和需求流加浓缩的营养物或培养基，从而使细胞持续生长至较高的密度，目标产品达到较高的水平，整个培养过程没有流出或回收，通常在细胞进入衰亡期或衰亡期后进行终止回收整个反应体系，分离细胞和细胞碎片，浓缩、纯化目标蛋白。流加培养操作简单、产率高、容易放大，应用广泛，但需要进行流加培养基的设计，添加的成分比较多，凡是促细胞生长的物质均可以进行添加，既不会因营养成分过剩而产生大量的代谢副产物造成营养利用效率下降，也不会因缺乏营养导致细胞生长抑制或死亡。

3）灌流式培养：是把细胞和培养基一起加入反应器后，在细胞增长和产物形成过程中，不断地将部分条件培养基取出（绝大部分细胞均保留在反应器内），同时又连续不断地灌注新的培养基。灌流式培养常使用的生物反应器主要有两种形式：搅拌式生物反应器和固定床或流化床生物反应器。搅拌式生物反应器必须具有细胞截流装置，细胞截留系统最初多采用微孔膜过滤或旋转膜系统，最近开发的有各种形式的沉降系统或透析系统。例如，中空纤维生物反应器采用的中空纤维半透膜透过小分子量的产物和底物，截流细胞和分子量较大的产物，在连续灌流过程中将绝大部分细胞截留在反应器内。近年来，中空纤维生物反应器被广泛应用于产物分泌型动物细胞的生产，主要用于培养杂交瘤细胞生产单克隆抗体。在固定床或流化床生物反应器中，固定床是在反应器中装配固定的篮筐，中间装填聚酯纤维载体，细胞可附着在载体上生长，也可固定在载体纤维之间，靠上搅拌中产生的负压迫使培养基不断流经填料，有利于营养成分和氧的传递，这种形式的灌流速度较大，细胞在载体中高密度生长；流化床生物反应器是通过流体的上升运动使固体颗粒维持在悬浮状态进行反应，适合于固定化细胞的培养。灌注式培养是近年用于动物细胞培养，生产分泌型重组治疗性药物、嵌合抗体及人源化抗体等基因工程抗体较为推崇的一种方式。另外，某些贴壁依赖型细胞经过适应和驯化选择也可用上述微载体介导的灌流式方法培养。

（2）贴壁培养：是指贴壁依赖型细胞贴附在一定的固相表面进行的培养。贴壁培养的方法主要有二维（2D）和三维（3D）两个层面（图16-2）。

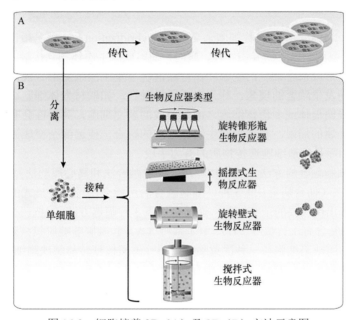

图16-2 细胞培养 2D（A）及 3D（B）方法示意图

维持细胞在培养皿表面（2D）的生长状态，并进行多培养皿或多层摇瓶的传代培养放大；采用含有微载体（超细纤维、生物高聚物或者水凝胶制成的 3D 支架）的搅拌发酵罐进行吸附、共价贴附、离子交联、包埋或微囊式培养。当然，各种 3D 形式的固相贴附培养技术也适用于非贴壁依赖型细胞。目前所知最简单的固相培养系统是 Nunc 细胞工厂（图16-3）。细胞工厂（cell factory）是一种设计精巧的细胞培养装置，它在有限的空间内利用了最大限度的培养表面，从而节省了大量的厂房空间，并可节省贵重的培养液，更重要的是，它可有效地保证操作的无菌性，从而避免因污染而带来的原料、劳务和时间损失，它是对传统转瓶培养的革命。Nunc 细胞工厂是目前应用较多的细胞工厂系统，可用于疫苗、单克隆抗体或生物制药等工业规模生产，特别适合于贴壁细胞（也可用于悬浮培养细胞），在从实验室规模进行放大时不会改变细胞生长的动力学条件，低污染风险，节省空间，培养表面经测试可保证最有利于细胞贴附和生长。同时，与 Nunc 的细胞工厂操作仪结合使用可全面实现细胞培养的自动化，从而大大地减低劳动强度和密集度。这套系统使用方便，材料环保（由组织培养级聚苯乙烯制成容器，使用后可随意处理）；其最大缺点是经胰酶消化后，很难将细胞完全洗出。其他较常用的贴壁细胞培养方法还有中控纤维灌流法（图16-4）、螺旋卷膜培养法等。

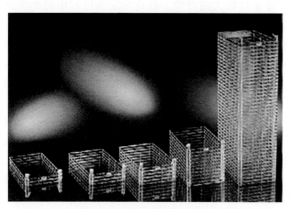

图 16-3　Nunc 细胞工厂

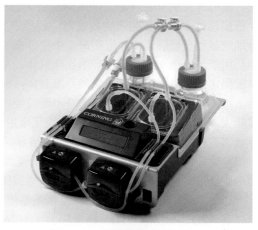

图 16-4　细胞灌流培养装置

2. 细胞融合（cell fusion）　又称细胞杂交（cell hybridization），就是指在外力（诱导剂或促融剂）作用下，两个或两个以上的异源（种、属间）细胞或原生质体相互接触，从而发生膜融合、胞质融合和核融合并形成杂种细胞的现象。在自然情况下发生的细胞融合现象，称为自然融合。用人工方法使细胞间发生融合的现象，称为人工诱导融合。如取材为体细胞，则称体细胞杂交，体细胞融合后可形成四倍体或多倍体细胞，由此形成的杂交细胞，其特性会有很大的变化。细胞融合使细胞能不受种属的局限，实现种间生物体细胞的融合，使远缘杂交成为可能，扩大了遗传物质的重组范围，因而是改造细胞遗传物质的有力手段。

目前体外促进细胞融合的方法主要有物理法（如电融合法和离心震动法）、化学法［聚乙二醇（PEG）法］和生物法（仙台病毒法）3 种。细胞融合后可能会出现多种形式的杂交细胞，成功的关键在于是否能筛选出所需要的杂交细胞。通常有以下 3 种筛选方法：①抗药性筛选：常用 HAT 选择培养基，这种培养基含有次黄嘌呤（H）、氨基蝶呤（A）和胸腺嘧啶脱氧核苷（T），筛选原理是一种胸腺嘧啶核苷激酶缺陷细胞与一种次黄嘌呤鸟嘌呤磷酸核糖转移酶缺陷细胞融合后，只有 2 种酶基因齐全的杂交细胞才能在 HAT 培养基中存活（图 16-5）。②营养缺陷筛选：不同细胞对营养成分有不同的需求，在缺乏某种营养成分的培养基中不能存活的细胞称为营养缺陷型细胞，如 5- 溴脱氧尿嘧啶核苷缺陷（BUdR⁻）细胞。因此，可以在培养基中先掺入 BUdR，利用有丝分裂形成的新细胞因含有 BUdR 对紫外线更敏感的特性，在黑暗环境中用紫外线照射细胞，再将存活下来的细胞培养于完全培养基中，即可获得 BUdR⁻ 细胞。③温度敏感筛选：不同物种细胞对环境温度的最适要求各异，哺乳动物正常细胞最适温度为 37 ～ 38℃，也可在 32 ～ 40℃ 存活。科学家通过化学诱变的方法使细胞发生突变，再用非适应温度进行筛选，即可获得热敏感（如高于 38℃ 某些基因失活）或者冷敏感（如低于 35℃ 某些基因失活）细胞株。

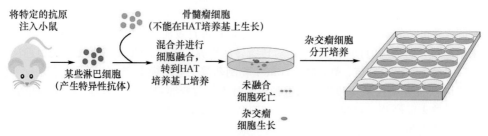

图 16-5　HAT 选择培养基筛选示意图

细胞融合技术避免了分离、提纯、剪切、拼接等基因操作，在技术和仪器设备上的要求不像基因工程那样复杂，投资少，有利于广泛开展研究和推广，有着重大的实践意义，被应用于免疫学、遗传学、发育生物学等方面的研究领域。目前，细胞融合技术可用于基因定位和绘制人类基因图谱、生产树突状细胞抗肿瘤疫苗、生产单克隆抗体等。

3. 细胞核移植（nuclear transplantation）技术 是利用显微操作技术将细胞核与细胞质分离，然后再将不同来源的细胞核与去核的细胞质重组，形成杂种细胞。细胞核移植技术已有几十年的历史。1938 年，德国胚胎学家 Spemann 首次提出了细胞核移植的设想。1962 年，Gurdon 用非洲爪蟾的上皮细胞等体细胞的核作移植，确立了已经分化的细胞核可以正常发育的事实（图16-6）。中国生物学家童第周先生在鱼类细胞核移植方面做了许多工作，他们在 1976 年前后首次获得的鲤鲫移核鱼不仅具有理论意义，也为鱼类育种开辟了一条新的途径。哺乳动物的细胞核移植也早已引起关注，因哺乳类受精卵极小，体外培养和细胞核移植技术难度大，所以直到 1981 年 Illmensee 和 Hoppe 才首次报道获得成功。Mcgrath 和 Solter 在 1983 年的研究发现用核移植技术与细胞融合相配合的方法能将 90% 以上的移核卵培养到胚泡期，经过胚胎移植，均可获得一定比例的核移植小鼠。

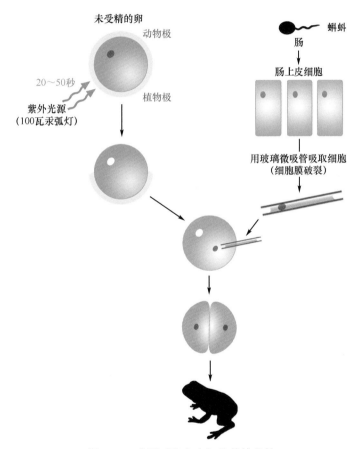

图 16-6 非洲爪蟾上皮细胞的核移植

哺乳动物核移植技术在动物育种、制备转基因动物、基因治疗及器官移植等方面具有重大的作用。具体的操作方法如下：①供体核的获得：供体核可以是早期胚胎细胞、胚胎干细胞和体细胞。早期都采用受精卵核到 64 细胞期的胚胎细胞核质体分裂球作供体细胞核，80 年代开始，人们对胚胎干细胞在核移植方面的应用前景寄予厚望，但 ES 建系太困难，仅在小鼠上获得成功。1997 年多莉羊的出现，开始了体细胞的核移植，并发展很快。②受体细胞去核：作为细胞核移植的受体细胞主要有三类：去核的卵母细胞、受精卵和 2 细胞胚胎，其中卵母细胞应用最为广泛。研究证明，体外成熟培养的卵母细胞核移植成功率不如体内成熟的卵母细胞，其原因可能是卵母细胞在体外成熟过程中，需要合成一些蛋白质来完成第一次减数分裂，体外成熟的一些卵母细胞的活动有可能受到抑制。去核的方法主要有盲吸法、半卵法、离心去核法、Ⅱ末期去核法等。③核卵重组：借助显微操作仪用一直径接近卵裂球大的移植针吸取一枚分离出的完整卵裂球，注入去核的受体卵母细胞的间隙中，根据移入部位的不同，可分为带下移植和细胞质内注射。④细胞融合与激活：由于微吸管破坏了卵膜和一部分细胞质，若直接移植，成功率很低，故需对重组胚融合，采用的方法有仙台病毒法、物理或化学方法（如电融合法、钙离子载体、乙醇、蛋白酶合成抑制剂等）激活受体细胞，使其完成细胞分裂和发育过程，其中电融合法更为常用。⑤重构胚培养与移植：重构胚需一定时间的培养方可移植到受体，家兔和猪重构胚在体外培养 24 小时以内就可通过非手术移植，而羊和牛重构胚所需培养时间较长，一般发育到囊胚或桑椹胚时移植。在体外进行重构胚的培养时，选择适当的培养液非常重要。重构胚的移植与胚胎移植的方法基本一样，即根据受体动物的不同可分为手术移植和非手术移植。

目前，细胞核移植技术主要在三个层面上进行（图 16-7），即胚胎细胞核移植（是用显微手术的方法分离出着床的早期胚胎细胞，将其单个细胞导入去除染色体的未受精的成熟的卵母细胞中，经过电融合，让该卵母细胞质和导入的胚胎细胞核融合、分裂、发育为胚胎，已经成功地通过胚

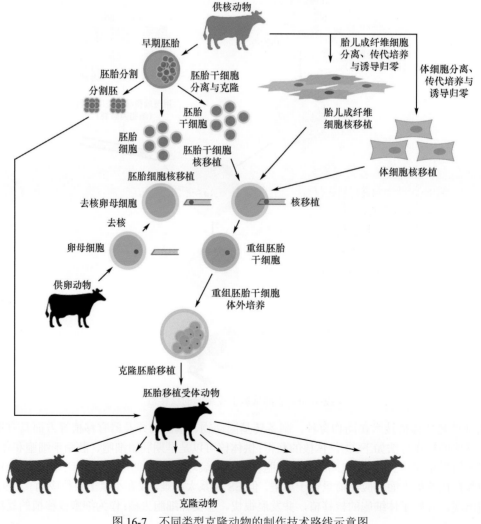

图 16-7　不同类型克隆动物的制作技术路线示意图

胎细胞核移植产生的动物有小鼠、兔、山羊、绵羊、猪、牛和猴子等）、胚胎干细胞核移植（将胚胎或胎儿原始生殖细胞进行抑制分化培养，使其细胞数成倍增多，但细胞不分化，每个细胞仍具有发育成一个完整个体的能力）、体细胞核移植（将动物体细胞进行抑制培养，使细胞处于休眠状态。采用以上核移植的方法，将其导入去除染色体的成熟的卵母细胞内，克隆胚胎植入受体，受体妊娠、产仔，克隆出动物。最令人瞩目的克隆绵羊"多莉"就是体细胞移植的成功例子，体细胞核移植技术在畜牧业、医药卫生以及其他领域拥有着广泛的应用前景）。

除了理论意义外，细胞核移植技术是细胞工程领域的重大突破，具有广泛的应用价值，如细胞治疗（移植细胞可以治疗由细胞功能缺陷所引起的各种疾病，如糖尿病、帕金森病、阿尔茨海默病等）、异种器官移植（治疗性克隆不仅解决移植物与受者间的免疫排斥反应问题，而且可以解决移植物的来源问题）、核移植科普图等。虽然核移植技术有着广阔的应用前景，并且已取得了一些进展，如体细胞核移植等，但也存在着一些问题。例如，核移植成功率普遍比较低、重构胚的发育率低、畸形胚的比率高。体外培养的时间过长或培养液的成分可能导致移植胚的流产及出生后的仔畜很快死亡。这要求研究人员进一步了解核质作用机制，改进培养方式。

4. 基因转移（gene transfer） 是将特定的外源基因信息转入到受体细胞或生物并使其表达的一种基因工程技术。基因转移技术分为两类：第一类是将目的基因导入体外培养的细胞或导入从体内取出的细胞，观察目的基因在细胞中的表达，这项技术称为基因转染（gene transfection）技术。通常情况下，该技术转入的目的基因不与细胞染色体发生整合，而是在细胞质呈现暂时性表达，随时间推移而逐渐减弱或消失。第二类是将已克隆的目的基因导入受精卵，并将导入基因后的受精卵植入子宫，发育成胚胎和个体，胚胎期和出生后均可观察目的基因在整体内的表达，此项技术称为转基因技术（transgenic technique），转基因技术所产生的动物称转基因动物（transgenic animal）。目前，基因转移技术已广泛用于基因的结构和功能分析、基因表达与调控、基因治疗与转基因动物模型建立等研究方向。

基因转移技术的基本步骤可总结为5个字（图16-8）：分（外源性目的基因的分离）、切（用限制性内切酶剪切目的基因）、接（用DNA连接酶把载体和目的基因连接成重组体）、转（对整合有目的基因的细胞或卵细胞进行体外培育或植入动物子宫）、筛（重组体进行筛选和鉴定）。由此可见，基因转移是重组DNA技术和基因治疗的关键技术。

目前，基因转移的方法主要有化学转染、物理转染和生物转染三类。

（1）化学转染

1）磷酸钙法：该技术通过将磷酸盐溶液和含有DNA的氯化钙溶液进行缓慢混合，形成DNA-磷酸钙共沉淀复合物。复合物能黏附于细胞膜上，通过细胞内吞作用进入细胞质中。该方法是实验室中转染哺乳动物细胞最广泛使用的方法，优点是试剂易获得，成本低，可用于瞬时转染和稳定转染；缺点是重复性差，转染效

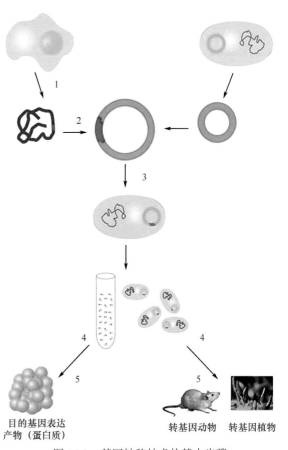

图16-8 基因转移技术的基本步骤

率低，对基因和细胞的选择要求较高。

2）DEAE-葡聚糖法：DEAE-葡聚糖是最早开发的转染试剂之一。它是一种可溶的聚阳离子碳水化合物，通过与带负电的DNA结合形成聚集物。携带正电荷的复合物与带负电荷的细胞膜结合，通过细胞内吞作用进入细胞中。与磷酸钙转染过程中形成的复合物颗粒相比，其粒径更小。优点是试剂价格便宜，并且操作过程简便、效率较高，常用于瞬时转染，DNA使用量较少；缺点是不适用于稳定转染。

3）脂质体法：脂质体分为单层脂质体和多层脂质体。常用的阳离子脂质体与带负电的DNA结合，形成DNA-阳离子脂质体复合物，从而吸附到带负电的细胞膜表面，通过细胞内吞作用进入细胞。脂质体介导的基因转移的效率可以通过整合病毒蛋白来提高，从而促进病毒包膜和细胞膜之间的主动融合，这种融合粒子被称为病毒体。优点是能够在活体内应用，毒性低、重复性好、适用性广，在很多细胞中能得到有效的瞬时转染和稳定转染效果；缺点是试剂难以自制，商品较为昂贵，转染效果在不同细胞类型中差异较大。

（2）物理转染

1）电穿孔法：是将细胞暴露在短暂的高场强脉冲电场中，通过在细胞膜上打孔而将核酸导入进细胞的方法。脉冲的大小和持续时间决定了转染效率，对于不同的细胞系，必须经过优化验证来确定电转条件。优点是高效，高重复性，适用性广，质粒和基因组片段均可用此方法导入细胞或体内；缺点是需要昂贵的仪器，使用的细胞数量较大，DNA浓度较高，由此也导致细胞死亡率较高。

2）显微注射法：此方法是在显微镜下将微量的核酸注射到细胞的细胞质或细胞核中，从而实现核酸的导入。该技术最重要的用途是将核酸引入卵母细胞、卵细胞和动物胚胎中，可用于基因瞬时表达分析（如在鱼类或非洲爪蟾中）或制备转基因动物（如小鼠、果蝇）。优点是可瞬时和稳定转染，对细胞类型和状态的依赖性较低，可实现核酸的直接传递，避免了内源性途径，可确保核酸完整传递；缺点是操作设备昂贵，操作耗时，转染细胞数有限。

3）基因枪粒子轰击法：粒子轰击法是将核酸包被于微米大小的金或钨微粒上，然后通过气体冲击波加速粒子进入细胞或组织。这种方法可以将核酸传递到组织切片的深层细胞中，并且可以通过改变施加压力来调节穿透的深度，粒子的大小、总质量及轰击力是平衡有效穿透和细胞损伤的重要参数。优点是可用于人的表皮细胞、纤维细胞、淋巴细胞系及原代细胞，无需对细胞进行处理，实验过程相对容易控制，重复性高；缺点是操作设备昂贵，细胞死亡率较高。

（3）生物转染——病毒转导法：以病毒为载体，将外源目的基因通过基因重组技术组装于病毒上，用其去感染受体细胞。病毒载体因其特异的组成结构通常可以高效地进入特定类型的细胞中。病毒类型主要为包膜病毒和无包膜病毒，两者与细胞膜的相互作用方式有所差异。包膜病毒的侵入主要是病毒包膜和宿主细胞膜融合的过程；而无包膜病毒则通过特定的病毒蛋白介导进入被感染细胞内。病毒介导的转染称为转导，病毒转导方法相对于裸质粒DNA转染来说有更高的导入效率，常用于难转染和原代细胞的瞬时或稳定表达细胞株的制备。其中，以慢病毒、逆转录病毒、腺病毒及腺相关病毒等最为常用。综合各病毒载体的特性，病毒载体较其他非病毒载体体系的优点主要是高转导效率、适用于较难转染的细胞（如原代细胞、干细胞等）、体内体外适用性广泛、可构建稳定或瞬时表达细胞株；缺点是基因插入大小受限、病毒包装技术较为复杂、存在一定的生物安全问题。

5. 细胞重编程　细胞重编程（cellular reprogramming）指的是已分化的细胞在特定的条件下被逆转后恢复到分化前的功能状态，或者形成胚胎干细胞系，或者进一步发育成一个新的个体的过程，主要是指体细胞重编程。该技术可在不改变基因序列的情况下，通过表观遗传修饰，如DNA甲基化、组蛋白乙酰化等改变细胞的发育命运，根据编程细胞的发育状态可分为多能性编程和谱系编程两大类。利用细胞重编程可在体外获得组织干细胞或者组织细胞，既具有类似胚胎干细胞的特性，又具有患者或疾病特异性，大大降低了免疫排斥反应，使细胞治疗的临床应用成为可能。

（1）多能性重编程（pluripotent reprogramming）：指已分化的细胞通过导入特定的基因后，诱导去分化恢复成全能细胞或者多能细胞。进行多能性重编程的方法有许多，如核移植、细胞融合、细胞提取物诱导、化学诱导及分子调控诱导等。但到目前为止，唯一能诱导体细胞产生有功能个体的重编程的方法只有核移植，其他的方法只能在细胞、分子或生化水平上产生诱导。诱导性细胞重编程技术为干细胞研究甚至整个生命科学领域带来了概念性的革新。

2006 年，日本京都大学 S.Yamanaka 等通过病毒介导，将 4 个特定基因：$Oct4$、$Sox2$、$Klf4$、c-Myc 转入到小鼠分化的细胞中，成功逆转了其分化过程并得到了功能上类似于胚胎干细胞的细胞，将其命名为诱导多能干细胞（induced pluripotent stem cells，iPSCs）。诱导多能干细胞的产生，极大地缩短了药物研发的过程，并使细胞治疗的应用成为可能。例如，2011 年，美国科学家 Itzhaki 等将先天性心律失常患者的细胞诱导成 iPS 细胞，并进一步诱导分化成具有先天性心律失常病理特征的心肌细胞，从而建立了该疾病的体外研究模型，极大地加快了针对该疾病的药物研发速度。另外，2007 年，美国科学家 Hanna 等将患有镰刀型贫血症的小鼠细胞诱导成 iPS 细胞，并对其中的致病基因进行了修复，而后将修复后的 iPS 细胞诱导分化成为造血干细胞并移植进入小鼠体内，成功治疗了小鼠的镰刀型贫血症。这不仅证明了诱导多能干细胞具有巨大的研究价值，更阐述了其在临床应用上的无限前景。iPS 技术的发现是干细胞和细胞编程领域新的里程碑，被誉为继克隆技术、胚胎干细胞技术之后干细胞领域的第三次革命，它的出现极大地促进了干细胞研究领域的发展。尽管 iPS 技术具有广泛的应用前景，但该技术应用在临床之前还有几个重要的缺陷需要克服。首先，该技术需用病毒介导基因转入，而病毒的引入会导致基因组的不稳定性，并且病毒的整合存在干扰正常基因功能的隐患。更重要的是，该技术所用到的基因中包含明确的致癌基因，这极大程度地提高了其致癌的可能性，使其应用价值大打折扣。因此，亟待开发一种全新的方法。小分子化合物由于其简单、安全、有效和可操作性强等特性被认为是诱导多潜能性干细胞最有希望的一条全新途径。

（2）谱系重编程（lineage reprogramming）：是指不经过多能干细胞的诱导阶段，直接将已分化的成熟细胞（或祖细胞）转换为另一种功能状态的成熟细胞或祖细胞的编程技术，包括转分化、去分化、转决定、特定类型的化生等。

转分化是指一种类型的分化细胞通过基因选择性表达（或基因的重编程）使其在结构和功能上转变成另一种分化细胞的过程。去分化（也称脱分化，dedifferentiation）是指已分化的细胞经过诱导后失去其特有的结构和功能而转变成未分化细胞的过程，之后可通过条件性诱导再分化成另一种细胞。转决定（transdetermination）是指将一种已经定向但尚未完全分化的细胞重编程为另一种不同的细胞类型的技术，如成体造血干细胞和间充质干细胞的可塑性研究。转决定现象最早是科学家在果蝇中发现的，某种突变体或培养的成虫盘细胞有时会不按已决定的分化类型发育，而生长出其他的成体结构。转决定同基因突变不同，它是一群细胞而不是单一细胞发生变化。转决定的细胞可以回复到决定的原初状态，但更多的是突变成其他类型的结构。例如，果蝇触角成虫盘细胞变成翅或腿等。化生（metaplasia）是指组织中一种分化细胞被另一种分化细胞取代的过程。一般只能转变为性质相似的细胞，如支气管黏膜的柱状上皮组织长期受刺激变为鳞状上皮组织。

第二节 细胞工程的应用

近年来，细胞工程涉及的干细胞、组织工程、转基因动植物等相关的前沿领域进展迅猛，新知识、新理论、新技术不断涌现，作为当前生物工程领域的重要组成部分，细胞工程在制药、医疗、动物繁殖、植物育种等各领域都得到了广泛应用，并给各领域的发展带来了巨大的动力。自从克隆羊多莉问世以来，人们对细胞工程有了进一步的了解，同时细胞工程技术也被应用到除克隆动物外的其他各领域中。近年来，细胞工程技术成功应用的案例有单克隆抗体的制备、乳房生物反应器、试管婴儿、造血干细胞移植等，大都是在制药和医疗卫生方面的应用，同时在牲畜育种和农作物优良品种的筛选和培育等方面也有应用。

<h2 align="center">一、单克隆抗体的制备</h2>

单克隆抗体是由单一 B 细胞克隆产生的高度均一的、仅针对某一特定抗原表位的抗体，通常采用杂交瘤技术来制备。杂交瘤（hybridoma）技术是在细胞融合技术的基础上，将具有分泌特异性抗体能力的致敏 B 细胞和具有无限繁殖能力的骨髓瘤细胞融合为 B 细胞杂交瘤。自 1975 年 G. Köhler 等创建杂交瘤技术以来，单克隆抗体已经成为科研和临床诊疗的重要工具。单克隆抗体制备的五大具体过程如下（图 16-9）。

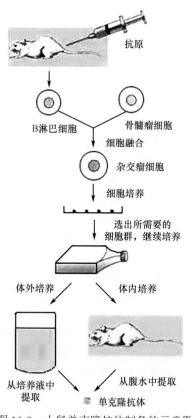

图 16-9　小鼠单克隆抗体制备的示意图

1. 免疫动物　是用目的抗原免疫小鼠，使小鼠产生致敏 B 淋巴细胞的过程。一般选用 6 ～ 8 周龄雌性 Balb/c 小鼠，按照预先制定的免疫方案进行免疫注射。抗原通过血液循环或淋巴循环进入外周免疫器官，刺激相应 B 淋巴细胞克隆，使其活化、增殖，并分化成为致敏 B 淋巴细胞。

2. 细胞融合　采用二氧化碳气体处死小鼠，无菌操作取出脾脏，在平皿内挤压研磨，制备脾细胞悬液。将准备好的同系骨髓瘤细胞与小鼠脾细胞按一定比例混合，并加入促融合剂聚乙二醇。在聚乙二醇作用下，各种淋巴细胞可与骨髓瘤细胞发生融合，形成杂交瘤细胞。

3. 选择性培养　目的是筛选融合的杂交瘤细胞，一般采用 HAT 选择培养基。在 HAT 培养基中，未融合的骨髓瘤细胞因缺乏次黄嘌呤鸟嘌呤磷酸核糖转移酶，不能利用补救途径合成 DNA 而死亡。未融合的淋巴细胞虽具有次黄嘌呤鸟嘌呤磷酸核糖转移酶，但其本身不能在体外长期存活也逐渐死亡。只有融合的杂交瘤细胞由于从脾细胞获得了次黄嘌呤鸟嘌呤磷酸核糖转移酶，并具有骨髓瘤细胞能无限增殖的特性，因此能在 HAT 培养基中存活和增殖。

4. 杂交瘤阳性克隆的筛选与克隆化　在 HAT 培养基中生长的杂交瘤细胞只有少数是分泌预定特异性单克隆抗体的细胞，因此必须进行筛选和克隆化。通常采用有限稀释法进行杂交瘤细胞的克隆化培养。采用灵敏、快速、特异的免疫学方法，筛选出能产生所需单克隆抗体的阳性杂交瘤细胞，并进行克隆扩增。经过全面鉴定其所分泌单克隆抗体的免疫球蛋白类型、亚类、特异性、亲和力、识别抗原的表位及其分子量后，及时进行冻存。

5. 单克隆抗体的大量制备　单克隆抗体的大量制备主要采用动物体内诱生法和体外培养法。

（1）体内诱生法：取 Balb/c 小鼠，首先腹腔注射 0.5ml 液体石蜡或降植烷进行预处理。1 ～ 2 周后，腹腔内接种杂交瘤细胞。杂交瘤细胞在小鼠腹腔内增殖，并产生和分泌单克隆抗体。约 1 ～ 2 周，可见小鼠腹部膨大。用注射器抽取腹水，即可获得大量单克隆抗体。

（2）体外培养法：将杂交瘤细胞置于培养瓶中进行培养。在培养过程中，杂交瘤细胞产生并分泌单克隆抗体，收集培养上清液，离心去除细胞及其碎片，即可获得所需要的单克隆抗体。但这种方法产生的抗体量有限。各种新型培养技术和装置不断出现，大大提高了抗体的生产量。

同理，也可用同样的方法制备各种细胞因子。

<h2 align="center">二、细胞工程技术制药</h2>

传统制药行业多是通过人工到全国各地区采摘各种中草药，而通过运用细胞工程技术，可以

在实验室中培养中草药，缩短了制药工艺周期，有效降低了成本。

1. 利用固定化酶技术制药 酶本身是溶于水的，用物理或化学方法使酶与水不溶性大分子载体结合或把酶包埋在水不溶性凝胶或半透膜的微囊体中制成固定化酶。酶固定化后一般稳定性增加，便于运输和贮存，且易于控制，能反复多次使用，易从反应系统中分离，有利于自动化生产。固定化酶技术在制药工艺中应用非常广泛，可有效降低制药成本，提升制药质量，主要用于生产激素、氨基酸、抗生素等药品。

2. 利用基因工程技术制药 基因工程技术是将重组对象的目的基因插入载体，拼接后转入新的宿主细胞，构建成工程菌（或细胞），重新组合遗传物质。细胞中各种激素和活性因子是维持人类正常生存和新陈代谢必不可少的部分，然而人体细胞只有有限含量的这些物质，基因工程技术使得很难或不能获得的各种激素和活性因子可以大规模合成。目前基因工程技术主要用于生产生理活性蛋白和多肽、胰岛素、干扰素等。

3. 制备药物筛选模型 药物筛选是当前医药行业的重要工作。目前我国药理学发展速度较快，越来越多的新型药物出现，同时这些新的药物也有着与其他药物不同的药物作用靶点、功能蛋白质、基因表达，因此也需要在大量新的靶点进行新药筛选。细胞分子水平药物筛选模型应运而生，对高通量药物的筛选工作起到重要的作用。

4. 生产临床药用型单克隆抗体和细胞因子

（1）用于诊断各类病原体：单克隆抗体在菌种型及亚型、病毒的变异株及寄生虫不同生活周期的抗原性等方面的鉴别上具有重要的作用。与传统的血清法或动物免疫法相比，单克隆抗体能够检测出多种病毒中非常细微的株间差异，其高度特异性与灵敏性能够大大提高抗原抗体反应的特异性，检测结果更加准确、可靠。

（2）单克隆抗体可作为导向药物的载体：具有导向能力的物质为载体的药物疗效显著，下一步可能会取代当前的抗癌药物、抗生素等常规药物。

（3）生产各种生物药品：当前单克隆抗体技术在抗生素、菌苗、抗体、各种疫苗、生物活性物质等生物药品的生产上具有广阔的应用前景，具体实施过程中主要是通过培养、诱变等细胞工程或细胞融合途径培养出能在培养条件下长期生长、分裂并能分泌某种激素的细胞系。

<h2 style="text-align:center">三、组 织 工 程</h2>

组织工程学建立的历史可回溯到 20 世纪 80 年代，美国 J. P. Vacanti 和 R. Langer 教授首先提出组织工程研究探索，并在美国《科学》杂志撰文发表其研究成果。组织工程这一术语是由著名美籍华裔科学家 Y. C. Fung 教授提出，在 1987 年被美国国家科学基金委员会确定。在组织工程发展的历史过程中，科学家应用组织工程技术在裸鼠上成功地形成了具有皮肤覆盖的人耳廓形态软骨，是一项重大的突破。裸鼠背上的耳朵（图 16-10）标志着组织工程技术可以形成具有复杂三维空间结构的组织器官，显示了组织工程从基础迈向临床应用的广阔前景。

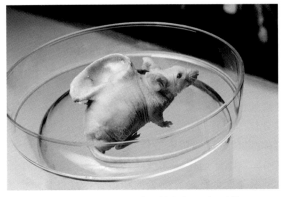

图 16-10　人源性基因的组织工程耳朵

组织工程的基本原理是从机体获取少量的活体组织，用特殊的酶或其他方法将细胞（又称种子细胞）从组织中分离出来在体外进行培养扩增，然后将扩增的细胞与具有良好生物相容性、可降解性和可吸收的生物材料（支架）按一定的比例混合，使细胞黏附在生物材料（支架）上形成细胞 - 材料复合物；将该复合物植入机体的组织或器官病损部位，随着生物材料在体内逐渐被降解和吸收，植入的细胞在体内不断增殖并分泌细胞外基质，最终形成相应的组织或器官，从而达到修复创伤和重建功能的目的。生物材料支架所形成的三维结构为细胞获取营养、生长和代谢提供了一个良好的环境。组织工程学的发展提供了一种组织再生的技术手段，将改变外科传统的"以创伤修复创伤"的治疗模式，迈入无创伤修复的新阶段。所谓的组织工程的三要素或四要素主要包括种子细胞、生物材料、细胞与生物材料的整合及植入物与体内微环境的整合。同时，组织工程学的发展也将改变传统的医学模式，进一步发展成为再生医学并最终用于临床。

（一）组织工程皮肤

组织工程皮肤是一种较为完善的组织工程化组织，是将真皮成纤维细胞与细胞外基质替代物混合制成人工皮肤，或单纯使用多孔的细胞外基质替代真皮植入创面，上面移植上皮细胞覆盖或待自身上皮覆盖取代病损的皮肤。组织工程皮肤主要分三大类：由种子细胞和支架材料体外三维构建培养的组织工程皮肤、由细胞组成的组织工程化皮肤和由支架材料构成的组织工程化皮肤。

1981 年，美国 O. Connor 等首次应用移植培养自体表皮细胞膜片修复 2 例烧伤患者创面，并获得成功。紧接着，动物源双层结构的人工皮肤出现，以牛胶原蛋白支架为主、不含细胞的人工皮肤 Integra 研发成功，Integra 作为皮肤替代物能促进受损组织形态和功能的修复。20 世纪 80 年代后半期，将尸体皮肤去除免疫原性后应用于创伤修复，人源性脱细胞真皮产品 AlloDerm 研发成功。1995 年，美国 Organogenesis 公司研制出人工皮肤 Apligraf，它有表皮层和真皮层结构，并含有活细胞，是与人体皮肤组织最为相似的人工皮肤。2007 年，中国的组织工程皮肤技术也发展成熟，国内相关产品完成注册。至今，已有各种类型组织工程皮肤产品面市，如 Apligraf、安体肤、Epicel、EpiDex、LaserSkin、Bioseed-S、TransCyte、Dermagraft、Hyalograft 3D、Cell Spray、Alloderm、GraftJacket、OASIS、E-Z Derm、Integra 和 Biobrane 等，还有十几种皮肤替代物产品处于在研阶段。

（二）组织工程肾脏

组织工程的研究已取得了许多重大成果，有的已经用于临床，但组织工程在肾脏领域的研究才开始起步。在临床治疗中，肾脏是最早实现功能替代治疗的器官，也是最先被移植成功的器官。肾功能衰竭时，代谢产物在体内过多聚集，人们利用具有类似肾小球滤过功能的生物膜（如聚砜膜等）建立了透析方法，这就是最初的肾脏组织工程，并在临床广泛应用。但是无肾小管的重吸收、浓缩与稀释等功能，不是功能完善的人工肾脏。Ross 等利用组织工程技术，将正常大鼠肾细胞外基质和胚胎干细胞输注到受体大鼠肾动脉和输尿管，结果发现在受体大鼠的肾小球、血管和肾小管等均检测到供体大鼠干细胞来源的特异性分化细胞。目前已经可以制备带有天然细胞外基质的无细胞支架及再种植的灵长类（不包括人类）供体肾细胞的组织工程肾脏。

（三）组织工程骨和软骨

组织工程骨和软骨就是模拟骨折或软骨损伤后修复的自然过程，即在预期部位通过对成骨前体细胞（常用骨髓间充质细胞作为种子细胞）、支架、生物活性物质等的调控，促进骨组织愈合，使骨能够正常发挥维持机械运动、保护脏器及维持一定代谢的作用。种子细胞培养过程中加入地塞米松、维生素 C 或甘油磷酸钠等诱导成骨，经骨钙素、钙结节形成、碱性磷酸酶活性等鉴定后，再按照组织工程程序培养分化即可形成组织工程骨。而若将骨髓间充质细胞直接注入损伤的靶组织，并在局部环境诱导发生特定转分化即可形成软骨。组织工程骨的主要优势在于其自体细胞来源所带来的低感染性和低致癌率。临床应用实践证明，生物衍生组织工程骨有良好的成骨能力，未见明显排斥反应及并发症。组织工程骨是最有前景的新型骨修复材料，世界各国都在进行深入研究。

美国、意大利、德国都已经有临床应用的报道。我国在这一领域的研究与国外差距较小，若加快产业化开发，可使我国在这一产业跻身国际先进行列，并能参与国际竞争。骨组织工程的研究要想在临床上得到全面应用，还有很长一段路要走。

（四）组织工程血管

组织工程血管是指利用血管壁的正常细胞（常用内皮细胞和平滑肌细胞）和生物可降解材料（常用多孔三维的多聚 L- 乳酸支架）来制备、重建和再生血管替代材料的科学。国内外已经进行了较多的研究以期研制出无免疫原性、抗血栓形成、组织和细胞相容性高、具有一定强度和生长性，并能广泛应用于临床的血管替代物，解决临床上治疗血管狭窄或闭塞导致的缺血性疾病、自体血管移植及血管来源有限的问题。

（五）组织工程心脏瓣膜

目前，组织工程心脏瓣膜的基础研究仍在不断深入，动物实验也取得了一定的成果。其制备方法主要包括：①构建细胞和细胞赖以生长的支架；②将细胞 / 支架放入生物反应器内孵育构建组织；③植入脱细胞的瓣膜材料；④将体外构建的组织植入体内后形成重塑组织。但就目前的研究现状和临床应用来看，还存在很多问题有待进一步解决：①理想的瓣膜支架材料；②理想的种子细胞来源；③安全有效的体外预适应装置；④远期效果的观察，特别是组织工程瓣膜能否经受左心系统血流流场的检验。这些问题都要求人们对正常心脏瓣膜的结构、功能、代谢及其分子生物学有深入了解，要求临床医学、细胞生物学、免疫学和材料学等相关学科相互学习、渗透和加强合作，才能逐步得到解决。

（六）其他组织工程器官

目前组织工程技术可应用于复制各种组织或器官系统，如角膜、肌肉、肌腱、韧带等；生物人工器官的开发包括人工胰脏、肝脏、人工血液，以及神经假体和药物传输等方面。

四、基因工程动物

基因工程动物常指转基因动物，是转基因工程培育的动物。由于不同种类、不同个体的生物基因组成是不同的，因此对动物个体来说，非自身的基因成分属于外源基因，如果把外源基因整合或导入动物染色体基因中，那么这个外源基因就被称为转基因（即转移来的基因），这种动物就是转基因动物。转基因动物表达系统包括外源基因、表达载体和受体细胞等，基因组的转移则是细胞核移植和动物克隆技术，人工合成与设计基因、全基因乃至基因组的转基因技术属于合成生物学。哺乳类动物基因转移方法是将改建后的目的基因（或基因组片段）用显微注射等方法注入实验动物的受精卵（或着床前的胚胎细胞），然后将此受精卵（或着床前的胚胎细胞）再植入受体动物的输卵管（或子宫）中，使其发育成携带有外源基因的转基因动物。目前，基因工程动物的应用领域主要涉及以下方面。

（一）基础理论研究

在发育生物学中，转基因动物可用于观察目的基因在胚胎不同发育阶段的特异性表达、关闭及调控机制，了解调控顺序在组织特异性表达中的作用；在遗传学中，构建转基因动物，研究导入的异常基因的表型效应，可以了解基因结构和功能的关系，还可用于基因组印迹分析、遗传缺陷的矫正等。

（二）医学研究

心血管疾病的研究中，各种调节心血管功能的因子，如转脂蛋白、转纤维蛋白溶酶原等可通过建立如动脉粥样硬化、突发性高血压、静脉闭塞等转基因动物模型来了解其生理功能及作用；肿瘤学中，建立带有肿瘤基因的转基因动物可了解哪些组织对肿瘤基因转化活性敏感、肿瘤形成与其基因的关系、肿瘤基因生长分化影响等；遗传病研究通常是将功能正常的外源基因导入动物体的靶细胞内，用来弥补缺陷的基因，改变患病细胞的遗传物质，进行基因治疗；免疫学中，可以用转基因小鼠模型来研究免疫耐受与肝细胞损伤的关系以探讨发病机制。

（三）改良培育

经典的遗传育种方法要在同种或亲缘关系很近的种间才能进行，并且受到变异或突变的限制，而使用重组DNA技术在短时间内就可使亲缘关系很远的种间进行遗传信息交换和重组。另外，由于转基因动物可以稳定地整合外源基因并在合适的组织表达，还能将这种性状遗传给后代，这样就可以生产出生长快、产肉、产毛、产奶更多而耗料极少的转基因家畜，为家畜改良提供一条重要的途径。

（四）研制生产

将在医学领域中有价值的生物活性蛋白基因导入家畜或家禽的受精卵，在发育成的转基因动物体液或血液、乳、尿、腹水中收获基因产物，便可获得大量有价值的生物活性蛋白，通常将此动物称为"动物生物反应器"。如乙型肝炎病毒抗原、卵泡刺激素、促黄体生成素等也都能按需要利用转基因动物生产，为医药、食品及畜牧业的发展开辟了极为广阔的天地。

（五）制作疾病模型

疾病动物模型对医学的发展作出了贡献。但是，许多疾病难以用人工诱发的方法制造动物模型，或许多疾病在实验动物身上不发生或仅仅是高等哺乳类动物才发生，因此难以通过自发或人工定向培育的方法获得动物模型。转基因技术的出现为人类精确地研究基因与疾病的相关关系提供了可能，而且可以在个体发生的每个阶段中使用任何个体进行遗传功能的分析。因此，转基因疾病动物模型的开发成为转基因动物的热点，有的已进入应用阶段。

另外，试管婴儿的产生也可归功于细胞工程技术的发展，因为试管婴儿是体外受精和胚胎技术紧密结合的结果。试管婴儿指卵子与精子在体外受精，培养发育成早期胚胎，再植回受体子宫内发育出生的婴儿。试管婴儿应用在临床上解决了不孕不育的问题，尤其是男性不育问题，同时试管婴儿也可帮助不育女性实现生育孩子的梦想。但是试管婴儿技术花费高，许多普通家庭支付不起。

五、疾病的细胞治疗及新进展

在临床治疗中，有许多疾病不能通过平常的化学药物和物理疗法进行治疗，如白血病患者需要骨髓移植才能从根本上实现治疗，但因骨髓来源有局限性，能够与患者配型的骨髓更是少之又少，这时就可以运用干细胞培养法生产出骨髓造血干细胞用于白血病的治疗。此法采用的干细胞是由患者细胞脱分化形成的，在体外的环境下诱导干细胞分化成单能骨髓造血干细胞，再将骨髓造血干细胞注入到患者的骨髓中。在整个过程中所有的细胞都来自患者本身，这样患者就不会产生免疫反应而达到有效的治疗。

（一）干细胞治疗

干细胞移植治疗是一门先进的医学技术，2009年卫生部将干细胞技术归入"第三类医疗技术"。所谓干细胞（详见第十五章），是一种未充分分化、尚不成熟的细胞，具有再生为各种组织器官和人体细胞的潜在功能。干细胞移植治疗是把健康的干细胞移植到患者体内，以达到修复或替换受损细胞或组织，从而达到治愈的目的。干细胞移植治疗范围很广，一般能治疗神经系统疾病、免疫系统疾病，还有其他一些内外科疾病。干细胞在医学界被称为"万用细胞"，它可以分化成多种功能细胞或组织器官。在APSC多能细胞实验室中培育出来的干细胞具有"无限"增殖、多向分化潜能，具有造血支持、免疫调控和自我复制等功能。

干细胞治疗中应用到的有间充质干细胞、胚胎干细胞、神经干细胞、造血干细胞等多种类型的干细胞，其在癌症或肿瘤、肌肉骨骼相关疾病、神经系统疾病、糖尿病、免疫系统疾病等多种临床学科已经得到应用。例如，在肝脏损害的细胞治疗方面，早在2005年就有使用自体CD133$^+$间充质干细胞（BMSCs）经门静脉输注来治疗右半肝栓塞的成功案例，后续的研究实践也证明了BMSCs（CD34$^+$、CD45$^+$、C-kit$^+$）移植治疗肝功严重受损具有较好的治疗效果；在糖尿病的治疗上，应用自体BMSCs（CD34$^+$、CD38$^+$）经脾动脉移植治疗糖尿病也有显著疗效。除此以外，细胞治疗在遗传病基因治疗及肿瘤质量等方面也已经加大了研究力度。细胞治疗在现代医疗事业中具有重要的地位，是现代医疗事业实现进一步发展的动力。

干细胞移植治疗的疾病很多，而且患者年龄越小，改善得越明显。截至 2016 年 12 月，全球已批准 13 项干细胞治疗产品，主要涉及以下疾病的治疗：

1. 干细胞移植治疗神经系统疾病 如脑瘫、脊髓损伤、运动神经元病、帕金森病、脑出血、脑梗死后遗症、脑外伤后遗症等。神经干细胞移植最适合的脑瘫患者类型是智力轻度或中度受损，但肌张力很高，肌肉力量差。这样的脑瘫患儿如果接受干细胞移植，有效率很高，治疗效果明显。神经干细胞移植在降低肌张力、改善肌肉力量方面效果显著，还可以在一定程度上改善患者的斜视、流涎等症状和体征。如果患儿年龄在 3 ～ 5 岁以下，在一定程度上可以改善患儿的智力障碍，年龄越小，改善得越明显。脑瘫患者采用干细胞移植和康复治疗综合起来，后遗症时期越短效果越好。儿童的效果要比成人好，因为儿童的大脑还在发育中，比较活跃，对干细胞的接受程度要好。

2. 干细胞移植治疗免疫系统疾病 如糖尿病、皮肌炎、肌无力、血管病变、硬化病、白血病等。

3. 干细胞移植治疗其他疾病 如肝病、肝硬化、股骨头坏死等。

干细胞移植治疗的主要优势包括：①安全、低毒性或无毒性、无免疫排斥反应；②在尚未完全了解疾病发病的确切机制前也可以应用；③治疗材料来源充足，干细胞的培养和采集都不受限制；④治疗范围广阔；⑤是最好的免疫治疗和基因治疗载体。

（二）工程细胞的治疗运用

21 世纪以来，基因编辑技术的问世为精确修饰目的基因带来可能，即能够在活细胞中完成特定 DNA 片段的插入、删除、替换、激活、抑制等任务。工程细胞是指采用基因工程手段对体外培养的细胞进行遗传修饰，并由此筛选出可以稳定、高水平表达外源基因的细胞系，进而将这种细胞系体外扩增后植入患者病变部位，从而达到治疗效果。

目前已经建立温度敏感性细胞系、营养缺陷性细胞系等。用于生产治疗性的工程细胞株主要来源于哺乳动物，由于生产过程中任何环境因素的改变都可能使工程细胞凋亡，严重影响蛋白的表达水平，研究人员利用基因编辑技术对其进行了定向改造，提高了其表达水平。

工程细胞除了用于恢复损伤组织（如神经元）功能之外，癌症的工程细胞治疗也是研究热点。人们希望将具有杀伤癌细胞作用的外源性干细胞锚定到特定的癌症部位，直接杀伤癌细胞；或者将杀伤癌细胞的药物运输到癌症部位，诱导癌细胞死亡。由于工程干细胞具有长期增殖的特性，因此是用于基因治疗的良好载体，该途径称为干细胞 / 基因联合治疗，目前最受青睐的工程种子细胞是骨髓间充质细胞。这种将细胞治疗与基因治疗联合起来的方法为众多疾病治疗带来了潜在的希望。

本章学习思维导图

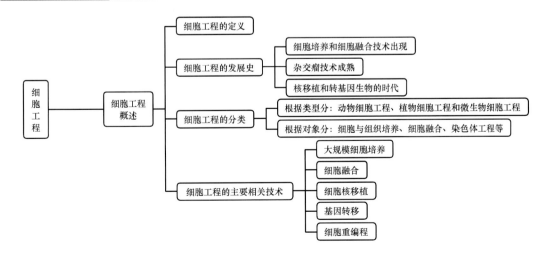

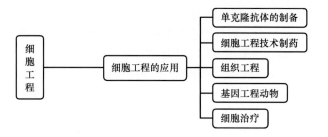

复习思考题

1. 简述细胞工程的发展史。

2. 简述原代细胞培养的步骤。

3. 细胞融合的方法有哪些？

4. 简述细胞工程的主要实验技术及定义。

5. 目前细胞工程技术的主要应用有哪些？

（杨翠兰　陆　地）

参 考 文 献

安利国，杨桂文，2016. 细胞工程 . 3 版 . 北京 : 科学出版社 .

陈涛，2020. 动物细胞工程在动物生物技术中的应用 . 科技风，(6): 21.

陈誉华，陈志南，2018. 医学细胞生物学 . 6 版 . 北京 : 人民卫生出版社 .

陈元晓，陈俊霞，2017. 医学细胞生物学 . 2 版 . 北京 : 科学出版社 .

陈志南，2013. 工程细胞生物学 . 北京 : 科学出版社 .

丁明孝，王喜忠，张传茂 . 2020. 细胞生物学 . 5 版 . 北京 : 高等教育出版社 .

范景秀，朱慧莉，2020. 线粒体 DNA 致病作用的研究进展 . 中国胸心血管外科临床杂志，27(10): 1242-1246.

傅松滨，2018. 医学生物学 . 9 版 . 北京 : 人民卫生出版社 .

胡火珍，税青林，2019. 医学细胞生物学 . 8 版 . 北京 : 科学出版社 .

胡以平，2019. 医学细胞生物学 . 4 版 . 北京 : 高等教育出版社 .

克雷布斯 J E，戈尔茨坦 E S，基尔帕特里克 S T，2020. Lewin 基因 X . 江松敏译 . 北京 : 科学出版社 .

李志勇，2010. 细胞工程 . 2 版 . 北京 : 科学出版社 .

刘佳，周天华，2019. 医学细胞生物学 . 2 版 . 北京 : 高等教育出版社 .

刘影 . 2016. 生物制药技术在制药工艺中的应用 . 黑龙江科技信息，(35): 50.

罗深秋，2014. 医学细胞生物学 . 2 版 . 北京 : 科学出版社 .

邱忠毅，2018. 细胞工程技术的应用 . 生物化工，4(4): 140-143.

史蒂文·R. 古德曼，2019. 医学细胞生物学 . 英文原版改编版 . 北京 : 清华大学出版社 .

王金发，2020. 细胞生物学 . 3 版 . 北京 : 科学出版社 .

王培林，杨康鹃，2010. 医学细胞生物学 . 2 版 . 北京 : 人民卫生出版社 .

徐威，2019. 药学细胞生物学 . 3 版 . 北京 : 中国医药科技出版社 .

杨恬，2014. 医学细胞生物学 . 3 版 . 北京 : 人民卫生出版社 .

杨恬，左伋，刘艳萍，2010. 细胞生物学 . 2 版 . 北京 : 人民卫生出版社 .

张淑雅，蒙钟经，2013. 细胞工程概论 . 科技致富向导，(26): 222.

周春燕，药立波，2018. 生物化学与分子生物学 . 9 版 . 北京 : 人民卫生出版社 .

左伋，2015. 医学细胞生物学 . 5 版 . 上海 : 复旦大学出版社 .

Alberts, B, 2019. Molecular biology of the cell. 6th ed. New York: Garland Science.

Alberts B, Johnson A, Lewis J, et al, 2015. Molecular biology of the cell. 6th ed. New York: Garland Publishing.

Blau H M, Daley G Q, 2019. Stem cells in the treatment of disease. N Engl J Med, 380(18): 1748-1760.

Bonnans C, Chou J, Werb Z, 2014. Remodelling the extracellular matrix in development and disease. Nat Rev Mol Cell Biol, 15(12): 786-801.

Caridi C P, D'Agostino C, Ryu T, et al, 2018. Nuclear F-actin and myosins drive relocalization of heterochromatic breaks. Nature, 559(7712): 54-60.

De Thé H, 2018. Differentiation therapy revisited. Nat Rev Cancer, 18(2): 117-127.

Galian G, Fang X, Shane W O, et al, 2015. Targeted blockade of JAK/STAT3 signaling inhibits ovarian carcinoma growth. Mol Cancer Ther, 14(4): 1035-1047.

Gudipaty S A, Conner C M, Rosenblatt J, et al, 2018. Unconventional ways to live and die: cell death and survival in development, homeostasis, and disease. Annu Rev Cell Dev Bio, 34: 311-332.

Hanahan D, Weinberg R A, 2011. Hallmarks of cancer: the next generation. Cell, 144(5): 646-674.

Hayashi Y, Ford L K, Fioriti L, et al, 2021. Liquid-liquid phase separation in physiology and pathophysiology of the nervous system. J Neurosci, 41(5): 834-844.

Jónsson H, Sulem P, Kehr B, et al, 2017. Parental influence on human germline de novo Mutations in 1, 548 trios from Iceland. Nature,

549(7673): 519-522.

Lee C W, Chen Y F, Wu H H, et al, 2018. Historical perspectives and advances in mesenchymal stem cell research for the treatment of liver diseases. Gastroenterology, 154(1): 46-56.

Lin Q, Yu B, Wang X, et al, 2020. K6-linked SUMOylation of BAF regulates nuclear integrity and DNA replication in mammalian cells. PNAS, 117(19): 10378-10387.

Liu L, Michowski W, Kolodziejczyk A, et al, 2019. The cell cycle in stem cell proliferation, pluripotency and differentiation. Nat Cell Biol, 21(9): 1060-1067.

Lodish H, Berk A, Kaiser C A, et al, 2016. Molecular cell biology. 8th ed. New York: W. H. Freeman and Company.

Ma L, Li Y, Peng J, et al, 2015. Discovery of the migrasome, an organelle mediating release of cytoplasmic contents during cell migration. Cell Research, 25(1): 24-38.

Mariño G, Niso-Santano M, Baehrecke E H, et al, 2014. Self-consumption: the interplay of autophagy and apoptosis. Nat Rev Mol Cell Biol, 15(2): 81-94.

Mohamed T M A, Ang Y S, Radzinsky E, et al, 2018. Regulation of cell cycle to stimulate adult cardiomyocyte proliferation and cardiac regeneration. Cell, 173(1): 104-116. e12.

Neson D L, Cox M M, 2013. Lehninger principles of biochemistry. 6th ed. New York: W. H. Freeman and Company.

Noda N N, Inagaki F, 2015. Mechanisms of autophagy. Annu Rev Biophys, 44: 101-122.

Prabhu S A, Florian W, Chris K P M, et al, 2020. Systems biological assessment of immunity to mild versus severe COVID-19 infection in humans. Science, 369(6508): 1210-1220.

Rowe R G, Daley G Q, 2019. Induced pluripotent stem cells in disease modelling and drug discovery. Nat Rev Genet, 20(7): 377-388.

Samiei M, Ahmadian E, Eftekhari A, et al, 2019. Cell junctions and oral health. EXCLI J, 18: 317-330.